主编 陈 孝 马中富 周燕斌

# 广东省基本用药临床应用指南

**SPM** 南方出版传媒

广东科技出版社 | 全国优秀出版社

· 广 州 ·

## 图书在版编目（CIP）数据

广东省基本用药临床应用指南 / 陈孝，马中富，周燕斌
主编 . —广州：广东科技出版社，2021.4
ISBN 978-7-5359-7620-8

Ⅰ . ①广… Ⅱ . ①陈… ②马… ③周… Ⅲ . ①临床药
学—指南 Ⅳ . ① R97-62

中国版本图书馆 CIP 数据核字（2021）第 042532 号

**广东省基本用药临床应用指南**

Guangdong Sheng Jiben Yongyao Linchuang Yingyong Zhinan

出 版 人：朱文清
责任编辑：黎青青　马霄行
封面设计：林少娟
责任校对：梁小帆　冯思婧
责任印制：彭海波
出版发行：广东科技出版社
　　　　　（广州市环市东路水荫路 11 号　邮政编码：510075）
销售热线：020-37592148 / 37607413
http://www.gdstp.com.cn
E-mail：gdkjcbszhb@nfcb.com.cn
经　　销：广东新华发行集团股份有限公司
排　　版：创溢文化
印　　刷：广州东盛彩印有限公司
　　　　　（广州市增城区新塘镇太平洋工业区 113 号（厂房 A2）一楼 C 区）
规　　格：787mm×1 092mm　1/16　印张 29.75　字数 600 千
版　　次：2021 年 4 月第 1 版
　　　　　2021 年 4 月第 1 次印刷
定　　价：198.00 元

# 广东省实施基本药物制度培训系列教材
## 编辑委员会成员名单

主 任 委 员：段宇飞

副主任委员：周紫霄

委　　　员：罗震旻　陈　孝　李　健　田　琳　陈吉生　唐洪梅
　　　　　　黄红兵　伍俊妍　赖伟华　魏　理　马中富　周燕斌
　　　　　　李亦蕾　王　勇　陈文瑛　吴晓松　林　华　吴晓玲
　　　　　　陈　杰　黄际薇　李玉珍　周本杰　王延东　郭　江
　　　　　　梅清华　王小琼　王　燕　严鹏科　张诚光　何艳玲
　　　　　　谢守霞　吴建龙　李丽明　蔡　德　马晓鹂　李庆南
　　　　　　郑锦坤　李爱珍　朱永坤　唐　蕾　常惠礼　蔡旭镇
　　　　　　王若伦　陈怡禄　刘世霆

## 编委会办公室人员名单

主　　　任：罗震旻

成　　　员：麻尚春　林　立　黄巧萍　陈佳吟　张　欣　何礼彬

## 《广东省基本用药临床应用指南》
## 编委会

主　　　编：陈　孝（中山大学附属第一医院）
　　　　　　马中富（中山大学附属第一医院）
　　　　　　周燕斌（中山大学附属第一医院）

副 主 编：陈　杰（中山大学附属第一医院）
　　　　　　雷春亮（广州市第八人民医院）
　　　　　　李　洁（广州市脑科医院）

编 写 专 家：马中富　周燕斌　董吁钢　任　明　童秀珍　李延兵
　　　　　　郑伏甫　姜宗培　黄锋先　丰岩清　王子莲　牛　刚
　　　　　　许韩师　徐栋梁　甘世斌　舟　炜　罗迪青　雷文斌
　　　　　　雷春亮　李　烜　李　洁

# 总　序

　　医药卫生事业关系到人民群众的身体健康和幸福生活，关系到健康中国、和谐社会建设，是一项重要的民生事业、民心工程。但由于经济、社会、文化、民族等诸多方面的原因，国内外医药卫生事业均不同程度地出现了这样或那样的问题，医药卫生体制改革不可回避、势在必行，但也充满了挑战和困难。我国2009年再次开展了深入推进医药卫生体制改革工作，其中最基础也是非常重要的一项内容就是建立起适合我国国情、符合老百姓需要的基本药物制度。

　　建立基本药物制度，深化药品供给侧改革，是一项综合改革和系统工程，目的是腾空间、调结构、保衔接，彻底打破"以药补医"等旧的模式，建立维护公益性、调动积极性、保障可持续的新机制，让人民群众享受到改革的红利。这项改革涉及基本药物目录遴选、生产流通、支付报销和合理使用等多个环节，也对医疗卫生机构运行、补偿、人事、分配等多个方面提出了更高的要求。国家和各省都制定并实施了一系列法规文件，但不少地区仍存在政策落实不到位，工作缺乏科学性、长期性、制度性等问题，影响了实施基本药物制度的进度和效益。

　　广东省地处改革开放前沿，作为改革创新、经济发展的排头兵，坚持科学发展、先行先试，为深化医药卫生体制改革探索和积累有益的经验，快速推进和巩固完善基本药物制度，是我们必须完成、不容有失的任务。经过近十年的努力，广东省在完善基本药物目录、药品集中采购、合理安全用药、取消药品加成、提升医药服务能力、完善医疗保障体系、改革人事分配制度等方面，做了大量积极而富有成效的工作，积累了许多宝贵的经验，为下一步更好地完善基本药物制度，推进医药卫生体制改革奠定了较好的基础。

为切实提高行政人员和医务人员的思想认识和政策水平，增强各级各地实施基本药物制度的执行力和获得感，广东省卫生健康委员会组织编写了"广东省实施基本药物制度培训系列教材"，供广大卫生计生行政人员及医务工作者学习、培训、查阅使用，进一步规范和引导我们的工作，更坚实、更有效、更快速地推进和完善广东省基本药物制度。

改革创新是我们事业发展的不竭动力，当前正在进行的深化医药卫生体制改革是历史赋予我们的任务，希望广大行政管理者、医疗卫生机构和医务工作者们，充分发挥医改主阵地和主力军的作用，共同携手，团结协作，为建设卫生强省、打造健康广东贡献更大的力量，做出更好的成绩。

广东省卫生健康委员会主任

2020年·羊城

一、本书的编写以严谨、科学、实用为原则，编写及校对过程参考各学科诊治指南、教材、药品标准和说明书、药典等资料。主要用于指导广东省具有相应资质的医师规范、合理地使用基本药物。在临床工作中，还应结合实际情况，对每位患者进行个体化治疗。

二、本书按主要疾病类别分章节编写，主要内容包括概述、诊断、治疗及注意事项4部分。

【概述】主要介绍疾病的概念、流行病学资料、病因、发病机制、病理、病理生理等内容。

【诊断】主要介绍各疾病的临床症状、体征、实验室检查及常用辅助检查，并对各疾病的诊断要点进行论述。

【治疗】主要介绍基本药物的适应证、给药途径、用法、用量、疗程等内容。对于同种药物相同给药途径的不同品规、复方制剂有多种配比的，本书中一般只列出常用品规或配比，按照医保的药品规格描述药品剂型，如口服常释剂型指普通片剂（片剂、肠溶片、包衣片、薄膜衣片、糖衣片、浸膏片、分散片、划痕片）、硬胶囊、软胶囊（胶丸）、肠溶胶囊等。本书采用的基本药物选自《国家基本药物目录（2018年版）》《国家基本医疗保险、工伤保险和生育保险药品目录（2019年版）》及国家谈判药品增补进入医保目录。

【注意事项】主要介绍一些重要的检查、药物使用注意事项、不良反应、禁忌证等。

三、本书重点介绍常见疾病采用基本药物的防治方案，对于属于国家基本药物目录的药品右上方注明"［国基］"；属于国家基本医疗保险、工伤保险和生育保险药品目录的药品右上方注明"［甲类］"或者"［乙类］"；对于涉及基本药物以外、必须使用的药物，在相关药物右上方注明"［非］"，以便医务人员对药物的选用。

四、本书介绍的疾病中增加了广东省的常见病、多发病，药物治疗方案中增加了国家基本药物目录和医保目录的药品，以便更好地为广东省医务人员提供参考。

五、尽管在本书的编写及校对过程中，来自全省各地医学院校、医疗机构的专家、学者进行了深入的讨论、反复推敲、多次审稿，倾注了大量的心血，但仍难免存在不足之处，望广大医务人员能够在日常临床工作中科学、灵活运用，并提出宝贵建议及意见。

编者

2020年5月

# 目　录

# 第一章 急诊及危重症

## 第一节 猝死和心肺复苏

【概述】

猝死为急性症状发生后即刻或者24h内发生的意外死亡，目前大多数学者倾向于将猝死的时间限定在发病后1h内。世界卫生组织规定，发病后6h内死亡者为猝死。猝死具有发病急骤、出人意料的特点。

【诊断】

1. 症状：突然意识丧失。

2. 体征：大动脉（颈动脉、股动脉）搏动消失；呼吸停止；瞳孔散大，无对光反射；心音消失。

3. 辅助检查：心电图表现为心室颤动（扑动）、心室静止、心脏电机械分离。

【治疗】

包括基本生命支持（basic life support，BLS）、进一步生命支持（advanced life support，ALS）和延续性生命支持（prolonged life support，PLS）3部分。

1. BLS及ALS。

（1）根据2019年心肺复苏指南，C（胸外按压）、A（人工气道）、B（人工呼吸）、D（除颤和诊断）模式强调有效的或者是高质量的胸外按压。成人和儿童按压部位为胸骨的双乳头连线中点或胸骨中下段，婴儿按压部位为胸骨的双乳头连线中点下。成人按压深度至少5cm，但不超过6cm；婴儿和儿童的按压幅度至少为胸部前后径的1/3（婴儿大约4cm，儿童大约为5cm）。按压频率为每分钟100~120次，同时保证胸廓回弹，尽可能减少按压的中断。按压时手掌不能离开胸部或在胸部移动位置，应平稳地按压，按压和回放的时间比约为1∶1，不要冲击式按压。避免过度通气，允许延迟通气（高碳酸血症），吸气后缓慢吹气（1s以上），使胸廓明显抬起；按压与人工通气的比例为30：2。双人操作则每2min交换一次按压职责。二氧化碳波形图定量分析：如果PetCO$_2$（呼气末二氧化碳分压）<10mmHg，则应尝试提高心肺复苏质量。有创动脉压力监测：如果舒张阶段压力<20mmHg，也应尝试提高心肺复苏的质量。电击除颤：目睹者身边（100m以内）有体外自动除颤仪应在3min内尽快使用，否则直接进行胸外按压；除颤为非同步的电转复，双向波除颤仪一次使用200J，单向波除颤仪一次使用360J，只除颤1次，然后继续进行胸外按压。

（2）药物治疗。

肾上腺素注射剂[甲类，国基]：1mg肾上腺素注射液用10mL生理盐水稀释后静脉注射，每3~5min重复1次。

异丙肾上腺素注射剂[甲类，国基]：仅用于窦性心动过缓（窦缓）及传导阻滞，或者对阿托品无效的患者，0.5~1mg加入5%的葡萄糖注射液500mL中静脉滴注，根据心率进行调速，使心率保持在每分钟50~80次。

阿托品注射剂[甲类，国基]：0.5~1.0mg静脉注射，每3~5min后重复，总量最多3mg。因有机磷杀虫剂中毒而心跳、呼吸停止者则按有机磷杀虫剂中毒的抢救原则使用阿托品。

碳酸氢钠注射剂[甲类，国基]：5%的碳酸氢钠注射液静脉注射或者静脉滴注，视血气分析结果等调整用量。

利多卡因注射剂[甲类，国基]：首次给予1~1.5mg/kg静脉注射，5~10min无效者则给予0.5~0.75mg/kg静脉注射，1h之内总量不能超过100mg，最大剂量不超过3mg/kg。

胺碘酮注射剂[甲类，国基]：首剂300mg加入到5%的葡萄糖注射液40mL中静脉注射，10~15min后重复；第二次则使用150mg加入5%的葡萄糖注射液40mL中静脉注射，10~15min后重复，或继以每分钟1mg静脉滴注至6h，随后以每分钟0.5mg静脉滴注，每天总用量不超过1 500mg。

硫酸镁注射剂[甲类，国基]：对于尖端扭转型室性心动过速（室速），可用硫酸镁1~2g静脉注射，持续5~20min。

2．PLS：主要为脑复苏及其他器官损害的处理。现场复苏成功的患者在维持生命体征的基础上尽快转送具备CCU（冠心病监护病房）或ICU（加强监护病房）的医疗单位进行后续处理，维持平均动脉血压正常或稍高于正常，控制抽搐，呼吸机维持呼吸，并采取降低脑代谢、改善脑供血、防止钙内流、减

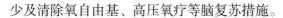

少及清除氧自由基、高压氧疗等脑复苏措施。

【注意事项】

1. 循证医学研究结果显示碳酸氢钠的使用难以逆转预后。但在一定环境下，如预先存在有代谢性酸中毒、高钾或三环类药物及巴比妥类药物过量的患者，长时间心跳停止或复苏的患者，补给碳酸氢钠可能有益，但要在其他治疗如除颤、胸外按压、通气、气管插管、至少使用1次以上的肾上腺素之后才考虑使用，同时建议依据血气分析结果决定是否给予。

2. 利多卡因、普鲁卡因胺等抗心律失常药物具有一定的心肌负性作用，容易导致心力衰竭加重。

3. 胺碘酮不能用生理盐水配置，在治疗期间要注意监测血钾、血镁水平，低钾及低镁血症可能诱发尖端扭转型室速。监测心电图，如QT间期达到0.48s应减少药量，QT间期超过0.54s需要停药；注意监测甲状腺功能；注意常用药物之间的相互作用，因胺碘酮通过肝酶代谢，故同时应用洋地黄类、美托洛尔、华法林等药物时会在代谢途径方面产生竞争，容易导致后者药物浓度过高，可能出现房室传导阻滞加重、凝血功能异常等情况。

# 第二节　高血压危象

【概述】

高血压危象包括高血压急症和高血压亚急症；患者血压显著升高，往往是在短时间内（数小时或数天内）的血压急剧升高，将会危及生命。高血压急症是指血压短时间内明显升高［通常收缩压（SBP）＞180mmHg和/或舒张压（DBP）＞120mmHg］并伴发进行性靶器官损害，主要表现为高血压脑病、急性脑卒中（缺血性、出血性）、肺水肿、急性冠脉综合征、急性左心衰竭、主动脉夹层及子痫前期和子痫等。高血压急症危害严重，通常需立即降压治疗以阻止靶器官进一步损害。若患者SBP≥220mmHg和/或DBP≥140mmHg，则无论有无症状均应视为高血压急症。高血压亚急症指血压显著升高但不伴靶器官损害。区别高血压急症与高血压亚急症的唯一标准，并非血压升高的程度，而是有无新近发生的急性进行性的靶器官损害。

【诊断】

1. 病史：既往有原发性或继发性高血压病史，或近期存在应激事件如寒冷、过劳、精神创伤、情绪激动、剧烈运动等，或突然停服降压药，或不当用药、不当饮食等。

2. 症状：血压急剧升高，出现交感神经兴奋性增高的表现，如口干、多汗、头痛、眩晕、烦躁、心悸、恶心、呕吐、面色苍白或潮红，有时尿频；嗜铬细胞瘤患者可有心动过速、头痛、大汗、手足发冷的症状，持续数分钟至数小时，发作间歇可无症状。靶器官急性损害表现：短暂的脑缺血、脑水肿等；冠状动脉痉挛，如急性冠脉综合征、心律失常或左心衰竭等；急性肾衰竭；主动脉夹层。

3. 体征：主要表现为血压急剧升高（收缩压＞180mmHg和/或舒张压＞120mmHg），根据受累器官的不同而出现眼底出血、视盘水肿、神经系统定位征、心脏杂音、肺部啰音等。

4. 辅助检查：可进行血脂、血糖、糖化血红蛋白、尿酸、尿常规、肝肾功能、心肌酶学检查，以及胸部X线片、心脏彩超、各大动脉彩超、肾动脉彩超、脑部血管及形态检查等，以评价危险程度。

5. 鉴别诊断：需与急性冠脉综合征、低血糖症、颅内出血、甲状腺危象、糖尿病酮症酸中毒、原发性醛固酮增多症、嗜铬细胞瘤、原发性肾动脉狭窄等疾病鉴别。

【治疗】

1. 一般治疗。尽快转送患者到具备CCU的医疗单位进行监测治疗。具体治疗措施包括吸氧、绝对卧床休息、半卧位、立即开放静脉通道，并进行药物控制血压。

2. 降压治疗。

（1）血压控制。治疗原则为安全有效地降低血压，将血压降至安全范围，收缩压在现有水平的基础上降低不超过25%，或舒张压降至100mmHg或以下，尿量控制在每天1 000mL以上。

患者合并神经系统症状时收缩压建议降至150~160mmHg。

肾脏功能正常者，可将舒张压降至90~100mmHg或至正常范围；肾脏功能中度受损者，可将舒张压降至100~110mmHg；肾脏功能严重受损者，即BUN（血尿素氮）＞35.7mmol/L、Cr（肌酐）＞707.2μmol/L，且合并代谢性酸中毒时，舒张压应降至110~120mmHg。

主动脉夹层时应在5~10min将血压降至患者可耐受的最低安全水平，收缩压降至90~110mmHg，舒张压降至60~70mmHg。

子痫患者收缩压>180mmHg或舒张压>110mmHg时应给予药物控制，目前主张将血压控制在（140~160）/（90~105）mmHg，以保证子宫和胎盘的血液供应。当血压>160/105mmHg时，常规口服甲基多巴，硫酸镁4~6g加入5%的葡萄糖注射液100mL中静脉注射，15~20min注射完，继而加入液体，以每小时1~2g的速度静脉滴注，需注意观察尿量和深反射；严重时，使用硝酸甘油、酚妥拉明、拉贝洛尔[非]，不宜应用硝普钠和ACEI（血管紧张素转化酶抑制剂）。

（2）静脉用药。应根据血压的情况调整滴数。

硝普钠注射剂[甲类，国基]：常用剂量为25~50mg，加入5%的葡萄糖注射液250~500mL中静脉滴注，开始剂量为每分钟0.5μg/kg，根据疗效以每分钟0.5μg/kg递增。极量为每分钟10μg/kg。

硝酸甘油注射剂[甲类，国基]：常用剂量为10~20mg，加入5%的葡萄糖注射液250~500mL中静脉滴注，以每分钟10μg开始，然后每10min调整1次，每次每分钟增加5~10μg。

酚妥拉明注射剂[甲类，国基]：首剂5mg缓慢静脉注射；常用剂量为10~20mg，加入5%的葡萄糖注射液250mL中，持续静脉滴注。

甘露醇注射剂[甲类，国基]：常用20%的甘露醇125mL静脉滴注（肾功能不好时用甘油果糖），与呋塞米交替使用。仅在合并高血压脑病而肾功能未见损害的患者中应用。

乌拉地尔注射剂[乙类，国基]：10~50mg加入生理盐水或5%葡萄糖注射液至20mL缓慢静脉滴注，监测血压变化，降压效果通常在5min内显现。若效果不够满意，可重复用药。静脉注射后，为了维持其降压效果，可持续静脉滴注，100mg乌拉地尔加入生理盐水或5%葡萄糖注射液250mL，初始输入速度每分钟2mg（每小时40~50mL），维持给药的速度为每小时9mg。

艾司洛尔注射剂[甲类，国基]：即刻控制量为1mg/kg，30s内静脉滴注，继续予每分钟0.15mg/kg静脉滴注，4min后若疗效理想则继续维持。若疗效不佳可重复给予负荷量，并将维持量以每分钟0.05mg/kg的幅度递增，最大维持量为每分钟0.3mg/kg。

（3）口服降压药。

卡托普利口服常释剂型[甲类，国基]：口服，12.5mg，每天2~3次，紧急情况下舌下含服，20~30min后降压作用达高峰。

依那普利口服常释剂型<sup>〔甲类，国基〕</sup>：口服，5~10mg，每天1次，15min起效，作用12~24h，但较少应用于紧急情况。

美托洛尔口服常释剂型<sup>〔甲类，国基〕</sup>：起效较缓慢，多与其他药物联合应用。

利尿剂：常用呋塞米（速尿）口服常释剂型或注射剂<sup>〔甲类，国基〕</sup>，剂量为20~40mg，必要时静脉注射。

**【注意事项】**

1. 硝普钠对光敏感，应新鲜配制，黑纸包裹避光使用。应用硝普钠时间不宜过长，一般不超过72h，否则可能发生氰化物聚集引起不良反应。肾功能不全者尤其容易发生，应予注意。

2. 硝酸甘油治疗过程中可能发生继发失效，表现为血压控制不理想，应及时更改药物治疗方案；对于高血压脑病不建议使用，因为硝酸甘油是扩张动静脉的药，可能会导致脑压增高、脑水肿加重。

3. 所有口服药物治疗方案均仅在通过静脉用药控制血压后作为后续治疗跟进实施，紧急情况下可作为临时应急处理措施；传统做法中采用硝苯地平含服，但有可能导致血压波动明显而增加靶器官缺血风险和死亡率，目前已不用，建议改用卡托普利含服治疗以稳定降压。

# 第三节　急性左心衰竭

**【概述】**

急性左心衰竭是指由于急性左心病变引起的心排量显著而急剧下降，导致组织器官灌注不足和急性肺水肿综合征。有高血压、肺炎等感染、过度输液等诱因。病情危急，可迅速发生心源性休克、昏迷而导致死亡。

**【诊断】**

1. 病史：具有心血管高危疾病、慢性心脏疾病、感染性心内膜炎、肾衰竭、输液过多过快、突发血压升高、感染、贫血、甲状腺功能亢进（甲亢）、妊娠、心律失常等疾病史或诱因。

2. 症状：为突发严重呼吸困难，呼吸频率常达每分钟30~40次，强迫坐位、面色灰白、发绀、大汗、烦躁，同时频繁咳嗽，咳粉红色泡沫状痰，神志模糊。

3．体征：两肺满布湿啰音和哮鸣音，心尖部第一心音减弱，频率快，同时有舒张早期第三心音而构成奔马律，肺动脉瓣第二心音亢进，合并瓣膜病变者可伴有原发或新发的心脏瓣膜听诊区病理性杂音。

4．辅助检查：包括胸部X线片、心电图、心脏彩超等检查。

5．鉴别诊断：急性左心衰竭需要与支气管哮喘合并肺部感染、喘息性慢性阻塞性肺疾病（COPD）急性发作等疾病进行鉴别；心源性休克需要与其他类型的休克，如脓毒症休克、急性低血容量性休克、过敏性休克和神经源性休克等进行鉴别。

【治疗】

急性左心衰竭合并肺水肿的治疗：

1．患者取坐位，双腿下垂，以减少回心血量。

2．密切监测心电、血压、呼吸、血氧饱和度，尽快开通静脉通道，必要时行有创血流动力学监测。

3．维持气道通畅，必要时呼吸机正压通气，用30%~50%的酒精湿化氧气吸入。

4．病情稳定时尽快转往具有CCU或ICU监护条件的医疗单位。

5．药物治疗。

（1）吗啡注射剂[甲类，国基]：3mg缓慢静脉注射，必要时10~15min重复1次。伴有呼吸衰竭的患者禁用。

（2）呋塞米注射剂[甲类，国基]：20~40mg静脉注射，2min内推完，4h后可重复1次。

（3）血管扩张剂：收缩压在100mmHg以上者可以考虑使用血管扩张剂。

硝普钠注射剂[甲类，国基]：常用剂量为25~50mg，加入5%的葡萄糖注射液250~500mL中静脉滴注，开始剂量为每分钟0.5μg/kg，根据疗效以每分钟0.5μg/kg的速度递增。极量为每分钟10μg/kg。

硝酸甘油注射剂[甲类，国基]：常用剂量为10~20mg，加入5%的葡萄糖注射液250~500mL中静脉滴注，以10μg/min开始，然后每10min调整1次，每次增加5~10μg/min。

酚妥拉明注射剂[甲类，国基]：常用剂量为10~20mg，加入5%的葡萄糖注射液250mL中，持续静脉滴注，常用剂量从0.1mg/min开始，静脉滴注，最大量可

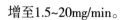

增至1.5~20mg/min。

（4）正性肌力药物。

去乙酰毛花苷注射剂[甲类，国基]：首剂可予0.2~0.4mg，缓慢静脉注射，2h后可酌情再予0.2mg，重复给药，一般24h内总用量不应超过2.4mg。

多巴胺注射剂[甲类，国基]：小剂量为每分钟＜2μg/kg，可降低外周阻力，扩张肾、冠状动脉。较大剂量为每分钟＞2μg/kg，可增加心肌收缩力和心排血量，用于伴低血压的肺水肿患者。大剂量为每分钟＞5μg/kg，因可兴奋α受体而增加左心室后负荷和肺动脉压而对患者有害。

多巴酚丁胺注射剂[甲类，国基]：常用剂量为每分钟5~10μg/kg。

（5）氨茶碱注射剂[甲类，国基]：常用剂量为0.125g，稀释后静脉注射，或以0.25g加入5%的葡萄糖注射液中缓慢静脉滴注。

【注意事项】

1. 在老年患者或有呼吸道基础疾病的患者中应用吗啡时应注意呼吸抑制的可能，可酌减剂量或改为肌内注射或皮下注射，发生呼吸抑制时可予纳洛酮0.4~0.8mg对抗。

2. 去乙酰毛花苷在急性心肌梗死后24h内及合并左心室流出道梗阻疾病（如梗阻性肥厚型心肌病、主动脉狭窄等）、预激综合征患者中不宜使用。左心室流出道梗阻疾病（如梗阻性肥厚型心肌病等）患者还需禁用血管扩张剂和其他种类的强心剂，如多巴胺、多巴酚丁胺等。

3. 多巴胺剂量过大时会导致外周血管收缩，增加心脏负荷，故应严格控制其用量及速度。

4. 氨茶碱在心率大于每分钟130次时慎用，有室性早搏等室性心律失常的患者不宜使用。

# 第四节　休　　克

【概述】

休克是指各种致病因素导致的急性循环系统功能障碍，造成氧输送不能保证机体代谢需要，引起细胞水平缺氧，致使组织缺氧、细胞代谢紊乱和器官功能受损的综合征。

**【诊断】**

1. 症状：休克早期除了原发病的症状外，还可表现为精神紧张、兴奋或烦躁不安、面色苍白、口唇及甲床轻度发绀、四肢冰凉、尿量减少。部分患者表现为肢暖、出汗等暖休克特点。休克中期患者烦躁、意识不清、渐渐昏迷，呼吸表浅，四肢温度下降，皮肤出现花斑，尿少或无尿。休克晚期表现为弥散性血管内凝血（DIC）、严重酸中毒和多个器官功能衰竭的症状。

2. 体征：休克早期除了原发病的体征外，还可表现为心率增快、呼吸急促、脉细速、脉压减小、血压可正常甚至稍高或稍低。休克中期患者神志改变、渐渐昏迷，呼吸浅而快、心音低钝、脉细弱频速，收缩压低于80mmHg或测不出，脉压小于20mmHg。休克晚期表现为弥散性血管内凝血（DIC）、严重酸中毒和多个器官功能衰竭的体征。

3. 休克诊断标准。

（1）有诱发休克的原因。

（2）收缩压低于90mmHg。

（3）脉压小于30mmHg。

（4）原有高血压者，收缩压较原水平下降30%以上。

（5）乳酸＞2mmol/L。

（6）主要条件：有3个窗口的循环低灌注表现（其中之一）。①肾，充分补液后少尿（每小时＜0.5mL/kg）；②脑，意识改变（烦躁、淡漠、谵妄、昏迷）；③皮肤，湿冷、苍白、发绀，毛细血管充盈时间＞2s。

（7）次要条件：心动过速、呼吸频率增快、心音低钝、脉细数。

## 一、低血容量性休克

**【概述】**

低血容量性休克是体内或血管内大量丢失血液、血浆或体液，引起有效血容量急剧减少所致的血压降低和微循环障碍。治疗主要是迅速补充血容量，迅速查明病因并制止继续出血或失液，根据病情决定是否使用升压药。

**【诊断】**

1. 病史：有非出血性液体丢失和出血病因，如严重腹泻，剧烈呕吐，大量排尿，广泛烧伤时大量丢失水、盐或血浆，消化道大出血，创伤等。

2. 症状：有休克的临床表现，同时符合休克的诊断标准。

3. 体征：休克指数＞0.7（休克指数＝心率/收缩压，正常为0.5~0.7），胸骨部位皮肤指压阳性（指压后再充盈时间超过2s）。

4. 鉴别诊断：需与其他类型的休克相鉴别。

【治疗】

1. 积极处理原发病，尽快转送上级具有ICU监护条件的医疗单位进行后续抢救。

2. 补充血容量是治疗低血容量性休克最基本和关键的措施，补充的量视病情而定，有条件者可进行血流动力学监测。常用药物先晶体后胶体，失血者积极配血和输血、补充凝血因子等。可选用生理盐水、5%的葡萄糖氯化钠注射液、复方氯化钠注射液、20%的人血白蛋白等快速静脉滴注。

3. 血管活性药物的使用。

（1）多巴胺注射剂[甲类，国基]：常用剂量为60~100mg，加入5%的葡萄糖注射液250~500mL中静脉滴注，速度为每分钟5~10μg/kg。

（2）去甲肾上腺素注射剂[甲类，国基]：常用剂量为1~2mg，加入生理盐水100mL中静脉滴注，起始剂量一般为每分钟0.04~0.2μg/kg，逐渐调至有效剂量，可达每分钟0.2~0.5μg/kg。

4. 重度酸中毒，尤其是当pH＜7.1时，应予适量补碱。常用5%的碳酸氢钠注射液125~250mL静脉滴注。

5. 休克晚期应注意DIC和多脏器功能衰竭的发生。

【注意事项】

1. 使用血管活性药物的原则：①正确判断患者的微循环及补液量是否足够；②均应从小剂量开始，一般使血压控制在（90~100）/（60~80）mmHg即可；③当酸中毒、血容量及氧合状态改善而机体对此类药物无反应时，说明心肌有损害；④注意在扩容的同时纠正水电解质和酸碱平衡紊乱；⑤随时调整用药的种类或联合用药；⑥对重症休克患者，特别是老年人或有心脏病病史者，应在有监护的条件下补液，注意随时有发生急性左心衰竭、急性肺水肿的可能。

2. 对于低血容量性休克患者，通常不应给予血管加压药，因为这类药物并不能纠正原发疾病且往往会进一步减少组织灌注。临床仅用于充分液体复苏后仍存在低血压，或者液体复苏尚未开始的严重低血压病人，去甲肾上腺素如在外周血管渗漏可导致局部组织坏死，应考虑在中心静脉内使用。

## 二、感染性休克

### 【概述】

感染性休克又称脓毒症休克。脓毒症新定义为在人体受到感染时，因各种病原体、毒素及有害的代谢产物作用，引起宿主反应失调所导致的致命性器官功能障碍。器官功能障碍的标准为脓毒症相关性器官功能衰竭评价（SOFA）的总分升高≥2分；在入院前、急诊室和普通病房，也可以用qSOFA（quick SOFA）评价，包括收缩压≤100mmHg、呼吸频率≥22次/min、意识改变这3个指标。感染性休克即脓毒症休克，是指在脓毒症基础上出现补液无法纠正的低血压及血乳酸（Lac）≥2mmol/L。

### 【诊断】

1. 具有明确的脓毒症适应证，即有明确的感染部位或感染病原体的症状和体征。

2. 同时有休克的临床表现和诊断适应证。

3. 鉴别诊断：主要与其他类型的休克相鉴别。

### 【治疗】

1. 常规抗休克处理，如尽快补液、输血（血红蛋白<70g/L）、维持呼吸功能、加强对症营养支持及器官支持治疗、尽快转送至有ICU监护条件的医疗单位进行后续治疗等。

2. 尽早进行抗感染治疗，不需等待细菌培养和药敏试验结果就应开始使用抗菌药物。首选杀菌类抗菌药物。对原因不明的感染性休克，根据经验用药。可选用针对革兰氏阴性菌兼顾革兰氏阳性菌的广谱杀菌类抗菌药物，还可考虑抗菌药物联用。尽快完善病原学检查并根据检查结果调整抗菌药物治疗方案。

3. 常用药物。

（1）哌拉西林注射剂[甲类，国基]：常用剂量为3.0~4.0g，加入生理盐水100~250mL中静脉滴注，每6h 1次。

（2）头孢曲松注射剂[甲类，国基]：常用剂量为2.0g，加入生理盐水100~250mL中静脉滴注，每天1次。

（3）阿米卡星注射剂[甲类，国基]：常用剂量为0.4g，加入5%的葡萄糖注射液或生理盐水500mL中静脉滴注，每8h 5mg/kg或每12h 7.5mg/kg。每天不超过

1.5g。疗程一般不超过10天。

（4）左氧氟沙星注射剂<sup>［甲类，国基］</sup>：常用剂量为0.5g，静脉滴注，每天1次。

4. 对可用手术处理的原发感染病灶应局部切开引流脓液和手术治疗。

5. 在积极扩容后如血压仍低下可考虑给予升压药，同时可用山莨菪碱等血管扩张药改善微循环。血管活性药依次选择去甲肾上腺素、多巴胺、山莨菪碱。常用方案：①去甲肾上腺素注射剂<sup>［甲类，国基］</sup>起始剂量为每分钟0.04~0.2μg/kg，静脉滴注，逐渐调至有效剂量，可达每分钟0.2~0.5μg/kg；②多巴胺注射剂<sup>［甲类，国基］</sup>常用剂量为60~100mg，加入生理盐水250~500mL中静脉滴注，速度为每分钟5~10μg/kg；③山莨菪碱注射剂<sup>［甲类，国基］</sup>常用剂量为30mg，加入生理盐水100mL中缓慢静脉滴注，有条件时可用30mg加入生理盐水30mL中静脉微量泵注。

6. 糖皮质激素的使用：如经过补液及血管活性药治疗，低血压状态仍不能纠正，可给予氢化可的松注射剂<sup>［甲类，国基］</sup>每天200~300mg，分4次静脉滴注，疗程小于7天。

**【注意事项】**

1. 哌拉西林治疗前应行青霉素皮试，阳性者禁用。

2. 左氧氟沙星用于老年人有导致精神异常的风险，注意用药速度，必要时及时停药。

3. 阿米卡星治疗对肾功能有影响，老年人或发生肾衰竭者应慎用，或根据肌酐清除率调整剂量；阿米卡星尚可能导致听力损害等，要注意监测。

4. 山莨菪碱治疗期间患者可出现皮肤发红等正常现象，但也有可能导致便秘、腹胀和尿潴留。

5. 应用激素治疗期间必须加强制酸治疗，防范应激性溃疡等情况。

## 三、过敏性休克

**【概述】**

过敏性休克是指外界某些抗原性物质（如药物、血液制品、疫苗、异性蛋白质等）进入已经致敏的人体后，通过免疫反应机制在短时间内发生的一种强烈的、以急性循环衰竭为主的、多脏器受累的临床综合征。过敏性休克的表现和严重程度因抗原进入量、进入途径及机体免疫反应能力等而异，是一切过敏

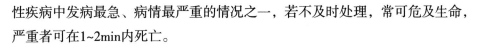

性疾病中发病最急、病情最严重的情况之一，若不及时处理，常可危及生命，严重者可在1~2min内死亡。

【诊断】

1．症状和体征：大多突然发病，极少数在连续用药过程中发病。在休克出现之前或同时，常有些与过敏相关的症状：可表现为皮肤潮红、皮下水肿、皮疹或斑疹、瘙痒、广泛的荨麻疹和/或血管神经性水肿等皮肤黏膜症状；可有打喷嚏、流鼻涕、声嘶，可出现刺激性咳嗽、喉头堵塞感、胸闷、气促、喘鸣、发绀甚至窒息等呼吸道症状；可出现大汗淋漓、心悸、面色苍白、四肢湿冷、脉搏细速、血压迅速下降至80/50mmHg以下甚至测不出等循环衰竭症状；可出现恶心、呕吐、腹痛、腹泻甚至大便失禁等胃肠道症状；可出现烦躁不安、头晕、意识不清、抽搐、昏迷等中枢神经系统症状。严重者死于呼吸、循环功能衰竭。

2．符合休克的诊断标准。

3．实验室检查：血IgE升高。

4．鉴别诊断：过敏性休克需与迷走神经血管运动性晕厥、神经源性休克及其他类型的休克相鉴别。

【治疗】

1．一旦出现过敏性休克，应立即就地抢救：立即停用或去除可疑致敏物质或将患者撤离致敏环境，结扎或封闭虫或蛇咬、蜂叮部位以上肢体，以减少毒素的吸收；平卧、吸氧，如喉头水肿在使用肾上腺素及糖皮质激素后仍未缓解，应行气管切开或气管插管以辅助呼吸；积极治疗可能并发的肺水肿，脑水肿，水电解质及酸碱平衡紊乱，甚至心搏骤停，保护好各器官功能。

2．积极补充血容量。

3．药物治疗：包括肾上腺素及其他血管活性药的抗休克治疗，糖皮质激素及其他抗过敏药物的抗过敏治疗等。

（1）肾上腺素注射剂[甲类，国基]：0.5~1mg肌内注射或皮下注射，有休克或呼吸困难时1mg肾上腺素注射液用10mL生理盐水稀释后静脉注射。

（2）地塞米松注射剂[甲类，国基]：先用5~10mg加入生理盐水20~40mL中静脉注射，继以10~20mg加入500mL液体中静脉滴注。

（3）氢化可的松注射剂[甲类，国基]：200~500mg加入500mL液体中静脉滴注。

（4）多巴胺注射剂[甲类，国基]：常用剂量为60~100mg，加入生理盐水250~500mL中静脉滴注，速度为每分钟2.5~10μg/kg。

（5）10%的葡萄糖酸钙注射剂[甲类，国基]：10~20mL稀释后缓慢静脉注射。

（6）异丙嗪注射剂[甲类，国基]：25~50mg肌内注射。

【注意事项】

1. 静脉用药导致的过敏性休克，应注意更换输液管，避免管道内残余药物继续输入患者体内。

2. 心跳和呼吸快的患者，肾上腺素应以皮下注射或肌内注射为主，避免静脉注射，否则可能导致患者发生强烈反应。

3. 糖皮质激素治疗期间建议加强制酸对症处理。

4. 多巴胺等血管活性药仅在常规补液及肾上腺素、糖皮质激素治疗后血压仍未能稳定时考虑使用。

## 四、创伤性休克

【概述】

创伤性休克是由严重创伤（多发性骨折、挤压伤、大面积烧伤、大手术）引起的。失血或失血浆过多、血容量急剧减少或合并剧痛是其主要特点，易合并感染及多脏器功能不全综合征。

【诊断】

1. 有严重创伤史或大出血的病史及原发病症状和体征，如：腹部移动性浊音阳性，合并腹部瘀斑，常提示腹腔内脏器破裂、出血；胸腔饱满、呼吸困难、咳血等提示胸腔积血和肺出血；肢体局部肿胀、畸形等提示骨科情况；等等。

2. 有休克的诊断标准。

3. 鉴别诊断：主要与其他类型的休克相鉴别。

【治疗】

1. 原则为快速补液和止血，抓住创伤抢救的"白金一小时"。

2. 尽快找出休克的原因，一般为活动性大出血和重要器官功能的紊乱。在稳定生命体征前提下尽快转送具有SICU（外科重症监护室）监护条件及急诊手术条件的医疗单位进行后续抢救。情况紧急或暂时止血措施无效时，可积极进行容量复苏（包括补液扩容及配血输血治疗），使收缩压达到90mmHg以上，初步明确出血部位和原因，尽早采取紧急手术止血，并修复损伤组织，恢复骨、关节等的连续性和完整性。同时注意防范器官衰竭，加强器官支持对症处理及营养支持治疗等。

3. 升压药物主要在休克早期未能及时补液或补液和输血后血压仍较低时暂时使用，常用药物：

（1）多巴胺注射剂[甲类，国基]：常用剂量为60~100mg，加入生理盐水250~500mL中静脉滴注，速度为每分钟5~10μg/kg。

（2）间羟胺注射剂[甲类，国基]：常用剂量为40~60mg，加入生理盐水250~500mL中静脉滴注，可与多巴胺同时使用。

（3）去甲肾上腺素注射剂[甲类，国基]：起始剂量为每分钟0.04~0.2μg/kg，静脉滴注，逐渐调节至有效剂量，可达每分钟0.2~0.5μg/kg。

4. 局部用止血药物治疗可作为辅助治疗，常用药物为凝血酶外用冻干制剂[甲类，国基]：用37~40℃的灭菌生理盐水或温开水溶解成50~200U/mL的溶液喷雾，或用本品干粉喷洒于创面。

**【注意事项】**

1. 右旋糖酐、升压药物的使用注意事项详见"低血容量性休克"。

2. 凝血酶必须在有一定温度的液体中（37~40℃）方可产生作用，同时仅用于外用止血，严禁血管内、肌内或皮下注射，以防引起局部坏死甚至形成血栓而危及生命；血凝酶为蛇毒制剂，可用于静脉注射，也可外用。两者用途和用法应予分清。

3. 止血药物仅用于辅助治疗，必须尽快采取止血措施。

# 第五节　动物咬蜇伤

## 一、蜂蜇伤

### 【概述】

蜂蜇伤是指由于遭受蜂类袭击导致的皮肤损害、机体过敏反应等一系列症候群，一般无全身症状。如果蜂刺留在伤口内，有时局部可造成化脓性损伤。严重病例可出现头晕、恶心、呕吐、荨麻疹、水肿、哮喘或过敏性休克等，部分病例可发生血红蛋白尿，导致急性肾衰竭。

【诊断】

1. 病史：有明确的遭受蜂蜇伤的病史。

2. 症状：有蜂蜇伤后的局部表现，如红肿、痛等，伴或不伴全身性表现；严重者可有严重的过敏反应、溶血、凝血障碍和严重的出血等，导致休克、急性肾衰竭等。

3. 鉴别诊断：合并感染病灶者应与其他原发性局部感染相鉴别，凝血机制异常者注意与其他药物等所致凝血障碍相鉴别。

【治疗】

1. 局部处理：蜜蜂蜇伤可用弱碱性溶液（如2%~3%的碳酸氢钠、肥皂水、淡石灰水等）外敷，以中和酸性毒素；黄蜂蜇伤则需要弱酸性溶液（如醋）中和毒素。可用小针挑拨或胶布粘贴法取出蜂刺，但不要挤压。

2. 局部症状较严重者可采用火罐拔毒和局部封闭疗法，并予以止痛剂或抗组胺药。也可选用当地中草药捣烂外敷，或用蛇药片加水少许研成糊状外敷。剧痛时可皮下注射哌替啶（杜冷丁）注射剂[甲类，国基]或普鲁卡因注射剂[甲类，国基]封闭。常用药物：

（1）布洛芬口服常释剂型[甲类，国基]：口服，200~400mg，每天3~4次。

（2）氯苯那敏口服常释剂型[甲类，国基]：口服，4mg，每天3次。

（3）赛庚啶口服常释剂型[甲类，国基]：口服，4mg，每天3次。

（4）哌替啶注射剂[甲类，国基]：50mg局部皮下注射。

（5）普鲁卡因注射剂[甲类]：以0.25%~0.5%的浓度2mL局部封闭用。

3. 对于凝血机制异常的患者，可采用维生素$K_1$注射剂[甲类，国基]10mg深部皮下注射/肌肉注射，每天1~2次，静脉注射给药速度不超过1mg，直至凝血机制检查结果恢复正常。

4. 积极对症处理，包括过敏性休克、急性肾衰竭、呼吸心搏骤停等的处理，并尽早转送患者到上级具有ICU监护条件的医疗单位进行后续抢救。

【注意事项】

1. 氯苯那敏及赛庚啶治疗期间患者可能出现嗜睡等症状，应避免高空作业、开车等工作。

2. 普鲁卡因治疗前需要皮试，有可能导致过敏性休克，要注意防范。

## 二、犬（猫）咬伤

【概述】

犬（猫）咬伤是指人类遭到犬（猫）类攻击导致机体损伤，外观上可表现为局部组织撕裂伤等。犬（猫）咬伤可分普通咬伤和疯犬（猫）咬伤（后者又称狂犬病或恐水病），前者多无生命危险，处理上按照常规局部组织撕裂伤处理即可，后者常可导致攻击动物唾液中的狂犬病毒，沿咬伤、舔伤或抓伤的创口侵入神经系统至大脑内繁殖，引起严重的症状。

【诊断】

1. 病史：有明确的受犬（猫）攻击病史。狂犬病患者潜伏期一般为3周，最短4天，长者可达数年，平均为1~3个月，超过1年者仅占10%，一旦发病其死亡率几乎为100%，因此该病重在预防。

2. 体征：局部可发现动物咬或抓后残留的软组织损伤伤口，可伴出血等。

3. 鉴别诊断：犬（猫）咬伤根据患者病史等资料可以确诊，无须鉴别。狂犬病患者需与以下疾病相鉴别：①破伤风；②病毒性脑炎；③类狂犬病恐怖症癔症。

【治疗】

1. 伤口局部紧急处理：被确定的或可疑的患狂犬病的动物咬伤后，应立即用3%~5%的肥皂水或0.1%的苯扎溴铵清洗，再用清水充分洗涤。伤口较深时，可用注射器伸入伤口深部进行灌注清洗，做到全面彻底。再用75%的乙醇消毒，继之用浓碘酊涂擦。局部伤口处理愈早愈好，即使延迟1~2天甚至3~4天也不应忽视局部处理，此时如果伤口已结痂，也应将痂去掉后按上法处理，伤口不宜缝合。

2. 狂犬病疫苗治疗：凡被可疑狂犬病动物咬伤及吮舔、抓伤、擦伤皮肤或黏膜者，均应接种狂犬病疫苗[乙类]，在接种疫苗的同时应注射抗狂犬病血清以提高疫苗疗效。

用药方案：抗狂犬病血清注射剂[甲类，国基]注射的方法是一半肌内注射，一半伤口周围浸润注射。注射应于感染后48h内进行。对与狂犬病病毒、病兽或患者接触机会较多的人员应进行感染前预防接种。狂犬病疫苗应分别在第0、3、7、14、30天各肌内注射1针，共注射5针。0是指注射第1针的当天，以后以此类推。需注射抗狂犬病血清时，最好在使用疫苗的前一天或当天注射，并应在疫苗全程注射5针后的第10天、第20天再各加强注射1针。注射狂犬病疫苗和血清要及时、全程、足量，注射时间距咬伤时间越早，预防效果越好。

3. 伤口处理后也要进行破伤风疫苗注射。

4. 狂犬病一旦发病多无特殊治疗方法。在维持生命体征基础上应尽快转送至有ICU监护条件的医疗单位进行后续抢救。隔离患者，避声、光、风及水，患者的一切用物及分泌物必须严格消毒，工作人员应严格执行隔离制度；加强呼吸支持，必要时机械通气；加强对症、营养支持治疗。

（1）抗狂犬病免疫血清治疗：肌内注射抗狂犬病免疫血清注射剂[甲类, 国基]10~20mL，或按40IU/kg计算，每天或隔天注射1次。同时进行狂犬病疫苗接种。

（2）镇静剂的使用：地西泮（安定）注射剂[甲类, 国基]10mg静脉注射，必要时重复；或以50mg加入5%的葡萄糖注射液500mL中持续静脉滴注。或苯巴比妥注射剂[甲类, 国基]100mg肌内注射。或冬眠合剂氯丙嗪注射剂[甲类, 国基]、异丙嗪注射剂[甲类, 国基]各25~50mg加入5%的葡萄糖注射液500mL中持续静脉滴注。或苯妥英钠注射剂[甲类, 国基]250~500mg加入生理盐水20~40mL中缓慢静脉注射，可试用于控制抽搐，每4~6h 1次。

（3）抗病毒治疗：阿昔洛韦[乙类, 国基]0.5g加入生理盐水250mL中静脉滴注，每6~8h 1次。

**【注意事项】**

1. 狂犬病主要以预防为主，必须强调被可疑动物袭击受伤时均应进行狂犬病疫苗注射，一旦发病应立即转送到上级医院进行救治。

2. 应用冬眠合剂治疗期间要严密观察血压、血氧等指标。

## 三、蛇咬伤

**【概述】**

蛇咬伤是一种常见病症，一般指被毒蛇咬伤。根据毒蛇分泌的毒液的性质，大致可将毒蛇分为三类：以神经毒为主的有金环蛇、银环蛇、响尾蛇、海蛇等；以血液毒为主的有竹叶青、五步蛇、蝰蛇、龟壳花蛇等；兼有神经毒和血液毒（混合毒）作用的有蝮蛇、眼镜王蛇、眼镜蛇等。

【诊断】

1. 病史：有蛇咬伤史，伤处可见一对较深而粗大的齿痕。

2. 症状：咬处疼痛，出现局部和全身的中毒症状。

（1）被以神经毒为主的蛇咬伤后，局部伤口不红肿，流血不多，伤口轻度灼痛，半小时左右消失或减轻，但不久即出现麻木感，并向肢体近端蔓延。全身症状有头痛、头昏、嗜睡，可有视、听、嗅、味觉异常或减退，以及声嘶哑、舌麻木、步态不稳、头低垂、眼睑下垂等，重者出现视蒙、瞳孔散大、语言不清、呼吸困难、发绀、全身瘫痪、惊厥、昏迷、休克、呼吸麻痹和心力衰竭等。

（2）被以血液毒为主的蛇咬伤后，3~5min内伤处剧烈疼痛，肿胀明显并迅速向近侧端扩散，皮肤发绀，并有出血、皮下瘀斑、水疱和血疱，甚至组织坏死，伤口经久不愈。全身症状有畏寒、发热、呕吐、腹痛、腹泻、心悸、胸闷、谵妄，全身广泛出血如衄血、咯血、呕血、血尿，少尿或无尿，可有黄疸、贫血等溶血表现，重者有抽搐、休克、心力衰竭、肾衰竭、胸腹腔及颅内出血等。

（3）被混合毒的蛇咬伤后，兼有神经毒和血液毒的临床表现，症状重，死亡率高。

3. 鉴别诊断：蛇咬伤主要与无毒蛇咬伤进行鉴别。

【治疗】

1. 局部处理：被毒蛇咬伤后要保持冷静，不要惊慌和奔跑，以免加速毒液的吸收和扩散；争取伤后5min内用止血带、手帕或附近可以找到的其他代用品，在伤口近端5~10cm处结扎，结扎紧度以能阻断淋巴、静脉回流为准。结扎后用手挤压伤口周围，将毒液挤出。要注意每隔20~30min放松结扎1~2min，以免肢体因血循环障碍而坏死，待急救处理结束后方可解除结扎。在野外被毒蛇咬伤后，应立即用茶水、清水或尿液冲洗。有条件时先用肥皂和生理盐水清洗伤口周围，再用1：5 000的高锰酸钾[乙类]溶液、3%的过氧化氢溶液（双氧水）[乙类]或生理盐水[甲类]反复冲洗伤口，如伤口内有毒牙残留，应取出。早期冷敷患肢周围，可减缓毒素吸收。

2. 扩创排毒：结扎、冲洗、消毒后，用无菌手术刀，以牙痕为中心做"+"或"++"形切开，使毒液流出，切口长1~2cm，不宜过深，以免损伤血管，只要能使淋巴外流即可，尚可用吸乳器或火罐等工具在伤口处进行反复多次的吸引，尽量吸出毒液。无条件时也可用口吸吮，但须口腔黏膜完整、无龋齿才能进行，吸吮后立即吐出并漱口，以免发生中毒。扩创后的患肢可以浸泡在2%的冷生理盐水或1:5 000的高锰酸钾溶液中，自上而下不断挤压排毒，操作20~30min，伤口须湿敷，以利于排毒。伤口出血不止者，不必切开。

3．解毒措施。

（1）封闭疗法：局部注射胰蛋白酶注射剂[乙类]，2 000~4 000U，并用地塞米松注射剂[甲类, 国基]5mg加入普鲁卡因注射剂[甲类]5~10mL中，在伤口周围及伤肢近心端进行环状封闭，必要时12~24h后重复注射。

（2）抗蛇毒血清的使用：如能确定毒蛇种类及毒素性质，可用该种单价抗蛇毒血清，否则须用多价抗蛇毒血清。一般应静脉注射，注射前需做过敏试验，皮试阳性者应在使用糖皮质激素、抗过敏药后行脱敏注射。常用剂量为每次3~5支（抗蝮蛇毒血清注射剂[甲类, 国基]6 000U、抗银环蛇毒血清注射剂[甲类, 国基]和抗眼镜蛇毒血清注射剂[甲类, 国基]均为10 000U、抗蝰蛇毒血清注射剂[甲类]、抗五步蛇毒血清注射剂[甲类, 国基]8 000U），用葡萄糖溶液稀释后加入5%的葡萄糖注射液或生理盐水250~500mL中静脉滴注，均需连续使用3~5天。如出现过敏反应应进行抗过敏治疗：选用异丙嗪注射剂[甲类, 国基]25mg或苯海拉明注射剂[甲类, 国基]20mg肌内注射，10%的葡萄糖酸钙注射剂[甲类, 国基]10mL加入50%的葡萄糖注射液20~40mL中静脉注射，地塞米松注射剂[甲类, 国基]5~10mg稀释后静脉注射，0.1%的肾上腺素注射剂[甲类, 国基]0.1~1mg皮下注射。必要时可重复使用，防止发生过敏性休克。

4．糖皮质激素治疗有助于减轻伤口局部症状和全身中毒症状，可用地塞米松注射剂[甲类, 国基]10~20mg或氢化可的松注射剂[甲类, 国基]200~500mg加入5%的葡萄糖注射液250~500mL中静脉滴注，每天1次，连续使用3~5天。

5．重症患者应尽快转送至具有ICU监护条件的医疗单位进行后续抢救。

【注意事项】

1．抗蛇毒血清皮试方法：用抗蛇毒血清0.1mL加入生理盐水1.9mL中混匀，取稀释液0.1mL于前臂掌侧皮内注射，20min后注射处皮丘<2cm、周围无红晕及伪足者为阴性，可常规使用抗蛇毒血清。

2．应用激素治疗期间应加强制酸治疗，防范消化性溃疡。

3．破伤风抗毒素治疗前需要皮试，详见"破伤风"一节。

# 第六节  破 伤 风

**【概述】**

破伤风是由破伤风杆菌侵入人体伤口后生长繁殖、产生毒素而引起的一种以局部或全身性肌群阵发性痉挛和紧张收缩为临床特征的急性特异性感染性疾病。其中神经系统的表现最为突出，系由破伤风杆菌的外毒素所引起。

**【诊断】**

1. 病史：患者都有外伤史，例如开放性损伤，包括开放性骨折、烧伤，甚至细小的木刺、铁钉刺伤等。

2. 临床症状和体征：破伤风病程通常可分为潜伏期、前驱期、发作期3期，每期的症状和体征如下。

（1）潜伏期：患者常有乏力、头晕、头痛、烦躁不安等前驱症状。时间长短不一，通常为6~10天，个别患者可在伤后1~2天或长达数月乃至数年后发病。潜伏期长短与是否接受过预防注射、创伤的性质和部位及伤口的处理等因素有关。

（2）前驱期：起初有咀嚼无力、反射亢进、烦躁不安、打呵欠等，后可出现局部疼痛、肌肉牵拉、抽搐及强直、下颌紧张、张口困难。

（3）发作期：肌肉持续性收缩，最初是咀嚼肌，后依次是脸面、颈项、背、腹、四肢肌肉，最后是膈肌、肋间肌；声、光或病床震动、饮水、注射均可诱发阵发性痉挛和全身出汗；无法哭出声和说话；神志始终清楚，感觉也无异常；反射增强。常有呼吸困难，另外可有窒息、高热及交感神经兴奋的表现，如出汗、肢端冷、血压高、心动过速、阵发性早搏等。常见的并发症为窒息、肺部感染、尿潴留、代谢性酸中毒等。

3. 鉴别诊断。

破伤风需与以下疾病相鉴别：①各种脑部的感染，如化脓性脑膜炎；②狂犬病；③癔症；④马钱子碱中毒；⑤局部病变引起的肌肉痉挛，如严重的口腔感染引起的咀嚼肌痉挛等；⑥低钙引起的抽搐。

**【治疗】**

1. 预防性注射破伤风类毒素：有伤口的外伤患者，应尽早注射破伤风抗毒素（TAT）注射剂[甲类，国基]1 500IU、人破伤风免疫球蛋白[乙类，国基]250IU，如伤口污染严重或受伤超过12h，上述药物剂量可加倍。

2. 已发生破伤风者应尽快转送具有ICU监护条件的医疗单位进行抢救，采取隔离、保证呼吸道通畅、减少刺激等措施。

（1）局部伤口处理：彻底清创，敞开伤口，以利引流。局部用3%的过氧化氢溶液剂[乙类]冲洗和湿敷，如伤口已愈合，一般不需清创。若伤口污染，用1：5 000的高锰酸钾局部用散剂[乙类]溶液和3%的过氧化氢溶液剂[乙类]反复冲洗，然后用浸透氧化剂的纱布条疏松填塞。

（2）中和游离毒素：破伤风抗毒素注射剂[甲类, 国基]首次使用时，一般用5万IU加入5%的葡萄糖氯化钠注射液内静脉滴注，同时肌内注射5万IU，以后每天肌内注射1万~2万IU，直至症状好转。采用小剂量抗毒素1万~2万IU椎管内（鞘内）注射，效果较好。伤口周围也可注射。人破伤风免疫球蛋白[乙类, 国基]治疗破伤风，尤其适用于对破伤风抗毒素（TAT）有过敏反应者。3 000 ~ 6 000IU供臀部肌内注射，不需做皮试，尽快用完，可多点注射。

（3）解除痉挛：病室内应保持安静，防止声、光刺激。痉挛较轻者可首选地西泮（安定）口服常释剂型[甲类, 国基]5mg口服，或地西泮注射剂[甲类, 国基]10~20mg肌内注射或静脉滴注；或苯巴比妥口服常释剂型[甲类, 国基]0.06g口服，或苯巴比妥注射剂[甲类, 国基]0.1g肌内注射。痉挛较严重者可用冬眠合剂，采用氯丙嗪注射剂[甲类, 国基]、异丙嗪注射剂[甲类, 国基]各50mg及哌替啶注射剂[甲类, 国基]100mg，每次肌内注射1/3~1/2量，或将肌内注射量加入5%的葡萄糖注射液内，静脉缓慢滴入，滴速调整至可控制抽搐发作为宜。

（4）抗感染：可使用青霉素或甲硝唑治疗破伤风梭菌感染，常用剂量为青霉素G注射剂[甲类, 国基]240~480万U，静脉滴注，每4~6h 1次；甲硝唑注射剂[甲类, 国基]每次500mg，每6~8h 1次。

【注意事项】

1. 破伤风抗毒素应用前必须进行皮试，如有过敏反应可考虑脱敏治疗；有条件的医疗单位可考虑给予过敏者人破伤风免疫球蛋白。

2. 青霉素G应用前必须进行皮试。

3. 应用冬眠合剂过程中应注意监测血压、体温、神志等情况，同时做好人工通气的准备。

# 第七节　中　暑

【概述】

中暑是由于高温环境引起的体温调节中枢障碍、汗腺功能衰竭和水电解质丢失过多而发生的以中枢神经系统和/或心血管系统功能衰竭为主要表现的急性疾病。在高温环境下（如环境温度>32℃、湿度>60%）长时间工作或强体力劳动，又没有及时采取充分的防暑降温措施时，极易发生中暑。年老体弱者、糖尿病患者、肥胖者、汗腺功能障碍患者更容易发生中暑。此外发热患者、甲状腺功能亢进患者、应用某些药物（如苯丙胺、苯海索、氯氮平）者产热增加，在高温环境下也易发生中暑。

【诊断】

1. 病史：有在炎夏高温季节或高温、高湿、通风不良环境下劳动和生活的病史。

2. 症状和体征：根据症状轻重，中暑常分为先兆中暑、轻症中暑和重症中暑，后者包括热痉挛、热衰竭、热射病。

（1）先兆中暑：表现为乏力、头昏、注意力不集中、眼花、耳鸣、胸闷、心悸、恶心、大汗、肢体发麻，体温正常或有低热。转移至阴凉通风处休息可恢复。

（2）轻症中暑：除上述症状外，体温多在38℃以上，有早期呼吸、循环衰竭症状，如面色潮红或苍白，恶心呕吐，大汗，神志清，表情淡漠或躁动不安，皮肤湿冷、弹性较差，脉细弱，血压偏低，心率快等。

（3）重症中暑：

热痉挛：也叫中暑痉挛，患者会出现腹壁、肠道平滑肌痉挛性疼痛及肢体痛，尤其是腓肠肌的痉挛性疼痛更为明显，疼痛呈现对称性、发作性，时而加重，时而缓解，伴或不伴有体温升高。

热衰竭：患者突感全身不适，头晕、头痛、目眩、恶心、呕吐等，可伴有明显的脱水表现和呼吸困难。体征：脸色苍白、口唇发紫、皮肤湿凉、脉搏快而弱、血压低、体温不高或正常。

热射病：是一种致命性急症，其主要特点是体温高达40℃以上，最高可达42℃。表现为头痛、头晕、眩晕、耳鸣、严重口渴和恶心、呕吐，并逐渐出现全身软弱、呼吸快而浅、皮肤有汗或无汗的症状。体征：瞳孔缩小、膝跳反射和瞳孔反射减弱或消失、脉搏微弱且不规则，甚至出现不规则的呼吸、心律失常及心跳呼吸骤停等，常于发病后24h内死亡。

3．鉴别诊断。

中暑需要与以下疾病鉴别：①脑血管意外；②化脓性脑脊髓炎或流行性乙型脑炎；③中毒性菌痢；④有机磷杀虫剂中毒；⑤低血糖昏迷、糖尿病酮症酸中毒昏迷、高渗性昏迷；⑥肝昏迷、尿毒症昏迷；⑦继发于感染的发热。

【治疗】

1．轻症患者通过休息、口服补液可迅速恢复，重症患者应在降温及开通静脉通道等紧急处理后尽快转送上级医疗单位抢救。

2．降温治疗：通常应在1h内使直肠温度降至37.8~38.9℃。可采用体外降温，包括转移至低温、通风良好的环境，去除衣服，冰水擦浴或将躯体浸入到27~30℃水中传导散热降温。有条件者可使用冰袋联合控温机进行亚低温治疗。体外降温无效者，应及时用冰生理盐水或平衡盐溶液灌洗胃、直肠，或结合低温生理盐水进行腹膜透析或血液透析等降温治疗。

3．药物降温：药物降温通常认为是无效的，药物主要用于对症处理。患者出现寒战时可用5%的葡萄糖盐水或5%的葡萄糖注射液500mL加氯丙嗪注射剂[甲类，国基]25~50mg静脉滴注。

4．严重中暑患者须保持呼吸道通畅，并常规静脉滴注20%的甘露醇注射剂[甲类，国基]125~250mL，每6~8h重复1次，建议与呋塞米注射剂[甲类，国基]交替使用；也可以使用白蛋白，以预防脑水肿的发生。积极处理休克、弥漫性血管内凝血（DIC）、心力衰竭、急性肺水肿、心律失常、急性肾衰竭、代谢性酸中毒、上消化道出血等。

【注意事项】

1．低血压患者应避免应用大剂量多巴胺或间羟胺等缩血管药物，以免影响机体散热。

2．心力衰竭患者应避免应用地高辛等慢作用洋地黄类药物。

3．氯丙嗪治疗期间要注意血压和呼吸的变化。

# 第八节 淹　溺

【概述】

淹溺是指人没于水后，呼吸道被水、污泥、杂草等异物堵塞或喉头反射性痉挛引起窒息、缺氧、肺水肿、意识障碍、低体温、呼吸心跳停止等临床表现的意外伤害。根据淹溺的介质不同可分为淡水淹溺和海水淹溺。

【诊断】

1. 病史：患者有明确淹溺病史。

2. 症状：烦躁、嗜睡或昏迷，呼吸困难，皮肤冰冷，口唇发绀，口腔内有污泥、杂草等异物，或口腔、鼻腔有粉红色泡沫溢出，可有呼吸心跳停止等。

3. 体征：如患者合并外伤，可见皮下瘀斑和皮肤挫伤，胸部叩诊可呈浊音，双肺可有干湿啰音。

4. 鉴别诊断：淹溺需与在水中发生的心脑血管疾病等引起的猝死相鉴别。另外，应注意是否同时存在酒精中毒、外伤等非溺水所致的伤害。

【治疗】

1. 患者被救上岸后，应立即清除口腔异物，保持呼吸道通畅，同时判断是否存在呼吸心跳停止。

2. 呼吸心跳停止者应立即行心肺脑复苏；如患者尚有呼吸心跳，口腔、鼻腔内有液体溢出，可俯卧位倒水。同时迅速转往就近有ICU的医疗单位进行抢救。

3. 高浓度吸氧，20%~30%的酒精雾化吸入，应用利尿剂、糖皮质激素有助于减轻肺水肿。必要时使用呼吸机通气。常用药物：

（1）呋塞米注射剂[甲类，国基]：20~40mg，静脉注射，必要时每6~8h重复1次。

（2）地塞米松注射剂[甲类，国基]：10~20mg加入5%的葡萄糖注射液250mL中静脉滴注，必要时每8h重复1次。

4. 对于淹溺引起的低血压和酸中毒，可给予血管活性药物和补碱。常用药物：

（1）多巴胺注射剂[甲类，国基]：60~100mg加入5%的葡萄糖注射液250~500mL中静脉滴注，速度为每分钟5~10μg/kg。

（2）去甲肾上腺素注射剂[甲类，国基]：起始剂量为每分钟0.04~0.2μg/kg，逐渐调至有效剂量，可达每分钟0.2~0.5μg/kg。

（3）间羟胺注射剂[甲类，国基]：40~60mg加入生理盐水或5%的葡萄糖注射液250~500mL中静脉滴注，可与多巴胺同时使用。

（4）碳酸氢钠：5%的碳酸氢钠注射剂[甲类，国基]125~250mL静脉滴注。

5. 抗感染治疗：若出现感染征象应给予抗感染治疗。常用药物如下。

（1）青霉素G注射剂[甲类，国基]：240万~480万U，静脉滴注，每天3~4次。

（2）头孢曲松注射剂[甲类，国基]：2.0g，静脉滴注，每天1次。

（3）头孢呋辛注射剂[甲类，国基]：2.0g，静脉滴注，每天2次。

（4）甲硝唑（灭滴灵）注射剂[甲类]、甲硝唑氯化钠注射剂[乙类，国基]：每次500mg，静脉滴注，每天2~3次。

【注意事项】

1. 应用间羟胺时可能导致外周循环血管明显收缩，有诱发肾衰竭的风险，因此要尽量在单纯应用多巴胺等无法维持血压的情况下再考虑使用。

2. 多巴胺应用剂量在每分钟2.5μg/kg以下时具有扩张肾血管的作用，而升压作用不明显。

3. 青霉素G使用前应进行皮试。

# 第九节　电　击　伤

【概述】

电击伤是指电流直接接触并通过人体所致的损伤。人体与电源直接接触后，电流进入人体，电能在人体内转变为热能而造成大量的深部组织如肌肉、神经、血管、内脏和骨骼等的损伤，可引起呼吸心脏骤停、电烧伤，以及电击引起的坠落伤、溺水等其他次生伤。

【诊断】

1. 病史：有明确的电击接触史，现场可发现致伤电线、电器等，或有目击者。电击伤后患者可出现电休克、局部电灼伤或高空坠落伤如骨折等。

2. 症状：可立即出现昏迷、呼吸暂停、心搏骤停和脉搏消失，并有神经质、遗忘症、癫痫、头痛和语言困难等后遗症。末梢神经损伤较常见于尺、桡神经，也可有脊髓神经损伤。电流对心肌和传导系统的损伤，早期往往导致患者因室颤而死亡。当躯干直接接触电源时，也可引起内脏损伤如肠穿孔、局灶性膀胱坏死、胆囊坏死穿孔、腹膜后肌肉坏死伴局灶性胰腺坏死、局灶性脾坏死、局灶性肝脏凝固坏死，有时可因第 V、第 X 凝血因子缺乏而导致急性凝血病等。胸部可并发气胸、肺挫伤、局灶性横膈坏死等。电流引起深层组织大片坏死时，大量肌红蛋白可进入血循环，导致肾小管堵塞和急性肾衰竭。

3. 体征：电击伤处可显示炭化中心，略凹陷，周边皮肤呈灰白色坚韧的坏死灶，其外层为黑色或鲜红色狭窄环，伴有略高的边缘。出口可能较小，干燥而呈圆形，好像电流向皮肤外爆破一样。还可见灼伤、骨折、肌筋膜间隙综合征等。

【治疗】

1. 现场急救：立即切断电源，应用绝缘物协助，使患者脱离与电源的接触；有呼吸心搏骤停者，须立即施行心肺复苏后方可送至具有ICU的医疗单位进行后续处理。心肺复苏应坚持1h以上。还应检查有无颅脑和内脏损伤、骨折、气胸、焦痂、肌筋膜间隙综合征等。

2. 药物治疗。

（1）心肺复苏：具体用药详见"猝死和心肺复苏"一节。

（2）液体复苏：液体复苏量应在一般烧伤的基础上根据具体病情予以调整，以避免肌红蛋白尿所导致的急性肾衰竭。合并肌红蛋白尿的患者可同时加强利尿，使每小时尿量达200~300mL并碱化尿液。利尿及碱化尿液的常用药物：①甘露醇注射剂[甲类,国基]，20%的甘露醇125mL快速静脉滴注，每6~8h重复1次。②呋塞米注射剂[甲类,国基]，20~40mg静脉注射，每6~8h重复1次。③碳酸氢钠注射剂[甲类,国基]，常用剂量为5%的碳酸氢钠125~250mL静脉滴注，每天1次。

（3）抗感染治疗：伤口的化脓性细菌、厌氧菌感染发生率较高，应常规注射破伤风抗毒素和类毒素，同时加强抗感染治疗。常用药物：①破伤风抗毒素注射剂[甲类,国基]，常用剂量为1 500~3 000IU肌内注射。②青霉素G注射剂[甲类,国基]，240万~480万U，静脉滴注，每天3~4次。③甲硝唑（灭滴灵）注射剂[甲类]、甲硝唑氯化钠注射剂[乙类,国基]，每次500mg，静脉滴注，每天2~3次；或甲硝唑口服常释剂型[甲类,国基]口服，400mg，每天3次。

3. 外科处理：及早行焦痂和筋膜切开减压术；电接触烧伤的创面宜采用暴露疗法，过氧化氢溶液洗涤创面，在病情稳定后应尽早进行早期探查和扩创。当组织缺损多、损伤位置又影响功能时，宜在早期切除坏死组织后立即以带蒂或游离皮瓣移植。

【注意事项】

1. 破伤风抗毒素应用前必须进行皮试，如有过敏可考虑脱敏治疗；有条件的医疗单位可考虑给予过敏者人破伤风免疫球蛋白。

2. 青霉素G应用前必须皮试。

3. 甘露醇与呋塞米应交替使用，单纯应用甘露醇有导致急性肾衰竭的风险。

# 第十节 晕 动 病

【概述】

晕动病是指乘坐交通工具时，人体内耳前庭平衡感受器受到过度运动刺激，产生过量信号影响神经中枢而出现的出冷汗、恶心、呕吐、头晕等症候群，是通俗所说的晕车、晕船、晕机等的总称。

【诊断】

1. 症状：常在乘车、乘船、乘飞机数分钟至数小时后发生。初起时感觉上腹不适，继有恶心、面色苍白、出冷汗等副交感（迷走）神经兴奋症状，继而出现眩晕，患者自觉外物或自身旋转、倾斜，闭目时眩晕感可稍减轻，伴有精神抑郁、唾液分泌增多和恶心、呕吐。症状一般在交通工具停止运行或减速后数十分钟至几小时内消失或减轻。重复运行或加速运动后，症状可再度出现，但经多次发病后，症状反可减轻，甚至不发生。

2. 体征：可有血压低、眼球震颤，眼球震颤可呈水平性、垂直性或旋转性，向快相侧注视时明显，向慢相侧注视时减轻或消失。患者闭目站立或行走时躯干向眼球震颤慢相侧倾倒。

3. 鉴别诊断。

晕动病需与以下疾病鉴别：①后循环缺血；②延髓背外侧综合征（小脑后下动脉闭塞综合征、瓦伦贝格综合征）；③迷路卒中；④小脑卒中；⑤锁骨下动脉盗血综合征；⑥梅尼埃病；⑦壶腹嵴顶结石病；⑧前庭神经元炎；⑨颈源性眩晕。

【治疗】

1. 一般治疗：该病最佳防治方法是避免或离开能引起该病的环境；发病

时患者宜闭目仰卧，坐位时头部紧靠在固定椅背或物体上，避免较大幅度的摇摆；保持环境安静及良好通风；必要时转送上级具有相应检查条件的医疗单位进一步处理并排除其他特殊疾病。

2. 药物治疗。

（1）抗胆碱药：①阿托品注射剂[甲类，国基]0.5mg，皮下注射或稀释后静脉滴注。②山莨菪碱注射剂[甲类，国基]5~10mg，肌内注射或静脉滴注，如症状未得到控制，30~60min后可重复给药1次。③胞磷胆碱钠注射液[甲类，国基]0.25g稀释后静脉注射，继以0.75~1g加入250~500mL液体中静脉滴注。

（2）抗组胺药：①苯海拉明注射剂[甲类，国基]20mg肌内注射，或苯海拉明口服常释剂型[甲类，国基]口服，12.5~25mg，每4~6h 1次。②异丙嗪（非那根）口服常释剂型[甲类，国基]口服，20~50mg，每天2~3次，或异丙嗪注射剂[甲类，国基]肌内注射，每次20mg。

（3）镇静药：地西泮（安定）口服常释剂型[甲类，国基]口服，2.5mg，每天3次，或地西泮注射剂[甲类，国基]10~20mg，缓慢静脉注射。

（4）脑血管扩张剂：①地芬尼多口服常释剂型[甲类，国基]口服，25~50mg，每天3次。②氟桂利嗪口服常释剂型[甲类，国基]口服，5mg，每天睡前服用1次。③尼莫地平口服常释剂型[甲类，国基]口服，30mg，每天3次。

（5）镇吐药：甲氧氯普胺注射剂[甲类，国基]10mg肌内注射，或甲氧氯普胺口服常释剂型[甲类，国基]口服，5~10mg，每天3次，餐前30min服用。

（6）如患者反复呕吐导致脱水电解质紊乱等情况，应给予静脉补液以相应纠正。

【注意事项】

1. 阿托品禁用于患有前列腺增生或青光眼的患者，且须注意其可能导致口干、心动过速或诱发心律失常等。

2. 氟桂利嗪禁用于帕金森病或其他锥体外系疾病患者，且服药后有可能诱发直立性低血压。

3. 甲氧氯普胺大剂量或长期应用可能因阻断多巴胺受体，使胆碱能受体相对亢进而导致锥体外系反应。主要表现为帕金森综合征，可出现肌震颤、头向后倾、斜颈、阵发性双眼向上注视、发音困难、共济失调等，与苯海拉明并用时风险增加。

（编写：马中富　校对：杨　敏　侯连兵）

# 第二章 感染性疾病

## 第一节 急性上呼吸道病毒感染

【概述】

急性上呼吸道病毒感染是由一组病毒引起的鼻腔、咽或喉部急性炎症的统称，是最常见的一种感染性疾病。该病通过含有病毒的飞沫、雾滴，或经污染的手和用具进行传播。通常病情较轻，病程大多有自限性，预后良好。

【诊断】

1. 症状：可有季节变换、受凉或与病毒性感冒患者接触等诱因。起病急，早期表现为咽干或咽痛、烧灼感，继之出现打喷嚏、鼻塞、流清水样鼻涕，部分患者伴有咳嗽、痰少或咳白色泡沫痰，还可伴有发热、头痛、声嘶、全身乏力、肌肉酸痛、纳差等。

2. 体征：鼻腔黏膜、咽部可见充血、水肿。腭、咽及扁桃体表面可有灰白色疱疹及浅表溃疡，周围有红晕，颌下淋巴结肿大且触痛，偶有眼结膜充血。累及喉部时可见喉头水肿、充血，局部淋巴结肿大和触痛，可闻及喉部的喘息声。

3. 实验室检查：血常规检查白细胞总数正常或偏低，淋巴细胞比例偏高。病毒分离鉴定或病毒抗原的血清学检查有助于病原诊断。

4. 鉴别诊断。

急性上呼吸道病毒感染需与以下疾病相鉴别：①过敏性鼻炎；②流行性感冒；③急性传染病前驱期，如麻疹、脊髓灰质炎、脑炎等。

【治疗】

1. 一般治疗：注意休息，多饮水，忌烟酒，清淡饮食。

2. 对症治疗：本病一般5~7天可自行痊愈或经治疗后症状消失，预后良好。症状明显者可适当加用对症治疗药物。头痛、发热、肌肉酸痛明显者可给予口服对乙酰氨基酚 [甲类，国基] 0.5g，每6~8h 1次，或布洛芬 [甲类，国基] 0.2g，每天2~3次。鼻塞可局部应用1%的麻黄碱滴鼻液[甲类,国基]，也可选用美扑伪麻口服液（片）[乙类]、酚麻美敏胶囊（片）[乙类]等复方制剂。

3．预防：加强锻炼、生活规律、避免劳累等是预防上呼吸道病毒感染最好的办法。

【注意事项】

1．无须常规使用抗菌药物，只在患者继发细菌感染时才需加用抗菌药物。

2．对乙酰氨基酚不宜长期应用，退热疗程一般不超过3天。

# 第二节　流行性感冒

【概述】

流行性感冒（流感）是由流行性感冒病毒（流感病毒）引起的急性呼吸道传染病。具有显著的流行病学特点：突然起病，迅速扩散，造成不同程度的流行，具有季节性，发病率高但病死率低（除人感染高致病性禽流感）。主要通过接触及空气飞沫传播，由于流感病毒变异率高，因此人群普遍易感。

【诊断】

1．症状：流感在临床上分为单纯型、胃肠型、肺炎型和中毒型。潜伏期一般为1~7天，多数为2~4天。单纯型流感最常见，表现为突然起病，高热，体温可高达39~40℃，可有畏寒、寒战，多伴有头痛、全身肌肉关节酸痛、乏力、食欲减退等症状，呼吸道其他症状轻微。胃肠型流感除发热外，以呕吐、腹痛、腹泻为显著特点，患者中儿童多于成人。老年人、婴幼儿或有心肺疾病者、接受免疫抑制剂治疗者患流感后可发展为肺炎，称为肺炎型流感，可导致呼吸衰竭。中毒型流感极少见，表现为全身毒血症症状，病死率高。

2．实验室检查：血白细胞总数正常或降低，淋巴细胞增高。有以下之一病原学检测结果阳性者可以确诊为流感：①流感病毒核酸检测阳性；②流感病毒快速抗原检测阳性（需结合流行病学史做综合判断）；③流感病毒分离培养阳性；④急性期和恢复期双份血清的流感病毒特异性IgG抗体水平呈4倍或4倍以上升高。

3．辅助检查：多数患者无肺内受累。发生肺炎者影像学检查可见肺内斑片状、多叶段渗出性病灶；进展迅速者可发展为双肺弥漫的渗出性病变或实变，个别病例可见胸腔积液。

4. 鉴别诊断。

流感需与下列疾病相鉴别：①普通感冒；②其他类型的急性上呼吸道感染；③下呼吸道感染，如支原体肺炎等；④流感伤寒型钩端螺旋体病。

【治疗】

1. 一般对症治疗：做好隔离措施，加强通风及消毒。患者应注意休息，多饮水，增加营养，给予易消化饮食。合理使用解热镇痛药、鼻黏膜减充血药、止咳化痰药等对症药物。

2. 早期抗病毒治疗：在发病的1~2天内（理想状态为36h内）尽早开始抗流感病毒药物治疗。

（1）磷酸奥司他韦胶囊[乙类，国基]：成人和13岁以上青少年的推荐口服剂量是每次75mg，每天2次，共用5天。

（2）帕拉米韦注射剂[乙类]：300~600mg静脉滴注，每天1次。

3. 中药治疗：双黄连合剂（口服液、胶囊）[甲类，国基]、连花清瘟胶囊（颗粒）[甲类，国基]等有一定的辅助治疗作用。

4. 防治并发症：注意监测，预防并发症，出现呼吸衰竭时给予呼吸支持治疗，继发细菌感染时及时使用抗菌药物。

【注意事项】

儿童忌用阿司匹林[甲类，国基]或含阿司匹林的药物及其他水杨酸制剂，以避免瑞氏综合征的发生。

# 第三节　急性化脓性扁桃体炎

【概述】

急性化脓性扁桃体炎是腭扁桃体的急性非特异性炎症，往往伴有程度不一的急性咽炎。病原体多为溶血性链球菌，其次为流感嗜血杆菌、肺炎球菌、葡萄球菌等。

【诊断】

1. 症状：起病急，咽痛明显，不敢吞咽，疼痛剧烈者可放射至耳部，伴畏寒、发热，体温可达39℃以上。

2. 体征：咽部充血，扁桃体肿大、充血，表面有黄色脓性分泌物或脓点，有时渗出物可融合成膜状。可伴颌下淋巴结肿大、压痛，肺部无异常体征。

3. 实验室检查：白细胞计数及中性粒细胞增多，有核左移现象。

4. 鉴别诊断：急性化脓性扁桃体炎需与咽白喉、樊尚咽峡炎、溃疡性咽峡炎、咽部角化症等相鉴别。

【治疗】

1. 一般治疗：急性期注意隔离，防止飞沫或接触传染。多休息，多饮水，清淡饮食。

2. 对症处理：局部用复方硼砂含漱液[甲类]漱口。口服众生丸[非]每次4~6丸，每天3次，或用六神丸[甲类，国基]等，以缓解咽痛症状。高热、头痛及全身酸痛者可选用阿司匹林[甲类，国基]0.3~0.6g，口服，每天3次，或用对乙酰氨基酚[甲类，国基]、布洛芬[甲类，国基]等。

3. 应用抗菌药物：首选青霉素类，如阿莫西林克拉维酸钾[甲类，国基]0.625g，口服，每天2次；或大环内酯类，阿奇霉素[甲类，国基]0.5g，口服，每天1次；或二代头孢菌素，头孢呋辛酯口服常释剂型[甲类，国基]0.25~0.5g，口服，每天2次。病情无好转者改为静脉用抗菌药物。

4. 手术治疗：凡反复急性发作或已引起并发症的慢性扁桃体炎，可手术切除扁桃体；扁桃体周围脓肿时，可在穿刺吸脓减压后，再做切开引流，延期切除扁桃体。

【注意事项】

下列情况应禁用阿司匹林。

（1）患有活动性溃疡病或其他原因引起的消化道出血。

（2）患有血友病或血小板减少症。

（3）有阿司匹林或其他非甾体抗炎药过敏史。

# 第四节　急性气管支气管炎

【概述】

急性气管支气管炎是各种因素引起的气管、支气管黏膜的急性炎症。可由病毒、细菌直接感染，也可由急性上呼吸道感染迁延不愈所致。

【诊断】

1. 症状：起病较急，初为干咳或有少量黏液痰，随后痰量增多，咳嗽加剧，偶有痰中带血。可伴有不同程度的气促、胸闷感。可有发热和全身不适。

2．体征：无明显阳性表现，也可在两肺闻及散在干湿性啰音，部位不固定，咳嗽后可减少或消失。

3．实验室检查：血常规检查一般白细胞计数正常，细菌性感染较重时白细胞总数可增多或中性粒细胞比例升高。痰涂片或培养可发现致病菌。

4．辅助检查：X线胸片检查大多正常或见肺纹理增粗。

5．鉴别诊断：急性气管支气管炎需与流行性感冒、急性上呼吸道感染、支气管肺炎、肺结核、肺脓肿等相鉴别。

【治疗】

1．对症治疗。

（1）镇咳：复方甘草溶液[甲类，国基]，口服，每次5~10mL，每天3次；或蛇胆川贝胶囊[乙类]，口服，每次1~2粒，每天3次。

（2）祛痰：氨溴索片（胶囊）[甲类，国基]，口服，每次30mg，每天3次。也可用咳特灵胶囊[非]、急支糖浆（颗粒）[乙类，国基]等止咳祛痰。

（3）有支气管痉挛可选用氨茶碱[甲类，国基]100mg，口服，每天3次；或茶碱缓释片[甲类，国基]200mg，口服，每天2次。

（4）头痛、发热时可加用对乙酰氨基酚[甲类，国基]0.5g，口服；或布洛芬0.2g，口服。

2．抗菌药物治疗：可选用阿奇霉素[甲类，国基]0.5g，口服，每天1次；亦可用左氧氟沙星片[甲类，国基]0.5g，口服，每天1次。症状较重者可先静脉给药。

3．一般治疗：注意休息、多饮水、保暖，避免劳累等。

【注意事项】

18岁以下青少年禁用喹诺酮类抗菌药物。

# 第五节　慢性支气管炎急性加重

【概述】

慢性支气管炎是由于感染或非感染因素引起气管、支气管黏膜及其周围组织的慢性非特异性炎症，是一种常见病、多发病，与慢性刺激（主要是吸烟、刺激性烟雾、有害粉尘、空气污染等），病毒、支原体、细菌等感染，过敏因素及气候变化等密切相关。

【诊断】

1．症状：慢性或反复咳嗽、咳痰或伴有喘息，慢性支气管炎患者每年发病至少持续3个月，并连续2年或以上者即可诊断。如每年发病持续不足3个月，而有明确的客观检查依据（如X线胸片、肺功能等）亦可诊断。急性加重是指1周内出现脓性或黏液脓性痰，痰量明显增加，或伴有发热、白细胞计数增高等表现，或1周内咳嗽、咳痰、喘息中任何一项症状明显加剧。

2．辅助检查：X线胸片检查早期可无异常，反复发作后可表现为肺纹理增粗、紊乱，呈网状、条索状或斑片状阴影，以双下肺野明显。肺功能检查早期无异常，如有小气道阻塞时，最大呼气流速–容积曲线在75%和50%肺容量时明显降低。

3．鉴别诊断：排除肺结核、肺尘埃沉着病、支气管哮喘、支气管扩张、肺癌、心脏病、心功能不全、慢性鼻咽炎、咳嗽变异性哮喘、嗜酸粒细胞性支气管炎等引起的咳嗽、咳痰或伴有喘息等。

【治疗】

1．急性加重期的治疗。

（1）控制感染：阿莫西林片（胶囊）[甲类, 国基]0.5~1g口服，每天3次；或头孢呋辛酯[甲类, 国基]0.25~0.5g口服，每天2次；或左氧氟沙星[甲类, 国基]0.5g口服，每天1次。病情严重时静脉给药，疗程一般7~10天。

（2）祛痰镇咳药：氨溴索片[甲类, 国基]30mg口服，每天3次；或溴己新[甲类, 国基]8~16mg口服，每天3次。以干咳或刺激性咳嗽为主者可选用喷托维林[甲类, 国基]25mg口服，每天3次。

（3）解痉平喘药：有喘息症状可选用氨茶碱[甲类, 国基]0.1~0.2g口服，每天3次；或茶碱缓释片[甲类, 国基]0.1~0.2g口服，每天2次。也可应用沙丁胺醇气雾剂或雾化溶液[甲类, 国基]。

2．缓解期的治疗：戒烟，控制职业和环境污染；增强体质，预防感冒。反复呼吸道感染者，可试用免疫调节剂等。

【注意事项】

18岁以下青少年禁用喹诺酮类抗菌药物。

# 第六节　社区获得性肺炎

## 【概述】

社区获得性肺炎（community-acquired pneumonia，CAP）是指在医院外罹患的感染性肺实质炎症，包括具有明确潜伏期的病原体感染而在入院后潜伏期内发病的肺炎。肺炎链球菌、流感嗜血杆菌、卡他莫拉菌、支原体、衣原体、军团菌为引起CAP的常见病原体。

## 【诊断】

按照最新的CAP指南来诊断（包括症状、体征、实验室检查和辅助检查）：明确是否为CAP，临床上须符合以下（1）~（4）项中任何1项加第（5）项，同时除外非感染性疾病。

（1）新近出现的咳嗽、咳痰或原有呼吸道疾病症状加重，并出现脓性痰，伴或不伴胸痛。

（2）发热。

（3）肺实变体征和/或可闻及湿啰音。

（4）血白细胞$>10\times10^9$/L或$<4\times10^9$/L，伴或不伴中性粒细胞核左移。

（5）胸部X线检查示新出现的片状、斑片状浸润性阴影或间质改变，伴或不伴胸腔积液。

## 【治疗】

1. 抗感染治疗。CAP的初始经验性抗感染治疗方案如下。

（1）可选择β-内酰胺类抗菌药物，如：阿莫西林克拉维酸钾[甲类，国基]，口服，每次0.625g，每天2次；头孢呋辛酯[甲类，国基]，口服，每次0.25~0.5g，每天2次。再联合阿奇霉素[甲类，国基]，每次0.5g，口服，每天1次，或多西环素[甲类，国基]，每次0.1g，口服，每天3次。或单用左氧氟沙星[甲类，国基]，每次0.5g，口服，每天1次。

（2）病情严重时选用头孢曲松注射剂[甲类，国基]，每次2g，静脉滴注，每天1次，联用阿奇霉素每次0.5g，口服，每天1次；或单用左氧氟沙星0.5g，静脉滴注，每天1次。

（3）有吸入危险因素者，加用克林霉素注射剂[甲类，国基]，每次600mg，静脉滴注，每天3次；或用甲硝唑氯化钠注射剂[甲类，国基]，每次500mg，静脉滴注，每天2~3次。

2．对症支持治疗：注意休息，加强营养，适当补充水分和热量。咳嗽明显者可口服喷托维林[甲类，国基]，每次25mg，每天3次；或复方甘草溶液[甲类，国基]，每次10mL，每天3次。痰量多者可口服溴己新[甲类，国基]，每次8~16mg，每天3次；或氨溴索片[甲类，国基]，每次30mg，每天3次。

【注意事项】

1．18岁以下青少年禁用喹诺酮类抗菌药物。

2．体温和呼吸道症状改善后可改静脉用抗菌药物为口服用药序贯治疗。

3．抗感染治疗一般可于热退和呼吸道症状明显改善后2~3天停药。

# 第七节　急性化脓性胸膜炎（急性脓胸）

【概述】

急性化脓性胸膜炎是指胸腔内致病菌感染，引起炎症性渗出，脓性分泌物积聚，又称为急性脓胸。胸膜腔感染的主要途径有：①肺部感染；②邻近部位的化脓性感染，如肝脓肿、膈下脓肿、纵隔脓肿等；③医源性脓胸，如手术、操作污染，手术后支气管胸膜瘘或食管吻合口瘘等；④外伤性脓胸；⑤血源性感染。

【诊断】

1．症状：急性起病，可见发热、胸痛、咳嗽、不同程度的呼吸困难；合并支气管胸膜瘘者咳嗽、咳痰剧烈，咳脓性痰或脓血痰，甚至出现烦躁、呼吸困难、休克等张力性气胸表现。

2．体征：有肋间隙饱满、局部叩诊浊音、呼吸音减低或消失等胸腔积液体征。

3．实验室检查：血常规提示白细胞计数增加，中性粒细胞核左移。胸腔积液涂片可发现致病菌，胸腔积液细菌培养阳性。

4．辅助检查：X线和B超检查可发现胸腔积液。胸腔穿刺可见胸腔积液呈黏稠脓性。

【治疗】

1．抗感染治疗：继发于肺部感染者选用头孢曲松注射剂[甲类，国基]，每次2.0g，静脉滴注，每天1次；或左氧氟沙星注射剂[甲类，国基]0.5g，静脉滴注，每天1次。再联合克林霉素注射剂[甲类, 国基]，每次600mg，静脉滴注，每8h 1次；或甲硝唑氯化钠注射剂[甲类, 国基]，每次500mg，静脉滴注，每天2~3次。

继发于血源性感染者选用头孢唑林[甲类, 国基]，每次2g，静脉滴注，每8h 1次，联合阿米卡星注射剂[甲类, 国基]，每次0.4g，静脉滴注，每天1次，或左氧氟沙星注射剂[甲类, 国基]0.5g，静脉滴注，每天1次。

2. 积极引流脓液：包括胸腔穿刺冲洗（生理盐水、2%的碳酸氢钠[甲类, 国基]、溶栓药物）、胸腔闭式引流、开窗引流等措施。

3. 支持治疗：加强营养，高热量、高蛋白饮食，积极纠正贫血和低蛋白血症。

【注意事项】

1. 静脉用药至体温正常后再持续用药2周以上，以预防脓胸复发。

2. 合并支气管胸膜瘘时禁止胸腔内冲洗，以避免病原菌在肺内播散，加重病情。

# 第八节 肺 脓 肿

【概述】

肺脓肿是由于多种病原菌感染产生肺部化脓性炎症，组织坏死、液化而形成。按发生途径可分为吸入性肺脓肿、血源性肺脓肿、继发性肺脓肿。按病程则可分成急性肺脓肿和慢性肺脓肿（3个月以上不愈合者）。目前，因抗菌药物的广泛应用，肺脓肿的发病率已经明显降低，且临床表现常不典型。

【诊断】

1. 症状：多有醉酒、麻醉、脑血管病等病史，起病急骤，有畏寒、高热，多呈弛张热，体温高达39~40℃，全身中毒症状明显。初期咳嗽不剧烈且痰量不多，7~10天后痰量骤增，痰量每天可达数百毫升不等，为黄脓痰，常有恶臭（厌氧菌感染）。可伴有血痰、咯血、胸痛和气促。

2. 体征：叩诊可有浊音或实音，听诊呼吸音减弱，可闻及湿啰音。慢性肺脓肿患者可伴贫血、消瘦和杵状指（趾）。

3. 实验室检查：急性肺脓肿白细胞和中性粒细胞数多明显升高，可见核左移明显，常有中毒颗粒。慢性肺脓肿白细胞计数可稍升高或正常，红细胞和血红蛋白减少。痰涂片有大量白细胞、脓细胞，可见大量细菌，痰培养（含厌氧菌培养）可有致病菌生长，脓臭痰中有时可找到厌氧菌。

4．辅助检查：主要为胸部X线检查。

（1）吸入性肺脓肿，病变部位呈大片密度增高、边缘模糊的炎性阴影；待大量脓痰咳出后，形成有液平面的空洞，空洞光滑或不规则，多为单发性。慢性脓肿以厚壁空洞为主要表现，周围无明显浸润，液平面可不明显。

（2）血源性肺脓肿，可见多发性分布于两肺周边的片状或结节状致密阴影，有时形成含有液平面的脓肿或张力性空洞，偶见两肺密布的粟粒病灶。

（3）继发性肺肿脓是在原有肺疾病及空洞（如肺囊肿、支气管肺癌、空洞性肺结核或支气管扩张等）的基础上继发感染，故其X线胸片可显示各自原发病的特征。

（4）并发脓胸、脓气胸时有相应的X线表现。

5．鉴别诊断。

肺脓肿需与下列疾病鉴别：①细菌性肺炎；②空洞性肺结核继发感染；③支气管肺癌；④肺囊肿继发感染。

【治疗】

1．一般治疗：患者应注意卧床休息，增加营养，补充足量液体，维持水电解质平衡。高热、剧咳时给予降温、解痉止咳等对症治疗。

2．抗菌药物的应用：一般体温在有效抗菌药物治疗后3~7天开始下降，1~2周退至正常。疗程为8~12周，治疗至临床症状消失，胸部X线片显示脓腔闭合、炎症病变吸收或仅留条索状阴影。常用药物如下。

（1）大剂量青霉素G注射剂[甲类，国基]，240万~480万U，静脉滴注，每天3~4次，可加用克林霉素注射剂[甲类，国基]，每次600mg，静脉滴注，每天3次；或选用甲硝唑氯化钠注射剂[甲类，国基]，每次500mg，静脉滴注，每天2~3次，或甲硝唑片[甲类，国基]，每次400mg口服，每天3次。

（2）环丙沙星[甲类，国基]，每次0.2~0.4g，静脉滴注，每天2次；或左氧氟沙星[甲类，国基]，每次0.5g，静脉滴注或口服，每天1次，联合甲硝唑用药。

3．体位引流：患者应根据脓肿部位而采取相应体位（如患侧在上位或俯卧位等）引流。每天至少2次，早餐前及晚上临睡前（餐后1h）进行。各体位坚持15~30min。

4．外科治疗。

外科手术（肺切除）的适应证：①病程在3个月以上，内科治疗病灶无明显吸收；②危及生命的大咯血；③支气管肺癌引起支气管阻塞；④巨大肺脓肿，直径大于5cm；⑤难以与肺癌鉴别时。

**【注意事项】**

1. 出院时继续口服抗菌药物（如上述）序贯治疗，总的抗菌药物疗程为8~12周。

2. 青霉素G应用前必须皮试。18岁以下青少年禁用喹诺酮类抗菌药物。

（编写：周燕斌　校对：张永明）

# 第九节　感染性心内膜炎

**【概述】**

感染性心内膜炎为心脏内膜表面的微生物感染，伴赘生物形成，包括但不限于心瓣膜的内膜感染。风湿性心脏病、发绀型先天性心脏病、人工瓣膜、静脉吸毒、长期透析、糖尿病等均为感染性心内膜炎的易患因素。根据病程可分为急性和亚急性两类。急性感染性心内膜炎主要由金黄色葡萄球菌引起，多侵袭正常瓣膜；亚急性感染性心内膜炎以草绿色链球菌感染最常见，多侵袭异常瓣膜。

**【诊断】**

1. 感染性心内膜炎采取Duke诊断标准。

（1）主要标准：①血培养阳性。2次不同时间的血培养检出同一典型致病微生物：草绿色链球菌、牛链球菌、金黄色葡萄球菌或无原发病灶的获得性肠球菌。多次血培养检出同一致病微生物：2次至少间隔12h的血培养阳性，或所有4次血培养中3次为同一致病微生物。Q热病病原体1次血培养阳性或其IgG抗体滴度＞1：800。②心内膜受累的证据。超声心动图异常，可见赘生物、脓肿、人工瓣膜裂开表现；新发瓣膜反流。

（2）次要标准：①易患体质，心脏本身存在易患因素，静脉药物成瘾者。②发热，体温≥38℃。③血管征象，主要为动脉栓塞、化脓性肺栓塞、霉菌性动脉瘤、颅内出血、结膜出血、詹韦损害。④免疫性征象，如肾小球肾炎、Osler结节、Roth斑、类风湿因子阳性等。⑤微生物证据，血培养阳性但不满足上述主要标准或与感染性心内膜炎一致的急性细菌感染的血清学证据。

确诊：符合2项主要标准，或1项主要标准+3项次要标准，或5项次要标准。

可能：符合1项主要标准+1项次要标准，或3项次要标准。

2．对患有心瓣膜病、先天性心血管畸形或行人造瓣膜置换术的患者，有不明原因发热达1周以上，应怀疑本病的可能，并立即做血培养，如兼有贫血、周围栓塞现象和杂音出现，应考虑本病的诊断。

3．临床上反复短期使用抗菌药物，发热时常反复，尤其是有瓣膜杂音的患者，应警惕本病的可能，及时进行超声心动图检查。阳性血培养具有决定性诊断价值，并可为抗菌药物的选择提供依据。

4．对不能解释的贫血、顽固性心力衰竭、卒中、脾脏肿大、瘫痪、周围动脉栓塞、人造瓣膜口的进行性阻塞及瓣膜的移位和撕脱等均应注意是否有本病的存在。在肺炎反复发作，继之以肝大、轻度黄疸，最后出现进行性肾衰竭的患者，即使无心脏杂音，亦应考虑有右侧心脏感染性心内膜炎的可能。

【治疗】

抗病原微生物的药物治疗是感染性心内膜炎最重要的治疗措施，用药原则：早期、足量、足疗程应用；静脉用药为主，保持高而稳定的血药浓度；病原微生物不明时，急性者选用对金黄色葡萄球菌、链球菌和革兰氏阴性杆菌均有效的广谱抗菌药物，亚急性者选用针对大多数链球菌的抗菌药物；已明确病原微生物时，应根据病原微生物对药物的敏感程度选择药物。

1．病原微生物为草绿色链球菌的感染性心内膜炎。

（1）青霉素敏感菌株：青霉素G注射剂[甲类,国基]200万U，每4h 1次，静脉滴注或头孢曲松注射剂[甲类,国基]2g，每天1次，静脉滴注，疗程4~6周。也可采用青霉素G注射剂[甲类,国基]200万U，每4h 1次，静脉滴注或头孢曲松注射剂[甲类,国基]2g，每天1次，静脉滴注，联合庆大霉素注射剂[甲类,国基]1mg/kg，每12h 1次，静脉滴注，疗程2周。青霉素G注射剂[甲类,国基]200万U，每4h 1次，静脉滴注联合庆大霉素注射剂[甲类,国基]1mg/kg，每12h 1次，静脉滴注，疗程4~6周。

（2）青霉素耐药菌株及青霉素过敏患者：万古霉素注射剂[乙类]1g，每12h 1次，静脉滴注，联合庆大霉素注射剂[甲类,国基]1mg/kg，每12h 1次，静脉滴注，疗程4~6周。

2．病原微生物为金黄色葡萄球菌的感染性心内膜炎。

（1）自体瓣膜，甲氧西林敏感：苯唑西林注射剂[甲类,国基]2g，每4~6h

1次，静脉滴注，疗程4周。

（2）自体瓣膜，甲氧西林耐药：万古霉素注射剂[乙类]1g，每12h 1次，静脉滴注联合利福平口服常释制剂[甲类，国基]300~600mg，每12h 1次，口服，疗程4周。万古霉素耐药者可使用达托霉素6mg/kg，每天1次，静脉滴注，联合利福平口服常释制剂[甲类，国基]或庆大霉素注射剂[甲类，国基]。

（3）人工瓣膜，甲氧西林敏感：苯唑西林注射剂[甲类，国基]2g，每4~6h 1次，静脉滴注，联合利福平口服常释制剂[甲类，国基]或庆大霉素注射剂[甲类，国基]，疗程6周。

（4）人工瓣膜，甲氧西林耐药：万古霉素注射剂[乙类]1g，每12h 1次，静脉滴注与利福平口服常释制剂[甲类，国基]、庆大霉素注射剂[甲类，国基]三联用药，其中万古霉素与利福平疗程6周，庆大霉素疗程2周以上。如万古霉素耐药可使用达托霉素代替。

【注意事项】

1. 对于确诊或疑诊的感染性心内膜患者应及时予以治疗，未治疗的急性患者几乎均在4周内死亡。

2. 对于抗病原微生物治疗药物的选择，最好依据病原学检查结果。

3. 对于经验性治疗无明显改善的患者，建议行病原学检查并转送上级医院治疗。

（编写：刘　晨　陈　琼　董吁钢　校对：张永明）

# 第十节　急性膀胱炎

【概述】

急性膀胱炎为临床常见病。主要致病菌包括大肠杆菌、葡萄球菌、变形杆菌、链球菌等。感染途径以上行性感染为主，下行性感染也可见，血行及淋巴途径感染较少。女性尿道较短，尿道口距离阴道和肛门较近，容易被感染，因而发病多于男性。

【诊断】

1. 症状。

（1）病史是否存在易感因素：①膀胱内结石、异物、肿瘤和留置尿管等；②膀胱颈以下的尿路梗阻，如前列腺增生症、尿道狭窄；③神经系统损伤、神经系统疾病等。

（2）尿频、尿急、尿痛明显，排尿终末时尿痛加重或感觉尿不尽。部分患者出现血尿，以终末血尿为常见，也可见肉眼血尿或全程血尿。菌尿或脓尿明显时可出现尿液混浊。

2．体征：膀胱耻骨上区有压痛，可存在外生殖器畸形，如包皮过长或包茎、处女膜伞、尿道口狭窄等；老年男性患者可见前列腺增大。

3．实验室检查。

（1）尿常规：尿中白细胞增多，也可有红细胞。

（2）血常规：白细胞常升高，以中性粒细胞升高为主。

（3）尿细菌培养：诊断的确立，主要依靠尿细菌学检查。清洁中段尿细菌培养，菌落计数$\geq 10^5$/mL为有意义的细菌尿，常为尿路感染（尿感）；菌落计数为$10^4 \sim 10^5$/mL者为可疑阳性，需复查；如菌落计数$< 10^4$/mL，则可能是污染。

（4）尿涂片镜检细菌：为快速诊断有意义的细菌尿的方法。若镜检细菌$\geq$1个/HPF即相当于定量细菌培养菌落计数$\geq 10^5$/mL，即为有意义的细菌尿。

4．辅助检查：影像学检查腹部平片及静脉肾盂造影有助于了解有无尿路解剖学异常及有无结石、畸形等情况，且有助于了解肾脏功能。超声检查可以了解膀胱内情况。

5．鉴别诊断：急性膀胱炎需与急性肾盂肾炎、结核性膀胱炎、间质性膀胱炎相鉴别。

【治疗】

1．治疗原则：清除进入泌尿道的致病菌，预防和控制感染，防止复发。

2．治疗方案。

（1）一般治疗：注意休息，增加饮水量，勤排尿，女性患者应在月经、妊娠和产褥期注意阴部清洁。

（2）对症治疗：可选用解痉药物解除尿道痉挛，减轻排尿刺激症状。

（3）抗感染治疗：根据细菌药物敏感试验选用适当抗菌药物，争取彻底治愈。一般口服下列药物之一，连服3天：复方磺胺甲噁唑片[甲类，国基]，每次0.96g，每天2次；诺氟沙星[甲类，国基]，每次0.2g，每天2次；呋喃妥因[甲类，国基]，每次0.1g，每天3次。对复发性膀胱炎，可用阿莫西林克拉维酸钾[甲类，国基]（5：1），每次0.228 5g（阿莫西林0.2g，克拉维酸28.5mg），每天3次。

（4）外科治疗：对药物治疗疗效不佳者，应寻找急性膀胱炎的局部原因，如下尿路梗阻、膀胱异物、肿瘤等，及时进行针对性治疗。

**【注意事项】**

1．18岁以下青少年禁用喹诺酮类药物。

2．部分患者可因治疗不彻底而转为慢性。

# 第十一节　急性肾盂肾炎

**【概述】**

急性肾盂肾炎是由各种病原微生物感染引起的肾小管、肾间质和肾实质的急性炎症。大多数病原微生物为细菌（90%以上），真菌、沙眼衣原体、支原体、某些病毒或寄生虫也可感染。若不及时、彻底治疗，可转为慢性肾盂肾炎。感染途径有2种：①血行性感染较少见，细菌由血流到肾小管，再蔓延到肾盂；②上行性感染最常见，细菌由输尿管进入肾盂，再侵入肾实质。

**【诊断】**

1．症状：多有寒战、高热、乏力、恶心、呕吐等全身症状。也可出现尿频、尿急、尿痛等膀胱刺激症状，以及程度不等的腰部酸胀、疼痛甚至绞痛，尿液混浊，部分出现肉眼血尿。

2．体征：肾区可有红肿、瘀斑、叩痛，输尿管行程有压痛。

3．实验室检查。

（1）尿常规：白细胞显著增加，≥5个/HPF，或者≥$8×10^6$/L；发现白细胞管型有助于诊断。少数可出现蛋白尿及镜下血尿，极少数出现肉眼血尿。

（2）血常规：白细胞常升高，以中性粒细胞升高为主。

（3）尿细菌培养：清洁中段尿细菌培养，菌落计数≥$10^5$/mL，为有意义的细菌尿；菌落计数为$10^4$~$10^5$/mL，为可疑阳性，需复查；如菌落计数<$10^4$/mL，则可能是污染。

（4）尿涂片镜检细菌：可快速诊断细菌尿。若镜检细菌≥1个/HPF即相当于定量细菌培养菌落计数≥$10^5$/mL，为有意义的细菌尿。

4．辅助检查：①影像学检查。腹部平片及静脉肾盂造影有助于了解有无尿路解剖学异常及有无结石、畸形等情况，且有助于了解肾脏功能。②超声波检查。可以了解肾脏及其周围的情况。

5．鉴别诊断：急性肾盂肾炎需与急性膀胱炎、肾皮质化脓性感染、肾周围炎或肾周脓肿相鉴别。

【治疗】

1．治疗原则：清除进入泌尿系统的致病菌，预防和控制感染，防止复发。

2．治疗方案。

（1）一般治疗：肾功能良好者鼓励多饮水。维持水电解质平衡，发热患者可先行物理降温，必要时口服解热镇痛药。排尿刺激症状突出者可给予α受体阻滞剂特拉唑嗪[甲类，国基]，每次2mg，口服。

（2）持续、足量应用敏感抗菌药：早期静脉输液给药，病情稳定后改为口服。最好是根据药敏试验来选择敏感的抗菌药物，用药应持续到体温正常、全身症状消失、细菌培养阴性后2周。常用药物如下。

头孢类抗菌药物：如头孢唑肟[乙类]，每次1.0g，静脉注射，每天2次；或头孢哌酮钠舒巴坦钠[乙类]，每次1.5g，静脉注射，每天2次。待患者的发热等症状改善后，改用口服药物，疗程至少2周。

环丙沙星注射剂[甲类，国基]：每次0.2~0.4g，静脉滴注，每天2次；或左氧氟沙星[甲类，国基]，每次0.5g，静脉滴注或口服，每天1次。

复方磺胺甲噁唑片[甲类，国基]：每次0.96g，口服，每天2次。

（3）外科治疗：如果抗菌药物治疗3~5天患者的症状无明显改善，应进一步检查是否存在泌尿系统畸形、梗阻及肾脓肿等需要外科治疗的情况。

（编写：郑伏甫　校对：张永明）

# 第十二节　化脓性脑膜炎

【概述】

化脓性脑膜炎是由细菌感染引起的化脓性脑膜感染，常由肺炎球菌、流感嗜血杆菌B型、金黄色葡萄球菌、链球菌、大肠杆菌等引起。其病死率和致残率很高，需要及时救治。化脓性脑膜炎在不同年龄和不同体质的人群中，致病菌往往不同，确定致病菌对于药物的选择具有价值。肺炎球菌脑膜炎呈散发，多见于冬春季，以2岁以下婴儿及老年患者为多，但成人亦不少见。本病常继发于肺炎、中耳炎、乳突炎等疾病。学龄前儿童多见流感嗜血杆菌脑膜炎，大肠杆菌是新生儿脑膜炎最常见的致病菌，金黄色葡萄球菌与铜绿假单胞菌感染多发生于颅脑手术后。脑膜炎球菌最常侵犯儿童，脑膜炎球菌性脑膜炎又称为流行性脑脊髓膜炎，简称"流脑"。

【诊断】

1. 症状：主要表现为全身性感染症状和神经系统症状。全身性感染症状包括高热、畏寒、寒战、关节痛、肝脾肿大，甚至出现感染性休克。神经系统症状以头痛最为突出，常伴呕吐、颈背痛、精神异常和意识障碍。也可伴有抽搐和脑神经症状等。

2. 体征：脑膜刺激征往往是患者的突出体征，患者常表现为颈强直、凯尔尼格征和布鲁津斯基征阳性。可有神经系统受损体征，包括脑神经损害的表现，也可表现为失语、偏瘫、腱反射亢进及病理征阳性。婴幼儿由于囟门未闭，脑膜炎症状和体征可能不明显。

3. 实验室检查：脑脊液检查对诊断化脓性脑膜炎非常重要。化脓性脑膜炎脑脊液压力升高，脑脊液浑浊，甚至呈脓性。细胞数在$1.0 \times 10^9$/L以上，以多核细胞为主。蛋白含量一般较高，糖和氯化物含量均降低。血常规在急性期白细胞数增高，中性粒细胞占95%以上。血及脑脊液细菌培养加药敏试验如能发现病原微生物可指导治疗。

4. 鉴别诊断：化脓性脑膜炎需与流行性乙型脑炎、结核性脑膜炎、病毒性脑膜炎等疾病相鉴别。

【治疗】

化脓性脑膜炎是严重的神经系统感染，基层医疗机构应在有限的条件下积极抢救，并及时转至有条件的医院医治。化脓性脑膜炎的治疗包括一般治疗和对症治疗及抗菌治疗。

1. 一般治疗和对症治疗：颅高压者应卧床休息，并进行脱水治疗。如有惊厥或精神异常应首选地西泮注射剂，每次10~20mg，肌内注射或缓慢静脉注射。

2. 抗菌药物应用于早期治疗可减轻病情，减少并发症，降低病死率。

（1）肺炎球菌脑膜炎：青霉素G[甲类, 国基]为首选药物，剂量宜大，成人每天2 000万U，儿童为每天5万~20万U/kg，分3~4次静脉滴注。待症状好转、脑脊液接近正常后，成人量可改为每天800万U，持续用药至体温和脑脊液正常为止，疗程不应少于2周。若对青霉素过敏，可选用头孢菌素，如头孢噻肟注射剂[甲类]或头孢曲松注射剂[甲类, 国基]，前者每天6~10g，后者每天2~4g。

（2）金黄色葡萄球菌脑膜炎：可选苯唑西林注射剂[甲类, 国基]，成人每天

4~8g，儿童每天50~100mg/kg，静脉滴注。若对青霉素过敏或治疗效果不好，可选用万古霉素注射剂[乙类]1g，静脉滴注，每12h 1次。

（3）新生儿化脓性脑膜炎常见病原菌为大肠杆菌、链球菌、李斯特菌等，一般选择头孢曲松注射剂[甲类，国基]，每天100mg/kg，静脉滴注，每12h 1次；加用氨苄西林注射剂[甲类，国基]，每天150~200mg/kg，静脉滴注，每6h 1次。

【注意事项】

1. 化脓性脑膜炎是危及生命的严重感染，基层医疗单位在积极处理后，应尽量转送到有条件的医疗机构进一步治疗。

2. 应积极处理化脓性脑膜炎患者的基础疾病，如中耳炎、乳突炎、肺炎、败血症等。

3. 使用推荐的药物治疗48h后效果仍不明显者，需要进行药物调整，包括使用非基本药物。

（编写：丰岩清 曾进胜 校对：张永明）

# 第十三节 流行性脑脊髓膜炎

【概述】

流行性脑脊髓膜炎（流脑）是由脑膜炎奈瑟菌引起的急性化脓性脑膜炎。其主要临床表现为突发高热、剧烈头痛、频繁呕吐、皮肤黏膜瘀点和瘀斑及脑膜刺激征，严重者可有感染性休克和脑实质损伤，常可危及生命。部分患者暴发起病，可迅速致死。

【诊断】

1. 病史：冬春季节发病（2—4月为流行高峰），1周内有与流脑患者密切接触史，或当地有本病发生或流行，既往未接种过流脑疫苗。

2. 症状：流行季节突起高热、头痛、呕吐。暴发型可分为休克型、脑膜脑炎型、混合型。休克型的皮肤瘀点、瘀斑可迅速增多，融合成片，并出现循环衰竭。脑膜脑炎型可早期出现意识障碍，并迅速加深至昏迷，颅内压增高，严重者可发生脑疝。

3. 体征：皮肤黏膜出现瘀点、瘀斑，脑膜刺激征阳性。

4. 实验室检查：血常规白细胞、中性粒细胞明显增加。脑脊液外观呈浑浊米汤样甚或脓样，白细胞数在$1.0 \times 10^9$/L以上，以多核细胞为主，蛋白含量升高，糖和氯化物显著减少。皮肤瘀点、瘀斑及脑脊液沉淀涂片可发现革兰氏阴性双球菌。血液、脑脊液细菌培养有脑膜炎奈瑟菌生长。

5. 鉴别诊断：流行性脑脊髓膜炎需与其他细菌引起的化脓性脑膜炎、结核性脑膜炎、脑脓肿相鉴别。

**【治疗】**

1. 一般治疗：强调早期诊断，住院隔离治疗、密切监护是本病治疗的基础。高热时可进行物理降温和药物降温。

2. 抗菌药物的应用。

（1）青霉素G注射剂[甲类, 国基]：成人每天20万~30万U/kg，儿童每天15万~25万U/kg，分4~6次静脉滴注，疗程为5~7天。

（2）头孢菌素：头孢曲松注射剂[甲类, 国基]，成人2g，儿童50~100mg/kg，每12h静脉滴注1次，疗程为7天。

3. 对症治疗（在应用抗菌药物基础上）。

（1）脱水剂的使用：20%的甘露醇注射剂[甲类, 国基]1~2g/kg，快速静脉滴注，每4~6h 1次，可重复使用。

（2）暴发起病者，需要根据临床类型进行脱水及其他相应的对症治疗，如休克的患者需进行以下治疗。

液体复苏：首选晶体液，3h内输注至少30mL/kg，当复苏需要晶体液量大时，可以加用白蛋白。

纠正酸中毒：当pH<7.1可少量补充碳酸氢钠注射剂[甲类, 国基]，pH>7.15不推荐使用该药物。

血管活性药物：去甲肾上腺素注射剂[甲类, 国基]作为首选血管加压药，快速性心律失常风险低或心动过缓的患者，可将多巴胺注射剂[甲类, 国基]作为替代药物。充分的液体复苏及使用血管活性药物后，如果仍持续低灌注，建议使用多巴酚丁胺注射剂[甲类, 国基]。

（3）DIC的治疗：高度怀疑DIC者可用肝素注射剂[甲类, 国基]或低分子量肝素[乙类, 国基]，剂量为0.5~1mg/kg，可每4~6h重复1次，多数用1~2次。用肝素的同时可输新鲜血、血浆、纤维蛋白原[乙类, 国基]或凝血酶原复合物[乙类, 国基]（补充外源性凝血因子Ⅱ、Ⅶ、Ⅸ、Ⅹ）。

（4）肾上腺皮质激素的使用：在经过充分的液体复苏及血管活性药物治

疗后如果血流动力学仍不稳定，建议静脉使用氢化可的松注射剂<sup></sup>[甲类, 国基]，剂量为每天200~300mg。

（5）强心药物的使用：去乙酰毛花苷（西地兰）注射剂[甲类, 国基]，0.2~0.4mg加入50%的葡萄糖注射液20mL中静脉注射。

【注意事项】

抗菌药物也可以选用磺胺类药物及氯霉素，但近年来磺胺类药物耐药菌株增加，应引起注意。

1. 磺胺类药物易引起肾小管损伤，应予碱化尿液，可与等量碳酸氢钠合用，用药期间给予足量液体，保证每天尿量1 200mL以上。有肝、肾疾病及休克少尿者慎用。

2. 应用氯霉素时应密切注意其对骨髓的抑制作用，定期复查血常规，白细胞数低于2 500个/mm$^3$时应停药。

3. 青霉素G不宜鞘内注射，否则可能会导致发热、惊厥、蛛网膜下腔粘连阻塞、脊髓炎及下肢疼痛等严重反应。

4. 如治疗48h后症状仍不减轻，体温不降，则应考虑存在耐药菌，需及时更换抗菌药物。

（编写：陈劲峰　校对：张永明）

# 第十四节　新型隐球菌性脑膜炎

【概述】

新型隐球菌性脑膜炎是由新型隐球菌感染脑膜和脑实质所致的中枢神经系统的侵袭性真菌病，主要发生于免疫功能缺陷的患者，正常人也可发病。随着抗菌药物、免疫抑制剂等的广泛应用，器官移植、骨髓移植等新技术的开展，以及艾滋病等各种慢性消耗性疾病发病率的升高，近年来新型隐球菌性脑膜炎的发病率也呈明显上升趋势。本病多由呼吸道吸入感染，血行播散到脑部，在脑部形成新型隐球菌性脑膜炎或肉芽肿。

【诊断】

1. 症状：新型隐球菌性脑膜炎起病隐匿，病初可表现为轻度间歇性头痛，此后头痛逐渐呈爆裂样剧痛，常伴有恶心、喷射状呕吐。多数患者有发热、精神异常，病程长者有明显消瘦、虚弱等，少数患者有抽搐，1/3的患者有意识障碍，表现为嗜睡、谵妄、昏迷等。若患者存在免疫功能降低的因素或长期接触鸽子史，则对于诊断有很大的帮助。

2. 体征：颈强直、凯尔尼格征和布尔津斯基征阳性。常有多脑神经受损的情况，表现为视力减退、视物重影、眼球活动障碍、听力下降等。

3. 实验室检查。

（1）脑脊液检查：脑脊液常规生化检查呈明显的"三高一低"，即压力增高（大于200mmH$_2$O）、以淋巴细胞增高为主的细胞数增高（10~500）×10$^6$/L、蛋白含量增高、糖含量减低。氯化物轻中度降低。和结核性脑膜炎比较，新型隐球菌性脑膜炎的颅压高和脑脊液糖含量减低更为明显。

（2）病原学检查：脑脊液涂片墨汁染色可见带有荚膜的新型隐球菌，这是新型隐球菌性脑膜炎诊断的金标准。但镜检的阳性率为30%~50%，故应反复多次检查，方能提高检出率。脑脊液真菌培养也是常用的检查方法，脑脊液培养2~5天可有新型隐球菌生长。

4. 鉴别诊断：新型隐球菌性脑膜炎需与其他真菌感染性脑膜炎、结核性脑膜炎、细菌性脑脓肿等疾病相鉴别。

【治疗】

1. 对症治疗及支持治疗：脱水降颅压、镇痛、保护视神经和防止脑疝形成是新型隐球菌性脑膜炎最重要的对症治疗。大剂量脱水治疗时，应注意保持水电解质平衡。

2. 诱导期：首选两性霉素B注射剂[甲类，国基]每天0.5~0.7mg/kg联合氟胞嘧啶注射剂每天100mg/kg，疗程4周，也可使用氟康唑注射剂[乙类，国基]每天400~800mg代替氟胞嘧啶。

巩固期：单用氟康唑口服制剂[甲类，国基]每天600~800mg或联合氟胞嘧啶注射剂每天100mg/kg，疗程6周以上。

【注意事项】

1. 新型隐球菌性脑膜炎主要表现为慢性脑膜炎，需要与结核性脑膜炎等相鉴别。反复多次检查脑脊液可明显提高检出率，一般不采用诊断性治疗方案。

2. 该病发病率低，最好邀请专业医师会诊处理。根据患者病情，选择口服或静脉用药。

（编写：丰岩清　曾进胜　校对：张永明）

# 第十五节　结核性脑膜炎

**【概述】**

　　结核性脑膜炎是由结核杆菌引起的脑膜非化脓性炎症，常单独发生，也可是全身性结核的一部分。本病在各年龄段均有发生，儿童和青年发病率较高。近年来我国结核性脑膜炎的发病率呈上升趋势，再加上耐药性的发生、不典型结核改变及艾滋病发生结核性脑膜炎等原因，中枢神经系统的结核应该引起更多的重视。

**【诊断】**

　　1. 病史：部分患者有脑外结核病史，或有结核病的密切接触史。营养不良、免疫功能低下、妊娠、分娩可为诱因。

　　2. 症状：发病多缓慢，也可相当急骤。头痛、全身不适、精神改变为病初的主要症状，部分患者有中低度热；症状典型的患者有脑膜刺激征和颅内压增高的表现，患者颈强直、凯尔尼格征和布尔津斯基征阳性；头痛加剧可呈持续性。呕吐频繁、常呈喷射状，逐渐出现嗜睡、意识障碍。常出现脑神经受累病状，最常见为面神经、动眼神经及外展神经的瘫痪。病情进一步加重可出现意识障碍加重，反复惊厥，进入昏迷状态。部分患者可发现合并肺部或其他部位的结核病灶。

　　3. 实验室检查。

　　（1）脑脊液检查：脑脊液压力大多升高，脑脊液透明或微浑呈毛玻璃样，少数静置后有薄膜形成。典型改变为细胞增多，一般在（50~500）×$10^6$/L，分类以淋巴细胞占优势（早期可能以分叶核中性粒细胞稍占优势），糖与氯化物减少。

　　（2）病原学检查：脑脊液离心涂片检查可发现结核杆菌，但阳性率很低。如脑脊液中结核杆菌虽为阴性，但始终未发现其他细菌或真菌，而抗结核治疗效果明显者，也大致可确定该病的诊断。

　　4. 鉴别诊断：结核性脑膜炎需与化脓性脑膜炎、病毒性脑膜炎、新型隐球菌性脑膜炎等疾病相鉴别。

**【治疗】**

　　早期、足量、全程联合应用抗结核药物是治疗成功的关键，在症状、体征消失后仍应维持用药1年半至2年。

1. 一般治疗及对症治疗：如有惊厥或精神异常应首选地西泮注射剂[甲类，国基]，10~20mg肌内注射或缓慢静脉推注。颅内压增高者，需脱水治疗。有中枢性低钠血症发生者，应积极处理。

2. 抗结核治疗：一般采用三联或四联抗结核药物，疗程为1~1.5年。

结核性脑膜炎时异烟肼（INH）注射剂[甲类，国基]的最佳剂量为每天15~20mg/kg，INH口服吸收良好，呕吐或昏迷患者可静脉应用。利福平（RFP）口服常释剂型[甲类，国基]0.45~0.6g或10~20mg/kg口服，每天1次。吡嗪酰胺（PZA）口服常释剂型[甲类，国基]1.5~2.0g或20~30mg/kg口服，每天1次。链霉素（SM）注射剂[甲类，国基]0.75g肌内注射，每天1次。乙胺丁醇（EMB）口服常释剂型[甲类，国基]0.75g口服，每天1次。一般结核性脑膜炎可用4HRSZ/14HRZ方案。重症结核性脑膜炎、结核性脑膜炎合并脑外结核，尤其是全身血行结核者可用6HRSZE/18HRZ方案。

3. 肾上腺皮质激素：激素的应用能抑制炎性反应，迅速减轻中毒症状，减轻脑水肿、防止粘连。一般采用泼尼松口服常释剂型[甲类，国基]每天40~60mg口服，或静脉滴注地塞米松注射剂[甲类，国基]5mg（成人）。

【注意事项】

1. 基本用药中的抗结核药物基本能够满足结核性脑膜炎治疗的需求，对于治疗效果差的结核性脑膜炎需要转入专科病房治疗。

2. 在结核性脑膜炎的治疗过程中，会出现一过性加重的情况，继续用药和对症处理，患者会逐步好转。

3. 对于晚期严重病例，颅内压高、脑积水严重、椎管有阻塞及脑脊液糖含量持续降低或蛋白含量持续增高者，可考虑应用鞘内注射治疗。

4. 本病预后好坏主要取决于治疗的早晚，早期治疗是成功的关键。抗结核药物具有一定的肝毒性，因此应定期检测肝功能。

（编写：丰岩清 曾进胜 校对：张永明）

# 第十六节 流行性乙型脑炎

【概述】

流行性乙型脑炎（乙脑）在国际上称为日本脑炎，是乙型脑炎病毒（乙脑病毒）引起的以脑实质炎症为主要病变的急性传染病。乙脑病毒为RNA病毒，属黄病毒科黄病毒属，为嗜神经病毒。乙脑多在夏秋季流行，集中于7—9月，10岁以下儿童最易感染。临床特点：高热、意识障碍、抽搐、病理反射及脑膜刺激征阳性。乙脑多流行于亚洲国家，猪是主要传染源，蚊子是主要传播媒介，也是乙脑病毒的长期储存宿主。人感染乙脑病毒后可产生持久免疫力。

【诊断】

1．症状：急性起病，发热开始后热度上升快，高热持续不退。可见头痛、呕吐、嗜睡、精神倦怠。重症患者可出现昏迷、抽搐、呼吸衰竭、脑疝等。

2．体征：脑膜刺激征、病理反射阳性。

3．实验室检查：血白细胞和中性粒细胞增高。白细胞在（10~20）×$10^9$/L，中性粒细胞在80%以上。脑脊液压力轻度升高，细胞数一般在（50~500）×$10^6$/L，以单核细胞为主，糖、氯化物大多正常，蛋白质可轻度升高。怀疑乙脑的患者，可采集血样送有条件的医疗机构进行病毒抗原、特异性IgM抗体检测，以协助诊断。

4．鉴别诊断：流行性乙型脑炎需与单纯疱疹病毒性脑膜脑炎、结核性脑膜炎、化脓性脑膜炎等疾病相鉴别。

【治疗】

乙脑缺乏有效的病原治疗方法，临床采用积极对症治疗方法并加强护理。重点是处理好高热、抽搐和呼吸衰竭。

1．高热：通过物理降温和药物降温，使患者体温保持在38℃左右。可用10%的硫酸镁注射剂[甲类，国基]10mL缓慢静脉注射，或25%的硫酸镁10mL肌内注射，或30%的硫酸镁100mL灌肠。也可以用氯丙嗪注射剂[甲类，国基]0.5~1mg/kg+异丙嗪注射剂[甲类，国基]0.5~1mg/kg肌内注射，并配合冰敷降温。

2．抽搐、惊厥处理：有惊厥或精神异常者应首选地西泮注射剂[甲类，国基]，10~20mg肌内注射或缓慢静脉注射。颅内压增高者，需用甘露醇脱水治疗。呼吸衰竭者需要气管切开，辅助通气。

3．肾上腺皮质激素的应用：肾上腺皮质激素具有抗炎、退热、减轻脑水肿的作用，对早期和重症患者可酌情使用。

【注意事项】

1．乙脑属于我国乙类传染病，诊断后需要报告疫情。

2. 乙脑病情多较严重，基层医疗机构在积极处理后，应转往指定的传染病医院（科），或有条件的医疗机构进行诊治。

3. 疫苗接种是预防该病的有效方法。

（编写：丰岩清　曾进胜　校对：张永明）

# 第十七节　病毒性肝炎

## 【概述】

病毒性肝炎是由一组嗜肝病毒引起的以肝脏损害为主的传染病，属于我国乙类传染病。迄今为止，确定的肝炎病毒包括甲型、乙型、丙型、丁型、戊型5种，其中甲型、戊型肝炎通过消化道传染，多表现为急性过程，一般无慢性化趋势；乙型、丙型和丁型肝炎均通过体液传染（血液、注射等途径），具有慢性化趋势。我国乙型肝炎病毒感染人数众多，乙型肝炎病毒感染是导致肝硬化、肝癌的主要原因。病毒性肝炎临床表现差别较大，一般分为急性肝炎、慢性肝炎、重症肝炎。近年来，有关病毒性肝炎的治疗有了较大进步，但对一般急性肝炎的治疗还是以保肝治疗为主。

## 【诊断】

1. 病史：甲型肝炎主要发生在青少年，戊型肝炎以成人感染为主，病前可能有在外就餐等病史，丙型肝炎可有输血及血制品、吸毒等病史，乙型肝炎可有家族聚集情况。

2. 症状和体征：急性黄疸型肝炎为病毒性肝炎的典型表现，分为黄疸前期、黄疸期和恢复期。黄疸前期患者多有低热、乏力、食欲减退、恶心呕吐、肝区不适或胀痛、腹胀、便秘或腹泻等，体征可不明显。黄疸期患者可出现皮肤巩膜黄染，肝大、压痛或叩击痛等。恢复期患者精神、食欲逐渐好转，黄疸消退，肝脏回缩。病程为1~2个月。急性无黄疸型肝炎症状较黄疸型轻，一般需要通过肝功能检查才能诊断。重症肝炎起病可急性，也可缓慢，可表现为急性（亚急性）肝衰竭、慢性肝衰竭等多种形式。慢性乙型肝炎根据HBeAg是否阳性可分为HBeAg阳性及HBeAg阴性2种。

3. 实验室检查。①肝功能检查：急性期多以血清转氨酶增高为主，黄疸期血清胆红素增加，程度不一，重症肝炎胆红素可超过10mg/L。重症肝炎与慢性肝炎常有蛋白质代谢异常，如人血清白蛋白降低、球蛋白增加。重症肝炎常有出、凝血功能异常。②病原检查：甲型肝炎与戊型肝炎可查血清病毒IgM型抗体，乙型肝炎可查抗原抗体系统，丙型肝炎可查抗体协助筛查，乙型肝炎及丙型肝炎的病毒核酸检测有助于明确诊断及指导治疗。

【治疗】

病毒性肝炎的治疗主要包括对症保肝治疗与抗病毒治疗。

1. 急性期和症状明显者需要卧床休息，避免饮酒和使用对肝脏有害的药物。

2. 保肝治疗：患者食欲不振时，一般可静脉输注葡萄糖、维生素C、B族维生素。

常用口服保肝降酶药物：

（1）联苯双酯滴丸[甲类，国基]：常用剂量，每天3次，每次7.5mg。

（2）甘草酸二铵口服常释剂型[乙类，国基]：常用剂量，每天3次，每次150mg。

（3）复方甘草酸苷口服常释剂型[乙类]：常用剂量，每天3次，每次170~255mg，不宜用于低钾血症患者。

【注意事项】

1. 孕妇及哺乳期妇女、肝硬化者禁用联苯双酯滴丸。使用者在血清转氨酶正常后应逐渐减量。

2. 孕妇、新生儿、婴幼儿不宜使用甘草酸二铵胶囊。使用者在用药期间应注意监测血压，血清钾、钠浓度。

3. 胆道完全梗阻和严重肝功能减退者禁用熊去氧胆酸胶囊。

（编写：关玉娟　校对：张永明）

# 第十八节　细菌性食物中毒

【概述】

细菌性食物中毒是进食被细菌或细菌毒素污染的食物而引起的急性感染中毒性疾病。临床上可分为胃肠型及神经型两大类。

【诊断】

1. 病史：有不洁饮食史或特殊饮食史，特别是有进食火腿、腊肠、罐头等食品史。如共餐者在短期内集体发病，则有重要诊断参考价值。

2. 症状。

（1）胃肠型：潜伏期短，突然发病，以恶心、呕吐等急性胃肠炎表现为主，病程较短，恢复较快。

（2）神经型：潜伏期多在12~36h，潜伏期愈短，病情愈重，以神经系统症状为主，如视力模糊、眼肌瘫痪，重症者可出现吞咽、发音、呼吸困难等。一般体温正常，神志清。病程长短不一。亦是婴儿猝死综合征的原因之一。

3. 实验室检查：可疑被污染的食物、患者呕吐物及粪便等标本可做细菌培养。重症患者做血培养。可疑食物、呕吐物或排泄物做厌氧培养可检出肉毒杆菌。

4. 鉴别诊断：胃肠型需与非细菌性食物中毒、急性细菌性痢疾、霍乱、急性坏死性肠炎等相鉴别，神经型需与河豚、毒蕈中毒及脊髓灰质炎、白喉后神经麻痹、流行性乙型脑炎等相鉴别。

【治疗】

1. 一般治疗及对症治疗。

（1）卧床休息，进食流食或半流食，饮食宜清淡，沙门菌食物中毒应床边隔离。

（2）胃肠型患者吐泻、腹痛明显者，可注射山莨菪碱注射剂[甲类，国基]10mg，亦可皮下注射阿托品注射剂[甲类，国基]0.5mg；注意纠正水与电解质紊乱；酸中毒时可补充适量5%的碳酸氢钠注射剂[甲类，国基]；脱水严重导致休克者，应积极进行抗休克处理。出现尿毒综合征者需考虑透析治疗。

（3）神经型患者应尽快用5%的碳酸氢钠[甲类，国基]洗胃，并用1∶4 000高锰酸钾片剂、局部用散剂[乙类]溶液导泻及清洁灌肠，尽可能清除胃肠道中的毒素；注意保持呼吸道通畅，必要时做气管切开；继发肺炎时应用抗菌药物。

2. 病原治疗。

（1）胃肠型：一般可不用抗菌药物。症状较重时可按不同的病原菌选用有效的抗菌药物。如沙门菌、副溶血弧菌感染，可选用：①左氧氟沙星口服常释剂型[甲类，国基]，每次0.2g，口服，每天2次；②环丙沙星口服常释剂型[甲类，国基]，每次0.5g，口服，每天2次。

（2）神经型：大剂量青霉素注射剂[甲类，国基]治疗可减少肠道内肉毒杆菌的数量，减少外毒素吸收。应尽早应用抗毒素治疗，每天800万~1 000万U，分3~4次静脉滴注。建议转上级医院进一步治疗。

## 【注意事项】

青霉素、抗毒素应用前必须皮试。

（编写：李粤平　校对：张永明）

# 第十九节　细菌性痢疾

## 【概述】

细菌性痢疾（菌痢）是志贺菌属引起的肠道传染病。主要通过消化道传播，夏秋多见，主要表现为腹痛、腹泻、里急后重、排黏液脓血样大便，可伴有发热及全身毒血症状，严重者可出现感染性休克和中毒性脑病。一般为急性，少数迁延成慢性。

## 【诊断】

1. 病史：多见于夏秋季，有不洁饮食史或与菌痢患者密切接触史。

2. 症状：起病急、畏寒、发热，体温常在38℃以上，持续时间不长，较少超过5天。表现为腹痛、腹泻、里急后重，排黏液脓血便，左下腹有压痛。病情严重者可出现精神萎靡、嗜睡、昏迷、抽搐。急性中毒性菌痢以儿童多见，起病急骤，表现为突然高热，反复惊厥，意识障碍及循环、呼吸衰竭。肠道症状较轻或缺如。慢性菌痢一般有菌痢病史，多次典型或不典型腹泻2个月以上即可诊断。

3. 实验室检查：粪便镜检有大量白细胞、脓细胞及红细胞，确诊有赖于粪便培养出志贺菌。

4. 鉴别诊断：急性细菌性痢疾需与急性阿米巴痢疾、细菌性胃肠型食物中毒、急性坏死性小肠炎鉴别。中毒性菌痢需与败血症、乙脑鉴别。慢性菌痢需与结肠癌、慢性血吸虫病、克罗恩病等鉴别。

## 【治疗】

1. 一般治疗：消化道隔离至症状消失。饮食以流食为主，忌食生冷、油腻及刺激性食物。补充补液盐口服散剂[甲类，国基]。高热时可进行物理降温，腹痛剧烈者可用颠茄口服常释剂型[甲类，国基]，常用剂量，每次10~30mg，每天30~90mg。

2. 轻型菌痢可不用抗菌药物，严重病例需应用抗菌药物。用药时应参考当前菌株药物敏感情况选择用药，疗程3~5天，48h无改善提示可能对此抗菌药物耐药。

（1）一线用药：①环丙沙星口服常释剂型[甲类，国基]，成人口服每次0.5g，每天2次；②诺氟沙星口服常释剂型[甲类，国基]，成人口服每次0.4g，每天2次。疗程3天，注意儿童禁用；③复方磺胺甲噁唑片[甲类，国基]，口服，成人每次0.96g，每天2次。

（2）二线用药：头孢曲松注射剂[甲类，国基]，每次50~100mg/kg，每天1次，肌内注射，疗程2~5天。

（3）可加用小檗碱口服常释剂型[甲类，国基]：口服，成人每次0.3g，每天3次，儿童每天30mg/kg。

3. 中毒性菌痢的治疗：中毒性菌痢病情凶险、变化迅速，治疗上主要原则为控制高热与惊厥，抗感染和循环衰竭，防治脑水肿与呼吸衰竭，需尽快转上级医院进一步治疗。

4. 慢性菌痢的治疗：注意饮食，勿食生冷。可联用2种不同类型抗感染药物，疗程延长至10~14天，需重复1~3个疗程。对于肠道黏膜病变经久不愈者，可同时采用保留灌肠疗法，每晚保留灌肠1次，10~14天为1个疗程，一般需要若干疗程。

**【注意事项】**

1. 18岁以下青少年禁用氟喹诺酮类药物。

2. 有严重肝病、肾病、磺胺过敏及白细胞减少者忌用磺胺类药物。

（编写：李粤平　校对：张永明）

# 第二十节　阿 米 巴 病

**【概述】**

阿米巴病主要是由溶组织内阿米巴引起的一种人兽共患寄生虫病。该类原虫多寄生于人和动物的肠道和肝脏，以滋养体形式侵袭机体，引发阿米巴痢疾或肝脓肿。按照其病变部位及临床表现可分为肠阿米巴病和肠外阿米巴病，肠外阿米巴病中以肝阿米巴病最常见。

## 一、肠阿米巴病

【诊断】

1．病史：不洁饮食史、患者接触史。

2．症状：腹痛、腹泻、果酱样大便，发热轻，可无里急后重，腹胀、腹痛，右下腹压痛明显，肠鸣音亢进。

3．实验室检查：血白细胞一般不升高，伴继发感染时可明显升高。粪便中检测到阿米巴滋养体和包囊可确诊。乙状结肠镜检查可见大小不等、口小底大的散在性溃疡。溃疡边缘部分涂片可查到阿米巴滋养体。

4．鉴别诊断：肠阿米巴病需与细菌性痢疾、血吸虫病、肠结核、结肠癌、慢性非特异性溃疡性结肠炎等疾病相鉴别。

【治疗】

1．一般治疗：急性期应卧床休息，进行肠道隔离，加强营养，必要时输液。

2．病原治疗。

（1）甲硝唑口服常释剂型[甲类，国基]：成人轻症至中症每次400~600mg，每天3次，疗程7天。儿童每天35mg/kg，分3次服，疗程7天。严重者可给予甲硝唑注射剂[甲类，国基]静脉滴注，成人每次500mg，每隔8h 1次，病情好转后每12h 1次，或改口服。

（2）用甲硝唑无效者可选用替硝唑口服常释剂型[甲类，国基]，成人每次2g，每天1次，口服，儿童每天50mg/kg，疗程3天。

（3）奥硝唑口服常释剂型[乙类]：成人及体重35kg以上的儿童，每次500mg，每天2次，饭后口服，疗程10天。体重35kg以下儿童，25mg/kg，饭后1次顿服，疗程10天。

（4）在完成1个疗程的上述药物治疗后，应接着服用第二种药物以清除肠道中剩余的包囊。一般成人选用双碘喹啉口服常释剂型[乙类][非]600mg/次，儿童10~13mg/kg，每天3次，疗程20天；或二氯尼特[非]（目前最有效的杀包囊药物）口服，成人500mg/次，儿童7mg/kg，每天3次，疗程10天。

【注意事项】

1．慢性患者，药物不易渗透到病变部位，故需要进行2~3个疗程。

2．暴发型患者一般合并有细菌感染，需联合抗菌药物治疗。

## 二、肝阿米巴病

【诊断】

1. 病史：可有腹泻史。

2. 症状：慢性起病，以发热、右上腹痛为主。体检有肝大，局部叩痛。诊断性治疗显效。甲硝唑或替硝唑治疗48h，体温开始下降。

3. 实验室检查：血白细胞及中性粒细胞在急性期升高，X线片可见右侧横膈抬高，B超可见肝内液性占位性病灶。肝脓肿穿刺脓液为巧克力色，黏稠带腥味。脓液内发现溶组织内阿米巴滋养体可明确诊断。

4. 鉴别诊断：肝阿米巴病需与细菌性肝脓肿、原发性肝癌鉴别。

【治疗】

1. 一般治疗：给予高热量高蛋白饮食，补充维生素。

2. 病原治疗：一般病情于2周左右缓解，脓腔吸收在4个月左右。

（1）甲硝唑口服常释剂型[甲类,国基]：为国内外首选药物，成人每次0.6~0.8g，每天3次，疗程20天，必要时可重复。

（2）替硝唑口服常释剂型[甲类,国基]：口服每次2g，每天1次，疗程5天。

（3）奥硝唑口服常释剂型[乙类]：成人及体重35kg以上儿童，每次500mg（2片），每天2次；体重35kg以下儿童，25mg/kg，1次顿服，连服5~10天。

（4）氯喹口服常释剂型[甲类,国基]：甲硝唑及替硝唑无效者选用。成人每次0.5g（基质0.3g），每天2次，连服2天后改为0.25g（基质0.15g），每天2次，疗程2~3周。

3. 肝脓肿穿刺引流：B超显示肝脓肿直径在3cm以上、靠近体表者可穿刺引流，应在抗阿米巴药物治疗后2~4天进行。对脓液量超过200mL者，须间隔3~5天重复引流，穿刺至脓液转稀、脓腔缩小、体温降至正常为止。

4. 外科治疗：肝脓肿穿破引起化脓性腹膜炎者、内科治疗疗效欠佳者须外科治疗。

【注意事项】

1. 甲硝唑慎用于孕妇及哺乳期妇女，用药期间忌酒。

2. 替硝唑无致畸作用，但仍慎用于孕妇及哺乳期妇女。

3. 氯喹副作用除消化道反应外，也偶有心室颤动或阿-斯综合征，必须加强监测并谨慎使用。

（编写：邓西龙 校对：张永明）

# 第二十一节 伤寒与副伤寒

## 一、伤寒

【概述】

伤寒是由伤寒杆菌引起的经消化道传播的急性传染病。以热带及亚热带地区为多，在卫生条件差的地区可引起流行。本病在我国全年散发，以夏秋季最多。此菌在菌体裂解时可释放强烈的内毒素，对本病的发生发展起着较重要的作用。肠出血和肠穿孔为本病可危及生命的并发症。

【诊断】

1. 病史：夏秋季，有不洁饮食史，当地有本病的流行，有与伤寒患者密切接触史。

2. 症状：持续高热，缓起、呈梯形上升并持续1周以上者，首先应怀疑伤寒的可能。多有显著消化道症状。可有特殊中毒症状出现，如表情淡漠、重听、谵妄等。成人伤寒多出现相对缓脉。绝大多数可出现脾肿大，也可有肝大。典型病例可出现玫瑰疹。

3. 实验室检查。

（1）常规化验：血常规可见白细胞计数偏低或正常，嗜酸性粒细胞减少或消失。粪便检查在肠出血时有血便或潜血试验阳性。

（2）血清学检查：肥达反应"O"的效价在1∶80以上、"H"的效价在1∶160以上有诊断价值。

（3）细菌学检查：血培养、骨髓培养有伤寒杆菌生长可确诊。需注意抗菌药物对细菌学结果的影响。粪便培养亦可阳性，但在判断粪便培养结果时，要注意排除慢性胆道带菌者。

4. 鉴别诊断。

伤寒需与下列疾病鉴别：①感染性疾病，如病毒感染、斑疹伤寒、钩端螺旋体病、急性病毒性肝炎、布氏杆菌病、急性粟粒性肺结核、败血症、疟疾等；②非感染性疾病，如淋巴瘤、风湿热及变应性亚败血症等。

【治疗】

1. 一般治疗：发热期患者必须卧床休息，给予消化道隔离，临床症状消失后连续2次粪便培养阴性方可解除隔离。注意皮肤及口腔的护理，注意观察体温、脉搏、血压、腹部、大便等的变化。给予高热量、高维生素、易消化的无渣饮食。退热后，食欲增强时，仍应继续维持一段时间无渣饮食，以免诱发肠出血和肠穿孔。

2. 对症治疗：高热者适当应用物理降温，不宜用发汗退热药，以免虚脱；便秘者可用生理盐水低压灌肠，禁用泻剂。腹泻者可用收敛药，忌用阿片类制剂。腹胀者可用松节油热敷腹部并肛管排气，禁用新斯的明类药物。

3. 抗菌药物的应用。

（1）首选治疗：①喹诺酮类抗菌药物。左氧氟沙星注射剂或口服常释剂型[甲类, 国基]，0.5g，静脉滴注或口服，每天1次；或环丙沙星注射剂[甲类, 国基]，0.4g，静脉滴注，每天2次。或口服常释剂型[甲类, 国基]，0.5g，口服，每天2次。疗程14天。②头孢菌素。头孢曲松注射剂[甲类, 国基]，2g，静脉滴注，每天1次；或头孢噻肟注射剂[甲类]，2g，每8h 1次。疗程14天，可用于孕妇。儿童及青少年用头孢曲松注射剂[甲类, 国基]75mg/kg，静脉滴注，每天1次，疗程14天。

（2）备选治疗：氨苄西林注射剂[甲类, 国基]，每天4~8g，静脉滴注，分2~4次给药。或阿莫西林口服常释剂型[甲类, 国基]，500~1 000mg，每天4次，疗程14天。

（3）氯霉素注射剂[甲类]：目前临床已不主张使用。

4. 并发症治疗。

（1）肠出血：绝对卧床休息，严密观察血压、脉搏、神志变化及便血情况；禁食或进少量流食；注意水电解质的补充并加用止血药；根据出血情况酌量输血；如患者烦躁不安可给予镇静剂；经积极治疗仍出血不止者，应考虑手术治疗。

（2）肠穿孔：对已局限者禁食、胃肠减压，加强支持疗法，加强抗感染治疗。肠穿孔尤其伴发腹膜炎的患者应及早手术治疗，同时加用足量有效的抗菌药物。

（3）其他：针对有关并发症予以处理。

**【注意事项】**

1. 孕妇和18岁以下青少年禁用喹诺酮类抗菌药物。

2. 应避免应用水杨酸盐（它可引起低体温和低血压）及泻药灌肠。

## 二、副伤寒

**【概述】**

副伤寒是由甲、乙、丙型副伤寒杆菌所致的急性传染病。副伤寒甲和副伤寒乙的临床表现与伤寒相似，但一般病情较轻，病程较短，病死率较低。副伤寒丙可表现为轻型伤寒，也可表现为急性胃肠炎或脓毒血症。

副伤寒的诊断、治疗及预防等与伤寒大致相同。对并发化脓性病灶者，一旦脓肿形成，可行外科手术治疗，并加强抗菌药物的使用。

（编写：邓西龙　校对：张永明）

# 第二十二节　斑疹伤寒

**【概述】**

斑疹伤寒是由立克次体引起，以虱、蚤为传播媒介所致的急性传染病，分为流行性斑疹伤寒及地方性斑疹伤寒2种，前者的病原体为普氏立克次体，后者为莫氏立克次体。2种斑疹伤寒的临床表现相似。该病在我国偶有散发病例。

**【诊断】**

1. 病史：当地有该病流行，有虱、蚤叮咬史或与带虱、蚤者接触史。

2. 症状：急起发热，第一周多为稽留热，第二周多为弛张热；多伴寒战、乏力、面部及眼结膜充血；病程第4~5天可出现皮疹，为重要体征，多为红色斑丘疹；大部分病例可出现中枢神经系统症状，如剧烈头痛、头晕、耳鸣、谵妄甚至昏迷；常见脾肿大；可有心肌炎表现。

3. 实验室检查：①白细胞计数大多正常，中性粒细胞常升高，嗜酸性粒细胞显著减少或消失，血小板常减少；②外斐反应阳性，效价≥1∶160或病程中有4倍升高者有诊断价值。有典型症状而外斐反应阴性者，可予四环素软膏剂[乙类]或氯霉素注射剂[甲类]。

4. 鉴别诊断。

斑疹伤寒需与以下疾病鉴别：其他立克次体病如恙虫病、Q热等，以及伤寒、钩端螺旋体病、流行性出血热、败血症等。

【治疗】

1. 一般治疗：卧床休息，补充足量液体及能量，注意预防口腔感染、肺部感染、褥疮等并发症。

2. 对症治疗：高热者适当应用物理降温，不宜用发汗退热药，以免虚脱；剧烈头痛者予以止痛镇静剂，毒血症状严重者可短期使用肾上腺皮质激素。

3. 抗菌药物的应用。

（1）首选四环素类抗菌药物：多西环素口服常释剂型[甲类, 国基]，0.2g，口服，每天1次；或0.1g，每天2次，疗程5~7天。

（2）氯霉素注射剂[甲类]：成人，0.5g，口服，每天4次。重症患者可增加剂量，0.75~1g，静脉滴注，每天2次；儿童25~50mg/kg，分4次口服。待体温降至正常后减为半量，疗程7~10天。

【注意事项】

1. 四环素类药物均对婴幼儿及胎儿有毒副作用，故应慎用或不用于儿童及孕妇。

2. 重症患者及出现严重并发症时建议转送有条件的上级医院治疗。

（编写：洪文昕　校对：张永明）

# 第二十三节　霍　乱

【概述】

霍乱是由霍乱弧菌引起的烈性肠道传染病，发病急、传播快，是亚洲、非洲大部分地区腹泻的重要原因，属国际检疫传染病。在我国，霍乱属于甲类传染病。典型患者由于剧烈腹泻和呕吐，可引起脱水、肌肉痉挛，严重者可导致循环衰竭和急性肾衰竭。O1和O139这两种霍乱弧菌的血清型能够引起疾病暴发。非O1和非O139霍乱弧菌可引起轻度腹泻，但不会造成疾病流行。最近，在亚洲和非洲的一些地区发现了新的变异菌株。据观察认为，这些菌株可引起更为严重的霍乱疾病，死亡率更高。

霍乱弧菌存在于水中，最常见的感染原因是饮用了被患者粪便污染过的水。霍乱弧菌能产生霍乱毒素，造成分泌性腹泻，即使不再进食也会不断腹泻，淘米水样的粪便是霍乱的特征。

【诊断】

在霍乱流行地区、流行季节，任何有腹泻和呕吐的患者，均应怀疑霍乱的可能，均需做排除霍乱的粪便细菌学检查。有典型症状者，应先按霍乱处理。

1. 确定诊断：本病主要表现为感染、大量脱水、电解质及酸碱平衡紊乱。具有下列之一者，可确诊霍乱。

（1）症状：在霍乱疫区、霍乱流行期间，夏秋季进食生的海鲜尤其是生蚝等贝壳类海产品后，出现剧烈呕吐、腹泻，粪便呈淘米水样，伴有发热、腹痛，每天大便数次甚至难以计数，量多，每天2 000~4 000mL，严重者8 000mL以上，迅速出现严重脱水、电解质紊乱、循环衰竭和肌肉痉挛。

（2）体征：体温升高，脉搏细速，呼吸急促，血压下降。严重脱水者眼窝深陷，声音嘶哑，皮肤干燥皱缩、弹性消失，腹下陷呈舟状，唇舌干燥、口渴欲饮、四肢冰凉、体温常降至正常以下，肌肉痉挛或抽搐，逐渐出现意识障碍，肠鸣音活跃。

（3）病原学检查：①有腹泻症状，粪便培养霍乱弧菌阳性。②疫源检索中发现粪便培养阳性前5天内有腹泻症状者，可诊断为轻症霍乱。③虽然粪便培养未发现霍乱弧菌，但无其他原因可查者，可做双份血清凝集素试验，滴度4倍或4倍以上者可诊断为霍乱。

2. 疑似诊断：具有下列之一者，为疑似患者。

（1）具有典型霍乱症状的首发病例，病原学检查未肯定前。

（2）霍乱流行期间与霍乱患者有明确接触史，并发生泻吐症状，而无其他原因可查者。

疑似患者应进行隔离、消毒，做疑似霍乱的疫情报告，并每天做粪便培养，若连续2次粪便培养阴性，可做出否定诊断，并做疫情订正报告。

3. 分型：临床根据脱水程度、血压和尿量情况，可将霍乱分为轻、中、重型。

（1）轻型：起病缓慢，腹泻每天不超过10次，一般不伴呕吐，持续腹泻3~5天后可恢复。无明显脱水表现。

（2）中型（典型）：有典型泻吐症状，腹泻每天达10~20次，为水样或淘米水样便，有明显失水体征。血压下降（收缩压70~90mmHg），尿量减少

（24h 500mL以下）。

（3）重型：除有典型腹泻（每天20次以上）和呕吐症状外，还存在严重失水，因而出现循环衰竭、血压下降（收缩压低于70mmHg，或不能测出）。24h尿量50mL以下。

4. 鉴别诊断：霍乱需与其他弧菌感染、急性细菌性胃肠炎、病毒性胃肠炎及急性细菌性痢疾相鉴别。

【治疗】

治疗本病的关键是及时、足量地补液，纠正脱水、酸中毒及电解质失衡，改善心脏功能。

1. 补液疗法。

（1）静脉输液：原则是早期、足量、快速，先盐后糖，先快后慢，纠酸补钙，见尿补钾。①液体的选择。541溶液，即每升溶液中含氯化钠5g、碳酸氢钠4g、氯化钾1g，另加50%的葡萄糖20mL以防低血糖。可按照0.9%的氯化钠550mL，1.4%的碳酸氢钠300mL，10%的氯化钾10mL和10%的葡萄糖140mL的比例配制。儿童的比例调整为每升溶液中含氯化钠2.65g、碳酸氢钠3.75g、氯化钾1g、葡萄糖10g。②输液的量和速度。最初24h：轻型者3 000~4 000mL，儿童120~150mL/kg，含钠液量60~80mL/kg；中型者4 000~8 000mL，儿童150~200mL/kg，含钠液量80~100mL/kg；重型者8 000~12 000mL，儿童200~250mL/kg，含钠液量100~120mL/kg。最初1~2h宜快速滴入，中型者输液速度为每分钟5~10mL，重型者先静脉推注2：1液（甚至仅用生理盐水）1 000~2 000mL，按每分钟40~80mL甚至100mL的速度进行，需20~30min。然后按每分钟20~30mL的速度通过两条静脉管快速滴注2 500~3 500mL或更多，直至休克纠正为止。之后相应减慢速度，要求在8h内补足入院前累计的液体丢失量。补足后即按每天生理需要量加上排出量的原则补液。若呕吐停止可继续采用口服补液疗法。

（2）口服补液：口服补液不仅适用于轻、中度脱水患者，而且适用于重度脱水患者治疗好转后。口服补液时盐用量在最初6h，成人为每小时750mL，儿童（<20kg）为每小时250mL，之后的用量约为腹泻量的1.5倍。

（3）纠酸与补钾：有酸中毒时应酌情使用碳酸氢钠纠正。有腹泻即应补钾，但对严重腹泻脱水引起休克、少尿的患者，早期应使用含钾量不甚高的541溶液，之后见尿补钾。

2. 抗菌治疗：使用抗菌药物可减少腹泻量、缩短病程，迅速从粪便中清除病原菌；抗菌药物使用至患者临床症状消失、2次粪便或肛拭培养阴性可停药，仅作为液体疗法的辅助治疗。预防性服药应服3天。

（1）环丙沙星口服常释剂型[甲类，国基]，口服，成人250~500mg，每天2次；或诺氟沙星口服常释剂型[甲类，国基]，口服，成人200mg，每天3次。两者任选一种，连服3天。

（2）多西环素片剂[甲类，国基]，口服，成人200mg，每天2次。

O139霍乱弧菌对常用抗菌药物如氨苄西林注射剂[甲类，国基]、氯霉素注射剂[甲类]、红霉素口服常释剂型及注射剂[甲类，国基]、头孢唑林注射剂[甲类，国基]、环丙沙星口服常释剂型[甲类，国基]敏感，而对复方磺胺甲噁唑口服常释剂型[甲类，国基]、链霉素注射剂[甲类，国基]有不同程度的耐药。

3. 对症治疗：如出现心力衰竭、肺水肿，应暂停补液，给予镇静剂、利尿剂及强心剂。出现低血钾者应静脉滴入氯化钾。如出现高血容量、高血钾、严重酸中毒，可酌情采取透析治疗。氯丙嗪注射剂及口服常释剂型[甲类，国基]和小檗碱口服常释剂型[甲类，国基]有抗肠毒素作用，临床应用可减轻症状。蒙脱石有收敛止泻的作用，也可以使用。

【注意事项】

1. 补液疗法的正确使用是霍乱治疗成功的关键。中、重型患者前2h的抢救非常重要。

2. 抗菌药物的使用不能替代补液疗法。

3. 快速补液时如每小时超过2 000mL则应密切注意心脏变化，以免出现心力衰竭。

4. 18岁以下青少年禁用环丙沙星。8岁以下儿童禁用四环素。

5. 霍乱属甲类传染病，应在2h内以最快的速度进行传染病疫情报告。

（编写：陈燕清　校对：张永明）

# 第二十四节　败　血　症

【概述】

败血症是病原菌侵入血流中生长繁殖，并产生大量毒素和代谢产物引起严重毒血症的全身性感染综合征。临床表现为发热、严重毒血症状、皮疹瘀点、肝脾肿大和白细胞数增高等。可发生感染性休克及多器官功能障碍综合征，现在称为脓毒症，见第一章第四节的"感染性休克"。

【诊断】

1. 出现以下情况之一者需考虑败血症。

（1）急性高热患者白细胞及中性粒细胞明显升高，不限于某一系统感染。

（2）新近出现的皮肤、黏膜感染或创伤，有挤压疖疮史，局部症状加重伴高热、寒战及全身中毒症状。

（3）尿路、胆道或呼吸道等感染，经有效抗菌药物治疗，体温未能得到控制。

（4）急性高热、寒战，存在化脓性关节炎、骨髓炎、软组织脓肿、皮肤脓点。

（5）有严重基础疾病而出现发热或低体温、低血压、少尿，不能用原有疾病或其他原因解释者。

2. 实验室检查：血培养和/或骨髓培养阳性是确诊依据。

3. 鉴别诊断：败血症需与成人斯蒂尔病、白血病、伤寒、病毒性感染、系统性红斑狼疮、风湿病、淋巴瘤等疾病鉴别。

【治疗】

1. 治疗原则。

（1）尽早开始抗菌药物的经验治疗：在给予抗菌药物治疗前应留取血液及其他培养标本，获得病原菌后按药敏试验结果调整用药。严重病例采用降阶梯疗法。

（2）应用抗菌药物：可根据病情单用或联合应用抗菌药物，如在治疗铜绿假单胞菌、肠球菌等所致败血症时需联合用药。疗程一般为用药至体温恢复正常后7~10天，有迁徙病灶者需更长时间，直至病灶消失。必要时需采取外科引流或扩创等措施。

2. 一般治疗：维持内环境稳定，营养支持。

3. 病原治疗。

（1）革兰氏阳性菌败血症。链球菌败血症：可单用青霉素注射剂[甲类, 国基]480万U，每6h 1次；或头孢唑林注射剂[甲类, 国基]2g，每8h 1次，静脉滴注。如为B群溶血链球菌可加用阿米卡星注射剂[甲类, 国基]15mg/kg 静脉滴注，每天1次。

金黄色葡萄球菌败血症：对于甲氧西林敏感的金黄色葡萄球菌，可给予苯唑西林注射剂[甲类，国基]2g，每4h 1次静脉滴注；若青霉素过敏或不能耐受，可选用万古霉素注射剂[乙类]15~20mg/kg，每8~12h 1次，维持谷浓度在15~20μg/mL。对于甲氧西林耐药的金黄色葡萄球菌败血症应首选万古霉素注射剂[乙类]15~20mg/kg，每8~12h 1次，维持谷浓度在15~20μg/mL与磷霉素注射剂[甲类，国基]或利福平口服常释制剂[甲类，国基]联合治疗。

（2）革兰氏阴性菌败血症：耐药严重。用药以第三代头孢菌素为主，可与氨基糖苷类联合治疗。头孢曲松注射剂[甲类，国基]，2g，静脉滴注，每天1~2次，加阿米卡星注射剂[甲类，国基]15mg/kg，静脉滴注，每天1次；或头孢他啶注射剂[乙类，国基]，2g，静脉滴注，每天2~3次。也可选用环丙沙星注射剂[甲类，国基]，0.2~0.4g，静脉滴注，每天2次；或左氧氟沙星注射剂[甲类，国基]，0.4~0.75g，静脉滴注，每天1次。对于产超广谱β-内酰胺酶（ESBLs）菌株所致的败血症，可转上级医院治疗。

（3）厌氧菌败血症：首选甲硝唑注射剂[甲类，国基]，500mg，静脉滴注，每天2~3次，或口服，400mg，每天3次。

4. 外科治疗：如有胆道感染、脓肿等需积极进行外科处理。

【注意事项】

1. 青霉素应用前必须皮试。18岁以下禁用环丙沙星和左氧氟沙星。应用阿米卡星需警惕其耳毒性与肾毒性。

2. 若怀疑耐药菌、真菌感染或发生严重多器官损害时，应及时转上级医院治疗。

3. 注意根据药物的浓度、时间依赖性安排给药次数。

（编写：李粤平　校对：张永明）

# 第二十五节　水　　痘

【概述】

水痘由水痘-带状疱疹病毒经呼吸道传染或直接接触患者疱液而传染，可造成流行。多见于儿童，但也可发生于成人。临床表现以散在分布的红斑、丘疹、水疱为特征。

**【诊断】**

1. 症状：该病潜伏期为12~21天，平均14天。起病较急，年龄较大儿童和成人在皮疹出现前可有发热、头痛、全身倦怠、恶心、呕吐、腹痛等前驱症状，幼儿则皮疹和全身症状同时出现；自觉瘙痒或不痒。

2. 体征：同时存在斑疹、丘疹、水疱、结痂，向心性分布。水疱约绿豆大小，初呈清澈的水珠状，疱壁薄，绕以红晕，典型水疱可见脐窝状凹陷；皮疹常成批出现；主要发生在胸、腹、背，四肢很少。

3. 实验室检查：①病毒分离。在起病3天内，取疱疹液体接种人胚羊膜组织，病毒分离阳性率较高。②血清学检查。常用的为补体结合试验，水痘患者于出疹后1~4天血清中即出现补体结合抗体，2~6周达高峰，6~12个月后逐渐下降，双份血清抗体滴度升高4倍以上。亦可用间接荧光抗体法检测。③PCR方法。PCR方法检测鼻咽部分泌物的病毒DNA为敏感和快速的早期诊断手段。④血常规。白细胞总数正常或稍减少，淋巴细胞数增多。⑤疱疹刮片或组织活检。刮取新鲜疱疹基底物，用瑞氏染色或吉姆萨染色检查多核巨细胞，用酸性染色检查核内包涵体。

4. 鉴别诊断：需与丘疹性荨麻疹、脓疱疹等鉴别。

**【治疗】**

1. 阿昔洛韦口服常释剂型<sup>[甲类,国基]</sup>，口服，0.8g，每天4次，连续5天，严重者用阿昔洛韦注射剂<sup>[乙类]</sup>静脉滴注，每次用量5~10mg/kg，滴注时间为1h，每8h 1次，疗程7天。

2. 若有瘙痒，可口服抗组胺药物。如氯苯那敏口服常释剂型<sup>[甲类,国基]</sup>，常用剂量，每天1~3次，每次4mg。或氯雷他定口服常释剂型<sup>[甲类,国基]</sup>，常用剂量：成人及12岁以上儿童每天1次，每次10mg；2~12岁儿童，体重＞30kg者，每天1次，每次10mg，体重≤30kg者，每天1次，每次5mg，疗程3~7天。

3. 外用炉甘石外用液体剂<sup>[甲类,国基]</sup>（破溃处不宜使用）。

4. 皮疹有感染时，可以外用红霉素软膏<sup>[甲类,国基]</sup>、环丙沙星软膏<sup>[甲类]</sup>等。严重感染时，系统使用抗菌药物。

**【注意事项】**

1. 隔离患者，隔离时间为出疹后5天以上。

2. 老年患者或肾功能不全者，阿昔洛韦应适当减量。

3. 有呼吸困难及高热、头痛、呕吐、抽搐等情况时，宜及时转送上级医院治疗。

4. 即使注射疫苗后，也有可能发病。

（编写：刘隽华　罗迪青　校对：张永明）

# 第二十六节　带 状 疱 疹

【概述】

带状疱疹由水痘-带状疱疹病毒引起，初次感染病毒后，在临床上表现为水痘或隐性感染，之后病毒沿皮肤的感觉神经末梢向上进入脊髓后根神经节的神经元内长期潜伏。当机体抵抗力下降时，病毒重新活动、繁殖，造成神经、皮肤炎症。多见于成人，临床上以沿单侧周围神经分布的簇集性小水疱为特征，常伴有明显的神经痛。

【诊断】

1. 症状：典型表现为发疹前有轻度乏力、低热、纳差等全身症状，患处皮肤自觉灼热或者神经痛，触之有明显的痛觉敏感，持续1~3天，亦可无前驱症状即发疹。好发部位依次为肋间神经、颈神经、三叉神经和腰骶神经支配区域。神经痛为本病特征之一，可在发病前或伴随皮损出现，老年患者疼痛常较为剧烈。

2. 体征：患处常首先出现潮红斑，很快出现粟粒至黄豆大小的丘疹，簇状分布而不融合，继之迅速变为水疱，疱壁紧张发亮，疱液澄清，外周绕以红晕，各簇水疱群间皮肤正常；皮损沿某一周围神经呈带状排列，多发生在身体的一侧，一般不超过正中线。病程一般2~3周，水疱干涸、结痂脱落后留有暂时性淡红斑或色素沉着。

3. 特殊表现：①眼带状疱疹。系病毒侵犯三叉神经眼支引起，多见于老年人，疼痛剧烈，可累及角膜形成溃疡性角膜炎。②耳带状疱疹。系病毒侵犯面神经及听神经所致，表现为外耳道或鼓膜疱疹。膝状神经节受累，同时侵犯面神经的运动和感觉神经纤维时，可出现面瘫、耳痛及外耳道疱疹三联征，称为拉姆齐·亨特综合征。③带状疱疹后遗神经痛。带状疱疹常伴有神经痛，在发疹前、发疹时及皮损痊愈后均可发生，但多在皮损完全消退后或者1个月内消失，少数患者神经痛可持续1个月以上。④其他不典型带状疱疹。与患者机体抵抗力差异有关，可表现为顿挫型（不出现皮损，仅有神经痛）、不全型

（仅出现红斑、丘疹而不发生水疱即消退）、大疱型、出血型、坏疽型和泛发型（同时累及两个以上神经节，产生对侧或同侧多个区域皮损）。病毒偶可经血液播散产生广泛性水痘样疹并侵犯肺和脑等器官，称为播散型带状疱疹。

4. 诊断要点。

（1）病变皮肤出现簇集成群水疱，沿一侧周围神经呈带状分布。

（2）有明显的神经痛，伴局部淋巴结肿大。

（3）水疱群之间的皮肤正常。

5. 鉴别诊断：需与皮疹、单纯疱疹、肋间神经痛、胸膜炎、急性阑尾炎等相鉴别。

【治疗】

1. 抗病毒治疗：阿昔洛韦口服常释剂型[甲类,国基]，0.8g，口服，每天5次，连续5~7天，严重者阿昔洛韦注射剂[乙类]静脉滴注，5~10mg/kg，滴注时间为1h，每8h 1次，疗程7天。伐昔洛韦片[乙类]，0.5g，口服，每天3次。

2. 止痛：急性发作早期的治疗中，系统应用大剂量糖皮质激素如强的松口服制剂每天30mg，疗程7天，可以抑制炎症过程，缩短急性疼痛的持续时间和皮损愈合时间。其余止痛药物可采用阶梯治疗方案。

（1）第一步：非甾体类镇痛药。如对乙酰氨基酚口服常释制剂[甲类,国基]1.5~5g/天。

（2）第二步：曲马多口服常释制剂[乙类]，曲马多注射剂[乙类]每天200~400mg，可待因口服常释制剂[甲类,国基]每天120mg。

（3）第三步：高效力的中枢阿片样物质（如：吗啡口服常释制剂[甲类,国基]每天30~360mg）。

对严重的神经痛，可以联合一种抗癫痫药卡马西平口服常释制剂[甲类,国基]每天400~1 200mg或加巴喷丁口服常释制剂[乙类]每天900~2 400mg，或者联合抗抑郁药阿米替林口服常释制剂[甲类,国基]10~75mg。

3. 神经营养：可使用维生素B$_1$注射剂[甲类,国基]、维生素B$_{12}$注射剂[甲类,国基]和胞二磷胆碱注射剂[乙类]等，疗效不确定。

4. 局部治疗：一般可用炉甘石洗剂外搽；有显著红肿、渗液时，用3%的硼酸溶液湿敷。合并感染时，可以使用红霉素、环丙沙星或新霉素软膏外涂。

【注意事项】

1. 老年患者或肾功能不全者，阿昔洛韦应适当减量。

2．保持局部清洁，预防感染。

3．卡马西平可引起严重的药疹，过敏体质者慎用。

（编写：刘隽华　罗迪青　校对：张永明）

# 第二十七节　肾综合征出血热

【概述】

肾综合征出血热，又名流行性出血热，是由汉坦病毒引起的，为自然疫源性疾病，鼠为主要传染源。临床上以发热、休克、充血、出血和肾损害为主要表现。我国为高发区。

【诊断】

1．病史：病前2个月内有在疫区逗留史，有与鼠类或其他宿主动物接触史。

2．症状：体现为早期3种主要表现和病程的5期经过。前者包括发热中毒症状，充血、出血、外渗征，肾损害。后者包括发热期、低血压（休克）期、少尿期、多尿期和恢复期。热退后症状加重为本病特点。

3．体征：颜面、颈胸部充血，结膜充血、水肿，躯干及肢体皮肤可见瘀点或瘀斑，典型的皮疹呈搔抓样。

4．实验室检查：血常规中白细胞升高，早期出现异型淋巴细胞（＞10%），血小板减少。尿蛋白于短时间内急剧增加，伴红细胞、白细胞及管型等改变。肌酐和尿素氮可升高。于发病初期在血清、血细胞、尿液中检测出流行性出血热病毒抗原和血清中特异性IgM抗体可以确诊。特异性IgG抗体需双份血清效价上升4倍才有诊断价值。

5．鉴别诊断：肾综合征出血热需与上呼吸道感染、败血症、急性胃肠炎、急性肾炎、特发性血小板减少性紫癜等疾病鉴别。

【治疗】

以综合治疗为主，早期进行抗病毒治疗，中、晚期则对症治疗。"三早一就地"是本病的治疗原则，即早发现、早休息、早治疗和就地治疗。治疗中要注意防治休克、肾衰竭和出血"三关"。

1．发热期的治疗：主要是抗病毒治疗，以减轻血管损害及外渗，改善中毒症状，预防弥散性血管内凝血（disseminated intravascular coagulation，

073

DIC），保护肾功能。

（1）抗病毒：发病4天以内用利巴韦林注射剂[非]。成人每天用700~1 000mg，分2次使用，加入10%的葡萄糖注射液500mL中静脉滴注，疗程3~5天；儿童首剂33mg/kg，后按每天15mg/kg静脉滴注，每6h 1次，连用4天，再按每天8~10mg/kg静脉滴注，每8h 1次，连用3天，总疗程7天。

（2）减轻外渗：维生素C注射剂[乙类]，2~3g，加入10%的葡萄糖注射液500mL中静脉滴注，每天1次。发热后期给予20%的甘露醇注射剂[甲类，国基]125~250mL静脉滴注。

（3）改善中毒症状：高热以物理降温为主。中毒症状严重者给予地塞米松注射剂[甲类，国基]5~10mg静脉滴注。

（4）预防DIC：低分子右旋糖酐500mL静脉滴注，每天1次，用1~3天。高凝状态可给予小剂量肝素抗凝，用量为0.5~1mg/kg，6~12h 1次，疗程1~3天。

2. 低血压（休克）期的治疗：积极补充血容量，纠正酸中毒，改善微循环。

（1）补充血容量：早期、快速、适量静脉滴注晶体液乳酸钠林格注射剂[甲类，国基]与胶体液，力争于数小时内改善微循环，逆转休克状态。

（2）纠正酸中毒：5%的碳酸氢钠注射剂[甲类，国基]，首次给予250mL，或每次60~100mL，分1~4次给予。

（3）血管活性药物和肾上腺皮质激素的应用：去甲肾上腺素注射剂[甲类，国基]按照每分钟8~12μg静脉滴注，充分液体复苏后血压仍未稳定，可给予氢化可的松注射剂[甲类，国基]200~300mg静脉滴注，每天1次。

3. 少尿期的治疗：治疗原则为稳定机体内环境，促进排尿，进行导泻和透析治疗。

（1）补液量=前一天尿量+呕吐量+400~500mL，补液种类主要是高渗葡萄糖。

（2）导泻：无消化道出血的患者可给予20%的甘露醇注射剂[甲类，国基]125g，口服，每天2~3次，或口服33%的硫酸镁口服散剂[甲类]40mL。

（3）透析疗法：明显高血钾、酸中毒、高分解代谢状态氮质血症、高血容量综合征患者应早期进行透析治疗。

4. 多尿期的治疗：维持水电解质平衡，防止继发感染。

5. 恢复期的治疗：恢复期应加强营养，补充高蛋白、高热量、高维生素饮食。

**【注意事项】**

1．有严重肾功能减退、充血性心力衰竭和出血倾向者慎用低分子右旋糖酐。低分子右旋糖酐偶可引起过敏反应。

2．少尿期给予甘露醇治疗时应注意观察尿量，如3h尿量少于100mL则停用甘露醇，严格控制输入量。

3．休克早期，胶体量应控制在每天1 000mL。

（编写：李粤平　校对：张永明）

# 第二十八节　传染性单核细胞增多症

**【概述】**

传染性单核细胞增多症是由EB病毒（EBV）感染引起的经呼吸道传播的急性单核-吞噬细胞系统增生性疾病。本病在我国全年散发，病程多为自限性。主要临床特征为不规则发热、咽痛、肝脾淋巴结肿大、外周血中淋巴细胞显著增多，并出现异常淋巴细胞、嗜异性凝集试验阳性，血清中可测得抗EBV的抗体。

**【诊断】**

1．病史：当地有本病的流行，与患者有密切接触史。

2．症状和体征：绝大多数有发热、咽峡炎、淋巴结肿大等症状。少数可伴有多形性皮疹。还有以咳喘为主要表现的肺炎型，以肝大、黄疸为主要表现的肝炎型，以恶心、呕吐、腹痛、腹泻为主要表现的胃肠型，以浮肿、蛋白尿、血尿为主要表现的肾炎型，以脑膜脑炎、多发性神经炎为主要表现的神经型等。

3．实验室检查：①早期外周血白细胞总数可正常或偏低，之后逐渐升高，以单核细胞及淋巴细胞为主，并可出现大量异常淋巴细胞，异常淋巴细胞超过10%或其绝对数超过$1.0 \times 10^9$/L有诊断意义；②嗜异性凝集试验阳性；③抗EBV抗体阳性；④咽拭子EBV-DNA检测阳性。

4．鉴别诊断。

传染性单核细胞增多症需与以下疾病鉴别：①巨细胞病毒、腺病毒、甲型肝炎病毒、风疹病毒所致的单核细胞增多；②儿童患者需与急性感染性淋巴细胞增多症鉴别；③急性淋巴细胞白血病。

## 【治疗】

1. 本病无特异性治疗，以对症治疗为主：高热患者酌情补液，休克者给予补充血容量及血管活性药物治疗，出血者给予止血药物，脑水肿者给予甘露醇注射剂[甲类，国基]脱水。

2. 患者大多能自愈。当并发细菌感染，如咽部、扁桃体的β–溶血性链球菌感染时，可选用青霉素G、红霉素等抗菌药物。

3. 肾上腺皮质激素可用于重症患者，如咽部、喉头有严重水肿，出现神经系统并发症、血小板减少性紫癜、心肌炎、心包炎等，可改善症状，消除炎症。

## 【注意事项】

1. 使用激素时应同时加用制酸药物，但一般病例不宜采用激素治疗。

2. 本病忌用氨苄西林或阿莫西林，因用后出现多形性皮疹的机会显著增加。

3. 重症患者出现肺炎、喉炎、心肌炎、心包炎、脑炎等并发症时建议转送有条件的上级医院治疗。

（编写：洪文昕　校对：张永明）

# 第二十九节　腮　腺　炎

## 一、流行性腮腺炎

### 【概述】

流行性腮腺炎简称"流腮"，亦称"痄腮"，是少年儿童中常见的呼吸道传染病，亦可见于成人。它是由腮腺炎病毒侵犯腮腺引起的急性呼吸道传染病，接触患者导致感染后2~3周可发病。

### 【诊断】

1. 症状和体征：多见于少年儿童，呈流行性。主要表现为一侧或两侧耳垂下肿大，肿大的腮腺常呈半球形，以耳垂为中心，边缘不清，表面发热有触痛。常为双侧腮腺同时肿胀，颌下腺及舌下腺可同时发病。少数病例仅表现为颌下腺肿胀。涎腺导管口无分泌。

2. 实验室检查：白细胞数偏低或正常，白细胞分类中淋巴细胞数上升。

血或尿中淀粉酶升高。

【治疗】

主要采用对症治疗，疼痛、发热者可口服对乙酰氨基酚口服常释剂型、颗粒剂[甲类，国基]，以及对乙酰氨基酚缓释控释剂型、口服液体剂[乙类，国基]。成人常用量：口服，每次0.3~0.6g，每4h 1次，或每天4次；每天用量不宜超过2g，退热疗程一般不超过3天，镇痛疗程不宜超过10天。儿童常用量：口服，按体重每次10~15mg/kg，每4~6h 1次；12岁以下儿童每24h使用不超过5次，疗程不超过5天。

【注意事项】

预防主要采用疫苗接种，隔离传染源。有接触史的患者应隔离观察2~3周。

## 二、急性化脓性腮腺炎

【概述】

病原菌主要是金黄色葡萄球菌，少数是链球菌及肺炎双球菌。本病常发生于腹部较大手术后。感染的炎性渗出可引起腮腺的小脓灶，因腺叶间存在纤维间隔，所以脓肿常为多发性。

【诊断】

1. 病史：常有腹部外科手术病史，患者多为长期禁食、体质虚弱的老年人。多为单侧发病。

2. 症状：主要表现为高热，耳前剧烈疼痛、肿胀，局部皮肤热、红，触痛明显。当腮腺内有脓肿形成时，导管口可见黏稠脓液。重症患者可出现全身中毒症状。

3. 实验室检查：白细胞计数上升并有核左移。

【治疗】

1. 全身抗菌药物应用：选择青霉素或一代头孢菌素，如头孢唑林、头孢氨苄等，并联合应用抗厌氧菌的甲硝唑或替硝唑。

（1）头孢唑林注射剂[甲类，国基]：肌内注射、静脉注射或静脉滴注，成人每6~12h 0.5~1g，病情严重者可酌情增加剂量至每天6g。儿童每天按体重40~80mg/kg，分3~4次给药。剂量可根据感染严重程度而增加。肾功能减退患者应用头孢唑林时先给予500mg的饱和剂量，然后根据肾功能损害程度予以适当减量。

（2）头孢氨苄口服常释剂型、颗粒剂[甲类，国基]：成人口服常用量，每次250~500mg，每6h 1次。一般最高剂量为每天4g。儿童口服常用量，每天按体重25~50mg/kg，每6h 1次。

（3）甲硝唑注射剂[甲类，国基]：静脉给药，首次按体重15mg/kg（70kg成人为1g）。维持量按体重7.5mg/kg，每6~8h静脉滴注1次。

2. 纠正脱水状态，注意维持水电解质平衡。

3. 用3%的过氧化氢溶液剂[乙类]或氯己定[乙类]，0.1%的西吡氯铵含漱液[乙类]，每天3次。

【注意事项】

如经药物保守治疗后症状不能明显改善，局部肿胀迅速发展，出现可凹性水肿、高热、全身症状加重等，表明深部有脓，应及时进行脓肿切开引流。

（编写：舒大龙　冉　炜　校对：杨　敏　侯连兵）

# 第三十节　猩　红　热

【概述】

猩红热为A组β型溶血性链球菌感染引起的急性呼吸道传染病。本病一年四季都有发生，尤以冬春季节发病为多。多见于儿童，尤以5~15岁者居多。可分为普通型、脓毒型、中毒型、外科型或产科型，近年由于抗菌药物的早期应用，发病趋于轻型化。

【诊断】

1. 病史：冬春季节发病，各年龄组均可发病，以学龄儿童发病率较高，多发生在托幼机构及小学等集体生活的地方。有与猩红热或咽峡炎患者接触史。

2. 症状：骤起发热、咽峡炎、典型的皮疹、口周苍白、杨梅舌、帕氏线、恢复期脱皮等为猩红热的特点。可出现化脓性中耳炎、乳突炎、鼻窦炎、非化脓性关节炎、中毒性心肌炎、中毒性肝炎等并发症，少数患者可于病程第2~3周因变态反应并发风湿性关节炎、风湿性全心炎、急性肾小球肾炎。

3. 实验室检查：白细胞数增高达（10~20）×10⁹/L，嗜中性粒细胞占80%以上；尿常规可有尿蛋白、红细胞及管型；细菌学检查，咽拭子或其他病灶分泌物培养有β型溶血性链球菌生长。

4．鉴别诊断：猩红热需与麻疹、风疹、药疹、金黄色葡萄球菌感染、川崎病等疾病鉴别。

【治疗】

1．一般治疗：呼吸道隔离，卧床休息，供给充足水分和营养，防止继发感染。

2．病原治疗。

（1）首选青霉素，普通型患者，80万U，每6~8h 1次，肌内注射，疗程7~10天；儿童，每天2.5万U/kg，每天2次，肌内注射；或单剂苄星青霉素[甲类，国基]肌内注射，体重<27.3kg的儿童60万U，青少年或成人120万U。

（2）对青霉素G过敏者，可用红霉素注射剂[甲类，国基]，剂量为成人每天1.5~2g，儿童每天30~50mg/kg，静脉注射，每天4次，疗程7~10天；或克林霉素口服常释剂型[甲类，国基]300mg，每天3次，连服10天。一代、二代头孢类抗菌药物也可选择使用。

3．对症治疗：对于化脓病灶，予以切开引流或手术治疗。

【注意事项】

青霉素使用前必须进行皮试。

（编写：邓西龙　校对：张永明）

# 第三十一节　百　日　咳

【概述】

百日咳是由百日咳杆菌引起的急性呼吸道传染病，主要通过飞沫传播，患者是本病唯一的传染源，病后可获持久免疫力。临床特征为咳嗽逐渐加重，呈阵发性痉挛性咳嗽，咳末有鸡鸣样吸气吼声，未经治疗的患者，病程可延续2~3个月，故名"百日咳"。本病多发生于儿童，按其临床病程可分为潜伏期、卡他期、痉咳期、恢复期。

【诊断】

1．病史：本病多发生于婴幼儿，一般散在发病，全年均可发病，但以冬春季节为多。

2．症状：①卡他期（前驱期），症状包括低热、咳嗽、流涕、打喷嚏

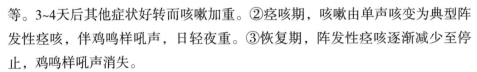

等。3~4天后其他症状好转而咳嗽加重。②痉咳期，咳嗽由单声咳变为典型阵发性痉咳，伴鸡鸣样吼声，日轻夜重。③恢复期，阵发性痉咳逐渐减少至停止，鸡鸣样吼声消失。

3．实验室检查：白细胞和中性粒细胞计数一般于发病第一周末开始升高，痉咳期白细胞数一般为（20~40）×$10^9$/L或更高，鼻咽拭培养法早期阳性率高，卡他期培养阳性率可达90%，发病3~4周阳性率约50%。酶联免疫吸附试验可测定本病特异性IgM抗体，对早期诊断有帮助。

4．鉴别诊断。

百日咳需与下列疾病鉴别：①副百日咳杆菌、腺病毒、合胞病毒所引起的百日咳综合征；②肺门淋巴结核；③痉挛性支气管炎；④气管异物。

【治疗】

1．一般治疗：按呼吸道传染病隔离，保持室内安静、空气新鲜、温度湿度合适。注意营养及良好护理。避免刺激、哭泣而诱发痉咳。婴幼儿痉咳时应加强陪护，同时可采取头低位，轻拍背。

2．对症治疗：咳嗽较严重者睡前可用盐酸异丙嗪口服常释剂型[甲类，国基]顿服，有利于睡眠；为减少阵咳，可选喷托维林口服常释剂型[甲类，国基]。患儿发生窒息时应及时做人工呼吸、吸痰和给氧。严重者可适当加用镇静剂如苯巴比妥口服常释剂型、注射剂[甲类，国基]，或地西泮口服常释剂型、注射剂[甲类，国基]等。痰稠者可给予祛痰剂或雾化吸入。

3．抗菌药物治疗：首选红霉素口服常释剂型[甲类，国基]，每天30~50mg/kg，分3~4次服用，连用7~10天；也可用罗红霉素口服常释剂型[乙类]，儿童每天2.5~5mg/kg，分2次服用，成人150mg，每天2次，疗程不少于10天；或阿奇霉素口服常释剂型[甲类，国基]，10~12mg/kg，口服，每天1次，共5天。

4．肾上腺皮质激素与高价免疫球蛋白治疗：重症婴幼儿可予泼尼松口服常释剂型[甲类，国基]，每天1~2mg/kg，能减轻相关症状，疗程3~5天。使用高价免疫球蛋白亦能减轻症状和缩短痉咳期。

5．并发症治疗：肺不张并发感染时可予相应抗菌药物治疗。单纯肺不张可采取体位引流，必要时予纤维支气管镜排除堵塞的分泌物。百日咳脑病发生惊厥时可予苯巴比妥注射剂[甲类，国基]，每次5mg/kg，肌内注射，或地西泮注射剂[甲类，国基]，每次0.1~0.3mg/kg，静脉注射。出现脑水肿时静脉注射甘露醇注射剂[甲类，国基]，每次1~2g/kg。

【注意事项】

1. 红霉素的胃肠道反应较大，发生时以对症处理为主。

2. 痰稠者慎用镇咳药和镇静药。

（编写：邓西龙　校对：张永明）

# 第三十二节　白　喉

【概述】

白喉是由白喉杆菌引起的急性呼吸道传染病，白喉杆菌产生的外毒素可导致全身中毒症状，严重者可并发心肌炎和末梢神经麻痹。本病四季均可发病，以秋季、冬季较多。我国由于广泛推行白喉类毒素接种，所以白喉现仅在未进行免疫接种或免疫不完全的人群中偶然散发。

【诊断】

1. 病史：在发病季节有与白喉患者接触史，未接种百白破三联疫苗。

2. 症状和体征：临床上分为咽白喉、喉白喉、鼻白喉等临床类型，以咽白喉最为常见。咽白喉起病较缓，表现为咽痛、发热、全身不适。咽部充血，扁桃体肿大，上有片状假膜，呈灰色，周缘充血，假膜不易剥脱，用力擦去时周围有渗血。常有颌下淋巴结肿大、压痛。婴幼儿表现为不活泼、哭闹和流涎。如果未及时治疗，假膜可能迅速扩大，扩展至口腔、鼻咽部和喉部。全身症状严重，出现高热、面色苍白、高度乏力等，常并发心肌炎和周围神经麻痹。极重型病例的假膜可因合并出血而呈黑色。扁桃体和咽部高度肿胀，阻塞咽门，影响呼吸，或因有坏死形成溃疡，有腐臭气息。颈部水肿明显，形如牛颈。全身中毒症状极重，可出现呼吸困难、休克、急性心功能不全等。

3. 实验室检查：血白细胞及中性粒细胞增高，有中毒颗粒。重者红细胞、血红蛋白、血小板可减少，可出现蛋白尿、血尿、管型尿等。咽拭子取咽部分泌物培养，可见白喉杆菌生长，或直接涂片找见白喉杆菌，即可确诊。

【治疗】

1. 一般治疗：严格隔离，不少于7天，卧床休息2~4周，有心肌损害时应延长至4~6周甚至更长。烦躁不安者，可予镇静剂，如注射硫酸镁。给予易消化、刺激性小的饮食与维生素B、维生素C，保持口腔清洁，防止继发感染。

2. 药物治疗。

（1）白喉抗毒素注射剂<sup>［甲类］</sup>：宜早期、足量给予。依据病情轻、中、重的不同，剂量分别为2万U、6万U、10万U，肌内注射。

（2）抗菌药物：首选青霉素G注射剂<sup>［甲类, 国基］</sup>，每天80万~160万U，分2~4次肌内注射。也可用阿奇霉素口服常释剂型<sup>［甲类, 国基］</sup>或阿奇霉素注射剂<sup>［甲类］</sup>，每天500mg，口服或静脉注射。或用头孢菌素治疗。疗程7~10天。

3. 并发症的治疗：中毒症状严重的患者酌用皮质激素；并发心肌炎的患者除用皮质激素外，还要静脉注射高渗糖、能量合剂、维生素C注射剂<sup>［甲类, 国基］</sup>、维生素B<sub>6</sub>注射剂<sup>［甲类］</sup>等；喉梗阻的患者必要时行气管插管或喉镜取膜；咽肌瘫痪者鼻饲；必要时用呼吸机辅助呼吸。

【注意事项】

1. 青霉素使用前必须进行皮试。

2. 白喉抗毒素使用前也要进行皮试：用生理盐水稀释10倍后取0.1mL注射于前臂屈侧皮内，15~30min后无过敏反应（红肿）方可应用，过敏者须先做脱敏治疗。

3. 肾上腺皮质激素必须在应用抗菌药物的情况下使用，以免引起病原菌扩散。

4. 重症患者建议转送有条件的医院治疗。

（编写：洪文昕　校对：张永明）

# 第三十三节　炭　　疽

【概述】

炭疽是一种由炭疽杆菌引起的动物源性传染病，患者一般是因接触受污染的动物及畜产品或外周受污染的环境而发病的。按照发病部位分为皮肤炭疽、肺炭疽和肠炭疽。

【诊断】

1. 病史：有与病畜接触史或从事与动物及其产品接触的工作。

2. 症状和体征：①皮肤炭疽患者表现为无痛性非凹陷性水肿、溃疡焦痂等典型改变。②肠炭疽患者表现为高热、剧烈腹痛、出血性肠炎，很快出现腹水。查体：腹部有压痛、反跳痛，极似外科急腹症。③肺炭疽起病急，初为低热、干咳等流感样症状，2~4天后出现高热、咳嗽、血性痰，伴胸痛、呼吸困难、大汗。查体：肺部有细小湿啰音。

3. 实验室检查：白细胞数明显升高，分类可见中性粒细胞增高。肺炭疽胸片显示纵隔增宽，有胸腔积液、支气管肺炎表现。取病灶渗出物、分泌液、痰、呕吐物、粪便、血等涂片或培养可见病原菌。

4. 鉴别诊断：皮肤炭疽需与痈、蜂窝织炎、恙虫病的焦痂、兔热病的溃疡等相鉴别。肺炭疽需与各种肺炎、肺鼠疫相鉴别。肠炭疽需与急性菌痢及急腹症相鉴别。

【治疗】

1. 一般治疗及对症治疗：对患者应严格隔离，对其分泌物和排泄物按芽孢的消毒方法进行消毒处理。补充足量液体，出血严重者应适当输血。皮肤恶性水肿者可应用肾上腺皮质激素，氢化可的松注射剂[甲类，国基]每天100~300mg，短期静脉滴注，但必须在有效的病原治疗下采用。有DIC者应及时应用肝素注射剂[甲类，国基]、双嘧达莫口服常释剂型[甲类]、氯吡格雷口服常释剂型[乙类，国基]等。

对皮肤局部病灶除取标本做诊断外，切忌挤压，也不宜切开引流。局部可用1∶2 000的高锰酸钾局部用散剂[乙类]溶液湿敷，敷以四环素软膏[乙类]，用无菌纱布包扎。

2. 病原治疗。

（1）青霉素G注射剂[甲类，国基]：皮肤炭疽，成人每天160万~400万U，分3~4次肌内注射，疗程7~10天；肺炭疽、肠炭疽、败血症型炭疽，应增至每天1 200万~2 400万U，分4~6次静脉滴注，并同时合用氨基糖苷类如阿米卡星注射剂[甲类，国基]（每天15mg/kg，静脉注射或肌内注射，每8~12h 1次）。美国推荐首选环丙沙星口服常释剂型、注射剂[甲类，国基]，成人（包括孕妇）口服500mg，每天2次，或400mg，静脉注射，每12h 1次，疗程60天。

（2）对青霉素过敏者可使用环丙沙星口服常释剂型、注射剂[甲类，国基]，链霉素注射剂[甲类，国基]，红霉素口服常释剂型、注射剂[甲类，国基]及氯霉素注射剂[甲类]等抗菌药物。

【注意事项】

1. 肾上腺皮质激素必须在应用抗菌药物的情况下使用，以免引起病原菌扩散。

2．青霉素使用前必须进行皮试。18岁以下青少年禁用环丙沙星。

（编写：李粤平　校对：张永明）

# 第三十四节　鼠　疫

【概述】

鼠疫是由鼠疫杆菌引起的自然疫源性烈性传染病，也叫作黑死病。主要经鼠蚤、皮肤、呼吸道飞沫传播。鼠疫的发病有明显的季节性，南方的鼠疫（主要是腺鼠疫）多发生在春夏季节，青藏高原等地区的鼠疫（主要是肺鼠疫）多发生于夏秋季节。

【诊断】

1．病史：患者发病前10天到过鼠疫动物病流行区，或接触过鼠疫疫区内的疫源动物、动物制品或鼠疫患者，进入过鼠疫实验室或接触过鼠疫实验用品。

2．症状：突然发病，高热，白细胞剧增，在未用抗菌药物（青霉素无效）的情况下，病情会在24h内迅速恶化。可伴有急性淋巴结炎，炎症部位肿胀，剧烈疼痛并出现强迫体位；或出现重度毒血症、休克症候群而无明显淋巴结肿胀；或出现咳嗽、胸痛、咯痰带血或咯血；或出现重症结膜炎并有严重的上下眼睑水肿；或出现血性腹泻并有重症腹痛、高热及休克症候群；或皮肤出现剧痛性红色丘疹，其后逐渐隆起，形成血性水疱，周边呈灰黑色，基底坚硬，水疱破溃，创面也呈灰黑色；或出现剧烈头痛、昏睡、颈部强直、谵语妄动、脑压高、脑脊液浑浊。

3．实验室检查：①血常规白细胞总数大多升高，常为（20~30）×$10^9$/L。初为淋巴细胞增高，之后中性粒细胞显著增高，红细胞、血红蛋白与血小板减少。②淋巴结穿刺液、血液、痰液、咽部和眼分泌物，尸体脏器或管状骨骨髓取材标本，可分离到鼠疫杆菌。③患者2次（间隔10天）采集血清，用PHA法检测F1抗体，呈现4倍以上增长具有确诊意义。

4．鉴别诊断：鼠疫需与败血症、钩端螺旋体病、流行性出血热、急性淋巴结炎、炭疽等疾病鉴别。

【治疗】

凡为确诊患者或疑似鼠疫患者，均应迅速组织对其进行严密的隔离，就地治疗，不宜转送。隔离到症状消失，血液、局部分泌物或痰培养（每3天1次）3次阴性，肺鼠疫要6次阴性。

1. 一般治疗。

（1）严格的隔离消毒：患者应严格隔离于隔离病院或隔离病区，病区内必须做到无鼠无蚤。入院时对患者做好卫生处理（更衣、灭蚤及消毒）。病区、病室内定期进行消毒，患者排泄物和分泌物应用漂白粉或来苏液彻底消毒。工作人员在护理和诊治患者时应穿连衣裤的"五紧"防护服，戴棉花纱布口罩，穿高筒胶鞋，戴薄胶手套及防护眼镜。

（2）饮食与补液：急性期应给予患者流质饮食，并供应充分液体，或予葡萄糖、生理盐水静脉滴注，以利于毒素排泄。

（3）护理：严格遵守隔离制度，做好护理工作。

2. 病原治疗：治疗原则是早期、联合、足量应用敏感的抗菌药物。

（1）链霉素注射剂[甲类，国基]：为治疗各型鼠疫特效药。成人首剂量1g，之后每次0.5g，每4h 1次，肌内注射，1~2天后改为每6h 1次。儿童每天20~40mg/kg，新生儿每天10~20mg/kg，分2~4次肌内注射。对严重病例应加大剂量，最初2天，每天4g，继以每天2g，分4次肌内注射。链霉素可与磺胺类或四环素等联合应用，以提高疗效。疗程一般7~10天，甚者延至15天。

（2）庆大霉素注射剂[甲类，国基]：每天24万~32万U，分次稀释后静脉滴入，持续7~10天。

（3）对链霉素耐药时可使用四环素：轻症者开始2天，每天2~4g，分次口服，之后每天2g；严重者宜静脉滴注，第1次0.75~1g，每天2~3g，病情好转后改为口服。疗程7~10天。

（4）氯霉素注射剂[甲类]：每天3~4g，分次静脉滴入或口服，退热后减半，疗程5~6天。儿童及孕妇慎用。

（5）磺胺嘧啶口服常释剂型、注射剂[甲类，国基]，磺胺嘧啶口服液体剂[乙类]：首剂5g，4h后2g，之后每4h 1g，与等量碳酸氢钠同服，用至体温正常3天为止。磺胺嘧啶只对腺鼠疫有效，可用于人群预防，严重病例不宜单独使用。

3. 对症治疗：烦躁不安或疼痛者用镇静止痛剂；注意保护心肺功能，有心力衰竭或休克者，及时进行强心和抗休克治疗；有DIC者采用肝素、低分子肝素抗凝疗法；中毒症状严重者可适当使用肾上腺皮质激素。对于腺鼠疫淋巴结肿，可用湿热敷或红外线照射，未化脓者切勿切开，以免引起全身播散。结膜炎可用0.25%的氯霉素滴眼剂<sup>[甲类]</sup>滴眼，每天数次。

**【注意事项】**

1. 应用氨基糖苷类药物如链霉素、庆大霉素等需警惕耳毒性与肾毒性。

2. 因本病可能引起暴发流行，故应及时按甲类传染病上报传染病卡并送有条件的指定医院治疗。

3. 少数患者在氯霉素治疗过程中可发生粒细胞减少，严重者可发生再生障碍性贫血，因此在疗程中应经常检查血常规，如白细胞计数低于$2.0 \times 10^9$/L应停药，更换其他抗菌药物。伴有G-6-PD（葡萄糖-6-磷酸脱氢酶缺乏症）缺陷的患者，用药后可发生溶血。个别患者可出现中毒性精神病，但停药后可恢复。

4. 氯霉素、四环素类药物对婴幼儿及胎儿均有毒副作用，故应慎用或不用于儿童及孕妇。

5. 有严重肝病、肾病、磺胺过敏及白细胞减少者忌用磺胺类药物。

（编写：洪文昕　校对：张永明）

# 第三十五节　狂　犬　病

**【概述】**

狂犬病是由狂犬病病毒引起的一种以侵犯中枢神经系统为主的急性人畜共患传染病，病死率极高，一旦发病几乎无人可以幸免，我国各地均时有发生。

**【诊断】**

1. 病史：有犬、猫咬伤史。

2. 症状和体征：最早期可出现局部感觉异常，在已愈合的伤口附近及其神经通路上有麻、痒或疼痛感，其远端可有间歇性放射刺痛，四肢有蚁走感。随后出现烦躁、恐水、怕风、怕声、怕光和兴奋不安，痉挛严重者可伴呼吸肌痉挛而发生呼吸困难，甚至全身抽搐。有自主神经系统功能亢进表现：大汗、心率增快、血压升高、唾液分泌增加。因不能饮水且多汗故常有脱水。病程后期体温常升高至38~40℃。神志大多清醒，偶可出现精神失常、谵妄、幻听等。整个病程平均4天，一般不超过6天。

3. 实验室检查：外周血白细胞总数轻至中度增多，中性粒细胞一般占80%左右；脑脊液压力稍增高，细胞数轻度增高，以淋巴细胞为主，蛋白轻度增高，糖和氯化物正常。唾液及脑脊液查狂犬病病毒核酸可确诊，或做脑组织内氏小体检验可确诊，但因条件所限一般不做。

4．鉴别诊断：狂犬病需与病毒性脑炎、破伤风、脊髓灰质炎或癔症等疾病鉴别。

【治疗】

1．以预防为主：一旦被犬、猫等抓伤，应立即清洗伤口，及时到防疫站注射狂犬病疫苗或者狂犬病免疫球蛋白等。

2．单室严格隔离，避免声音、光、风等刺激，医护人员宜戴口罩和胶皮手套，以防止鼻、口腔黏膜及皮肤细小破损处为患者唾液所污染。

3．加强监护。给氧，纠正酸中毒，补液，维持水电解质平衡，注意维持患者的呼吸系统和心血管系统的功能。必要时镇静、解痉。

【注意事项】

1．用药及抽血应尽量安排在同一时间进行，避免反复刺激患者。

2．目前无特异性治疗方法，只能对症治疗，以减轻痛苦为主。

3．注射疫苗期间须戒酒。

（编写：洪文昕　校对：张永明）

# 第三十六节　钩端螺旋体病

【概述】

钩端螺旋体病是由致病性钩端螺旋体引起的动物源性传染病。鼠类及猪是主要传染源。临床以早期的败血症、中期的各器官损害和功能障碍及后期的各种变态反应后发病为特点。重症患者可发生肝肾衰竭和肺弥漫性出血，常危及患者生命。

【诊断】

1．病史：夏秋季节发病，多于28天内有与病畜或疫水接触史。

2．症状：急起发热、全身酸痛、疲乏。中期有不同程度的血痰或咯血，或并发肺出血、黄疸、肾损害、脑膜脑炎，或在青霉素治疗过程中出现赫氏反应等。

3．体征：眼结膜充血，小腿腓肠肌疼痛、压痛，全身浅表淋巴结肿大。

4．实验室检查：血白细胞总数和中性粒细胞轻度增高或正常。起病1周后显微镜凝集试验血清效价1∶400或早晚期双份血清呈4倍递增者有诊断意义。

5. 辅助检查：X线胸片呈广泛点片状阴影。

6. 鉴别诊断：钩端螺旋体病需与伤寒、败血症、肺结核、急性黄疸型肝炎、流行性出血热等疾病相鉴别。

【治疗】

治疗原则：早期合理使用抗菌药物，对症处理和支持治疗，治疗并发症。

1. 一般治疗：卧床休息，易消化饮食，物理降温，保持体液与电解质平衡，不宜使用退热药物。

2. 病原治疗：首选青霉素G注射剂[甲类，国基]，首次肌内注射20万~40万U，病情严重者可2h后追加40万U，每天总量为160万~240万U，疗程7天，或体温正常后2~4天。儿童每天5万U/kg。发病急骤、中毒症状严重者可加大剂量至每次肌内注射40万U，每天4~6次。青霉素过敏者可改用庆大霉素注射剂[甲类，国基]每次肌内注射8万U，每天3~4次（每天16万~24万U）。

3. 对症处理：黄疸出血型患者可给予维生素$K_1$注射剂[甲类，国基]注射，每天40mg；重型病例加用肾上腺皮质激素短程治疗，如泼尼松口服常释剂型[甲类，国基]每天30~40mg，疗程2~4周，逐渐撤停。肾功能不全者除注意水电解质及酸碱平衡外，应及时进行腹膜透析或血透析治疗以挽救患者生命。常规给予镇静剂如地西泮注射剂[甲类，国基]，每次10mg，或异丙嗪注射剂[甲类，国基]25~50mg、氯丙嗪注射剂[甲类，国基]25~50mg静脉滴注。静脉滴注氢化可的松注射剂[甲类，国基]200mg可防治赫氏反应。肺弥漫性出血患者氢化可的松注射剂[甲类，国基]用量可达1 000~2 000mg，并尽早转上级医院进一步治疗。

4. 并发症的治疗。

（1）钩端螺旋体病后发热：一般无须特殊治疗，发热可自行消退。

（2）葡萄膜炎：1%的阿托品眼膏剂[甲类，国基]、阿托品眼用凝胶剂[乙类]滴眼，可给予地塞米松注射剂[甲类，国基]5mg静脉滴注治疗。

（3）脑内闭塞性动脉炎：给予大剂量青霉素G注射剂[甲类，国基]、肾上腺皮质激素治疗。

【注意事项】

1. 需注意青霉素G治疗后发生的赫氏反应，该反应一般在首次注射青霉素G后0.5~4h发生，患者突然出现寒战、高热、头痛、身痛、脉搏加快、心慌、呼吸急促等，原有症状加重，或出现体温骤降、低血压、冷厥、休克等，少数患者可导致DIC。应注意与青霉素G过敏反应鉴别。

2．若发生赫氏反应，可立即应用氢化可的松注射剂[甲类，国基]200~300mg加入5%的葡萄糖溶液100mL中静脉滴注，或地塞米松注射剂[甲类，国基]5~10mg加入5%的葡萄糖溶液20mL中静脉注射，伴用镇静剂（异丙嗪注射剂[甲类，国基]、氯丙嗪注射剂[甲类，国基]或哌替啶注射剂[甲类，国基]）及抗休克治疗。

3．可在首次应用青霉素G注射剂[甲类，国基]的同时或稍前应用氢化可的松注射剂[甲类，国基]200~500mg加入5%的葡萄糖溶液250mL中静脉滴注，或者首剂减量使用青霉素G注射剂[甲类，国基]以预防赫氏反应。

（编写：李粤平　校对：张永明）

# 第三十七节　登　革　热

【概述】

登革热是由登革病毒所引起，由伊蚊传播的急性传染病。其临床特征为突起发热，头痛，全身肌肉、骨骼和关节痛，极度疲乏，出现皮疹、淋巴结肿大及白细胞减少，部分患者有出血倾向。

【诊断】

1．病史：本病在东南亚等地呈地方性流行。在伊蚊滋生的季节，发病前15天内在本病流行地区有居住或逗留史，对诊断有一定价值。

2．症状和体征：①急性起病，高热，热程5~7天，极度乏力。②全身各部位疼痛，常伴有四肢与腰部肌肉、关节和骨骼疼痛。③皮疹多出现于病程的第3~6天，以斑丘疹、充血疹为主，但常有针帽大小出血点混杂其间，对称分布在躯干与四肢，一般持续3~4天后隐退。④全身浅表淋巴结肿大，有压痛，但局部皮肤不红肿。⑤患者可有出血倾向，如束臂试验阳性、鼻衄、皮肤瘀点等。

3．实验室检查：①登革热患者白细胞总数减少，淋巴细胞相对增多，常同时并有血小板减少。②肝脏酶学检查常升高，严重者可出现胆红素升高、凝血功能障碍。③登革热IgM、IgG阳性，双份血清效价递升4倍或以上可确诊。④RT-PCR检测阳性或分离到登革病毒可确诊。

4．鉴别诊断：登革热需与基孔肯雅热、麻疹及其他病毒疹相鉴别。

【治疗】

登革热是一种自限性疾病，主要采取一般治疗和对症治疗，无特效疗法。

1. 一般治疗：急性期内卧床休息，在有防蚊设备的病室中隔离至退热3天。因本病可能引起暴发流行，故应及时上报传染病卡并送有条件的指定医院治疗。

2. 对症治疗：高热时先进行物理降温，高热不退或中毒症状严重时，可短期使用小剂量肾上腺皮质激素，如地塞米松注射剂[甲类，国基]每天5~10mg加入5%的葡萄糖注射液250mL中静脉滴注，使用不超过3天，并进行护肝、降低肝脏酶、疏通胆道等治疗。有出血倾向者可选用止血药物，如收缩血管药、增加凝血因子作用的药、增加血小板黏附聚集的药等；大量出血常是因为血小板严重下降、纤维蛋白原下降、凝血因子缺乏尤其是外源性凝血因子（如凝血因子Ⅱ、Ⅶ、Ⅸ、Ⅹ）缺乏，故应及时输注血小板、新鲜冰冻血浆、凝血酶原复合物、纤维蛋白原等。

【注意事项】

1. G-6-PD患者使用退热止痛药（如水杨酸类）可诱发溶血，故应慎用或不用。

2. 高热患者如无肝功能异常可以使用对乙酰氨基酚口服常释剂型、颗粒剂[甲类，国基]，对乙酰氨基酚缓释控释剂型、口服液体剂、栓剂[乙类，国基]，但不宜使用阿司匹林口服常释剂型[甲类，国基]，避免瑞氏综合征的发生。可短期使用激素，但不宜使用非甾体抗炎药，如布洛芬口服常释剂型[甲类，国基]，布洛芬口服液体剂、缓释控释剂型、颗粒剂[乙类，国基]，以免其抗凝作用诱发或加重出血。

3. 小心补液，注意补液量，以免诱发或加重脑水肿。

（编写：王　建　校对：张永明）

# 第三十八节　艾　滋　病

【概述】

艾滋病（acquired immune deficiency syndrome，AIDS）是获得性免疫缺陷综合征的简称，是由人免疫缺陷病毒（human immunodeficiency virus，HIV）引起的慢性传染病。本病主要经性接触、血液及母婴传播。HIV主要侵犯、破坏

CD4$^+$T细胞，导致机体细胞免疫功能受损乃至缺陷，最终并发各种严重机会性感染和肿瘤。本病具有传播迅速、发病缓慢、病死率高的特点。

【诊断】

1. 病史：有不安全性生活史、静脉注射吸毒史，输入过未经抗HIV抗体检测的血液或血液制品，有HIV抗体阳性配偶或性伴侣，母亲HIV抗体阳性或有职业暴露史等。

2. 症状和体征：典型病程包括3个阶段。

（1）急性感染期：在感染HIV后6天至6周内出现似感冒样表现，如发热、淋巴结肿大、咽炎、皮疹、肌痛或关节痛、腹泻等。

（2）无症状感染期：随着急性感染症状的消退，感染者转入无症状HIV感染，少数感染者可查到"持续性全身性淋巴腺病"，即在腹股沟淋巴结外，至少有两处不相邻部位的淋巴结发生肿大，直径在1cm以上，以颈部和腋下淋巴结肿大多见。此期一般为7~10年，平均8年。

（3）艾滋病期：患者CD4$^+$T细胞计数<200个/μL或出现了一种或多种艾滋病指征性疾病即可诊断为艾滋病期。艾滋病的常见症状：反复出现的发热、腹泻、不明原因的体重下降、反复发作的肺炎、不明原因的伴有瘙痒或不伴有瘙痒的皮疹等。没有经过治疗的艾滋病期患者多在1~2年内死亡。

3. 实验室检查：在各个基层医院初筛发现"HIV抗体可疑阳性"，并经当地疾病控制中心确证试验证实"HIV抗体阳性"者即可诊断。新生儿在18个月后"HIV抗体可疑阳性"才有意义，小于18个月必须查HIV RNA检测才能诊断新生儿的HIV感染。CD4$^+$T细胞下降，CD4$^+$T细胞计数低于200个/μL提示进入艾滋病期。CD4$^+$T细胞计数是对艾滋病患者疾病状态进行临床分期的重要指标之一。

4. 鉴别诊断。

（1）特发性CD4$^+$T细胞减少症：可并发严重机会性感染，与AIDS相似，但无HIV感染流行病学资料，且HIV病原学检测阴性，可与AIDS区别。

（2）继发性CD4$^+$T细胞减少：多见于肿瘤及自身免疫性疾病，经化学或免疫抑制治疗后，根据HIV病原学检测阴性可区别。

【治疗】

明确诊断后，立即转当地的定点医院治疗，包括抗反转录病毒治疗、抗机会性感染治疗等。

1．抗反转录病毒治疗：是针对HIV病毒的特异性治疗，能最大限度地抑制病毒复制，保存和恢复免疫功能，往往需要终身治疗。

2．抗机会性感染治疗：对于合并机会性感染或肿瘤的患者可按合并疾病进行相关治疗，具体参考相关疾病章节。

3．预防性治疗：CD4$^+$T细胞计数<200个/μL的患者需常规预防肺孢子菌肺炎，每天服用复方磺胺甲噁唑口服常释剂型$^{[甲类，国基]}$0.48g，直到CD4$^+$T细胞计数>200个/μL。

【注意事项】

发现HIV抗体者，争取进行CD4$^+$T细胞计数和病毒载量测定。一般情况下，对无症状HIV感染者，应定期随访（每隔3~6个月1次）。

（编写：陈谐捷　校对：张永明）

# 第三十九节　艾滋病并发症

## 一、艾滋病并发肺孢子菌肺炎

【概述】

肺孢子菌肺炎（pneumocystis pneumonia，PCP）是由肺孢子菌引起的一种疾病。在PCP预防用药及应用抗反转录病毒治疗前，AIDS患者中有70%~80%会发生PCP。在严重免疫抑制的患者中，PCP病死率为20%~40%。90%的PCP患者的CD4$^+$T细胞计数<200个/μL。在进行抗反转录病毒治疗及预防用药后，PCP的发生率显著下降。

【诊断】

1．症状：本病见于实验室检测确证"HIV抗体阳性"者，以发热伴进行性加重气促最常见，伴咳嗽（多为干咳）、呼吸增快、呼吸困难、发绀、寒战。

2．体征：肺部体征表现轻度或无，双肺呼吸音粗或减弱，单纯PCP患者干、湿啰音不明显。PCP临床起病较缓慢，自觉症状重而体征轻，呈进行性加重倾向，亦可突发，呈暴发经过，发展成呼吸衰竭。艾滋病晚期患者体形消瘦对本病的诊断有参考意义。

3．实验室检查：①呼吸道标本检测。痰涂片、痰培养、多聚酶链反应（PCR）检查有助于发现病原体，肺活组织检查发现肺孢子菌可作为确诊指标。②血清学检测。乳酸脱氢酶（LDH）明显升高，并大于谷丙转氨酶（ALT）、谷草转氨酶（AST）的升幅。③血气分析提示动脉血氧分压（$PaO_2$）下降，伴或不伴动脉血二氧化碳分压（$PaCO_2$）升高。④$CD4^+T$细胞计数<200个/μL，$CD4^+/CD8^+$<1，可作为临床重要的参考指标。

4. 辅助检查：X线胸片及胸部CT呈间质性肺炎表现，病灶为毛玻璃样或融合成粗网状，易发展为气胸。

5. 鉴别诊断：肺孢子菌肺炎需与肺部真菌感染、肺部巨细胞病毒感染、肺结核鉴别。

【治疗】

1. 原发病治疗：复方磺胺甲噁唑[甲类, 国基]每次0.96g，每6h服用1次。

2. 氧疗与机械通气。

（1）氧疗：保证机体的氧供应，维持动脉血氧分压>60mmHg。

（2）机械通气：①无创人工通气。早期可试用无创面罩人工通气，包括持续正压通气（CPAP）和双相正压通气（BiPAP）。②人工通气。严重呼吸衰竭患者，宜尽早建立人工气道行人工通气。可选择经口插管、经鼻插管。③重症监护和护理。包括合理使用药物镇静技术。

3. 综合治疗。

（1）严格保持液体量平衡。

（2）重症患者可使用糖皮质激素。

（3）营养支持，防治肺部继发性感染和器官支持治疗等。

（4）并发症的处理：①合理使用抗菌药物及抗真菌药物，如三代头孢菌素类、氟康唑口服常释剂型[甲类, 国基]、氟康唑注射剂[乙类, 国基]、氟康唑颗粒剂[乙类]等。②处理气胸。

（5）随访治疗：①完成足量、足疗程治疗后继续给予复方磺胺甲噁唑[甲类, 国基]预防量治疗，以防止复发，直至$CD4^+T$细胞计数>200个/μL持续3个月后方可考虑停药。②加强护肝治疗、抗过敏治疗、升白细胞治疗等。

【注意事项】

1. HIV感染者合并肺孢子菌肺炎必须住院治疗。

2. 注意随访治疗中复方磺胺甲噁唑的停药标准。

## 二、艾滋病合并口腔、食管真菌感染

**【概述】**

艾滋病患者口腔真菌感染主要是口腔念珠菌病，主要由白色念珠菌感染所致。

**【诊断】**

1. 症状和体征：口腔念珠菌感染患者常有味觉紊乱或舌有灼热感，检查可见口腔或口咽部的黏膜或者舌表面附有无痛性的、易剥落的乳白色薄膜。用压舌板等检查器械可以较容易地将薄膜刮除，刮除后留下鲜红色湿润基底。病变进一步扩展可形成真菌性食管炎，主要表现为吞咽困难，吞咽时患者可以感觉到明显的胸骨后疼痛。由于吞咽困难和吞咽时疼痛，患者的食欲下降，甚至不能进食，可出现严重的消耗表现。有时还可发生上消化道出血。

2. 辅助检查和实验室检查：通常根据临床上的症状、体征及口腔病灶的特点，真菌培养和组织活检诊断口腔念珠菌病。食管念珠菌病通常可以根据食管内镜检查结果做出初步诊断，食管内镜检查可见覆盖食管黏膜层的厚厚的假膜，并可见到不规则的溃疡；真菌培养及组织病理学检查等可最终明确诊断。

3. 鉴别诊断：口腔念珠菌感染需与AIDS患者中常见的毛状白斑鉴别，两者最主要的鉴别点是前者由念珠菌感染所致的乳白色薄膜较易被刮除，而后者则不能。食管念珠菌感染需与其他原因所致的食管炎及肿瘤等病灶导致的吞咽困难、疼痛相鉴别，主要依靠内镜检查、留取标本进行真菌培养及病理组织学检查来明确。

**【治疗】**

口腔念珠菌病的首选治疗给予氟康唑口服常释剂型[甲类，国基]、氟康唑颗粒剂[乙类]（首剂400mg口服，之后200mg口服，每12h 1次）治疗，连续治疗14~28天。念珠菌食管炎需要进行全身治疗，一般静脉使用氟康唑注射剂[乙类，国基]（首剂400mg静脉滴注，之后200mg静脉滴注，每天1次），连续治疗14~28天。

**【注意事项】**

目前并不主张对艾滋病患者进行预防性用药以预防口腔念珠菌病和念珠菌食管炎的发生，因为预防用药易导致耐药性的产生，但是如果患者反复出现念珠菌感染或感染程度较重，则可以考虑进行预防性用药，一般选用氟康唑口服常释剂型[甲类，国基]、氟康唑颗粒剂[乙类]200mg口服，每天1次。

### 三、艾滋病合并马尔尼菲青霉病

【概述】

马尔尼菲青霉病主要影响东南亚及中国的HIV感染者，是这些地区AIDS最常见的真菌感染之一，被认为是艾滋病特征性疾病。肺部和皮肤受累最常见，播散性病例也常发生。

【诊断】

1．症状：急性起病，容易发生播散性感染，临床表现复杂，可累及皮肤、血液、骨髓、肺脏、肝脏、脾脏、淋巴结等多个器官。发热最常见，常有肺部病变，表现为咳嗽、咳痰。部分有腹痛、腹泻、稀便、脓血便。多数有皮肤损害，典型脐凹样皮疹有诊断意义，好发于面部、躯干上部及上肢。

2．体征：中至重度贫血貌多见，浅表淋巴结常肿大，听诊呼吸音减弱，湿啰音、胸膜摩擦音少见，肝大、脾大较常见。

3．实验室检查：①血常规检查。CD4$^+$T细胞计数常＜50个/μL。②活检组织病理学检查。可见肉芽肿样变、坏疽和中性粒细胞浸润，巨噬细胞和组织细胞内外可见大量圆形、椭圆形并能够伸长的酵母样孢子。③真菌培养。马尔尼菲青霉菌具有温度双相性，25℃培养时呈双轮生青霉帚状枝菌丝相，能产生水溶性红色色素，37℃时呈酵母相。

4．辅助检查：X线胸片及胸部CT可见肺纹理增粗，肺门或纵隔淋巴结肿大，斑片状或斑点状浸润阴影，或弥漫粟粒状结节改变。亦可表现为间质性肺炎、渗出性胸腔积液。B超可见肝大、脾大、腹腔内淋巴结肿大。

5．鉴别诊断：播散型结核患者也可出现发热、咳嗽、全身淋巴结肿大等症状、体征，但病原体检测有助于区别。

【治疗】

1．支持及对症治疗：包括白蛋白、丙种球蛋白、氨基酸等营养支持疗法，贫血明显者予输血，适当补充维生素，改善食欲。

2．抗真菌治疗。

（1）两性霉素B注射剂[甲类，国基]、两性霉素B脂质体注射剂[乙类]：前者剂量为每天0.6~0.7mg/kg，后者剂量为每天1~3mg/kg，选择其一先静脉滴注2周，好转后改为伊曲康唑口服常释剂型、颗粒剂、口服液体剂[乙类，国基]口服

10周，剂量为每天400mg；或两性霉素B注射剂[甲类, 国基]、两性霉素B脂质体注射剂[乙类]静脉滴注8周，后改为伊曲康唑口服常释剂型、颗粒剂、口服液体剂[乙类, 国基]口服，预防复发。

（2）氟康唑注射剂[乙类, 国基]：每天400mg静脉滴注6~8周，好转后改为伊曲康唑口服常释剂型、颗粒剂、口服液体剂[乙类, 国基]口服10周，剂量为每天400mg。近年来的临床研究报告显示氟康唑耐药率逐渐升高，复发率高，不建议作为一线用药。

3．抗病毒治疗：抗真菌治疗2~6周后开始联合高效抗反转录病毒治疗（HAART）。

4．二级预防：抗真菌疗程结束后给予伊曲康唑口服常释剂型[乙类, 国基]（每天200mg）口服进行二级预防，直至$CD4^+T$细胞计数>200个/μL稳定3个月方可停用。

（编写：陈谐捷　校对：张永明）

# 第四十节　肺　结　核

【概述】

肺结核是由结核分枝杆菌引起的以受感染组织肉芽肿形成和细胞介导的过敏反应为特征的慢性细菌感染性疾病。临床分型可分为原发性肺结核（Ⅰ型）、血行播散型肺结核（Ⅱ型）、继发性肺结核（Ⅲ型）、结核性胸膜炎（Ⅳ型）、其他肺外结核（Ⅴ型）。在我国流行的肺结核主要表现为高患病率、高感染率、高死亡率、高耐药率、高非结核分枝杆菌感染率。

【诊断】

肺结核的诊断结论应包括临床类型、病变部位、痰菌检查、初治还是复治。

1．症状。

（1）全身症状：午后低热、乏力、盗汗、食欲不振、体重下降、月经失调或闭经，病灶急剧播散或合并感染时可出现高热。

（2）呼吸道症状：①咳嗽。多为干咳或有少量黏液痰，有空洞形成时痰量增多，合并感染时咳脓痰，合并支气管结核时表现为刺激性咳嗽。②咯血。1/3~1/2的患者有不同程度的咯血。③胸痛。性质不定，多呈固定性针刺样痛，随呼吸和咳嗽加重常提示胸膜受累。④气促。多见于广泛肺组织破坏、胸膜增厚、大量胸腔积液及并发气胸时。

2. 体征：体征主要取决于病变性质、部位、范围和程度。渗出性病变范围较大或干酪样坏死时，病变部位叩诊呈浊音，可闻及湿啰音或支气管呼吸音；浸润性肺结核好发于上叶尖后段，可于肩胛间区闻及湿啰音；病变广泛纤维化或胸膜增厚粘连时，可出现胸廓塌陷，气管、纵隔移位和呼吸音减弱；支气管结核可有局限性哮鸣音。

3. 实验室检查：①痰结核菌检查。是确诊肺结核最特异性的方法，主要包括痰涂片和痰培养，还可以通过PCR检测特异性DNA片段、色谱技术检测菌体特异成分及免疫学方法检测特异性抗原和抗体等。②结核菌素试验。48~72h观察局部硬结直径，<5mm为阴性，5~9mm为弱阳性（+），10~19mm为阳性（++），≥20mm或虽<20mm但有水疱或坏死为强阳性（+++）。

4. 辅助检查。

（1）X线胸片：原发性肺结核的典型表现为肺内原发灶、淋巴管炎和肿大的肺门或纵隔淋巴结组成的哑铃状病灶；急性血行播散型肺结核在胸片上表现为均匀分布于两肺野、密度和大小相近的粟粒状阴影，亚急性和慢性血行播散型肺结核的结节大小和密度不一，分布不均，可有融合，病变以中上肺野为主；继发性肺结核的X线征象是病灶好发于上叶尖后段和下叶背段。肺结核空洞的洞壁一般比较光滑，液平少见或仅有浅液平。病程较长者纤维组织增生明显，纤维收缩可致肺体积缩小、胸廓塌陷、气管和纵隔向患侧移位、肺门抬高、下野肺纹理呈垂柳状等。

（2）胸部CT：有助于发现隐蔽区病灶，有助于孤立性结节的鉴别诊断。

（3）纤维支气管镜：临床和胸片表现不典型而痰菌检查未能证实者，可以采集分泌物或冲洗液标本做病原体检查，并可取病灶活体组织进行病理学检查。

5. 鉴别诊断：肺结核需与细菌性肺炎、慢性阻塞性肺疾病、支气管扩张、肺癌等疾病鉴别。

【治疗】

1. 化学药物治疗原则：早期，规律，全程，适量，联合。

2. 化学治疗方案。

（1）初治涂阳肺结核治疗方案（含初治涂阴有空洞形成或粟粒型肺

结核）。

每天用药方案。①强化期：异烟肼口服常释剂型、注射剂[甲类，国基]（0.3g），利福平口服常释剂型[甲类，国基]、利福平注射剂[甲类]（0.45~0.6g），吡嗪酰胺口服常释剂型[甲类，国基]（1.5~2.0g）和乙胺丁醇口服常释剂型[甲类，国基]（0.75~1.0g），口服剂型每天1次顿服，用药时间为2个月。②巩固期：异烟肼口服常释剂型、注射剂[甲类，国基]（0.3g），利福平口服常释剂型[甲类，国基]、利福平注射剂[甲类]（0.45~0.6g），口服剂型每天1次顿服，用药时间为4个月。

间歇用药方案。①强化期：异烟肼口服常释剂型、注射剂[甲类，国基]（0.6~0.8g），利福平口服常释剂型[甲类，国基]、利福平注射剂[甲类]（0.6~0.9g），吡嗪酰胺口服常释剂型[甲类，国基]（2.0~3.0g）和乙胺丁醇口服常释剂型[甲类，国基]（1.5~2.0g），隔天1次或每周3次，用药时间为2个月。②巩固期：异烟肼口服常释剂型、注射剂[甲类，国基]（0.6~0.8g），利福平口服常释剂型[甲类，国基]、利福平注射剂[甲类]（0.6~0.9g），隔天1次或每周3次，用药时间为4个月。

（2）复治涂阳肺结核治疗方案。

每天用药方案。①强化期：异烟肼口服常释剂型、注射剂[甲类，国基]（0.3g），利福平口服常释剂型[甲类，国基]、利福平注射剂[甲类]（0.45~0.6g），吡嗪酰胺口服常释剂型[甲类，国基]（1.5~2.0g），链霉素注射剂[甲类，国基]（0.75~1.0g）和乙胺丁醇口服常释剂型[甲类，国基]（0.75~1.0g），每天1次，用药时间为2个月。②巩固期：异烟肼口服常释剂型、注射剂[甲类，国基]（0.3g），利福平口服常释剂型[甲类，国基]、利福平注射剂[甲类]（0.45~0.6g）和乙胺丁醇口服常释剂型[甲类，国基]（0.75~1.0g），每天1次，用药时间为4~6个月。巩固期治疗4个月时，痰菌未转阴，可延长治疗期2个月。

间歇用药方案。①强化期：异烟肼口服常释剂型、注射剂[甲类，国基]（0.6~0.8g），利福平口服常释剂型[甲类，国基]、利福平注射剂[甲类]（0.6~0.9g），吡嗪酰胺口服常释剂型[甲类，国基]（2.0~3.0g），链霉素注射剂[甲类，国基]（0.75~1.0g）和乙胺丁醇口服常释剂型[甲类，国基]（1.5~2.0g），隔天1次或每周3次，用药时间为2个月。②巩固期：异烟肼口服常释剂型、注射剂[甲类，国基]（0.6~0.8g），利福平口服常释剂型[甲类，国基]、利福平注射剂[甲类]（0.6~0.9g）和乙胺丁醇口服常释剂型[甲类，国基]（1.5~2.0g），隔天1次或每周3

次，用药时间为6个月。

（3）初治涂阴肺结核治疗方案。

每天用药方案。①强化期：异烟肼口服常释剂型、注射剂[甲类，国基]（0.3g），利福平口服常释剂型[甲类，国基]、利福平注射剂[甲类]（0.45~0.6g），吡嗪酰胺口服常释剂型[甲类，国基]（1.5~2.0g），口服剂型每天1次顿服，用药时间为2个月。②巩固期：异烟肼口服常释剂型、注射剂[甲类，国基]（0.3g），利福平口服常释剂型[甲类，国基]、利福平注射剂[甲类]（0.45~0.6g），口服剂型每天1次顿服，用药时间为4个月。

间歇用药方案。①强化期：异烟肼口服常释剂型、注射剂[甲类，国基]（0.6~0.8g），利福平口服常释剂型[甲类，国基]、利福平注射剂[甲类]（0.6~0.9g），吡嗪酰胺口服常释剂型[甲类，国基]（2.0~3.0g），隔天1次或每周3次，用药时间为2个月。②巩固期：异烟肼口服常释剂型、注射剂[甲类，国基]（0.6~0.8g），利福平口服常释剂型[甲类，国基]、利福平注射剂[甲类]（0.6~0.9g），隔天1次或每周3次，用药时间为4个月。

3. 其他治疗。

（1）对症治疗：处理咯血要注意镇静、止血、防止误吸等。

（2）糖皮质激素：仅用于结核毒性症状严重或并发结核性脑膜炎者，必须在有效抗结核药物治疗情况下使用。使用剂量依病情而定，一般口服泼尼松口服常释剂型[甲类，国基]，每天20mg，顿服，用药时间为1~2周，之后每周递减5mg，用药时间为5~8周。

（3）肺结核外科手术：主要用于经合理化学治疗后无效或多重耐药的厚壁空洞、大块干酪灶、结核性脓胸、支气管胸膜瘘及大咯血保守治疗无效者。

【注意事项】

1. 异烟肼：偶见周围神经炎、中枢神经抑制或兴奋、肝脏损害等副作用。

2. 利福平：有消化道不适、肝功能损害、皮疹等副作用。

3. 链霉素：有过敏反应、第八对脑神经损害（耳毒性）、肾脏损害等副作用。

4. 吡嗪酰胺：有肝脏损害、胃肠反应、高尿酸血症等副作用。

5. 乙胺丁醇：有球后视神经炎、视力减退、视野缩小、色盲等副作用。

（编写：陈谐捷 校对：张永明）

# 第四十一节　甲型H1N1流感

## 【概述】

甲型H1N1流感是一种新型呼吸道传染病，其病原为新甲型H1N1流感病毒株，病毒基因中包含有猪流感、禽流感和人流感3种流感病毒的基因片段。临床症状与流感相似。

## 【诊断】

1. 病史：冬春季多见，大流行时无明显季节性，有与流感患者接触史。

2. 症状和体征：临床通常表现为流感样症状，包括发热、咽痛、流涕、鼻塞、咳嗽、咯痰、头痛、肌肉酸痛、乏力。部分病例会出现呕吐和/或腹泻；少数病例仅有轻微的上呼吸道症状，无发热。可发生肺炎、急性心肌炎、脑炎等严重并发症，少数病例病情进展迅速，出现呼吸衰竭、多脏器功能不全或衰竭。可使原有基础疾病加重，呈现相应的临床表现。病情严重者可导致死亡。

3. 实验室检查：①白细胞总数正常或降低，淋巴细胞相对增多；②血清抗体检测，动态检测双份血清甲型H1N1流感病毒特异性抗体，效价递升4倍或以上；③呼吸道标本（鼻咽拭子、鼻咽或气管抽取物、痰）中的甲型H1N1流感病毒核酸RT-PCR检测阳性或分离出甲型H1N1病毒可确诊。

4. 鉴别诊断：甲型H1N1流感需与流行性感冒、其他呼吸道病毒感染、其他原因肺炎相鉴别。

## 【治疗】

甲型H1N1流感是一种自限性疾病，一般轻症病例居家隔离即可，以支持和对症治疗为主，有条件者可给予奥司他韦口服常释剂型、颗粒剂[乙类，国基]治疗；重症、危重症病例应住院，给予奥司他韦、扎那米韦治疗。

1. 一般治疗：休息，多饮水，密切观察病情变化；对高热病例给予退热治疗。

2. 抗病毒药物的应用：奥司他韦口服常释剂型、颗粒剂[乙类，国基]，成人每次口服75mg，每天2次，疗程5天。重症、危重症病例剂量可酌情加至每次150mg，每天2次。对于病情迁延病例，可适当延长用药时间。儿童体重不足15kg者，每次30mg，每天2次；体重15~23kg者，每次45mg，每天2次；体重

23~40kg者，每次60mg，每天2次；体重大于40kg者按成人方案给药。

**【注意事项】**

1. 奥司他韦给药时间应尽可能在发病48h内（以36h内为最佳）。

2. 高危人群应及时给予奥司他韦治疗，必要时转送上级定点医院治疗。

（编写：王　建　校对：张永明）

# 第四十二节　人 禽 流 感

**【概述】**

人禽流感是一种由甲型流感病毒的一些亚型（也称禽流感病毒）引起的急性呼吸道传染病。高致病性禽流感常由H5N1亚型或H7N9亚型等引起，病情严重，可迅速出现严重毒血症、感染性休克、多脏器功能衰竭及瑞氏综合征等多种并发症导致患者死亡。

**【诊断】**

1. 病史：发病前1周内曾到过禽流感暴发疫点，或与病禽及其分泌物、排泄物有过密切接触。

2. 症状和体征：感染H9N2亚型的患者通常仅有轻微上呼吸道感染症状。感染H7N7亚型的患者主要表现为结膜炎。感染H5N1或H7N9亚型的患者多急性起病，早期表现类似普通型流感，主要为发热，体温大多持续在39℃以上，热程1~7天，可伴有流涕、鼻塞、咳嗽、咽痛、头痛、肌肉酸痛和全身不适，部分患者可有恶心、腹痛、腹泻、稀水样便等消化道症状。重症患者病情发展迅速，可出现肺炎、急性呼吸窘迫综合征、肺出血、胸腔积液、全血细胞减少、肾衰竭、败血症、休克及瑞氏综合征等多种并发症。

3. 实验室检查：外周血常规白细胞总数一般不高或降低。重症患者多有白细胞总数及淋巴细胞减少，并有血小板降低。H5N1或H7N9的病原学检测阳性。

4. 辅助检查：H5N1或H7N9亚型病毒感染者可出现肺部浸润，胸部影像学检查可表现为肺内片状影，重症患者肺内病变进展迅速，呈大片状毛玻璃样影及肺实变影，病变后期为双肺弥漫性实变影，可合并胸腔积液。

5. 鉴别诊断：人禽流感应与季节性流感、普通感冒、细菌性肺炎、SARS（严重急性呼吸综合征）、传染性单核细胞增多症、衣原体肺炎及支原体肺炎等疾病鉴别。

【治疗】

1. 对症支持治疗：卧床休息，密切观察病情变化，早期给予鼻导管吸氧。对发热、咳嗽等临床症状给予对症治疗，如物理降温、止咳祛痰等，有肝肾功能损害者采用相应治疗。维持水电解质平衡，加强营养支持。注意保护消化道黏膜，避免消化道出血。

2. 抗病毒治疗。

（1）奥司他韦口服常释剂型、颗粒剂[乙类，国基]：在明确病原之前应尽早给予奥司他韦口服常释剂型、颗粒剂[乙类，国基]治疗。成人和13岁以上青少年的标准治疗方案为：75mg，每天2次，疗程5天。儿童患者可根据体重给予治疗，体重不足15kg时，每次30mg，每天2次；体重15~23kg时，每次45mg，每天2次；体重23~40kg时，每次60mg，每天2次；体重大于40kg时，每次75mg，每天2次。因未治疗的患者病毒仍在复制，故对于诊断较晚的患者仍应给予抗病毒治疗。如果在应用奥司他韦后仍有发热，临床病情恶化，且排除细菌感染，则提示病毒仍在复制，此时可延长抗病毒疗程到10天。

（2）帕拉米韦氯化钠注射剂[乙类]：重症病例或无法口服药物者可用帕拉米韦氯化钠注射剂，成人用量为300~600mg，静脉滴注，每天1次，常规疗程5~7天，可根据临床需要调整。

（3）金刚烷胺和金刚乙胺对禽流感病毒耐药，不推荐使用。

3. 抗菌药物：对于合并细菌性肺炎者，在未明确病因时，可根据当地社区获得性肺炎常见的感染病原及其耐药状况给予经验抗菌治疗，如给予β–内酰胺类联合大环内酯类或氟喹诺酮类抗菌药物治疗，随后根据血培养和/或痰培养结果及临床表现调整方案。

4. 氧疗和呼吸支持：重症人禽流感患者出现呼吸衰竭时应及时给予呼吸支持治疗，包括经鼻管或面罩吸氧、无创和有创正压通气治疗。

（编写：洪文昕　校对：张永明）

# 第四十三节　麻　疹

【概述】

麻疹是由麻疹病毒引起的急性呼吸道传染病，主要的临床表现有发热、咳嗽、流涕、眼结膜炎、口腔麻疹黏膜斑（Koplik spots）及皮肤斑丘疹。

【诊断】

1. 病史：多见于冬春季，3周内有麻疹患者接触史。

2. 症状和体征：①急性起病，发热、流涕、咳嗽、流泪、畏光、眼多分泌物，伴全身不适；②起病后2~3天于颊黏膜第一磨牙处出现麻疹黏膜斑，多于2~3天后消失；③发热后3~4天出现皮疹，出疹顺序为先耳后发际至颈部，后至额部及颊部、躯干、四肢，最后至手掌、足底。皮疹多为玫瑰色斑丘疹，疹与疹之间为正常皮肤，压之褪色。3~5天后皮疹按出疹顺序消退，疹退后可有脱屑；④6个月龄前婴儿或有接种麻疹灭活疫苗者一般不发病或临床表现不典型。

3. 实验室检查：①血常规白细胞减少或正常，中性粒细胞可增加。②早期特异性麻疹抗体IgM阳性，血清血凝抑制抗体、中和抗体和补体结合抗体检测，恢复期效价上升4倍以上有诊断价值。③病毒抗原检测、核酸RT-PCR检测阳性或分离到病毒可确诊。

4. 鉴别诊断：麻疹需与风疹、幼儿急疹、猩红热、药物疹等疾病鉴别。

【治疗】

麻疹是一种自限性疾病，主要采取支持和对症治疗而无特效疗法。注意预防并发症。

1. 一般治疗：急性期内卧床休息，隔离治疗至体温正常或出疹后5天，保持口腔、眼、鼻、皮肤清洁，高热时可用冰敷，必要时可小剂量使用解热镇痛药。

2. 药物的应用：维生素A口服常释剂型[乙类]，口服，成人每天2次，每次2万U，儿童每天2次，每次1 000U，连用3~5天可减轻病情。体弱者早期可予丙种球蛋白注射。

【注意事项】

1. 高热时忌用酒精擦浴，以免加重皮疹出血。

2. 出现肺炎、喉炎、心肌炎、心力衰竭、脑炎等并发症时，建议转送有条件的上级医院治疗。

（编写：王　建　校对：张永明）

# 第四十四节 手足口病

**【概述】**

手足口病是由肠道病毒引起的急性传染病，引发手足口病的病毒以柯萨奇病毒A16型（Cox A16）和肠道病毒71型（EV 71）最为常见。多发生于5岁以下儿童，尤以3岁以下年龄组发病率最高。可引起手、足、口腔等部位的斑丘疹、疱疹，少数患儿可出现脑膜炎、脑炎、脑脊髓炎、肺水肿、感染性休克等并发症，重症病例多由肠道病毒71型（EV 71）感染引起，致死原因主要为脑干脑炎及神经源性肺水肿。患者和隐性感染者均为传染源，主要通过消化道、呼吸道和密切接触等途径传播。

**【诊断】**

1. 病史：在流行季节发病，常见于学龄前儿童，婴幼儿多见。多有与类似患者接触史，于接触后2~10天发病，平均3~5天。

2. 症状和体征：发热伴手、足、口、臀部皮疹，部分病例可无发热。普通病例多在1周内痊愈，预后良好。少数重症病例（尤其是小于3岁者）病情进展迅速，在发病1~5天出现脑膜炎、脑炎、脑脊髓炎、肺水肿、休克等，极少数病例病情危重，可致死亡，存活病例可留有后遗症。各系统表现如下。

（1）神经系统：精神差、嗜睡、易惊、头痛、呕吐、谵妄甚至昏迷，肢体抖动，肌阵挛、眼球震颤、共济失调、眼球运动障碍，无力或急性弛缓性麻痹，惊厥。查体可见脑膜刺激征，腱反射减弱或消失，巴宾斯基征等病理征阳性。

（2）呼吸系统：呼吸浅促、呼吸困难或节律改变，口唇发绀，咳嗽，咳白色、粉红色或血性泡沫样痰，肺部可闻及湿啰音或痰鸣音。

（3）循环系统：面色苍灰、皮肤花纹、四肢发凉，指（趾）发绀，出冷汗，毛细血管再充盈时间延长。心率增快或减慢，脉搏浅速或减弱甚至消失，血压升高或下降。

极少数重症病例皮疹不典型，临床诊断困难，需结合病原学或血清学检查做出诊断。出现下列情况之一者，为危重型：①频繁抽搐、昏迷、脑疝；②呼吸困难、发绀、血性泡沫痰、肺部啰音等；③休克、急性左心衰竭等循环功能不全表现。

3．实验室检查。

临床诊断病例具有下列情况之一者即可确诊：①肠道病毒（Cox A16、EV 71等）特异性核酸检测阳性。②分离出肠道病毒，并鉴定为Cox A16、EV 71或其他可引起手足口病的肠道病毒。③急性期与恢复期血清Cox A16、EV 71或其他可引起手足口病的肠道病毒中和抗体有4倍以上的升高。

4．辅助检查：胸部X线片可表现为双肺纹理增多，网格状、斑片状阴影，部分病例以单侧为主。磁共振检查，神经系统受累者可有异常改变，以脑干、脊髓灰质损害为主。脑电图可表现为弥漫性慢波，少数可出现棘（尖）慢波。心电图无特异性改变，少数病例可见窦性心动过速或过缓、Q-T间期延长、ST-T改变等。

【治疗】

普通病例可门诊治疗，重点在于对病情的观察，尤其是病程在4天以内、3岁以下的婴幼儿。告知家长主要观察指标是精神状态、心率、呼吸及神经系统受累情况，如有无频繁呕吐、肢体抖动或无力、软瘫、抽搐等。重症病例应住院治疗。危重病例应及时收入重症医学科（ICU）救治。

1．一般治疗：注意隔离，避免交叉感染。适当休息，清淡饮食，做好口腔和皮肤护理。

2．对症治疗：①降温。可予物理降温；或对乙酰氨基酚口服常释剂型、颗粒剂[甲类，国基]，对乙酰氨基酚缓释控释剂型、口服液体剂[乙类，国基]，口服，每次10~15mg/kg，每4~6h 1次；或布洛芬口服常释剂型[甲类，国基]，布洛芬口服液体剂、缓释控释剂型、颗粒剂[乙类，国基]，每次5~10mg/kg，每6～8h 1次。②止吐。多潘立酮口服常释剂型[甲类，国基]、多潘立酮口服液体剂[乙类]，口服，每次0.2~0.3mg/kg，每天3次。

3．非特异性治疗：维生素C注射剂[甲类，国基]，每天100~150mg/kg，静脉滴注。

4．重症病例的治疗：早发现、早治疗最为关键，应维持内环境稳定，给予营养支持。酌情应用激素、丙种球蛋白。严密监测生命体征。

（1）控制颅内高压：限制入量，给予甘露醇注射剂[甲类，国基]，每次0.5~1.0g/kg，每4~8h 1次，20~30min快速静脉注射。必要时加用呋塞米注射剂[甲类，国基]，起始按1mg/kg静脉注射，必要时每隔2h追加1mg/kg。

（2）酌情应用糖皮质激素治疗，参考剂量：甲基泼尼松龙口服常释剂型[甲类，国基]、甲基泼尼松龙注射剂[乙类，国基]每天1~2mg/kg，氢化可的松口服常释剂型、注射剂[甲类，国基]每天3~5mg/kg，地塞米松注射剂[甲类，国基]每天0.2~0.5mg/kg，分1~2次给药。

（3）酌情静脉注射免疫球蛋白[乙类]，总量2g/kg，分2~5天给予。

（4）其他对症治疗：降温、镇静等。

5．危重病例的治疗：紧急处理后转送专科医院或上级医院进行抢救治疗。

【注意事项】

1．临床诊断病例和确诊病例按照《中华人民共和国传染病防治法》中丙类传染病要求进行报告。

2．普通病例家庭隔离，重症病例单间病房隔离。

3．儿童使用呋塞米最大剂量可达每天6mg/kg。新生儿应延长用药间隔。

4．应用皮质激素治疗者需注意使用胃黏膜保护剂和抑酸剂。

（编写：邓西龙　校对：张永明）

# 第四十五节　恙　虫　病

【概述】

恙虫病是由恙虫病东方体（立克次氏体）引起的具有典型自然疫源性的一种传染性疾病，鼠类是主要传染源，通过恙螨幼虫叮咬传播给人。该病在世界范围内流行分布较广，在我国的广东、福建、山东、山西等地均有流行。

【诊断】

1．病史：4~20天内在流行区有野外活动史（如在林地草丛里坐、卧等）。

2．症状：主要表现为发热（体温迅速上升，可达39~41℃），多伴寒战、剧烈头痛、全身酸痛等，严重者可有烦躁、谵妄、听力减退、强直性痉挛、嗜睡和昏迷等多器官损害表现。

3．体征：皮肤或黏膜表面可见焦痂或溃疡，常见于腋窝、外生殖器、腹股沟、肛周等处。焦痂附近的局部淋巴结常明显肿大，并伴疼痛和压痛，但无化脓倾向，且消失较慢。

4．实验室检查：①血白细胞常减少，分类可呈核左移，同时可有血小板减少；②变形杆菌凝集试验（外斐反应）OXk凝集效价等于或大于1∶160或双份血清抗体滴度呈4倍以上升高可协助诊断；③免疫荧光试验检测血清中特异性抗体阳性。

5．鉴别诊断：恙虫病需与斑疹伤寒、钩端螺旋体病、伤寒、败血症等疾病鉴别。

**【治疗】**

对症治疗与病原治疗相结合，以病原治疗最为重要。

1．一般治疗：患者应卧床休息，补充足够的水分和能量，做好护理工作，防止并发症的发生。高热患者易出现酸中毒和水电解质紊乱，必要时可静脉补液，高热者可行物理降温。

2．抗菌药物的应用：多西环素口服常释剂型[甲类，国基]、多西环素注射剂[乙类]、氯霉素注射剂[甲类]和四环素软膏[乙类]对本病有特效，用药后多于24~48h内退热。目前以多西环素更为常用，可缩短疗程，每次0.2g，每天1次，共服7天。氯霉素注射剂[甲类]成人每天2g，儿童每天25~40mg/kg，可加入5%的葡萄糖注射液1 000mL中静脉滴注，或分4次口服，热退后剂量减半，续用7~10天；也可以氯霉素注射剂[甲类]1g加入5%的葡萄糖注射液500mL中静脉滴注，同时口服四环素，每次0.25g，每天4次，热退后停止静脉用药而继续口服四环素7~10天。

**【注意事项】**

氯霉素、四环素类药物对婴幼儿及胎儿均有毒副作用，故应慎用或不用于儿童及孕妇。罗红霉素较为安全，可用于儿童及孕妇。

（编写：王　建　校对：张永明）

# 第四十六节　疟　　疾

**【概述】**

疟疾是疟原虫经按蚊叮咬传播的寄生虫病。临床特点为反复的间歇性发作的寒战和高热，继以出大汗而缓解。疟原虫有4种：间日疟原虫、恶性疟原虫、三日疟原虫和卵形疟原虫，不同疟原虫可引发不同的临床表现，我国以前两种较为常见。间日疟和三日疟常有复发。恶性疟的发热不规则，常侵犯内脏，可致凶险发作。

【诊断】

1. 普通型疟疾。

（1）症状：呈周期性、规律性发作，典型者有畏寒、寒战，持续0.5~2h，继以高热，体温常在40℃左右，伴有头痛、恶心，甚至呕吐。少数患者可出现谵语、谵妄、昏迷，小儿可惊厥、抽搐。高热持续3~5h后开始出汗，常可大汗淋漓，体温较快降至正常。患者可因失水而虚脱。可每隔1天发作1次，或每隔2天发作1次，或每天发作1次，当有两种疟原虫混合感染时，则发作无规律。

（2）体征：肝、脾肿大。

（3）实验室检查：白细胞在发热时轻度增高，热退时减少。长期发热者可有贫血。血涂片及骨髓涂片检查可以找到疟原虫。

2. 凶险型疟疾。

（1）症状：起病时临床症状与一般恶性疟相同，但发热数日后加重，出现40℃左右的高热、头痛、呕吐、意识障碍、昏迷、抽搐等。

（2）体征：脑膜刺激征阳性，可引出病理反射。脾多肿大。

（3）实验室检查：血白细胞多增高，中性粒细胞占80%以上，红细胞可减少。血涂片较易找到疟原虫。脑脊液中白细胞可轻度增多，但蛋白质、糖和氯化物含量正常。

【治疗】

1. 一般治疗：如病情严重可酌情予静脉输液。

2. 普通型疟疾的治疗。

（1）控制临床症状。

磷酸氯喹口服常释剂型[甲类，国基]：为首选药物，即刻口服1g，6h后口服0.5g，第2、第3天早晚各服0.25g，总量2.5g。

蒿甲醚口服常释剂型[甲类]：成人首日口服160mg，之后每天80mg，每天1次，共7天。

青蒿素类药物[甲类，国基]：成人口服首剂1.0g，之后每6~8h 0.5g，第2、第3天各0.5g。

奎宁口服常释剂型[甲类]：双硫酸盐奎宁（每片0.12g），第1天每次口服0.48g，每天3次，第2天每次口服0.36g，每天3次，连服7天；亦可采用每次口服0.48g，每天3次，连服4天。奎宁疗效不如氯喹，奎宁吸收、排泄快，维持时间短，目前主要用于耐氯喹的疟原虫感染。

（2）控制复发并消除传播：口服伯氨喹口服常释剂型[甲类，国基]。根治间日疟每次13.2mg，每天3次，连服7天。消灭恶性疟原虫配子体（以阻断传播）每天26.4mg，连服3天。

（3）对有耐药性恶性疟的治疗。

咯萘啶口服常释剂型、注射剂[乙类]口服总剂量1.2g，每次0.3g，每天2次，间隔4~6h，第2、第3天各服1次，每次0.3g，顿服；静脉滴注：每次按体重3~6mg/kg，加入5%的葡萄糖注射液250~500mL中，2~3h滴完，间隔6~8h重复1次，12h内总剂量为按体重12mg/kg；肌内注射：每次按体重2~3mg/kg，共给药2次，间隔4~6h。儿童口服总剂量为24mg/kg，分3次服用，儿童注射剂量参照成人（按体重计算）。

奎宁口服常释剂型[甲类]配伍乙胺嘧啶口服常释剂型[甲类，国基]，对耐氯喹疟原虫的作用显著大于奎宁单独使用。奎宁口服常释剂型[甲类]，每次0.24g，每天3次，共用药10~14天；乙胺嘧啶口服常释剂型[甲类，国基]，每次25mg，每天2次，共用药3天。奎宁口服常释剂型[甲类]配伍四环素口服常释剂型[非]（每次4mg/kg，每天4次）也有效，但四环素类药物治疗疟疾易导致耐药性的产生，长期服用可引起肝脏病变及牙齿发黄。

磺胺药与甲氧苄啶（TMP）口服常释剂型[乙类]合用：磺胺药单独使用对裂殖体有一定作用，但疗效远逊于氯喹，常用于抗疟的磺胺药有磺胺多辛口服常释剂型[乙类]，每次0.25g，每天2次，疗程2~3天。

（4）抗复发治疗（疟疾休止期治疗）：对现症患者除进行彻底治疗外，还应在第二年春季给予抗复发治疗。一般采用乙胺嘧啶口服常释剂型[甲类，国基]或氯喹口服常释剂型[甲类，国基]与伯氨喹口服常释剂型[甲类，国基]联合疗法（表2-1）。对G-6-PD患者及孕妇（胎儿可有G-6-PD）可选用乙胺嘧啶口服常释剂型[甲类，国基]。

表2-1 疟疾休止期根治方案

| 序号 | 药物名称 | 规格 | 每疗程总剂量 | 用法 |
|---|---|---|---|---|
| 1 | 氯喹口服常释剂型[甲类，国基] | 每片含基质0.15g | 0.6g（4片） | 第1天顿服4片 |
| | 伯氨喹口服常释剂型[甲类，国基] | 每片含基质7.5mg | 120mg（16片） | 每天4片顿服，连服4天 |

续表

| 序号 | 药物名称 | 规格 | 每疗程总剂量 | 用法 |
|------|----------|------|--------------|------|
| 2 | 乙胺嘧啶口服常释剂型[甲类，国基] | 每片含基质6.25mg | 100mg（16片） | 第1、第2天每天各服8片 |
| | 伯氨喹口服常释剂型[甲类，国基] | 每片含基质7.5mg | 120mg（16片） | 每天4片顿服，连服4天 |

3. 联合用药：为了达到根治间日疟的目的，临床上常采用联合治疗方案（表2-2）。一般以氯喹与伯氨喹合用为首选。奎宁可致流产，故孕妇不宜应用，以采用氯喹、咯萘啶口服常释剂型[乙类]为宜。为防止妊娠期产生变性血红蛋白症或溶血反应，伯氨喹可在产后服用。输血导致的疟疾单独应用氯喹、奎宁或磷酸咯萘啶等杀裂殖体的药物即可达到治愈的目的。

表2-2　疟疾现症患者联合疗法

| 序号 | 药物名称 | 规格 | 每疗程总剂量 | 用法 |
|------|----------|------|--------------|------|
| 1 | 氯喹口服常释剂型[甲类，国基] | 每片含基质0.15g | 1.2g | 第1天顿服4片，第2、第3天每天顿服3片 |
| | 伯氨喹口服常释剂型[甲类，国基] | 每片含基质7.5mg | 180mg | 每天顿服3片，连服8天 |
| 2 | 奎宁口服常释剂型[甲类] | 每片含双硫酸盐0.12g | 4.32g | 每天3次，每次3片，连服4天 |
| | 伯氨喹口服常释剂型[甲类，国基] | 每片含基质7.5mg | 180mg | 每天顿服3片，连服8天 |
| 3 | 咯萘啶口服常释剂型[乙类] | 每片含基质100mg | 1.2g | 第1天每次3片，每天2次；第2、第3天每天3片，顿服 |
| | 伯氨喹口服常释剂型[甲类，国基] | 每片含基质7.5mg | 180mg | 每天顿服3片，连服8天 |

如发现凶险型疟疾及其并发症——黑尿热，建议转送上级医院治疗。

【注意事项】

1. 凡现症患者必须用1种控制症状的药物（如氯喹），同时服用控制复发的伯氨喹，才能达到彻底治愈的目的。

2. 伯氨喹可引起溶血，应避免用于G-6-PD患者。

3. 青蒿素一般应限制在耐氯喹恶性疟流行区使用，防止滥用。

4. 动物毒理实验证明，青蒿琥酯有胚胎毒作用，妊娠前3个月内慎用。

5. 老年人或有心脏病史者应用氯喹要慎重，洋地黄化后应用本品易引起心脏传导抑制，静脉滴注时更易引起心脏传导抑制，应予以特别注意。

6. 有视神经炎、溶血现象及对奎宁过敏者要忌用奎宁。奎宁可致流产，故孕妇不宜应用。

（编写：石裕明 校对：张永明）

# 第四十七节 血 吸 虫 病

【概述】

血吸虫病是日本血吸虫寄生在门静脉系统所引起的疾病，由皮肤接触含尾蚴的疫水而感染，主要病变为由虫卵引起的肝脏与结肠肉芽肿。急性期有发热、肝大与压痛，血中嗜酸性粒细胞显著增多，伴腹泻或排脓血便；晚期则以门静脉周围纤维性病变为主，可发展为肝硬化，伴门静脉高压症、巨脾与腹水。

【诊断】

1. 病史：有与疫区河水接触史。

2. 症状。

（1）急性血吸虫病：多见于夏秋季，好发于过去从未接触过疫水者。有不规则高热，并有出汗、皮疹、咳嗽与腹泻等症状。肝呈轻度或中度肿大，左叶较显著，有压痛。血常规白细胞计数与嗜酸性粒细胞增多，后者可达90%。大便检查很容易找到血吸虫卵与毛蚴。血吸虫血清免疫反应阳性。

（2）慢性血吸虫病：大多无明显症状，也可有乏力、食欲减退、轻度腹泻等。可有轻度肝或脾肿大，或肝脾均肿大。无血吸虫病治疗史或治疗3年以上者，血吸虫血清免疫反应阳性。

（3）晚期血吸虫病：可有门脉高压的表现，如腹水、肝脾显著肿大、食管下端或胃底静脉曲张等，并可伴有脾功能亢进和肝大，质硬，表面可高低不平。儿童期反复感染可严重影响生长与发育，引起侏儒症。血吸虫血清免疫反应阳性。

（4）异位血吸虫病：主要为虫卵溢出门脉系统引起，偶可由成虫异位寄生引起。可出现肺部、脑部及相应部位的病变与症状。

3. 实验室检查：大便做虫卵毛蚴孵化有毛蚴，直肠黏膜活检可找到虫卵。皮内试验、环卵沉淀试验、尾蚴膜试验、酶联免疫吸附、间接荧光抗体试验阳性率达90%以上，但可有假阳性。

【治疗】

1. 病原治疗：常用吡喹酮口服常释剂型[甲类，国基]，根据不同病期选择不同方案。

（1）急性血吸虫病：按总量120mg/kg，6天内分次服用，其中50%必须在前2天服完，体重超过60kg者仍按60kg计算。

（2）慢性血吸虫病：成人总量60mg/kg，体重以60kg为限，2天内分4次服用。儿童体重<30kg者，总剂量为70mg/kg，体重>30kg者药物剂量与成人相同。

（3）晚期血吸虫病：患者如一般情况较好，肝功能可代偿，总量可按40~60mg/kg给药，2天内分次服完，每天分2~3次服用。年老、体弱、有其他并发症者可按总量60mg/kg给药，3天内分次服完。感染严重者可按总量90mg/kg给药，6天内服完。

（4）预防性服药：间接血凝试验阳性率占单位总人数25%以上时，对该单位人群应行预防性服药，在下疫水前1~2h和接触疫水后4~5周内，每次服药总量为40mg/kg，1天内1次顿服或分2次服完。

2. 一般治疗及对症治疗：对肝硬化及相关并发症应按相应情况处理。对发热及合并感染应给予对症治疗及相应的抗感染治疗。

【注意事项】

一般来说，吡喹酮毒性较小，个别患者服后有头晕、晕厥、腹泻或肝损害、弛缓性瘫痪（补充钾后可迅速恢复）、共济失调等，少数患者有心悸、胸闷及心电图改变。个别患者可发生晕厥、精神失常、精神病发作、癔症或癫痫发作等。这些副作用大多短暂，为可逆性。对伴有严重心律失常或心力衰竭未控制、晚期血吸虫病腹水、肝功能失代偿或肾功能严重障碍者一般暂缓治疗；对精神病及癔病患者，用吡喹酮治疗亦应极其慎重，并做好相应的准备。

（编写：石裕明　校对：张永明）

# 第四十八节　华支睾吸虫病

【概述】

华支睾吸虫病是由华支睾吸虫寄生在人体肝内胆管所引起的寄生虫病，患者多因进食未经煮熟的淡水鱼（虾）而感染。其临床特征为上腹部隐痛、疲乏及精神不振、肝大等。严重感染可导致胆管炎、胆囊炎、胆结石以至肝硬化等并发症。

【诊断】

1. 病史：有进食生或未煮熟的淡水鱼或虾史。

2. 症状：轻者常无症状，仅在粪便中发现虫卵。一般多缓慢起病，有食欲不振、上腹部隐痛或饱胀、轻度腹泻、肝区隐痛、肝大（尤以左叶为明显）等表现。极少数来自非疫区的患者，在初次大量进食生或未煮熟的淡水鱼或虾后1个月左右，突发寒战、高热、肝大伴压痛，有轻度黄疸，嗜酸性粒细胞增高。数周后进入慢性期，表现为疲乏、消化不良、肝大伴压痛。慢性重复感染的严重患者可出现消瘦、贫血、浮肿、肝脾肿大、腹水及黄疸等。儿童可出现营养不良和生长发育障碍，甚至引起侏儒症。

3. 实验室检查：嗜酸性粒细胞增高，严重患者可出现贫血。大便检查可发现虫卵。酶联免疫吸附试验检测特异性抗体阳性。

【治疗】

1. 病原治疗。

（1）吡喹酮口服常释剂型[甲类，国基]：本药是治疗本病的首选药物，具有疗程短、疗效高、毒性低、反应轻及体内吸收、代谢、排泄快等优点。治疗剂量为20~25mg/kg，每天3次，连服2天。左旋吡喹酮总剂量为吡喹酮的1/3~1/2，疗程2天。

（2）阿苯达唑口服常释剂型[甲类，国基]：本药为广谱抗蠕虫药，具有高效、低毒等优点。治疗华支睾吸虫病的剂量视感染轻重和个体状况而调整。治疗剂量为10mg/kg，每天口服2次，疗程7天；或每天20mg/kg，分3次服，连服3~4天。（参考《中华人民共和国药典临床用药须知》2010年版）

驱虫治疗后1个月至半年内，宜采用集卵法复查大便虫卵3次，如均为阴性，视为治愈；如仍有虫卵，可再次进行驱虫治疗。

2. 对症治疗与支持疗法：重度感染伴有营养不良、肝功能异常或肝硬化者，应加强营养，纠正贫血，进行护肝治疗等，待全身情况改善时再进行驱虫治疗。其他治疗包括控制并发症和感染及手术解除胆道梗阻等。

【注意事项】

1. 吡喹酮可使华支睾吸虫吸盘周围感觉乳突神经球受损，失去吸着能力，使成堆成虫随胆汁排入胆总管，致短暂性梗阻，刺激胆总管痉挛引起胆绞痛。此时，可使用松弛奥迪括约肌的药物如阿托品、硫酸镁，或采用针刺疗法，并服用利胆药物，以利于死虫排出胆道系统。

2. 在动物实验中，阿苯达唑有致畸作用，故孕妇慎用，2岁以下儿童不宜服用。

（编写：石裕明　校对：张永明）

# 第四十九节　并殖吸虫病

**【概述】**

并殖吸虫病（又称肺吸虫病）是由寄生在人体内各脏器（以肺部为主）的并殖吸虫所致的一种人畜共患寄生虫病。人可因吞食含有并殖吸虫活囊蚴的溪蟹或蝲蛄而受感染。卫氏并殖吸虫病主要表现为咳嗽、咳铁锈色痰、咯血等，斯氏狸殖吸虫病主要表现为游走性皮下包块和渗出性胸膜炎。

**【诊断】**

1. 病史：有在并殖吸虫流行区吃生或不熟的溪蟹或蝲蛄史，或饮过生的溪水。

2. 症状：并殖吸虫病临床类型有胸肺型、腹型、皮下结节或包块型及脑脊髓型。①急性期表现：发热，可为高热或低热，全身不适，腹泻，轻度咳嗽，末梢血嗜酸性粒细胞数明显增多。②慢性期表现：胸痛、咳嗽、咳痰，痰呈果酱样或烂苹果样。部分患者可有剧烈头痛、癫痫、同侧偏瘫、半身不遂等。部分患者有游走性皮下结节或包块，多见于胸腹部，也可见于四肢。尚可出现腹痛、腹泻、肝脏肿大、心包积液和胸腔积液。

3. 实验室检查：急性期白细胞及嗜酸性粒细胞增加，后者可达20%~80%。痰液及粪便中可找到并殖吸虫卵，皮下包块病理检查可见典型的嗜酸性肉芽肿，部分患者可发现童虫。皮内试验、后尾蚴膜试验及酶联免疫吸附试验可阳性，但与其他吸虫可有交叉反应。

4. 辅助检查：X线胸片常可见囊性或多房性囊性病灶。

**【治疗】**

1. 病原治疗。

（1）吡喹酮口服常释剂型[甲类，国基]：对各型卫氏并殖吸虫病、四川并殖吸虫病或斯氏狸殖吸虫病均有良好的疗效，并有副作用轻、疗程短及服用方便等优点，是目前治疗并殖吸虫病最理想的药物。剂量为每次25mg/kg，每天3次，连服3天，总剂量为225mg/kg。脑脊髓型患者宜给予2个疗程，每个疗程之间间隔1周。

（2）阿苯达唑口服常释剂型[甲类,国基]：口服，每次200mg，每天2次，连服7天。

2．对症治疗。

（1）对于胸痛者可应用镇痛剂。临时止痛用去痛片口服常释剂型[甲类,国基]1片，必要时用；或罗通定口服常释剂型、注射剂[乙类,国基]，每次30~120mg，每天1~4次，必要时每次可肌内注射60mg。

（2）癫痫发作者可口服下列药物预防：苯妥英钠口服常释剂型[甲类,国基]，成人每次口服50~100mg，每天3次，儿童每天5~10mg/kg，分3次口服；或苯巴比妥口服常释剂型[甲类,国基]每次0.5~2mg/kg，每天3次；或地西泮口服常释剂型[甲类,国基]，成人每次2.5~5mg，每天3次。

（3）对脑脊髓型有颅内压增高者可应用脱水剂，如20%的甘露醇注射剂[甲类,国基]，每次0.5~1g/kg，15min内快速静脉滴注，根据病情，必要时每4~6h重复注射，或与呋塞米（速尿）注射剂[甲类,国基]交替使用，并尽快转送上级医院进一步治疗。

3．手术治疗。

对脑脊髓型有压迫症状者，应及时转送上级医院进行手术治疗。

（编写：石裕明　校对：张永明）

# 第五十节　绦　虫　病

【概述】

绦虫病系由各种绦虫寄生于人体肠道所引起的疾病。我国所见主要是牛肉绦虫病与猪肉绦虫病。牛肉绦虫病系生食或半生食含有活的牛囊虫的牛肉后，牛囊虫在小肠中受胆汁的作用，伸出虫头，吸附在肠黏膜上，而人成为其终宿主。猪肉绦虫病是由于生食或半生食含有猪囊虫的猪肉而患病，人可成为其终宿主，也可由于吞食其虫卵成为其中间宿主而患囊尾蚴病。

【诊断】

1．病史：绦虫病在国内分布较广，患者常有食未煮熟牛肉或猪肉史。

2．症状：多属轻微，以大便中发现绦虫节片最为常见，节片呈白色带状，能伸缩活动。约半数患者有上腹部或脐周隐痛，部分有腹泻、体重减轻。查体一般无阳性体征发现。

3．实验室检查：血常规多正常，部分有嗜酸性粒细胞轻度增加。粪便检查大多可发现绦虫卵。以不同虫体匀浆或虫体蛋白质进行皮内试验、补体结合试验、环卵沉淀试验、乳胶凝集试验等，阳性率为73%~99%。

【治疗】

1．吡喹酮口服常释剂型[甲类，国基]：为广谱驱虫药，对牛肉绦虫病、猪肉绦虫病、膜壳绦虫病和裂头绦虫病均有较好疗效，是治疗绦虫病的首选药物。用量：成人15~25mg/kg，儿童以15mg/kg为宜，清晨空腹顿服，1h后服用硫酸镁。服药后偶有头昏、眩晕、乏力等不适，数日内可自行缓解。

2．苯并咪唑类药物。

（1）甲苯咪唑口服常释剂型[甲类，国基]：口服，成人每次300mg，每天2次，疗程3天。治疗短膜壳绦虫病、长膜壳绦虫病的疗程可延长至5天。动物实验发现本药有致畸作用，不宜用于孕妇和2岁以下幼儿。

（2）阿苯达唑口服常释剂型[甲类，国基]：疗效优于甲苯咪唑。成人每天1 200mg，顿服，疗程3天。本品亦不宜用于孕妇和2岁以下幼儿。

3．槟榔、南瓜子联合疗法：槟榔对绦虫头部及前段节片有致瘫痪作用，南瓜子则可使绦虫中、后节片瘫痪，两者合用可使整个虫体变软，借小肠蠕动使之随粪便排出体外。成人空腹口服50~100g南瓜子仁粉（带皮南瓜子需80~125g），2h后服槟榔煎剂（干燥细片80g，加水500mL，煎至150~200mL的滤液）。再过半小时后服50%的硫酸镁50~60mL。一般在3h内即有完整的虫体排出。

【注意事项】

1．驱虫后应留24h粪便查找绦虫头节，发现头节说明驱虫有效。但有时药物会使虫体变形，头节不易辨认。

2．给猪肉绦虫病患者驱虫前宜先用止吐药，防止因呕吐致虫卵反流入胃，引起囊尾蚴病。

3．治疗3~4个月后粪便检查无虫卵发现，可视为治愈，否则应复治。

（编写：石裕明　校对：张永明）

# 第五十一节 囊尾蚴病

【诊断】

囊尾蚴病（又称囊虫病）是猪肉绦虫的幼虫寄生在人体所致的疾病，因摄入猪肉绦虫卵而感染。人不但是猪肉绦虫的终宿主（肠绦虫病），而且也可成为其幼虫的宿主（囊虫病）。囊尾蚴主要寄生在皮下组织、肌肉与中枢神经系统，引起相应症状，其中以脑囊尾蚴病最严重。

【诊断】

1. 脑囊尾蚴病：临床症状复杂多样，通常病程进展缓慢，多在5年之内，个别长达17~21年。因囊尾蚴寄生部位不同，按照临床症状可分为以下几种类型。

（1）癫痫型：以反复发作各种类型的癫痫为特征，约半数可表现为单纯大发作，此外尚有失神、发作性幻视、视物变形、幻嗅、精神运动性兴奋及各种局限性抽搐和感觉异常。癫痫大发作的发生频率较低，发作间隔大多在3个月以上，部分患者甚至若干年才发作1次，约1/10患者的癫痫发作有自行缓解的倾向。

（2）脑膜炎型：以急性或亚急性脑膜刺激征为特点，长期持续或反复发作。起病时有中等程度发热，持续数日。脑脊液可呈炎症改变，压力增高，细胞数（10~100）×$10^6$/L，以淋巴细胞为主；蛋白量增高；糖定量大多正常，个别可低于40mg/dL，常易误诊为结核性脑膜炎或病毒性脑膜炎。

（3）颅内压增高型：以急性起病或进行性加重的颅内压增高为特征。头痛甚为突出，表现为间歇性剧烈头痛，常伴呕吐、复视、视盘水肿或继发性视神经萎缩，视力及听力减退。体位改变常常可以诱发眩晕发作。

（4）痴呆型：患者有进行性加剧的精神异常及痴呆，半球实质内有密集的包囊，可能与囊尾蚴引起广泛脑组织破坏和脑皮层萎缩有关，不一定有颅内压增高。个别患者可因幻觉、迫害妄想而自杀。

（5）脊髓型：由于囊虫侵入椎管压迫脊髓，产生脊髓受压征。临床表现为截瘫、感觉障碍、大小便潴留等。

脑囊尾蚴病各型间可相互交叉或转化。绝大多数脑囊尾蚴病同时存在皮下囊尾蚴结节（90%），结节可在脑部症状发生前或发生后出现，个别患者在皮下结节出现后若干年始出现癫痫发作。X线检查常可见颅内或肌肉钙化影。头颅CT和MRI检查对诊断脑囊尾蚴病常有帮助。

2. 皮下组织和肌肉囊尾蚴病：囊虫结节的数目可自1个至数百、数千个不等，头部、躯干较多，四肢较少。皮下结节质韧，无压痛，与皮肤组织不粘连，也无炎症反应及色素沉着。结节可陆续分批出现，个别患者可因此出现假性肌肥大。

3. 眼囊尾蚴病：囊虫可寄生于眼球的任何部位，如玻璃体、视网膜下、眼球肌肉或结膜下等，以玻璃体最为常见，几近半数，其次为视网膜；可为单侧或双侧，多系1个者，也有数个者。眼底检查：玻璃体内可见大小不等的圆形或椭圆形浅灰白包囊，周围有虹晕光环，并可见到虫体蠕动。囊虫在眼内可存活1~1.5年。虫活时患者尚可耐受，虫死亡则成为强烈刺激，可引起色素层炎、视网膜脉络炎或化脓性全眼炎等。

囊尾蚴病患者外周血嗜酸性粒细胞增高，脑脊液中有嗜酸性粒细胞和异常淋巴细胞有参考价值，头颅CT和MRI检查有助于诊断及指导治疗，粪便中发现节片或虫卵有辅助诊断意义，有皮下结节可通过活检确诊。

【治疗】

皮下组织和肌肉囊尾蚴病给予驱虫治疗；全部驱虫治疗患者均应住院治疗，驱虫治疗中要辅以脱水剂和抗惊厥药物；脑囊尾蚴病及眼囊尾蚴病宜先手术取出囊虫，然后再进行驱虫治疗。

1. 驱虫治疗。

（1）吡喹酮口服常释剂型[甲类，国基]：其疗效较阿苯达唑强而迅速，但虫体死亡后导致不良反应的发生率也较高且相对较为严重。应根据不同类型的囊尾蚴病采用不同的治疗方案。单纯皮下组织和肌肉囊尾蚴病患者，吡喹酮剂量为每次600mg，每天3次，连用10天为1个疗程，重者可重复1~2个疗程。脑囊尾蚴病患者中病情较轻者，吡喹酮剂量为每天60mg/kg，分3次服用，3天为1个疗程；也可采用小剂量、长疗程治疗，剂量为每天20mg/kg，分3次服用，9天为1个疗程，一般间隔2~3个月重复1个疗程，共2~3个疗程。

（2）阿苯达唑口服常释剂型[甲类，国基]：近年来被认为是治疗重型囊尾蚴病的首选药物，对皮下组织和肌肉囊尾蚴病和脑囊尾蚴病均有良好疗效。剂量为每天15~20mg/kg，分2次服用，10天为1个疗程，每隔2~3周重复1个疗程，一般需重复2~3个疗程。

2．对症治疗：对颅内压增高者，可先给予20%的甘露醇注射剂[甲类，国基]250mL静脉滴注，加用地塞米松注射剂[甲类，国基]5~10mg，连用3~5天后再进行驱虫治疗，药物治疗期间应常规使用地塞米松和降颅内压药物。发生过敏性休克时可用0.1%的肾上腺素注射剂[甲类，国基]1mg皮下注射，儿童酌情减量，同时用氢化可的松注射剂[甲类，国基]200~300mg加入葡萄糖注射液中静脉滴注。对癫痫发作频繁者，可酌情使用地西泮口服常释剂型、注射剂[甲类，国基]、异戊巴比妥钠注射剂[乙类，国基]及苯妥英钠口服常释剂型[甲类，国基]等药物。

3．手术治疗：脑囊尾蚴病患者颅内压过高（超过400mmH$_2$O）或有脑室通道梗阻时，药物治疗前应行颅内开窗减压术或脑室分流术，眼囊尾蚴病患者应予手术摘除眼内囊尾蚴，以免虫体被药物杀死后引起脑室通道梗阻或全眼球炎而失明。皮下组织和肌肉囊尾蚴病发生部位表浅且数量不多时，也可手术摘除。

【注意事项】

1．颅内压增高者，可用甘露醇和地塞米松使颅内压下降接近正常后再使用驱虫药物，驱虫治疗期间及治疗后1周内继续常规进行脱水治疗。

2．有癫痫发作史者，在驱虫的同时可给予抗癫痫药物治疗。

3．吡喹酮治疗易诱发精神异常，不宜用于有精神障碍和痴呆表现的患者及寄生虫数量较多者。

4．由于眼囊尾蚴病患者服用吡喹酮后局部炎症将增加手术的复杂性，且有引发全眼球炎导致失明的可能，故应先手术后驱虫，术前禁止使用驱虫药。

（编写：石裕明 校对：张永明）

# 第五十二节 肠道寄生虫病

## 一、蛔虫病

【概述】

蛔虫病是蛔虫寄生于人体小肠所引起的疾病。病程早期当蛔虫幼虫在体内移行时可引起呼吸道症状和过敏症状；成虫在小肠内寄生则可引起腹痛等肠道功能紊乱。大多数为无症状感染，少数患者可发生胆道蛔虫病与蛔虫性肠梗阻等严重并发症。

【诊断】

1. 蛔虫幼虫移行症。

（1）全身症状有低热、乏力，少数患者有荨麻疹或皮疹。

（2）呼吸道症状：咽部有异物感、阵发性咳嗽，咯少量痰，偶尔痰中带血丝。常可呈哮喘样发作，经7~10天逐渐缓解消失。

2. 肠蛔虫病。

（1）绝大多数病例无症状，部分患者可有食欲减退、恶心、腹泻或便秘，可经大便排出蛔虫，或吐出蛔虫，儿童常有脐周不定时反复发作的腹痛。偶有神经症状如惊厥、夜惊、磨牙和异食症。

（2）部分患者可并发机械性和痉挛性肠梗阻、蛔虫性胆绞痛、化脓性胆管炎、肝脓肿、出血性胰腺炎、阑尾炎或阑尾炎穿孔引起的腹膜炎。

（3）蛔虫幼虫在体内移行期，嗜酸性粒细胞增高，可达15%~60%。肠蛔虫病患者用生理盐水直接涂片可查到蛔虫卵。

【治疗】

1. 驱虫治疗：可用苯咪唑类。

阿苯达唑口服常释剂型[甲类，国基]400mg顿服或分2次口服。

2. 并发症的治疗。

（1）胆道蛔虫。①解痉镇痛：可用阿托品注射剂[甲类，国基]0.5~1.0mg或异丙嗪注射剂[甲类，国基]25mg肌内注射，必要时肌内注射哌替啶注射剂[甲类，国基]50mg，也可配合针灸治疗。亦可口服硫酸镁口服散剂[甲类，国基]30mL，或试服大量食醋（每次60~90g），蛔虫大多可自动从胆管退出。②驱虫：最好在症状缓解后进行，可用阿苯达唑200mg，每天2次，连服3天。③其他治疗：继发感染应适当应用抗菌药物；可用内窥镜逆行胰胆管检查，直接将蛔虫取出。若经以上治疗无效，蛔虫嵌顿于胆管内，伴胆总管或肝内胆管有泥沙样结石和化脓性梗阻性胆管炎、脓肿形成，应行手术取虫和引流。

（2）蛔虫性肠梗阻。①内科治疗：应禁食、胃肠减压、解痉镇痛、补液和纠正酸中毒。②驱虫治疗：经内科治疗腹痛缓解后进行驱虫治疗，驱虫治疗的药物及剂量同胆道蛔虫病。③手术治疗：如发展为完全性肠梗阻或出现肠穿孔、肠坏死和腹膜炎者应及时转送上级医院进行手术治疗。

【注意事项】

甲苯达唑[非]和阿苯达唑驱虫作用均较缓慢，服药后2~3天排出虫体，有时可引起蛔虫窜动和游走，服药后可有呕虫现象。孕妇一般禁用，2岁以下幼儿不宜服用。

## 二、钩虫病

【概述】

钩虫病是由十二指肠钩口线虫或/和美洲板口线虫寄生于人体小肠所致的疾病。临床上以贫血、营养不良、胃肠功能失调为主要表现。

【诊断】

1. 有在用有机肥施肥的菜地劳作、未洗手而进食生蔬菜等接触钩虫尾蚴史。

2. 症状和体征：早期皮肤有红色丘疱疹，奇痒，2周左右疱疹结痂，脱皮自愈；皮炎多发生于手指、足趾、足背和踝关节部位，抓痒可继发细菌感染，局部淋巴结肿大。可有呼吸道症状，如咳嗽、咯痰，重者痰中带血，低热，持续数日至数周。上腹隐痛或不适、纳差、消化不良和腹泻，部分患者有异嗜症。有贫血表现，进行性加重，长期严重贫血可引起心血管系统症状，下肢浮肿，甚至腹水。

3. 实验室检查：红细胞减少，为小细胞低血色素性贫血；嗜酸性粒细胞早期轻度到中度增多，后期贫血严重时逐渐减少。血浆白蛋白和血清铁降低。粪便检查可发现钩虫虫卵。

【治疗】

1. 钩蚴性皮炎的治疗。

皮肤透热法。①热浸法：用53℃热水间歇浸泡患处2s，间隔8s，持续25min或10~15min。②热敷法：用多层纱布或毛巾做布垫，浸于上述热水中，然后取出稍挤干，紧贴在皮肤炎症部位，每30s换1次，持续10min。③热熏法：用川艾卷或草纸点火，在患部熏烫5min。

2. 驱虫治疗。

阿苯达唑口服常释剂型[甲类，国基]：成人400mg顿服，10天后再服1次，或每天200mg，连服3天；12岁以下儿童剂量减半。

3. 对症治疗。

（1）纠正贫血。①补充铁剂：硫酸亚铁口服常释剂型[甲类，国基]，每次0.3~0.6g，每天3次，餐后服用，8~12周为1个疗程。右旋糖酐铁首次50mg深部肌内注射，如无不良反应，之后每天肌内注射100mg。②适当输血：如贫血严重急需纠正，或伴严重消化道出血者，应少量多次输血，速度要慢，以免发生心力衰竭和肺水肿。

（2）纠正低蛋白血症。严重钩虫病贫血患者常伴低蛋白血症和营养不良，饮食宜给高蛋白、易消化的食物，必要时由静脉补充。

【注意事项】

严重心脏病和肝病患者要慎用甲苯咪唑，年老、体弱者剂量酌减。

## 三、蛲虫病

【概述】

蛲虫病是蛲虫寄生于人体盲肠所引起的疾病，患者以儿童为主，主要症状为肛门周围和会阴部瘙痒。

【诊断】

1. 在拥挤、卫生条件差的地区有大量的蛲虫虫卵和成虫生长，患者多通过抓肛门痒的手沾染虫卵，再因未洗手进食而反复自体感染，也可通过衣服上含有虫卵或幼虫的灰尘而感染。

2. 症状和体征：肛门周围与会阴部奇痒，尤以夜间为著。女性患者可有外阴发红及阴道分泌物增多。可有腹部隐痛、食欲不振、恶心、腹胀，有时有肛门胀坠感。儿童患者可有不安、失眠、性情乖僻、咬指甲等，甚至有惊厥或癔症发作。可出现异位损害表现，如阑尾炎、阴道炎、子宫内膜炎、输卵管炎及泌尿系统刺激症状。男性患者偶可出现前列腺炎。有时可在回肠、结肠、直肠甚至腹膜或其他脏器发现肉芽性病灶。

3. 实验室检查：嗜酸性粒细胞可增高，患儿入睡1~3h后在肛周皱襞、会阴部可找到成虫。以透明胶纸反复粘贴肛周及皱襞进行镜检可找到虫卵。

【治疗】

1. 驱虫治疗：阿苯达唑口服常释剂型[甲类，国基]，400mg顿服。儿童为200mg顿服。也可每天100mg，连服7天。

以上治疗均应每2~3周重复1次，共2~3次。

2. 局部治疗：蛲虫自然寿命很少超过2个月，故切断自体感染即可自愈。可于每晚睡前在肛门及周围涂杀虫软膏，如10%的氧化锌油膏，清晨清洗肛门及会阴，更换内裤，连续1个月左右多可治愈。

**【注意事项】**

2岁以下儿童及孕妇、哺乳者、急性疾病患者、肾脏病患者、化脓性或弥漫性皮炎患者、有癫痫史者或有其他药物过敏史者不宜服用阿苯达唑。

## 四、鞭虫病

**【概述】**

鞭虫病是肠道常见的寄生虫病之一，常与蛔虫病的分布相一致。鞭虫成虫多寄生在人体盲肠中，轻者常无症状，重者可出现腹痛、腹泻、便血、直肠脱垂、贫血、瘙痒等。

**【诊断】**

1. 症状和体征：轻度感染可无明显症状，仅在粪便中查出虫卵。也可有腹痛、腹泻、恶心、呕吐、里急后重及偶尔粪便中混有血丝。全身症状有头痛、失眠、食欲不振、面色苍白、消瘦、面部及四肢浮肿。有时可出现发热、荨麻疹。

2. 实验室检查：粪便中可检出鞭虫虫卵。

**【治疗】**

1. 驱虫治疗。

阿苯达唑口服常释剂型[甲类，国基]，成人400mg，每天1次，2~3天为1个疗程。

2. 对症治疗：有营养不良或贫血者，应加强支持治疗并补充铁剂。

（编写：石裕明　校对：张永明）

# 第三章　呼吸系统疾病

## 第一节　支气管哮喘

【概述】

支气管哮喘（简称"哮喘"）是由多种细胞和细胞组分参与的气道慢性炎症性疾病。这种慢性炎症可导致气道高反应性，常出现广泛、多变的可逆性气流受限，引起反复发作性的喘息、气急、胸闷或咳嗽等症状，多数患者可自行缓解或经治疗缓解。按病程可分为急性发作期和非急性发作期（亦称慢性持续期）；哮喘急性发作时按严重程度可分为轻度、中度、重度和危重4个级别。慢性持续期的哮喘控制水平可分为控制、部分控制和未控制3个级别。

【诊断】

1. 诊断标准。

（1）可变的呼吸道症状和体征。①反复发作喘息、气急、伴或不伴胸闷或咳嗽，夜间及晨间多发，常与接触变应原、冷空气、物理、化学性刺激，以及上呼吸道感染、运动等有关；②发作时双肺可闻及散在或弥漫性哮鸣音，呼气相延长；③上述症状和体征可经治疗缓解或自行缓解。

（2）可变的呼气气流受限客观证据。有气流受限的客观证据（在随访过程中，至少有1次气流受限的证据，$FEV_1/FVC\% < 75\%$），同时具备以下气流受限客观检查中的任1条：①BDT阳性（吸入支气管扩张剂后，$FEV_1$增加＞12%且绝对值增加＞200mL）；②PEF平均每日昼夜变异率＞10%（每日监测PEF2次、至少2周）；③抗炎治疗4周后，肺功能显著改善（与基线值比较，$FEV_1$增加＞12%且绝对值增加＞200mL）；④运动激发试验阳性（与基线值比较，$FEV_1$降低＞10%且绝对值降低＞200mL）；⑤BPT阳性（使用标准剂量的乙酰甲胆碱或组织胺，$FEV_1$降低≥20%）。

符合上述第（1）、第（2）条，并除外其他疾病所引起的喘息、气急、胸闷和咳嗽，可以诊断为哮喘。

2．鉴别诊断：应注意与左心衰竭引起的喘息样呼吸困难（心源性哮喘）、慢性阻塞性肺疾病、上气道阻塞、变态反应性支气管肺曲菌病等疾病相鉴别。

【治疗】

1．脱离变应原：部分患者能找到引起哮喘发作的变应原或其他非特异刺激因素，立即使患者脱离变应原是防治哮喘最有效的方法。

2．药物治疗。

（1）缓解哮喘发作，舒张支气管。①可选用$\beta_2$肾上腺素受体激动剂：沙丁胺醇吸入剂[甲类，国基]，每次100~200μg吸入，成人每天3~4次；或沙丁胺醇口服常释剂型[甲类，国基]口服，2mg，每天3次。②也可选用抗胆碱药：异丙托溴铵吸入剂[甲类，国基]，每次40~80μg雾化吸入，每天3~4次。③茶碱口服常释剂型[甲类，国基]0.1~0.2g，每天2次。氨茶碱注射剂[甲类，国基]静脉注射，每次0.125~0.25g，每天0.5~1.0g，每次0.25g用50%葡萄糖注射液稀释至40mL，注射时间不得短于10min；静脉滴注，每次0.25~0.5g，每天0.5~1.0g，以5%~10%葡萄糖注射液稀释后缓慢滴注；注射给药，极量每次0.5g，每天1g，主要应用于重症哮喘。

（2）控制哮喘的气道炎症，首选吸入型糖皮质激素。哮喘急性发作时口服泼尼松口服常释剂型[甲类，国基]，起始每天30~40mg，症状缓解后逐渐减量至每天≤10mg，然后停用；或改用吸入剂，如布地奈德福莫特罗吸入剂[乙类，国基]或丙酸倍氯米松吸入剂[甲类，国基]。重度或严重哮喘发作时应及早静脉给予甲泼尼龙注射剂[乙类，国基]，常用量为每天40~120mg。

（3）哮喘合并变应性鼻炎时可用酮替芬口服常释剂型[乙类，国基]，口服，每次1mg，每天2次，或每晚临睡前1次，每次2mg；或用氯雷他定口服常释剂型[甲类，国基]，口服，每次10mg，每天1次。

【注意事项】

1．长期使用糖皮质激素者应注意预防全身性不良反应，如肾上腺皮质功能抑制、骨质疏松等。地塞米松因在体内半衰期较长、不良反应较多，故应慎用。

2．应用茶碱类可出现胃肠道、心血管不良反应及多尿等副作用，偶可兴奋呼吸中枢，严重者可引起抽搐乃至死亡，应注意监测血药浓度。多种药物可影响茶碱代谢而使其排泄减慢，故应减少用药量，一般每天注射量不超过1.0g。

3．沙丁胺醇口服用药时出现心悸、骨骼肌震颤等不良反应较多。

# 第二节 慢性阻塞性肺疾病

## 【概述】

慢性阻塞性肺疾病（COPD）是一种具有气流受限特征的疾病，气流受限不完全可逆，呈进行性发展，与气道和肺组织对香烟烟雾等有害气体或有害颗粒的异常炎症反应有关。COPD主要累及肺部，但也可引起全身症状，是一种常见病，患者数多，病死率高，但也是可防可治的疾病。

## 【诊断】

主要依据临床症状、体征、吸烟等高危因素及肺功能检查等综合分析。

1. 病史：具有吸烟史和/或环境职业污染接触史。

2. 症状：有慢性咳嗽、咳痰或进行性气短、呼吸困难，重度患者可出现喘息和胸闷，晚期患者有体重下降、肌肉萎缩无力、食欲减退等。

3. 体征：早期体征不明显。随着疾病进展可出现以下体征：桶状胸，双侧语颤减弱；双肺听诊过清音，心界缩小，肺下界下移；双肺听诊呼吸音减弱，可闻及干、湿啰音。

4. 鉴别诊断：慢性阻塞性肺疾病需与支气管哮喘、支气管扩张、肺结核、肺癌及较少见的闭塞性细支气管炎、弥漫性泛细支气管炎等鉴别。

5. 吸入支气管舒张剂后$FEV_1/FVC<70\%$可确定为不完全可逆性气流受限，是COPD诊断的必备条件。少数患者并无咳嗽、咳痰症状，仅在肺功能检查时$FEV_1/FVC<70\%$和/或$FEV_1\%$预计值$<80\%$，如除外其他疾病亦可考虑诊断COPD。

根据吸入支气管舒张剂后$FEV_1/FVC$及$FEV_1\%$预计值结果，可做COPD气流受限严重程度的肺功能分级（表3-1）。

表3-1　COPD气流受限严重程度的肺功能分级

| 级别 | 特征 |
|---|---|
| Ⅰ级（轻度） | $FEV_1/FVC<70\%$，$FEV_1\%$预计值$\geq80\%$ |
| Ⅱ级（中度） | $FEV_1/FVC<70\%$，$50\%\leq FEV_1\%$预计值$<80\%$ |
| Ⅲ级（重度） | $FEV_1/FVC<70\%$，$30\%\leq FEV_1\%$预计值$<50\%$ |
| Ⅳ级（极重度） | $FEV_1/FVC<70\%$，$FEV_1\%$预计值$<30\%$ |

　　COPD急性加重期是指患者出现超越日常状况的持续恶化，并需改变基础COPD常规用药，其通常在疾病过程中出现短期内咳嗽、咳痰、气短和/或喘息加重，痰量增多，呈脓性或黏液脓性，可伴发热等症状。稳定期则指患者咳嗽、咳痰、气短等症状稳定或症状轻微。

【治疗】

　　1. 稳定期治疗。

　　（1）教育和劝导患者戒烟，脱离污染的环境。

　　（2）应用支气管舒张剂：短效β$_2$受体激动剂沙丁胺醇吸入剂[甲类，国基]，每次100~200μg（1~2喷），雾化吸入，疗效持续4~5h，每24h不超过8~12喷。

　　（3）短效抗胆碱药异丙托溴铵气雾剂吸入剂[甲类，国基]，雾化吸入，持续6~8h，每次40~80μg（每喷20μg），每天3~4次。

　　（4）茶碱缓释控释剂型[甲类，国基]0.2g，每12h 1次。

　　（5）对高风险、症状多患者（肺功能分级为重度、极重度，上一年急性加重次数≥2次，mMRC≥2级）或血嗜酸性粒细胞计数≥300个细胞/μL患者，可长期吸入糖皮质激素联合长效β$_2$受体激动剂。目前常用剂型有沙美特罗替卡松吸入剂[乙类]、布地奈德福莫特罗[乙类，国基]。

　　（6）对痰液不易咳出者可应用氨溴索口服常释剂型[甲类，国基]30mg，每天3次，或羧甲司坦口服常释剂型[甲类，国基]0.5g，每天3次。

　　（7）其他治疗包括免疫调节治疗、长期家庭氧疗（LTOT）、呼吸生理治疗、肌肉训练、营养支持、精神治疗与教育等。

　　2. 急性加重期治疗：确定急性加重的原因并评估病情严重程度，最多见的急性加重原因是细菌感染或病毒感染，根据病情严重程度决定是进行门诊治疗还是住院治疗。

　　（1）低流量鼻导管吸氧，严重喘息症状者可给予较大剂量支气管舒张剂雾化吸入治疗。如可应用硫酸沙丁胺醇雾化吸入溶液500μg和/或异丙托溴铵溶液500μg，通过小型雾化器给患者吸入治疗以缓解症状。也可给予静脉滴注氨茶碱注射剂[甲类，国基]治疗。

　　（2）抗菌药物可选用阿莫西林克拉维酸口服常释剂型[甲类，国基]0.625g，口服，每天2次；或头孢呋辛口服常释剂型[甲类，国基]0.5g，口服，每天2次；或左氧氟沙星口服常释剂型[甲类，国基]0.5g，口服，每天1次。较重者可应用头孢曲松注射剂[甲类，国基]2.0g，静脉滴注或静脉注射，每天1次。

（3）口服泼尼松口服常释剂型<sup>［甲类，国基］</sup>每天30~40mg，亦可静脉给予甲泼尼龙注射剂<sup>［乙类，国基］</sup>每天40~120mg，连续5~7天。

（4）有呼吸衰竭可使用无创或有创机械通气治疗。其他治疗包括祛痰、合理补液、纠正电解质及营养支持。

**【注意事项】**

1．对喘息症状较严重者常给予静脉滴注茶碱，应控制给药剂量和速度，以免发生中毒，有条件者可监测茶碱的血药浓度。

2．静脉糖皮质激素治疗需注意控制疗程，一般连续5~7天。

# 第三节　慢性肺源性心脏病

**【概述】**

慢性肺源性心脏病简称慢性肺心病，是由支气管–肺组织、肺血管或胸廓的慢性疾病引起肺血管阻力增加、肺动脉压力增高，使右心扩张、肥厚，伴或不伴右心衰竭的心脏病，并排除先天性心脏病和左心病变引起者，多数继发于慢性支气管肺疾病，尤其是慢性阻塞性肺疾病。

**【诊断】**

1．病史：有慢性呼吸系统疾病史，主要是慢性支气管炎、阻塞性肺气肿、COPD、肺结核、支气管扩张和胸廓疾病史等。

2．症状：有咳嗽、咳痰，进行性气短、呼吸困难、乏力、劳动耐力下降等症状，少有胸痛或咯血。

3．体征：有肺气肿体征，或出现肺动脉瓣听诊区第二心音亢进、三尖瓣听诊区出现收缩期杂音、心尖冲动向剑突下移位等。或出现颈静脉充盈甚至怒张、肝大压痛、肝颈静脉回流征阳性、下肢浮肿等。

4．辅助检查：符合X线胸片、心电图或超声心电图的诊断标准。

**【治疗】**

治疗原则：积极控制感染；通畅气道，改善呼吸功能，纠正缺氧和二氧化碳潴留；控制呼吸衰竭和心力衰竭；处理并发症。

1．选择有效抗菌药物控制感染。使用支气管舒张剂和祛痰药，保持呼吸道通畅。合理给氧以纠正缺氧，积极纠正二氧化碳潴留。纠正酸碱失衡及水电解质紊乱。

2．对慢性肺心病出现右心衰竭患者的治疗：病情较重者或上述治疗无效者可酌情选用利尿剂氢氯噻嗪口服常释剂型<sup>[甲类，国基]</sup>25mg，每天1~3次，联合螺内酯口服常释剂型<sup>[甲类，国基]</sup>40mg，每天1~2次；重度而急需利尿者可用呋塞米口服常释剂型、注射剂<sup>[甲类，国基]</sup>20mg，口服或静脉注射。

3．可适当应用支气管舒张剂和扩血管药物硝酸甘油口服常释剂型<sup>[甲类，国基]</sup>等。

【注意事项】

1．利尿剂使用过程中需注意：大量利尿后可以使痰液变黏稠，不易咳出，可导致低钾、低钠、低氯、碱中毒等水电解质紊乱，可使血液黏滞性进一步升高，故需注意监测电解质水平，及时补充钾盐和其他电解质。

2．使用洋地黄时不宜把心率快慢作为观察疗效的指标。

# 第四节　支气管扩张症

【概述】

支气管扩张症是指直径＞2mm的中等大小的近端支气管由于反复炎症使支气管壁的肌肉和弹性组织破坏引起的异常和持久性扩张。随着麻疹、百日咳疫苗预防接种的普及，以及抗菌药物的应用等，本病已明显减少。

【诊断】

1．病史：多数患者在童年有麻疹、百日咳或支气管肺炎迁延不愈史，之后常有反复发作的下呼吸道感染。

2．症状：有反复慢性咳嗽、咳脓痰、咯血史。急性感染发作时，黄绿色脓痰量每天可达数百毫升。

3．体征：早期或干性支气管扩张可无异常肺部体征，病变严重或继发感染时常可闻及下胸部、背部固定的持久的较粗湿性啰音，有时可闻及哮鸣音，部分患者伴有杵状指（趾）。

4．实验室检查：继发感染时血常规可见白细胞计数升高，中性粒细胞比例增高。痰液检查可发现致病菌。

5．辅助检查：早期轻症患者X线胸片常无特殊发现，或仅有一侧或双侧下肺纹理局部增多及增粗现象。支气管柱状扩张典型的X线表现是轨道征，系增厚的支气管壁影；支气管囊状扩张的特征性改变为卷发样阴影。胸部CT检查显示管壁增厚的柱状扩张或成串成簇的囊状改变及不规则形状的支气管扩张。支气管造影可直接显像扩张的支气管，但现已被CT取代。

6. 鉴别诊断：应注意与慢性支气管炎、肺脓肿、肺结核、先天性肺囊肿、支气管肺癌和弥漫性泛细支气管炎等相鉴别。

【治疗】

1. 戒烟，避免受凉，加强营养，纠正贫血，增强体质，预防呼吸道感染。

2. 对痰液不易咳出者可选用溴己新口服常释剂型[甲类，国基]，每次8~16mg，每天3次；或氨溴索口服常释剂型[甲类，国基]，每次30mg，每天3次。支气管舒张药可选用沙丁胺醇吸入剂[甲类，国基]或异丙托溴铵吸入剂[甲类，国基]雾化吸入，或口服氨茶碱口服常释剂型[甲类，国基]或其他茶碱缓释控释剂型[甲类，国基]治疗。

3. 根据病变的部位采取不同的体位引流，原则上使患肺处于高位，引流支气管开口朝下，每天2~4次，每次15~30min。体位引流时，间歇做深呼吸后用力咳痰，同时旁人协助用手轻拍患部，可提高引流效果。

4. 出现急性感染征象时需应用抗菌药物。轻症者可选用阿莫西林口服常释剂型[甲类，国基]，每次0.5g，每天4次口服；或头孢呋辛口服常释剂型[甲类，国基]，每次0.25~0.5g，每天2次口服；或左氧氟沙星口服常释剂型[甲类，国基]，每次0.5g，每天1次口服。重症患者常需静脉用药，可选用左氧氟沙星注射剂[甲类，国基]，每次0.5g，每天1次静脉滴注；或头孢他啶注射剂[甲类，国基]，每次2g，每天3次静脉滴注。或联用阿米卡星注射剂[甲类，国基]0.4g，每天1次静脉滴注。

5. 手术治疗适用于反复呼吸道急性感染或大咯血，病变范围局限在一叶或一侧肺组织，尤其是局限性病变反复发生威胁生命的大咯血，经药物治疗不易控制，全身情况良好的患者。咯血的处理参阅本章第五节。

【注意事项】

1. 肾功能减退者、孕妇和老年人慎用氨基糖苷类药物。

2. 注意抗感染药物的治疗疗程，长期使用抗菌药物可能导致耐药。

# 第五节 咯 血

【概述】

咯血是指喉及喉以下呼吸道或肺组织出血，经口腔咳出者。咯血量的多少

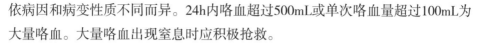

依病因和病变性质不同而异。24h内咯血超过500mL或单次咯血量超过100mL为大量咯血。大量咯血出现窒息时应积极抢救。

【诊断】

1. 病史：咯血因病因不同而病史各异，详细询问病史可为诊断及鉴别诊断提供重要依据，包括咯血发生的急缓、咯血量、血的性状、有无咳痰、是初次还是多次、咯血前有无喉痒，以及既往史、个人史等。

2. 症状：以痰中带血、咳鲜红色血痰或脓痰、胸痛、呼吸困难、心悸、头晕为常见临床表现，不同疾病可有不同临床表现。

3. 体征：咯血的量、性质和颜色；患者的一般状态，特别是血压、脉搏、呼吸和心率；神志，皮肤颜色，有无贫血、出血点、皮下结节和杵状指（趾），淋巴结的大小；肺内呼吸音变化情况，有无啰音、心脏杂音、心律不齐，肝脾大小，有无下肢浮肿等。

4. 实验室检查：应包括血、尿、大便常规，凝血功能，痰找抗酸杆菌、肿瘤细胞、寄生虫卵、真菌等，痰细菌培养。

5. 辅助检查：X线胸片、胸部CT、纤维支气管镜检查等。

6. 鉴别诊断：应注意与呕血、上呼吸道出血相鉴别。

【治疗】

1. 小量咯血无须特殊处理，仅需休息、对症治疗。中量以上咯血需卧床休息，患侧卧位或平卧位。精神紧张、恐惧不安者，可口服地西泮口服常释剂型[甲类，国基]2.5mg，或肌内注射地西泮注射剂[甲类，国基]10mg。咳嗽剧烈的大咯血者，可适当给予镇咳药，如喷托维林口服常释剂型[甲类，国基]，每次25mg口服，每天3~4次。中量以上咯血者，应定时测量血压、脉搏和呼吸。大咯血患者应开放静脉，备血，必要时补充血容量。

2. 可视病情选用止血药，如维生素K₁注射剂[甲类，国基]10mg，肌内注射或缓慢静脉注射，每天1~2次。或肾上腺色腙（安络血）[乙类]，每次2.5~5mg，口服，每天3次。或氨甲苯酸（止血芳酸）口服常释剂型[甲类，国基]，每次0.25~0.5g，口服，每天3次。大咯血时可用垂体后叶注射剂[甲类，国基]5U加入葡萄糖注射液20mL中缓慢静脉注射，2~6h后可重复静脉注射，或继以10~20U加入葡萄糖注射液250~500mL中静脉滴注，大咯血控制后可继续用药1~2天。也可选用氨甲苯酸（止血芳酸）注射剂[甲类，国基]静脉注射，每次0.1~0.3g，以5%~10%的葡萄糖注射液或生理盐水10~20mL稀释。1天量不得超过0.6g。或蛇毒血凝酶注射剂[乙类,国基]，每次1~2U，肌内注射或静脉注射，每天1~2次。

3. 药物治疗无效者可通过纤维支气管镜局部止血治疗，或支气管动脉栓塞术或外科手术治疗。

4. 大咯血窒息时应保持呼吸道畅通，取足高头底位，拍背；用开口器打开口腔，将舌拉出，迅速清除口腔及咽喉部积血，气管插管或切开，吸氧，适当应用呼吸兴奋剂。

【注意事项】

1. 高血压、心力衰竭、冠心病患者和孕妇等原则上禁用垂体后叶注射液。用药后如出现面色苍白、出汗、心悸、胸闷、腹痛、过敏性休克等，应立即停药。

2. 咯血剧烈咳嗽者禁用吗啡，以免过度抑制咳嗽引起窒息。

# 第六节　肺血栓栓塞症

【概述】

肺血栓栓塞症（pulmonary thromboembolism，PTE）为来自静脉系统或右心的血栓阻塞肺动脉或其分支所致的疾病，是肺栓塞的一种，以肺循环和呼吸功能障碍为其主要临床和病理生理特征。引起PTE的血栓主要来源于深静脉血栓形成（deep venous thrombosis，DVT）。

【诊断】

1. 症状：存在引起PTE的危险因素，包括高龄、制动、恶性肿瘤、骨折、手术、妊娠、使用避孕药、血小板增多症、红细胞增多症、肾病综合征等。急性起病，呼吸困难、胸痛、咯血为急性肺栓塞三联征，其中呼吸困难是PTE最常见症状；严重者可出现血压降低、晕厥等循环障碍的表现。

2. 体征：以呼吸急促、心动过速最常见，可出现肺部湿啰音、哮鸣音、低热和颈静脉充盈或怒张、肝脏肿大、肺动脉瓣区第二音（P2）亢进或分裂，三尖瓣区出现收缩期杂音等右心功能不全体征。注意寻找下肢DVT体征（患肢肿胀、腓肠肌压痛、周径大于健侧1cm以上）。

3. 辅助检查：D-二聚体阴性（含量低于500μg/L）可基本排除PTE；有提示意义的心电图改变是$S_1Q_{III}T_{III}$（即I导联S波加深，III导联出现Q/q波及T波倒置）；胸部X线检查显示区域性肺血管纹理稀疏、细小或尖端指向肺门的楔形实变影；超声心动图显示右心室扩大、肺动脉压力增高和室间隔左移等征象；下肢血管彩超可以明确是否存在深静脉血栓形成；胸部螺旋CT检查可直接发现肺动脉内充盈缺损的血栓征象，从而确诊PTE。

4．鉴别诊断：注意排除其他急性疾病，如冠心病、主动脉夹层、肺炎、气胸。

根据肺血栓栓塞症的危险因素、临床表现和D-二聚体、心电图、X线胸片、下肢血管彩超、胸部螺旋CT等检查可对PTE做出诊断。

【治疗】

1．抗凝：可选择肝素进行初始抗凝治疗，肝素注射剂[甲类，国基]80U/kg，静脉注射（负荷剂量），然后以每小时18U/kg静脉滴注维持。开始治疗后的最初24h内每4~6h测定1次活化部分凝血活酶时间（APTT），尽快使APTT达到并维持于正常值的1.5~2.5倍；达到稳定治疗水平后，改为每天测定1次APTT；开始加用口服华法林口服常释剂型[甲类，国基]联合肝素抗凝治疗，初始剂量为每天2.5~3mg。

也可选用低分子量肝素注射剂[乙类，国基]，根据体重给药，一般每10kg体重0.1mL，皮下注射，每12h 1次，不需监测APTT和调整剂量。一般在低分子量肝素治疗后1~2天加用口服抗凝剂华法林，用法同上。

肝素与华法林至少重叠使用4~5天。连续2天监测INR（国际标准化比值）维持在2.0~3.0时可停用肝素，然后继续使用华法林抗凝治疗。

新型口服抗凝药：达比加群酯，口服常释剂型[乙类，国基]，口服150mg，每天2次。利伐沙班口服常释剂型[乙类，国基]，第1~21天，口服15mg，每天2次，第22天后，口服20mg，每天1次。

2．吸氧：出现低氧血症的患者可给予经鼻导管或面罩治疗；对于出现右心功能不全，甚至低血压的患者可给予多巴胺注射剂[甲类，国基]或多巴酚丁胺注射剂[甲类，国基]强心升压治疗，剂量为每分钟2~10μg/kg。

3．镇静：出现明显焦虑、烦躁的患者可给予适当镇静治疗，如地西泮口服常释剂型[甲类，国基]2.5mg，口服，每天3次；发热者给予对乙酰氨基酚口服常释剂型、颗粒剂[甲类，国基]，对乙酰氨基酚缓释控释剂型[乙类，国基]或对乙酰氨基酚口服液体剂[乙类，国基]0.5g，口服，每天不超过4次。

4．溶栓治疗：对于出现心源性休克或持续性低血压等循环障碍的患者，PTE确诊后可予溶栓治疗，溶栓的时间窗一般定为14天以内。溶栓方案：

尿激酶注射剂<sup>[甲类，国基]</sup>负荷量4 400IU/kg，静脉注射10min，随后以每小时2 200IU/kg持续静脉滴注12h；另可考虑2h溶栓方案，按2万IU/kg剂量，持续静脉滴注2h。

**【注意事项】**

1．溶栓应尽可能在PTE确诊的前提下进行，溶栓治疗前必须排除禁忌证（如活动性内出血和近期自发性颅内出血），如当地医院无条件进行溶栓，应尽快转至上级医院诊治。

2．抗凝治疗前必须排除抗凝治疗的禁忌证，如活动性出血、血小板降低、凝血功能障碍和未控制的高血压等。

3．口服华法林的疗程至少为3个月。对于栓子来源不明的首发病例，需至少给予6个月的抗凝；对存在不可逆危险因素的患者建议给予12个月或以上，甚至终生抗凝治疗。

4．长期使用华法林抗凝治疗者，须定期检测INR，调整华法林治疗剂量。

# 第七节　急性呼吸衰竭

**【概述】**

呼吸衰竭是指各种原因引起的肺通气和/或换气功能严重障碍，导致低氧血症和/或高碳酸血症，进而引起一系列病理生理改变和相应临床表现的综合征。确诊有赖于动脉血气分析：海平面、静息状态、呼吸空气条件下动脉血氧分压<60mmHg，伴或不伴二氧化碳分压>50mmHg，并排除心内解剖分流和原发于心排出量降低等情况。

急性呼吸衰竭是指患者原呼吸功能正常，由于某些突发的致病因素，导致患者在短时间内发生呼吸衰竭，机体来不及代偿，若不及时抢救可能危及患者生命。

**【诊断】**

1．症状：有导致急性呼吸衰竭的原发疾病表现，如严重呼吸系统感染、肺血栓栓塞症、自发性气胸、气道阻塞性疾病、严重颅内感染等疾病的表现。临床表现为急性起病，低氧血症所致的呼吸困难和多器官功能障碍。呼吸困难是急性呼吸衰竭最早出现的症状，可出现发绀、烦躁不安、谵妄、抽搐、嗜睡、淡漠、昏迷等。

2. 体征：心率增快，甚至出现各种心律失常。血压下降可出现胃肠道屏障功能障碍、应激性溃疡、肝功能异常等消化功能紊乱表现，部分患者可出现血尿、蛋白尿等肾功能异常表现。

3. 辅助检查：动脉血气分析，出现低氧血症、二氧化碳潴留可诊断呼吸衰竭；肺部影像学检查可帮助明确引起急性呼吸衰竭的原因。

【治疗】

针对不同病因采取适当的治疗非常重要。保持气道通畅的措施包括体位引流、清除气道内异物和分泌物，必要时紧急建立人工气道。通过增加吸氧浓度来纠正患者缺氧状态，对于伴有高碳酸血症的急性呼吸衰竭，往往需要将给氧浓度设定为达到氧合目标（$PaO_2$ 60mmHg或$S_pO_2$ 90%）的最低值给氧。可使用中枢兴奋药如尼可刹米注射剂[甲类，国基]，每次0.375g，静脉注射；或洛贝林注射剂[甲类，国基]，每次3mg，静脉注射。

一般对症支持治疗包括纠正酸碱失衡和电解质紊乱，加强液体管理，加强重要脏器功能监测和支持。

【注意事项】

1. 使用中枢兴奋药治疗前必须保证气道通畅，如去除异物和祛痰治疗。

2. 如患者在出现低氧血症的同时合并二氧化碳潴留，确定吸氧浓度的原则是在保证$PaO_2$迅速提高到60mmHg或脉搏容量血氧饱和度（$S_pO_2$）达到90%以上的前提下，尽量降低吸氧浓度，以避免高流量氧疗加重二氧化碳潴留，病情危重时应考虑机械通气治疗。

（编写：周燕斌　校对：杨　敏　侯连兵）

# 第四章 消化系统疾病

## 第一节 急 性 胃 炎

【概述】

急性胃炎是由各种病因引起的胃黏膜急性炎性病变。病因包括急性应激、药物刺激、乙醇损伤、吞服腐蚀剂、感染、胃缺血等。

【诊断】

1. 症状和体征：临床表现常因病因不同而不一致。因酗酒等引起者多有上腹部不适、疼痛，恶心，呕吐，食欲减退。药物及应激状态引起者常以呕血、黑便为主要表现，出血量大者可发生低血容量性休克。

2. 辅助检查：急性糜烂出血性胃炎在出血后24~48h内行急诊胃镜检查，可见多发性糜烂、浅表溃疡和出血灶，急性应激导致的胃黏膜病变以胃底、胃体病变为主，而非甾体抗炎药（NSAID）或酒精所致者以胃窦部病变为主。

3. 鉴别诊断：注意询问病史及有无原发病，对于以急性上腹痛为主要表现者，应注意与急性胆囊炎、急性胰腺炎、急性阑尾炎等急腹症鉴别。

【治疗】

1. 一般治疗应针对原发疾病和病因采取防治措施。对一些严重疾病如呼吸衰竭、心力衰竭、严重颅脑创伤、脑血管意外等，可预防性给予质子泵抑制剂防患于未然。

2. 药物治疗。

（1）抑酸治疗：口服雷尼替丁口服常释剂型[甲类，国基]，150mg，每天2次；或法莫替丁口服常释剂型[甲类，国基]，20mg，每天2次。症状无改善时可使用质子泵抑制剂（PPI），如奥美拉唑口服常释剂型[甲类，国基]，20mg，每天1~2次。

（2）胃黏膜保护治疗：口服硫糖铝口服常释剂型[乙类]或铝碳酸镁口服常释剂型[乙类，国基]1g，每天3~4次；口服枸橼酸铋钾口服常释剂型[甲类，国基]

110mg或胶体果胶铋口服常释剂型[甲类,国基]120~150mg，每天4次，服药期间舌苔及大便呈灰黑色，停药后可自行消失。

（3）对症治疗：口服多潘立酮口服常释剂型[甲类,国基]，10~20mg，每天3次，餐前30min服用；恶心、呕吐者必要时可用甲氧氯普胺注射剂[甲类,国基]5~10mg肌内注射；有上腹痛者，必要时可用山莨菪碱注射剂[甲类,国基]5~10mg肌内注射，每天1~2次。

（4）消化道出血的治疗：应安排患者留院观察或住院，并立即补液，补充血容量，可予奥美拉唑注射剂[乙类,国基]、泮托拉唑注射剂[乙类]、或埃索美拉唑注射剂[乙类]40~80mg静脉推注，然后以每小时4~8mg静脉滴注维持。若血红蛋白<70g/L，收缩压<90mmHg，可予输血治疗。

【注意事项】

少数患者口服多潘立酮可出现泌乳、乳房发育，停药后可自行消失。山莨菪碱可引起口干、尿潴留，老年人、前列腺增生患者需慎用。少数患者长期口服雷尼替丁可出现白细胞减少、阳痿，停药后可逐渐康复。

# 第二节　慢性浅表性胃炎

【概述】

慢性浅表性胃炎是指不同病因引起的胃黏膜的慢性炎症，是慢性胃炎的初级阶段。本病十分常见，占接受胃镜检查者的80%~90%，男性多于女性，发病率随年龄的增长而逐渐增高。主要病因有幽门螺杆菌感染、刺激性食物和药物损伤、十二指肠液反流、吸烟和酗酒等。

【诊断】

1. 症状：可有慢性不规则的上腹隐痛、饱胀不适、反酸嗳气、恶心、食欲下降，常有饮食不当、受凉、酗酒、服刺激性药物等诱因。黏膜糜烂者可有上消化道出血表现。

2. 辅助检查：胃镜下胃黏膜活检行病理组织学检查是诊断的"金标准"，可明确胃炎的部位和程度，还可确诊是否有幽门螺杆菌感染。

3. 鉴别诊断：必须排除胃癌、消化性溃疡、慢性胆囊炎、胆管结石、慢性肝病及胰腺疾病等。

【治疗】

1. 去除各种可能致病的因素，如刺激性食物、NSAID，戒烟限酒，防止暴饮暴食，注意饮食卫生，积极治疗口、鼻、咽部的慢性疾患。

2. 对症治疗，一般疗程1~2周，如疗效不佳，可进一步进行幽门螺杆菌检测，阳性者给予根除幽门螺杆菌治疗（见本章第七节）。

（1）抗酸药：口服铝碳酸镁口服常释剂型[乙类, 国基]0.5~1.0g，每天3~4次，餐前30min或胃痛发作时嚼碎后吞下。

（2）抑酸药：口服雷尼替丁口服常释剂型[甲类, 国基]150mg，每天2次；或法莫替丁口服常释剂型[甲类, 国基]20mg，每天2次；或质子泵抑制剂（PPI），如奥美拉唑口服常释剂型[甲类, 国基]20mg，每天1次。

（3）胃黏膜保护剂：口服枸橼酸铋钾口服常释剂型[甲类, 国基]110mg，每天4次；或硫糖铝口服常释剂型[乙类, 国基]1g，每天3~4次；或胶体果胶铋口服常释剂型[甲类, 国基]150mg，每天4次。

（4）促胃肠动力药：口服甲氧氯普胺口服常释剂型[甲类, 国基]5~10mg，每天2~3次；或多潘立酮口服常释剂型[甲类, 国基]10~20mg，每天3次；或莫沙必利口服常释剂型[甲类, 国基]5mg，每天3次，餐前半小时服用。

（5）助消化药：口服乳酶生口服常释剂型[甲类, 国基]0.3~0.9g，每天3次，饭前服用。

（6）解痉剂：如有痉挛性疼痛，可短期应用颠茄口服常释剂型[乙类, 国基]1~2片，或用阿托品注射剂[甲类, 国基]（0.3~0.5mg，每天总量0.5~3mg）代替，皮下、肌内或静脉注射，或应用山莨菪碱注射剂[甲类, 国基]5mg。

（7）对有明显精神因素的慢性胃炎患者，同时应给予耐心解释和抗抑郁、抗焦虑治疗。

# 第三节 慢性萎缩性胃炎

【概述】

慢性萎缩性胃炎是胃黏膜出现胃固有腺体数目减少的病理学改变的一类慢性胃炎，可伴有胃黏膜炎性改变、胃腺体形态学改变（肠化生）及异型增生（不典型增生），而肠化生及不典型增生是胃癌的癌前病变。主要病因有幽门螺杆菌感染、胆汁反流、刺激性食物和药物损伤、免疫因素等。一般分为A型

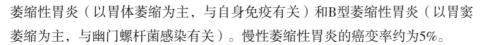

萎缩性胃炎（以胃体萎缩为主，与自身免疫有关）和B型萎缩性胃炎（以胃窦萎缩为主，与幽门螺杆菌感染有关）。慢性萎缩性胃炎的癌变率约为5%。

【诊断】

1．症状和体征：无特异性，可有酸相关症状，如上腹烧灼样痛、饥饿痛、反酸，以及动力相关症状，如早饱、腹胀、嗳气等。A型萎缩性胃炎可出现恶性贫血（巨幼细胞性贫血）、舌炎，合并糜烂时可出现黑便或大便潜血阳性。查体可有上腹部或左上腹轻微压痛。

2．实验室检查：A型萎缩性胃炎血清胃泌素含量会增高，血清中可测到抗壁细胞抗体（90%）和抗内因子抗体（75%），维生素$B_{12}$水平降低。B型萎缩性胃炎血清中胃泌素含量低，70%测不到抗壁细胞抗体和抗内因子抗体。胃镜下黏膜呈灰白色，或红白相间以白为主，皱襞变细、变平坦，黏膜变薄，可使血管透见。病变可为弥漫性，也可为局灶性，因胃上皮增生，黏膜可呈颗粒状或小结节状，活组织检查除炎性细胞浸润外，主要有程度不等的萎缩、肠化生和不典型增生。

【治疗】

1．根除幽门螺杆菌治疗（限于幽门螺杆菌阳性者，见本章第七节）。

2．对症治疗。

（1）抑酸治疗：口服雷尼替丁口服常释剂型[甲类，国基]150mg，每天2次；或法莫替丁口服常释剂型[甲类，国基]20mg，每天2次。

（2）保护胃黏膜：口服枸橼酸铋钾口服常释剂型[甲类，国基]110mg，每天4次。

（3）改善胃动力：口服多潘立酮口服常释剂型[甲类，国基]10~20mg，每天3次；或莫沙必利口服常释剂型[甲类，国基]5mg，每天3次；或甲氧氯普胺口服常释剂型[甲类，国基]5~10mg，每天3次。

（4）恶性贫血（巨幼细胞性贫血）：维生素$B_{12}$注射剂[甲类，国基]25~100mg，每天1次，肌内注射。贫血纠正后改为维生素$B_{12}$注射剂[甲类，国基]100mg的维持剂量，每月1次肌内注射。

3．针对萎缩、肠化生、不典型增生的病理改变，临床上可试用维生素C、维生素E、胃复春等治疗，定期复查胃镜并取活检。对病理确诊为重度不典型增生者，如不能逆转，则应考虑手术。

# 第四节　胆汁反流性胃炎

【概述】

胆汁反流性胃炎，又称胆汁性胃炎、碱性反流性胃炎、十二指肠反流病，尽管肠胃反流液呈碱性，且包含胆汁、肠液、胰液，但其主要的致病因素是胆汁。肠内碱性内容物及胆汁反流至胃造成胃黏膜损伤即胆汁反流性胃炎。胆汁反流性胃炎可由原发性胆汁反流和继发性胆汁反流引起，前者未进行过外科手术，幽门完好，由于胃排空延迟，或胃窦–幽门–十二指肠运动障碍所致，而后者进行过幽门切除手术或幽门旷置术，因幽门功能丧失，致十二指肠内容物反流至胃。

【诊断】

1. 症状和体征：主要症状为上腹痛、烧心、恶心、口苦、呕吐胆汁，有些患者有饮食、精神等诱发因素，少数患者无任何上消化道症状。有胆囊疾病者易发生胆汁反流性胃炎。

2. 辅助检查：内镜检查是确诊的主要方法，胃内24h胆红素监测可确诊是否存在十二指肠胃反流。

【治疗】

1. 络合胆酸：口服铝碳酸镁口服常释剂型或咀嚼片[乙类, 国基]0.5~1.0g，每天3次；或熊去氧胆酸口服常释剂型[甲类, 国基]0.25g，每天1次。

2. 促胃肠动力：口服多潘立酮口服常释剂型[甲类, 国基]10mg，每天3次，餐前半小时服用；或莫沙必利口服常释剂型[甲类, 国基]5mg，每天3次；或甲氧氯普胺口服常释剂型[甲类, 国基]5~10mg，每天2~3次。

3. 保护胃黏膜：口服枸橼酸铋钾口服常释剂型[甲类, 国基]110mg，每天4次；或硫糖铝口服常释剂型[乙类, 国基]1g，每天4次。

4. 抑酸药物：口服雷尼替丁口服常释剂型[甲类, 国基]150mg，每天2次；或法莫替丁口服常释剂型[甲类, 国基]20mg，每天2次。

# 第五节  食管-贲门黏膜撕裂综合征

## 【概述】

食管-贲门黏膜撕裂综合征是指由于剧烈恶心、呕吐引起食管内压力突然增高，导致贲门部或食管下部黏膜纵行撕裂，引起上消化道出血的综合征。自急诊内镜广泛应用于临床后，本病的诊断率显著提高。

## 【诊断】

1. 症状和体征：发病前常有频繁而剧烈的呕吐，初为胃内容物，随后呕吐鲜血，呕血量多少不等，也有少数裂伤而不伴出血者。少数患者胸骨后或剑突下可出现程度不等的疼痛。

2. 辅助检查：急诊内镜检查可见食管下端或贲门部纵行线状的撕裂伤，常覆盖有血痂或伴活动性出血，如超过2~3天再进行内镜检查，可因撕裂愈合而内镜下无法诊断。

## 【治疗】

1. 一般治疗：应卧床休息，禁食，予以补液，补充血容量，观察血压，大多数患者出血可自行停止。

2. 药物治疗：对于剧烈呕吐者，可肌内或静脉注射甲氧氯普胺注射剂[甲类，国基]10~20mg，或抑酸剂法莫替丁注射剂[甲类，国基]20mg，加入0.9%的氯化钠注射液或葡萄糖注射液20mL中，静脉注射或与其他输液混合静脉滴注，或用PPI如奥美拉唑注射剂[乙类，国基]40mg，静脉推注，每天2次。

3. 内镜下止血治疗：可局部喷洒药物，如凝血酶外用冻干制剂[甲类，国基]、冰去甲肾上腺素注射剂[甲类，国基]（去甲肾上腺素8mg加入0.9%的氯化钠注射液100mL中），或局部注射高渗盐水肾上腺素注射剂[甲类，国基]（1：10 000），或采用血管夹、高频电凝术治疗，多数疗效较好。

4. 手术治疗：如经过补液、药物治疗及内镜下治疗仍未能止血，应考虑手术治疗。

# 第六节　胃食管反流病

【概述】

胃食管反流病（gastroesophageal reflux disease，GERD）是指胃内容物反流入食管，引起不适症状和/或并发症的一种疾病，它是常见的胃肠动力障碍性疾病，与反酸或胆汁反流相关。GERD的发病是由于食管对胃、十二指肠内容物反流的防御机制下降，导致胃酸、胃蛋白酶、胆盐、胰酶等对食管黏膜产生攻击作用。GERD分为3个类型，即非糜烂性反流病（non-erosive reflux disease，NERD）、糜烂性食管炎（erosive esophagitis，EE）和巴雷特食管（Barrett's esophagus，BE）。NERD指存在反流相关的不适症状，但内镜下未见BE和食管黏膜破损。EE指内镜下可见食管远端黏膜破损，BE指食管远端的鳞状上皮被柱状上皮取代。NERD最为常见，EE可合并食管溃疡、狭窄和出血，而BE有可能发展为食管腺癌。

【诊断】

1. 症状和体征：典型而常见的反流症状为烧心和反流感，烧心指胸骨后烧灼感，反流感指胃内容物向咽部或口腔方向流动的感觉。其他不典型症状还有胸痛、上腹痛、嗳气、上腹不适、吞咽疼痛等，食管外症状有咳嗽、气喘、咽喉炎、口腔溃疡等。并发症严重的反流或反复发作的食管炎可发展成食管狭窄，患者吞咽困难，合并食管溃疡时可发生食管出血。

2. 辅助检查。

（1）胃镜检查可确定EE的严重程度及病变范围，以及有无食管狭窄、溃疡及BE的存在，有助于NERD的诊断。而非食管远端的食管炎不一定由反流引起，需注意排除食管癌，同时注意有无食管裂孔疝。

（2）食管pH监测：24h食管pH监测可以证实是否有酸反流，以及体位和进餐对酸反流的影响，观察酸反流与症状的关系，但它尚不是诊断GERD的金标准，约1/3患者此检查为阴性。

（3）食管钡餐检查：吞钡后能显示食管黏膜病变、食管狭窄、食管裂孔疝等，尤其对食管裂孔疝的诊断价值较大。可直接观察到钡剂自胃内反流入食管，能动态观察食管、胃、十二指肠的动力变化。

（4）其他检查方法：如食管测压、24h食管胆汁监测对GERD的诊断有一定的帮助。

（5）食管阻抗联合24h食管pH监测，可以提高GERD的诊断率。食管pH无线监测，可延长监测时间，并且不受进食影响。

3．诊断性治疗：对有反酸、烧心等反流症状的患者，给予标准剂量PPI（如奥美拉唑）每天2次口服，疗程1~2周，如能有效缓解症状，则支持酸相关GERD的诊断，如症状改善不明显，则可能有酸以外的因素参与或不支持诊断。

【治疗】

1．一般治疗：应注意改变生活方式和饮食习惯。避免餐后平卧和睡前进食，戒烟限酒，不暴饮暴食，肥胖者应减肥，避免刺激性饮食，睡时可将床头抬高10~20cm。

2．抑酸治疗：首选PPI标准剂量口服，每天2次，如奥美拉唑口服常释剂型[甲类，国基]20mg，兰索拉唑口服常释剂型[乙类]30mg，雷贝拉唑口服常释剂型[乙类]10mg，埃索美拉唑口服常释剂型[乙类]20~40mg，疗程8~12周。也可选择雷尼替丁口服常释剂型[甲类，国基]150mg，每天2次；或法莫替丁口服常释剂型[甲类，国基]20mg，每天2次。如停止治疗后疾病复发，则需要维持治疗，现多主张按需治疗，即在症状出现时服用抑酸剂至症状缓解。

3．促动力药：在GERD的治疗中，促动力药可作为抑酸治疗的辅助用药，如多潘立酮口服常释剂型[甲类，国基]10mg，每天3次。

4．BE的治疗：有条件者可行内镜下电凝、激光、射频、氩离子凝固、局部黏膜切除等治疗，并定期随访。

# 第七节　消化性溃疡

【概述】

消化性溃疡主要是指发生在胃和十二指肠的慢性溃疡，也可发生在食管下段、胃空肠吻合口附近及具有异位胃黏膜的梅克尔憩室内，是一种多发病、常见病。溃疡的黏膜缺损超过黏膜肌层，而糜烂的黏膜缺损不超过黏膜肌层，愈合后不留任何痕迹。一般认为，消化液（胃酸、胃蛋白酶）对胃肠黏膜的自身消化作用是溃疡形成的基本因素，故名消化性溃疡。引起消化性溃疡的因素包括幽门螺杆菌（HP）感染、非甾体抗炎药影响、遗传素质、应激反应和心理因素，并与黏膜的防卫能力下降有关，故目前认为"无酸无溃疡，无HP无溃疡"，本病95%以上位于胃和十二指肠，故一般所指的消化性溃疡是指胃溃疡和十二指肠溃疡，临床上后者较前者多见，而且胃溃疡的发病年龄较十二指肠溃疡平均晚10年。

【诊断】

1．病史：本病为慢性过程，病史可长达数年甚至更长，且呈周期性发作，发作有季节性，秋冬和冬春之交较常见，也可因劳累或精神因素诱发。

2．症状和体征：上腹痛是主要症状，有节律性，十二指肠溃疡多为空腹痛和/或夜间痛，进食或服用抗酸药后可缓解。胃溃疡多为餐后痛，持续1~2h逐渐消失。发作期上腹部局限性压痛。约10%的患者表现为无痛性溃疡，但可以出现并发症的表现，如出血、穿孔、幽门梗阻。查体可有上腹部压痛。

3．实验室检查：幽门螺杆菌检测为常规检查项目，侵入性检查包括通过胃黏膜活检行尿素酶试验、组织学检查和细菌培养。非侵入性检查包括$^{13}$C或$^{14}$C尿素呼气试验、粪便幽门螺杆菌抗原检测和血清抗幽门螺杆菌抗体检测。

4．辅助检查。

（1）胃镜检查：是确诊消化性溃疡的首选检查方法。胃镜下溃疡分为活动期（A1、A2）、缓解期（H1、H2）和瘢痕期（S1、S2）。胃和十二指肠均有溃疡，称为复合性溃疡，应同时取胃和十二指肠黏膜活检做幽门螺杆菌尿素酶试验。对于胃溃疡，还应在治疗后复查胃镜取活检以排除恶性病变。

（2）X线钡餐检查：适用于对胃镜检查有禁忌或不愿接受胃镜检查者。溃疡的X线征象有直接征象和间接征象两种：龛影是直接征象，可确诊溃疡；局部压痛、痉挛及十二指肠球部激惹和球变形为间接征象，仅提示可能有溃疡。

5．鉴别诊断：对顽固、多发、难治性溃疡，应做血清胃泌素测定，以排除胃泌素瘤，或者多点、深取活检以排除上消化道克罗恩病、白塞综合征等。

【治疗】

消化性溃疡的治疗目标是消除病因、缓解症状、促进愈合、预防复发和防治并发症。

1．一般治疗：饮食要定时，生活要有规律，情绪要稳定，避免刺激性饮食，忌烟酒，禁用非甾体抗炎药。

2．幽门螺杆菌感染的治疗：消化性溃疡患者90%以上有幽门螺杆菌感染，根除幽门螺杆菌的治疗不仅可治愈溃疡，还可预防溃疡复发，因此是消化性溃疡最重要的治疗。

鉴于目前HP耐药严重，目前倡导的联合方案为含有铋剂的四联方案，即1种质子泵抑制剂+2种抗菌药物+1种铋剂，疗程10~14天。抗菌药物及疗程的选择应视当地耐药情况而定。抗菌药物可选阿莫西林口服常释剂型[甲类,国基]1 000mg，每天2次，克拉霉素口服常释剂型[乙类,国基]500mg，每天2次。质子泵抑制剂可选奥美拉唑口服常释剂型[甲类,国基]20mg，每天2次。铋剂可选枸橼酸铋钾口服常释剂型[甲类,国基]220mg，每天2次。

3．胃黏膜保护剂：近年溃疡愈合质量日益受到重视，应注意选用黏膜保护药，可口服复方氢氧化铝口服常释剂型[甲类,国基]2~4片，每天3次，或硫糖铝混悬凝胶剂[乙类]10mL，每天3次，或铝碳酸镁口服常释剂型[乙类,国基]0.5~1.0g，上腹痛发作时嚼服，或枸橼酸铋钾口服常释剂型[甲类,国基]110mg，每天4次，或替普瑞酮口服常释剂型[乙类]每次50mg，每天3次，饭后30min服用，或胶体果胶铋口服常释剂型[甲类,国基]150mg，每天4次，餐前与睡前服用。

4．抑酸药：可口服H$_2$受体拮抗药雷尼替丁口服常释剂型[甲类,国基]和法莫替丁口服常释剂型[甲类,国基]，质子泵抑制剂如奥美拉唑口服常释剂型[甲类,国基]和兰索拉唑口服常释剂型[乙类]，如已根除幽门螺杆菌，患者无并发症或其他易患因素，如吸烟、高龄、服用NSAID、生活无规律等，可不必拘泥于4~8周的疗程限制。

【注意事项】

未成年人禁用左氧氟沙星，以免影响骨骼发育。

# 第八节　应激性溃疡

【概述】

应激性溃疡指各种应激状态下，胃和十二指肠黏膜发生的以糜烂和溃疡性损害为特征的一种急性黏膜出血性病变，为上消化道出血的常见原因之一。引起应激的因素有严重感染、严重创伤、大手术、休克、颅内病变、大面积烧伤、大量应用糖皮质激素、重度黄疸、心功能衰竭、呼吸衰竭、肾衰竭、肝功能衰竭及多脏器功能衰竭、严重心理应激等。

【诊断】

1. 症状和体征：在应激后1~2周内出现呕血和/或黑便，腹痛、腹胀常不明显。出血量一般不大，常呈间歇性，大量出血者可出现晕厥或休克。年龄大于65岁并有应激因素者更属高危。

2. 辅助检查：若于发病24~48h内进行急诊内镜检查，镜下可见胃黏膜糜烂、出血或浅表溃疡，病变以胃体、胃底多见，也可累及全胃，甚至延伸至食管或十二指肠及空肠。如胃镜未发现出血灶而出血不止，应行血管造影检查，以明确出血部位，同时可予栓塞止血。

【治疗】

1. 积极治疗原发病，除去致病因素。

2. 禁食，卧床休息，严密监测生命体征。

3. 积极补充血容量，必要时输血，纠正休克。

4. 药物预防：重大手术前、严重创伤等高危患者，可口服抑酸剂或静脉应用质子泵抑制剂。

5. 止血：首选奥美拉唑注射剂[乙类，国基]、泮托拉唑注射剂[乙类]或埃索美拉唑注射剂[乙类]40~80mg，静脉注射，然后以每小时4~8mg维持，维持胃内pH>6以防止血凝块溶解；弥漫性胃黏膜出血可口服去甲肾上腺素注射剂[甲类，国基]冰生理盐水；胃镜下止血见本章第五节。

# 第九节　幽门梗阻

【概述】

幽门梗阻指胃的幽门部，由于溃疡或肿瘤等病变导致食物和胃液通过障碍。它是胃、十二指肠溃疡常见的并发症之一。其他可以引起幽门梗阻的疾病还有胃癌、胃肉芽肿、异位胰腺、胃黏膜脱垂、腹部手术粘连牵拉、肿瘤侵犯等。

幽门梗阻可分为不完全梗阻和完全梗阻两大类。当幽门附近有溃疡或炎性病变时，可刺激幽门括约肌，引起其痉挛或幽门水肿，称为幽门不完全梗阻。另外，由于溃疡愈合后形成瘢痕组织，或因肿瘤侵犯幽门部，或腹部、胃手术后发生粘连牵拉，造成幽门部狭窄而出现的梗阻，称为幽门完全梗阻。

【诊断】

1. 症状：上腹胀和呕吐，呕吐物为酸臭的宿食，不含胆汁，量较大，呕吐后常感觉舒服。

2. 体征：上腹部隆起，可见胃型及胃蠕动波，振水音阳性。

3. 辅助检查：B超和腹部X线片可见胃内大量潴留物。胃镜（或洗胃后检查）可确诊，并可做出病因诊断。注意禁止行钡餐造影。需判断胃及幽门情况时可服泛影葡胺造影剂后摄片。

【治疗】

1. 禁食，胃肠减压，必要时可洗胃。输液治疗，注意纠正水电解质及酸碱平衡紊乱。

2. 由消化性溃疡所致者首选奥美拉唑注射剂[乙类，国基]、泮托拉唑注射剂[乙类]或埃索美拉唑注射剂[乙类]40mg，静脉注射，每天1次，也可选用法莫替丁注射剂[甲类，国基]20mg静脉注射（≥3min）或滴注（≥30min），每12h1次，雷尼替丁注射剂[甲类，国基]50mg静脉注射（＞10min）或静脉滴注（1~2h），每天2次或者每6~8h 1次。

3. 对于经药物治疗无效，内镜提示为良性病变所致的梗阻，可予内镜下扩张等治疗。

4. 内科治疗无效的幽门梗阻或胃癌等器质性疾病引起的幽门梗阻，应尽快明确病因，及时行外科手术治疗。

# 第十节　非酒精性脂肪性肝病

【概述】

非酒精性脂肪性肝病（NAFLD）是指除酒精和其他明确的损肝因素所致的肝病外，以弥漫性肝细胞大泡性脂肪变为主要病理特征的临床综合征，包括非酒精性单纯性脂肪肝及由其演变的非酒精性脂肪性肝炎（NASH）和脂肪性肝硬化。肥胖、胰岛素抵抗和遗传易感性与其发病关系密切。

【诊断】

1. 症状：大多无症状，或仅有右上腹不适、乏力，严重者有右上腹痛、恶心、呕吐、黄疸。

2. 体征：肝脏肿大，可有触痛。

3．临床诊断标准：凡具备下列第（1）～（5）项和第（6）或第（7）任何一项者可确诊。其中需根据肝活检诊断NASH，结合临床诊断脂肪性肝硬化。

（1）无饮酒史或每周饮酒含乙醇量男性＜140g，女性＜70g。

（2）排除药物、毒物、感染、全胃肠外营养、肝豆状核变性、自身免疫性肝病等因素导致的脂肪肝。

（3）除原发疾病临床表现外，可有乏力、肝区隐痛不适、肝脾肿大。

（4）可有体重超重、内脏性肥胖、空腹血糖增高、血脂紊乱、高血压等代谢综合征表现。

（5）血清转氨酶和γ-谷氨酰转肽酶、转铁蛋白升高。

（6）肝脏影像学表现符合脂肪肝的影像学诊断标准。

（7）肝活检组织学改变符合脂肪肝的病理学诊断标准。

【治疗】

1．防治原发病和相关危险因素更为重要，可使用胰岛素增敏剂二甲双胍及调脂药、降压药等。

2．制订合理的能量摄入计划及饮食结构，进行适当有氧运动，改变不良生活方式，以期控制体重、减小腰围。

3．药物治疗一般疗程在6~12个月或以上。①多烯磷脂酰胆碱口服常释剂型[乙类]，口服，1~2粒，每天3次，有保护肝细胞膜及降酶作用。②甘草酸二铵胶囊[乙类,国基]，口服，150mg，每天3次；或甘草酸二铵注射剂[乙类]，150mg加入10%葡萄糖注射液静脉滴注，每天1次。

# 第十一节　酒精性肝病

【概述】

酒精性肝病是由于长期过度饮酒，乙醇和它的衍生物乙醛使肝细胞反复发生脂肪变性、坏死和再生而导致的，包括酒精性脂肪肝、酒精性肝炎、酒精性肝纤维化和酒精性肝硬化。

【诊断】

1．病史：有长期饮酒史，一般超过5年，折合每天摄入乙醇量男性≥40g，女性≥20g；或2周内有大量饮酒史，折合每天摄入乙醇量＞80g。应注意性别、遗传易感性等因素的影响。乙醇含量换算公式（g）=饮酒量（mL）×乙醇含量（%）×0.8（乙醇比重）。

2．症状和体征：临床表现与疾病分型有关。

（1）酒精性脂肪肝大多无症状，仅表现为肝大，肝功能正常或轻度异常。

（2）酒精性肝炎常有乏力、食欲不振、恶心、呕吐，可有间歇性发热、黄疸、腹痛、肝大。

（3）酒精性肝硬化除消化道症状外，可出现腹水、出血、肝性脑病等。

3．实验室检查：约75%的患者有大细胞性贫血，平均红细胞容积（MCV）升高。血清天门冬氨酸氨基转移酶（AST）与丙氨酸氨基转移酶（ALT）、谷氨酰转肽酶（GGT）均升高，禁酒后这些指标明显下降，4周后基本恢复正常。AST/ALT>2，有助于诊断。

4．辅助检查：肝脏B超和CT检查可发现脂肪肝、肝硬化和门脉高压相关的证据。

5．鉴别诊断：排除病毒性肝炎、药物和中毒性肝病、瘀血性肝炎等。

6．出现下列情况时，应考虑存在肝衰竭。

（1）极度乏力，并有明显厌食、呕吐、腹胀等严重消化道症状。

（2）黄疸进行性加深，血清总胆红素≥171mmol/L。

（3）有出血倾向，凝血酶原活动度≤40%。

（4）明显腹水。

（5）出现Ⅱ度以上肝性脑病。

（6）有肝肾综合征、上消化道出血、严重感染等并发症。

【治疗】

1．戒酒是治疗酒精性肝病最主要的措施，由于患者往往有酒精依赖，戒酒过程中应注意防治戒酒综合征。

2．营养支持治疗应提供高蛋白、低脂饮食，并注意补充B族维生素及叶酸，也应戒烟并控制体重。

3．保肝治疗：甘草酸二铵口服常释剂型[乙类，国基]，口服，150mg，每天3次，或甘草酸二铵注射剂[乙类]150mg加入10%的葡萄糖注射液中静脉滴注；葡醛内酯口服常释剂型[乙类]，口服，200mg，每天3次，或葡醛内酯注射剂[乙类]400~600mg静脉滴注，每天1次；还原性谷胱甘肽注射剂[乙类]1.2~2.4g，静脉滴注；多烯磷脂酰胆碱口服常释剂型[乙类]，口服，456mg，每天3次；联苯双酯口服常释剂型[甲类，国基]，口服，25mg，每天3次，短期降酶作用肯定，但远期疗效差，易反跳，应逐渐减量，目前临床应用逐渐减少。

4. 糖皮质激素可改善重症酒精性肝炎的症状，用泼尼松龙口服常释剂型[乙类]，每天40mg，共用28天。应注意糖皮质激素不适用于严重感染、消化道出血或肾功能不全者。

5. 积极处理酒精性肝硬化的并发症，如腹水、感染、上消化道出血、肝性脑病。晚期酒精性肝硬化患者，可考虑肝移植，但肝移植前须戒酒3~6个月。

# 第十二节  药物性肝病

【概述】

药物性肝病是由药物本身或其代谢产物的直接或间接作用引起的肝脏损害。本病可以发生于以往没有肝病史的或原来就有肝病的患者。目前已知至少有600多种药物可引起药物性肝病，可以表现为肝细胞坏死、胆汁淤积、脂肪肝或慢性肝炎、肝硬化等。药物性肝病分为可预测性和不可预测性2种。前者主要是药物的直接毒性作用所致，常可预测，潜伏期短，毒性与剂量呈正比。而大多数药物性肝病不可预测，与剂量无关，与体质易感性有关，潜伏期不定。

【诊断】

主要根据用药史、停用药物后的恢复情况、再用药时的反应、实验室有肝细胞损伤及胆汁淤积的证据确定诊断。当临床诊断有困难时，可采用国际常用的RUCAM评分系统协助诊断。

【治疗】

1. 停用损肝药物：确诊或怀疑为药物性肝病后，应立即停用相关或可疑药物。可视药物进入体内的方式、剂量、时间，适当考虑洗胃、导泻、利尿，甚至血液透析，以促进药物排出。

2. 支持治疗：卧床休息，如果无肝性脑病，可给予高蛋白、高热量饮食，补充各种维生素，保持水电解质平衡和酸碱平衡，必要时输注白蛋白或新鲜血浆。

3．保肝退黄治疗：①葡醛内酯口服常释剂型[乙类]，口服，200mg，每天3次。②甘草酸二铵口服常释剂型[乙类，国基]，口服，150mg，每天3次，或甘草酸二铵注射剂[乙类]150mg加入补液中静脉滴注，每天1次。③熊去氧胆酸口服常释剂型[甲类，国基]，口服，150mg，每天3次。④还原型谷胱甘肽注射剂[乙类]0.6~1.2g，静脉滴注，每天1次。⑤多烯磷脂酰胆碱口服常释剂型[乙类]，口服，456mg，每天3次。

4．积极防治并发症，如出血、感染、肝性脑病、肾衰竭等。

# 第十三节　肝　硬　化

【概述】

肝硬化是由于一种或多种病因长期或反复作用引起肝组织弥漫性纤维化，以假小叶和再生结节形成为特征的慢性肝病。临床上表现为多系统受累，以肝功能损害和门静脉高压为主要表现，晚期常出现消化道出血、肝性脑病、肝肾综合征、肝癌、原发性腹膜炎等严重并发症。在我国，肝硬化的病因主要是乙型、丙型病毒性肝炎。

【诊断】

1．症状和体征：肝硬化起病隐匿，病程进展缓慢，可长期无症状。临床上分为肝功能代偿期和失代偿期。代偿期可有轻度乏力、食欲减退、腹泻、右上腹不适等，临床上较少能做出诊断。失代偿期则有肝功能减退和门静脉高压的症状。

（1）全身症状：消瘦乏力、面色晦暗。

（2）消化道症状：纳差、腹胀、恶心、呕吐、腹泻、黄疸。

（3）血液系统表现：鼻出血、牙龈出血、皮肤紫癜、消化道出血及不同程度贫血。

（4）内分泌系统：性功能障碍、男性乳房发育、女性月经失调，皮肤见蜘蛛痣、毛细血管扩张及肝掌。部分有肝源性糖尿病。

（5）门静脉高压表现：以脾大、腹水、侧支循环开放（食管胃底静脉曲张、腹壁静脉曲张、痔核形成）为主要表现。

2．实验室检查。

（1）血常规：失代偿期有轻重不等的贫血，脾功能亢进时白细胞和血小板减少。

（2）肝功能：代偿期大多正常或轻度异常，失代偿期人血清白蛋白降低、球蛋白增高、白蛋白与球蛋白比值降低甚至倒置。凝血酶原时间延长。血清转氨酶和胆红素可不同程度升高。

（3）免疫学：由乙型肝炎引起的肝硬化，应检测乙肝两对半和HBV DNA定量；由丙型肝炎引起的肝硬化，应检测丙肝抗体和HCV RNA定量。

（4）腹水检查：有腹水者应做腹腔穿刺，检查腹水常规、腹水培养等，明确腹水的性质为渗出液还是漏出液，并排除癌性腹水。

3. 辅助检查：影像学检查如肝脏B超、CT、MRI等可反映肝脾大小、外形、腹水、侧支循环情况并可排除肝癌。胃镜检查可直接观察并确定有无食管胃底静脉曲张，了解曲张程度与范围，以及有无消化性溃疡，有助于上消化道出血的鉴别诊断和治疗。

根据有病毒性肝炎、长期饮酒等病史，有肝功能减退和门静脉高压的临床表现，触诊肝脏质地坚硬，肝功能白蛋白降低、球蛋白升高，凝血酶原时间延长，影像学见肝硬化征象，临床上可做出肝硬化的诊断，一般不需要肝活检。

【治疗】

肝硬化目前无特效治疗方法，关键在于早期诊断，针对病因给予相应处理，防止肝硬化进一步发展，失代偿期积极防治并发症，终末期可考虑肝移植。

1. 一般治疗：注意休息，减少肝脏负担，给予高热量、高蛋白、易消化饮食，补充多种维生素，戒酒，有肝性脑病者限制蛋白摄入，有食管胃底静脉曲张者应避免进食粗糙食物。

2. 腹水的治疗。

（1）控制水钠摄入：每天控制饮水量在500~1 000mL，每天摄入钠盐在2g以下。

（2）利尿药：螺内酯口服常释剂型[甲类,国基]为潴钾利尿剂，利尿作用较弱，口服，100mg，每天1次；呋塞米口服常释剂型[甲类,国基]利尿作用较强，为排钾利尿剂，口服，40mg，每天1次，可根据病情调整剂量和疗程，一般与螺内酯联合使用。

（3）提高血浆胶体渗透压：可定期、多次输注人血白蛋白注射剂[乙类]和血浆，输注后静脉注射呋塞米注射剂[甲类,国基]20mg，利尿作用更佳。

（4）放腹水加输人血白蛋白注射剂[乙类]：对于难治性腹水，可一次放腹水5 000~10 000mL，同时静脉补充白蛋白40~60g。

（5）经颈静脉肝内门体分流术（TIPS）是以介入放射学的方法在肝内的门静脉与肝静脉的主要分支间放入支架建立分流通道，适用于难治性腹水和其他方法治疗无效的食管胃底静脉曲张大出血。

3．门静脉高压的手术治疗：目的是降低门静脉压力、结扎曲张血管和消除脾功能亢进，有脾切除加断流术、各种分流术，在无黄疸和腹水、肝功能损害较轻时，手术效果较好。

4．其他并发症的治疗：如食管胃底静脉曲张破裂出血、肝性脑病、肝肾综合征、原发性腹膜炎、原发性肝癌等的治疗，在积极救治的同时，应尽早请上级医院会诊并转院治疗。

# 第十四节　急性胰腺炎

【概述】

急性胰腺炎是多种原因导致胰酶在胰腺内被激活，引起胰腺自身消化及其周围组织的化学性炎症，临床症状轻重不一，轻者有胰腺水肿，无明显器官功能障碍，一般数日可恢复，称为轻型急性胰腺炎。重者有胰腺坏死、出血，炎症累及周围组织，出现局部并发症，如胰腺坏死、胰腺脓肿、胰腺假性囊肿，也可并发全身多器官衰竭，死亡率10%~20%，称为重型急性胰腺炎。急性胰腺炎最常见的病因是胆囊炎、胆石症，其次为大量饮酒和暴饮暴食。

【诊断】

1．症状：腹痛为本病的主要症状，大多为突然起病，程度轻重不一，可为钝痛、刀割样痛，呈持续性，有阵发性加剧，不能为一般解痉剂缓解，多数位于中上腹部，可向腰背部放射。进食可加重疼痛，坐位或前屈位时疼痛减轻。当有腹膜炎时疼痛弥漫全腹，极少数患者可无明显腹痛而突然休克或昏迷，预后极差。恶心、呕吐常见，有时较频繁，呕吐不能使疼痛缓解。多数患者有轻至中度发热。

2．体征：轻型急性胰腺炎多数有上腹压痛，伴肌紧张。重型急性胰腺炎多有全腹压痛、腹肌紧张、腹胀和肠鸣音减弱甚至消失，有腹水时移动性浊音阳性。少数重型患者可出现胁腹部皮肤蓝棕色斑（格雷·特纳征）或脐周皮肤发蓝（卡伦征）。

3. 实验室检查：血白细胞总数及中性粒细胞增高。血淀粉酶明显升高，一般高于正常值上限的3倍以上，但它的高低不与胰腺炎严重程度成比例。而尿淀粉酶升高较迟、持续时间亦较长，因此临床意义不大。胰性胸腔积液、腹水的淀粉酶水平也明显升高。血三酰甘油常＞5.6mmol/L，低血钙常提示病情严重。C反应蛋白升高与疾病严重程度呈正相关。

4. 辅助检查：B超可帮助判断，但常因胃肠积气影响观察。增强CT是急性胰腺炎的标准诊断方法，对本病的诊断和预后的判断十分重要，可根据需要多次复查前后对比，重型急性胰腺炎可见胰腺肿大、胰周渗出、胰腺坏死、胰腺假性囊肿、腹水，并可以判断是否合并胆囊结石、胆道结石。

【治疗】

轻型急性胰腺炎病情有自限性，但需严密观察是否会转变为重型急性胰腺炎，重症患者有条件时可收治于监护病房，密切关注患者的生命体征，及时给予针对性处理。

1. 禁食，必要时胃肠减压。

2. 维持水电解质平衡：给予静脉补液，酌情补充血浆、人血白蛋白注射剂[乙类]，血钙降低时静脉补充10%的葡萄糖酸钙注射剂[甲类，国基]。

3. 抑制胰酶分泌：生长抑素注射剂[乙类]，首剂250μg，以每小时250μg的速度静脉滴注；或奥曲肽注射剂[乙类]25μg缓慢静脉注射，然后0.6mg加入补液中以每小时25μg的速度静脉滴注；抑酸剂奥美拉唑注射剂[乙类，国基]40mg，静脉注射，每天2次，可抑制胰酶分泌，还可以预防消化道出血；可选用雷尼替丁注射剂[甲类，国基]，每次25~50mg，每4~8h 1次；或法莫替丁注射剂[甲类，国基]20mg，每天2次，静脉注射。

4. 抗感染：由胆囊疾病所致急性胰腺炎或合并感染者及重型急性胰腺炎，宜早期、足量应用抗菌药物，以针对革兰氏阴性菌及厌氧菌为宜，选用能透过血-胰屏障、在胰腺组织内浓度高的抗菌药物，如环丙沙星注射剂[甲类，国基]200mg，静脉滴注，每天2次，或甲硝唑注射剂[甲类，国基]500mg，静脉滴注，每天3次。其他还有头孢他啶注射剂[乙类，国基]，每天1.5~6g，分3次肌内注射或静脉注射，或头孢噻肟注射剂[甲类]每次1~2g，每8~12h 1次，或左氧氟沙星注射剂[甲类，国基]200mg，每天2次，或400mg，每天1次，或静脉滴注亚胺培南西司他丁注射剂[乙类]等。应注意防止真菌感染。

5．内镜治疗：对胆源性胰腺炎合并胆总管下端结石者，早期内镜下逆行胰胆管造影（ERCP）和十二指肠乳头切开（EST）取石，可减少并发症并降低死亡率。

6．B超介入治疗：可帮助腹腔穿刺放腹水、胰腺假性囊肿引流、脓肿引流。

7．手术治疗：胰腺坏死、继发感染脓肿形成而内科保守治疗无效者，可适时考虑手术治疗。

【注意事项】

1．具有上腹痛和血淀粉酶升高特征的疾病还有消化性溃疡合并穿孔、胆管炎、胆道蛔虫、肠梗阻、肠系膜血管栓塞等，应注意鉴别。首先应该与急性心肌梗死相鉴别。

2．应密切观察患者的生命体征、腹部体征、血常规、血钙、血气分析等，及时处理，必要时转院或转监护病房治疗。胰腺CT增强扫描可帮助诊断和判断预后，甚至能发现由胰腺癌引起的胰腺炎，有条件者应尽早选用，以免漏诊或延迟诊断。

# 第十五节　慢性胰腺炎

【概述】

慢性胰腺炎是指胰腺腺泡和胰管的慢性进行性炎症，最后可导致胰外分泌、内分泌功能损害，临床表现为持续或反复发作性腹痛、消瘦、腹泻或脂肪泻、黄疸、糖尿病等。近年来，国内慢性胰腺炎的发病率有上升趋势，病因有胆道疾病、长期饮酒、高钙血症、高脂血症等。部分原因不明，称为特发性慢性胰腺炎。

【诊断】

1．症状：临床表现轻重不一。轻度者可无症状或仅有轻度消化不良。而中度以上的慢性胰腺炎常有不同程度的腹痛，可为隐痛或钝痛，也可为持续性腹痛，夜间较明显，饮酒、进食油腻食物均可加重腹痛。胰腺外分泌不足，患者可出现食欲减退、腹胀、不耐受脂肪食物、易腹泻等症状，当脂肪酶降低至正常的10%以下时，患者会出现脂肪泻。长期不敢进食、腹泻可致患者出现消瘦、营养不良及脂溶性维生素缺乏，也可逐渐出现糖耐量异常或糖尿病、胰腺内分泌不足的症状。

2. 体征：胰头肿大压迫胆总管可致黄疸；有胰腺假性囊肿时可触及包块；可有胰源性腹水及胸腔积液的体征，因胰腺纤维化或假性囊肿压迫血管可致脾肿大、门静脉血栓、静脉曲张等胰源性门静脉高压表现。

3. 实验室检查：血淀粉酶在急性发作时可升高，合并糖尿病时血糖升高。而胰腺外分泌功能检查烦琐，临床上很少开展应用。

4. 辅助检查：①影像学检查。腹部平片可发现胰腺区钙化影。腹部B超和胰腺增强CT可显示胰腺增大或缩小、胰腺钙化、胰管增粗、胰管结石、胰腺假性囊肿等。经内镜逆行胰胆管造影（ERCP）和超声内镜（EUS）、磁共振胰胆管造影（MRCP）也有助于诊断慢性胰腺炎。②病理学检查。在CT或EUS引导下穿刺胰腺组织进行病理学检查，对鉴别慢性胰腺炎与胰腺癌有较大的帮助。但有时需剖腹探查，才能明确诊断。

【治疗】

1. 急性发作期的治疗同急性胰腺炎。

2. 慢性期治疗：少食多餐，限制脂肪摄入，禁酒，补充维生素A口服常释剂型[乙类]、叶酸口服常释剂型[甲类, 国基]、维生素B$_{12}$注射剂[甲类]。可给予法莫替丁口服常释剂型[甲类, 国基]，口服，20mg，每天2次，或奥美拉唑口服常释剂型[甲类, 国基]，口服，20mg，每天1~2次，以抑制胃酸分泌从而减少胰液分泌。合并糖尿病时可给予胰岛素治疗。

3. 内镜下治疗：内镜下治疗可经ERCP或超声引导下行胰胆管取石、胰管下端奥迪括约肌切开术、胰腺假性囊肿引流及胰管支架植入术。

# 第十六节　溃疡性结肠炎

【概述】

溃疡性结肠炎（UC）指原因不明的慢性结肠及直肠非特异性炎症或溃疡性病变。本病与克罗恩病合称为炎症性肠病。其病因可能与免疫、感染、遗传及精神因素有关。主要症状是腹泻、黏液脓血便、腹痛，本病好发于青壮年，病情轻重不一，常反复发作，近年本病的发病率有上升趋势。

【诊断】

1. 症状和体征：临床表现多样化，轻重不一，多数反复发作，少数首次发作后，病情长期缓解。本病以慢性腹泻、黏液脓血便、腹痛和里急后重为主，伴以不同程度的全身症状，如发热、乏力、体重下降等，部分患者有肠外表现，如关节炎、虹膜炎、结节性红斑等。少数患者只有便秘，无血便。

常见并发症有中毒性巨结肠、肠穿孔、大量便血、直结肠癌。根据病情严重程度分为轻、中、重3度。根据病程进展情况，可将本病分为慢性复发型、慢性持续型、初发型和急性暴发型。根据腹泻、便血、结肠镜及组织学改变可将本病分为活动期和缓解期。根据病变范围可将本病分为直肠型、左半结肠型、全结肠型等。

2．实验室检查：可有不同程度的血红蛋白下降，血沉和C反应蛋白升高；大便镜检可见红细胞和白细胞，但多次病原学检查阴性。

3．辅助检查：①结肠镜检查可见病变多从直肠开始，呈连续性、弥漫性分布。主要表现为黏膜粗糙、血管纹理模糊、充血水肿、质脆易出血，可见多发糜烂或浅溃疡，慢性炎症期可见假息肉及桥形黏膜。②肠黏膜活检组织学检查可见黏膜和黏膜下层炎性细胞浸润、隐窝脓肿、糜烂及溃疡、杯状细胞减少。③钡剂灌肠检查可见结肠壁毛糙呈锯齿状，肠壁有多发性小充盈缺损，黏膜粗乱及颗粒样改变，肠管缩短、变细，结肠袋消失，呈铅管状。④腹部X线平片可帮助诊断中毒性巨结肠。

【治疗】

治疗目的在于控制急性发作，维持缓解，减少复发，防止出现并发症。

1．一般治疗：注意休息，给予无渣、高蛋白饮食，避免刺激性食物。严重患者应禁食，给予补液治疗，纠正水电解质失衡。

2．药物治疗。

（1）氨基水杨酸制剂：常用柳氮磺吡啶（SASP）口服常释剂型[甲类, 国基]，口服，初剂量每天2~3g，渐增至每天4~6g，分3~4次，若症状缓解，则改为每天1.5~2.0g维持，常有影响肝肾功能、白细胞减少、皮疹等不良反应；5-氨基水杨酸（5-ASA，美沙拉嗪缓释控释剂型、缓释控释颗粒剂[乙类, 国基]），口服，每天3~4g，分3次；维持剂量，每天1.5~2.0g，其不良反应较少。根据病变范围也可选用SASP或5-ASA栓剂或灌肠剂。

（2）糖皮质激素：适用于重型活动期及对氨基水杨酸制剂疗效不佳者。一般予泼尼松口服常释剂型[甲类, 国基]或泼尼松龙口服常释剂型[乙类]，每天30~40mg，或地塞米松注射剂[甲类, 国基]10mg，静脉滴注，症状缓解后逐渐减量。对病变在左半结肠者也可用地塞米松5~10mg加温开水200mL，睡前保留灌肠1~2周。

（3）免疫抑制剂：对糖皮质激素疗效不佳或不能耐受者可给予免疫抑制剂如硫唑嘌呤口服常释剂型<sup>[甲类，国基]</sup>1.5~2.5mg/kg，每天1次或分次口服，或环孢素口服常释剂型<sup>[甲类，国基]</sup>，每天2~4mg/kg，分两次服用。

（4）抗菌药物：如有肠道继发感染，可选择环丙沙星口服常释剂型<sup>[甲类，国基]</sup>0.5g，每天2次口服，抑制厌氧菌可用甲硝唑口服常释剂型<sup>[甲类，国基]</sup>0.2~0.4g，每天3次，疗程7~10天。

3．手术治疗：有大出血、肠穿孔、肠梗阻者应进行紧急手术。对内科治疗无效、病变广泛及癌变患者应予手术治疗。

【注意事项】

1．UC的诊断应注意排除菌痢、肠结核、阿米巴痢疾、白塞综合征、结肠癌、克罗恩病、缺血性结肠炎、放射性结肠炎、肠易激综合征等。

2．内镜检查是诊断UC的最重要手段，可直接观察病变、进行活检、监测癌变；对临床表现不典型而有典型结肠镜检查表现者，可以诊断本病；对未定型者，可通过内镜随访及治疗随访帮助诊断。但急性严重病例不适于马上做结肠镜及钡剂灌肠检查，以免发生中毒性巨结肠并发症。

3．对UC的完整诊断应包括其临床类型、严重程度、病变范围及病情分期。

4．要注意观察糖皮质激素的不良反应，如库欣综合征、血压升高、血糖升高、骨质疏松、消化道出血及情绪改变等，以便及时防治。

# 第十七节　消化道出血

【概述】

消化道是指从食管到肛门的管道，消化道出血临床表现为呕血、黑便、血便等，为临床常见急症。另有一类隐性消化道出血，临床上肉眼不能观察到黑便，但有粪便潜血试验阳性和/或存在缺铁性贫血，容易被忽视，应予注意。

上消化道出血指十二指肠悬韧带以上的消化道出血，包括食管、胃、十二指肠、胰管和胆管、胃空肠吻合口附近病变。上消化道出血的常见病因是消化性溃疡、急性胃黏膜损害、食管胃底静脉曲张、胃癌、食管-贲门黏膜撕裂综合征等。

下消化道出血指十二指肠悬韧带以下的消化道出血，包括空肠、回肠、结肠及直肠病变。下消化道出血的常见病因是结直肠癌、肠道息肉、炎症性肠病、肠道间质瘤及憩室等。

【诊断】

根据呕血、黑便和失血性周围循环衰竭的临床表现，呕吐物或粪便潜血试验呈强阳性，血红蛋白浓度、红细胞计数及血尿素氮水平增高的实验室依据，可做出消化道出血的诊断。

1. 症状：消化道出血表现为呕血和便血，但颜色与出血量及出血速度有关。小量出血与胃液混合，常为咖啡样呕吐物；柏油样便常为上消化道出血或高位小肠出血，暗红便常为低位小肠出血或右半结肠出血，鲜红色血便常为左半结肠出血，与大便不混或排便后滴鲜血常为直肠肛门病变。

出血量的判断：可根据消化道失血量、全身情况和血红蛋白水平来估计出血量。大便潜血阳性为微量出血，黑便为50~70mL，柏油样便为200mL，呕血常＞250mL。出现头晕、心悸、口渴等全身症状，出血量＞400mL。如出血量＞800mL，常出现血压下降、休克等循环衰竭表现。24h血红蛋白下降1g意味着约失血400mL，需注意出血初期，由于血液浓缩，血红蛋白水平可以变化不大。

2. 体征：不同病因有不同的检查结果。活动性出血的判断：持续呕血或便血，积极输液输血后生命体征不稳定，血压下降，血红蛋白继续下降，肠鸣音亢进，均提示活动性出血。对于有些长期卧床的老年患者，肛门指检可协助诊断。

3. 出血的病因诊断：发病24h内，如血压尚稳定、无大量呕血，可在输液及备血情况下行急诊胃镜检查，有条件者可同时行内镜下治疗；有时根据情况需重复行胃镜检查和治疗，如胃镜检查阴性可根据情况选择肠镜，注意肠镜应尽量进入回肠末端。如胃镜、肠镜检查均阴性而怀疑小肠出血时，可转上级医院选择胶囊内镜、小肠镜或血管造影检查。核素显像阳性率不高，目前临床很少选用。

4. 鉴别诊断：上消化道出血引起的呕血和黑便首先应与鼻出血、拔牙等口腔病变咽下血液所致者相鉴别，也需与肺结核、支气管扩张、肺癌等所致的咯血鉴别。另外，口服动物血液（猪红等）、铋剂、铁剂和某些中药也可引起大便发黑，需与上消化道出血引起的黑便鉴别。

【治疗】

1. 一般治疗及对症支持治疗：活动性出血期间须禁食，并补充胶体及葡萄糖盐水等。需立即查血型并配血，如出现晕厥、休克、血红蛋白低于70g/L，应紧急输血。

2. 止血治疗。

（1）对于非食管静脉曲张破裂出血，可给予抑酸治疗，如奥美拉唑注射剂[乙类, 国基]、泮托拉唑注射剂[乙类]40~80mg静脉注射，然后以每小时8mg维持，或法莫替丁注射剂[甲类, 国基]20mg静脉注射，每天2次，雷尼替丁注射剂[甲类, 国基]50mg静脉注射，每天3次。也可给予去甲肾上腺素注射剂[甲类, 国基]20~40mg加入冰生理盐水100~250mL中分次口服，以及凝血酶每次1 000~2 000U口服。内镜下止血见本章第五节。

（2）对于食管静脉曲张破裂出血，可给予垂体后叶素注射剂[甲类, 国基]，每分钟0.2~0.4U持续静脉滴注，同时静脉滴注硝酸甘油注射剂[甲类, 国基]，以协同降低门静脉压力，减少垂体后叶素造成心肌缺血及缺血性腹痛的副作用。给予生长抑素注射剂[乙类]每小时250μg或奥曲肽注射剂[乙类]每小时25~50μg维持静脉滴注。

在患者生命体征稳定的情况下，有条件者可行内镜下食管静脉曲张套扎或硬化剂注射。

3. 如内科保守治疗无效，可根据情况选择血管造影并行血管栓塞治疗、急诊手术或术中内镜治疗，部分肝硬化患者可选择经颈静脉肝内门体支架分流术。

【注意事项】

1. 消化道出血一定要做出病因诊断，根据情况可选择多次胃镜、肠镜检查，尤其要仔细检查胃底、胃体、十二指肠降段及回肠末端等，如仍阴性，应及时会诊或转送有条件的医院行胶囊内镜、小肠镜检查，以免漏诊。对可疑病变，在出血期，不宜随意做活检，可考虑行CT、EUS等检查或转送有条件的医院进一步检查。

2. 消化道出血的治疗首选补充血容量。抑酸治疗最好选择质子泵抑制剂静脉应用，因为这样可保持胃内pH＞6，有利于止血。内镜下止血的针对性较强，疗效常较肯定，应创造条件尽早进行。

# 第十八节 便 秘

【概述】

便秘指大便次数减少，一般每周少于3次，或排便不畅、费力、困难，粪便干结且量少。便秘是很常见的症状，可由多种病因引起。若肠道无器质性病变称为功能性便秘，有器质性病变称为器质性便秘。便秘的类型分为慢传输型（STC）、出口梗阻型（OOC）和混合型。

【诊断】

1. 症状：临床表现为排便次数减少，每周少于3次，严重者2~4周才排便1次，排便费力、排便时间延长、排便不畅，伴有腹痛或不适，粪便如羊粪，且量很少。

2. 体征：腹部稍隆起，有或无压痛，有时可触及软性包块（粪便），肝脾不能触及，肠鸣音稍活跃。

3. 实验室检查：血常规、粪便常规、粪便隐血试验是排除结直肠及肛门器质性病变的重要而又简易的方法，还可根据临床特点选择必要的生化和代谢方面的检查，如甲状腺功能检查和血糖检查等。

4. 辅助检查：肛门直肠检查可帮助了解肛门直肠有无器质性疾病，如肛裂、肛瘘、痔疮、直肠脱垂、直肠肿物等，还可了解粪便嵌塞及肛门括约肌功能状况。内镜或钡灌肠可显示有无结构变异及病变，如结肠冗长症、先天性巨结肠；X线腹部立卧位平片可提示有无肠梗阻。特殊检查：①胃肠传输试验可评估便秘是慢传输型或是出口梗阻型。②肛门直肠测压有助于评估肛门括约肌和直肠有无动力及感觉功能障碍。③排粪造影、气囊或水囊排出试验能提供便秘的病理生理信息，以指导内外科治疗。

5. 根据罗马Ⅲ诊断标准，在诊断之前症状出现至少6个月，且近3个月（指过去12个月内至少有3个月）出现以下2项或更多症状，即为便秘。

（1）排便费力（≥25%）。

（2）排便为块状或硬便（≥25%）。

（3）有排便不尽感（≥25%）。

（4）有肛门直肠梗阻和/或阻塞感（≥25%）。

（5）需要用手法辅助以促进排便（≥25%）。

（6）排便少于每周3次。

【治疗】

治疗原则是根据便秘轻重、病因和类型进行个体化综合治疗，缓解症状，恢复正常肠动力和排便生理功能。对有"报警征象"的患者，强调病因检查，并积极进行病因治疗。

1. 一般治疗：加强患者教育，坚持良好的排便习惯（如晨起定时排便），同时增加活动，经常做提肛运动以增强盆底肌肉功能；也可按摩腹部，增加膳食纤维含量，增加饮水量。如有心理因素者，应消除其紧张焦虑情绪，建立正常的排便反射。

2. 药物治疗：选择药物应注意药效、安全性和药物依赖性。常选用膨松剂（麦麸、欧车前[非]等）和渗透性通便剂（聚乙二醇口服散剂[甲类,国基]每天10~20g，加水300~400mL服用；乳果糖口服液体剂[乙类,国基]成人每天1~2次，每次5~10g）。对于慢传输型便秘，可加用促动力剂普芦卡必利口服常释剂型[乙类]，口服2mg，每天1次；或莫沙必利口服常释剂型[甲类,国基]，口服5~10mg，每天3次，饭前服用。对粪便嵌塞者，可用开塞露灌肠剂[甲类,国基]塞肛，每次20mL；或用硫酸镁口服液体剂[甲类,国基]，口服，每次5~20g，用水400mL溶解后顿服；或清洁灌肠。解除嵌塞后，再选用膨松剂或渗透性药物，保持粪便通畅。对于慢性便秘者，应避免长期滥用刺激性泻药。需注意中成药成分的副作用，尤其是长期使用时，如番泻叶可致结肠黑变病。益生菌对缓解便秘症状也有一定帮助，如双歧杆菌、嗜酸性乳杆菌等。

3. 经药物治疗无效、考虑为出口梗阻型便秘患者，可予生物反馈治疗。

4. 外科治疗：如经严格的非手术治疗仍不见效，特殊检查显示有明确的病理解剖和功能异常部位，可考虑手术治疗。手术适应证包括巨结肠、结肠冗长、结肠无力、与便秘有关的明显的直肠结构异常。

# 第十九节 慢 性 腹 泻

【概述】

腹泻是指排便次数增多，粪质稀薄，或带有黏液、脓血或未消化的食物。如排液状便，每天3次以上，或每天粪便总量＞200g，其中粪便含水量＞85%，可认为是腹泻。腹泻根据病程可分为急性腹泻、慢性腹泻，病程超过2

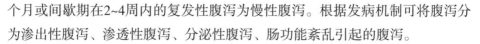

个月或间歇期在2~4周内的复发性腹泻为慢性腹泻。根据发病机制可将腹泻分为渗出性腹泻、渗透性腹泻、分泌性腹泻、肠功能紊乱引起的腹泻。

【诊断】

1. 症状和体征：应注意询问病史，腹泻的起病与病程、排便情况与粪便外观、有无诱因、缓解及加重因素及伴随症状。

2. 实验室检查：大便检验可发现红细胞、白细胞、寄生虫卵、脂肪滴、未消化食物，有时需行致病菌、真菌或难辨梭状芽孢杆菌培养。其他检查包括血常规、血沉、血生化、肝功能、甲状腺功能、肾上腺皮质功能及艾滋病毒抗体检测等。

3. 辅助检查：小肠吸收功能检查包括粪脂苏丹染色、D-木糖吸收试验、胰功肽试验等。结肠镜可至回肠末端，对肠道进行观察并取活检。影像学检查如超声、CT可帮助发现胰、胆、肝病变，或其他腹腔病变。

【治疗】

1. 病因治疗：应明确病因，针对病因治疗。

2. 对症治疗：可给予蒙脱石散剂[甲类，国基]，口服，成人一次3g（1~2袋），每天3次；或洛哌丁胺口服常释剂型[甲类，国基]，首剂4mg，每次腹泻后口服2mg直至腹泻停止，每天总量不超过16mg；或乳酶生口服常释剂型[甲类，国基]，口服，0.3~0.9g，每天3次，饭前服。

3. 解痉止痛药：颠茄口服常释剂型[甲类，国基]10mg，每天3次；或山莨菪碱口服常释剂型[甲类，国基]，口服，成人每次5~10mg，每天3次。

# 第二十节　肠易激综合征

【概述】

肠易激综合征（irritable bowel syndrome，IBS）是一种慢性肠道运动功能紊乱性疾病，主要表现为腹痛和排便异常，症状持续或反复发作，经检查排除可以引起这些症状的器质性疾病。本病临床上常见，确切病因尚不清楚，可能的诱因有情绪紧张、环境改变、食物过敏、肠道感染等。

【诊断】

1. 症状和体征：①腹痛部位不定，以下腹和左下腹多见，轻重不等，性质多样，但排便后可缓解。②排便异常，可以有腹泻、便秘，或腹泻和便秘交替。腹泻时大便不成形或为水样，可有黏液但无脓血。便秘时大便干硬，排便困难。③肠外症状如尿频、尿急、夜尿、月经不调、头痛、腰痛、肌肉关节痛、睡眠障碍等。

按照症状特点，本病可分为以下类型。①便秘型：至少1/4的排便为硬粪或干球粪，松散粪或水样粪＜1/4。②腹泻型：至少1/4的排便为松散粪或水样粪，硬粪或干球粪＜1/4。③混合型：至少1/4的排便为硬粪或干球粪，至少1/4的排便为松散粪或水样粪。④不定型：粪便的性状异常不符合上述3种类型。若患者年龄大于50岁，反复出现腹痛或腹部不适和大便习惯改变，且无发热、体重下降、夜间出现症状、黑粪、贫血及腹部包块或腹水等，即可做出初步诊断。

2．实验室检查：大便常规及培养均为阴性。血常规、血沉等正常。

3．辅助检查：结肠镜或X线钡剂灌肠无特殊阳性发现。

4．IBS的罗马Ⅲ诊断标准为反复发作的腹痛或腹部不适，最近3个月内每个月至少有3天出现症状，合并出现以下2项或多项：①排便后症状缓解；②发作时伴有排便频率的改变；③发作时伴有粪便性状的改变。诊断前症状至少出现了6个月，并且近3个月符合上述诊断标准时，即可诊断。

【治疗】

1．努力寻找引起症状的促发因素和诱因，如感染、某些特定食物、精神压力，并尽量去除。建立良好的医患关系，取得患者信任，教育患者建立良好的生活和饮食习惯，消除心理因素。应避免可能的敏感食品。

2．药物治疗。

（1）解痉治疗：抗胆碱能药，山莨菪碱口服常释剂型[甲类，国基]，口服，5~10mg，每天2~3次；或颠茄口服常释剂型[甲类，国基]，口服，10mg，疼痛时服；或匹维溴铵口服常释剂型[甲类，国基]，口服，50~100mg，每天3次，它是选择性肠道平滑肌钙通道阻滞剂，孕妇和哺乳期妇女忌用。

（2）止泻治疗：蒙脱石口服散剂[甲类，国基]，口服，1袋，每天3次；或洛哌丁胺口服常释剂型[甲类，国基]，口服，2mg，每天3次，禁用于肠梗阻、急性感染性肠病，每天最大剂量为16mg。

（3）通便治疗：润滑剂开塞露灌汤剂[甲类，国基]，塞肛，每次20mL；渗透性泻剂乳果糖口服液体剂[乙类，国基]，口服，每次15mL，每天3次；或聚乙二醇口服散剂[甲类，国基]，每次10~20mL，每天1次，溶解在1杯水中服用。

（4）调节微生态治疗：益生菌如双歧杆菌口服常释剂型[乙类,国基]，口服，每次1~2粒，每天3次。

（5）调节精神：精神紧张者可予地西泮口服常释剂型[甲类,国基]5~10mg，睡前口服；或2.5~5mg，每天2~3次。或者使用三环类的抗抑郁药，如阿米替林[甲类,国基]25~50mg，每天2~4次。非三环类抗抑郁药如帕罗西汀口服常释剂型[甲类,国基]可加快小肠传递，并避免三环类抗抑郁剂最常见的便秘不良反应。

# 第二十一节　功能性消化不良

## 【概述】

功能性消化不良（functional dyspepsia，FD）是一组持续的或反复发作的上腹部不适或疼痛、饱胀、早饱、恶心、食欲减退等消化不良症状，但经过化验及影像学检查排除相关器质性疾病。FD可能主要与胃十二指肠运动失调、精神因素和内脏感觉过敏有关，常与肠易激综合征（IBS）、胃食管反流病（GERD）有症状重叠，可以分为2种类型：①餐后不适综合征；②上腹痛综合征。

## 【诊断】

1. 症状和体征，注意询问病史，包括：①消化不良症状的程度和频度；②症状的发生与进餐的关系，有无夜间症状；③症状与体位、排便的关系；④患者的行为、心理状态；⑤有无重叠症状，如烧心、反酸、腹泻和便秘等；⑥有无消瘦、贫血等"报警症状"。

2. 辅助检查：胃镜检查排除消化性溃疡、肿瘤、糜烂等器质性疾病。血糖、肝肾功能、超声等检查排除肝胆胰等脏器疾病及糖尿病。胃功能检查可行胃排空试验、胃电图、胃容纳及感知功能检查。

3. FD诊断标准必须包括：诊断前症状至少出现了6个月，近3个月符合以下条件。

（1）下列症状中的至少1项：餐后饱胀、早饱感、上腹痛、上腹烧灼感。

（2）没有可以解释上述症状的器质性疾病的证据。

餐后不适综合征的诊断标准必须包括以下1项或2项：

（1）在进食平常餐量后发生饱胀，每周发作数次。

（2）早饱感使患者不能完成平常餐量的进食，每周发作数次。

其他症状还可有上腹胀、恶心、过度嗳气。

上腹痛综合征必须包括以下所有条件：

（1）至少中等程度的上腹痛或烧灼感，每周至少1次。

（2）疼痛为间断性。

（3）疼痛不放散，不在腹部其他区域及胸部出现。

（4）排便或排气后疼痛不缓解。

（5）不符合胆囊功能障碍或奥迪括约肌功能障碍的诊断标准。

【治疗】

治疗目的在于缓解症状，提高患者生活质量，去除诱因，防止复发。

1. 一般治疗：向患者解释病情，消除其思想顾虑，指导其改善生活方式，调整饮食结构和习惯，如避免油腻和刺激性饮食、戒烟、减肥、少食多餐等。

2. 药物治疗。

（1）抑酸剂：可用$H_2$受体拮抗剂雷尼替丁口服常释剂型[甲类,国基]，成人每次150mg，每天2次，或睡前1次300mg，口服；或法莫替丁口服常释剂型[甲类,国基]，成人每次20mg，每天不超过2次；或质子泵抑制剂奥美拉唑口服常释剂型[甲类,国基]，每次20mg，每天1次；或兰索拉唑口服常释剂型[乙类]，每次30mg，每天1次。

（2）促动力剂：多潘立酮口服常释剂型[甲类,国基]，口服，10mg，每天3次，餐前30min服用。长期服用的个别患者可出现乳房胀痛或溢乳现象，停药后可逐渐消失；或莫沙必利口服常释剂型[甲类,国基]，口服，5~10mg，每天3次。

（3）助消化药：消化酶和益生菌制剂可作为辅助用药。

（4）根除幽门螺杆菌治疗：对合并幽门螺杆菌感染的FD患者，如应用抑酸剂、促动力剂治疗无效，可给予根除幽门螺杆菌治疗。

（5）精神心理治疗：对于伴有精神心理障碍者，可选择抗抑郁药口服，如阿米替林口服常释剂型[甲类,国基]25mg，每天2~4次；或多塞平口服常释剂型[甲类,国基]25mg，每天2~3次；或氟西汀口服常释剂型[甲类,国基]20mg，每天1次；或氟哌噻吨–美利曲辛口服常释剂型[乙类]2片，每天早晨口服。

（编写：任　明　校对：杨　敏　侯连兵）

# 第五章 心血管系统疾病

## 第一节 原发性高血压

【概述】

原发性高血压是指以体循环收缩压和/或舒张压持续升高为主要临床表现，伴或不伴有多种心血管危险因素的综合征，通常简称为高血压。高血压常引起心、脑、肾等重要器官的病变，并最终导致这些器官的功能衰竭，是迄今为止心血管疾病致死的主要原因之一。

【诊断】

1. 症状：大多数起病缓慢，一般缺乏特殊的临床表现。约20%的患者可无症状，仅在测量血压时或心、脑、肾等脏器发生并发症时才被发现。一般常见症状有头晕、头痛、头胀、颈部扳住感、耳鸣、眼花、心悸等。血压急剧增高的患者可出现恶心、呕吐、视力模糊等严重症状。

2. 体征：一般较少。周围血管搏动、血管杂音、心脏杂音等是重点检查项目。应重视的是颈部和背部两侧肋脊角、上腹部脐两侧、腰部肋脊处的血管杂音，其较为常见。心脏听诊可有主动脉瓣区第二心音亢进、收缩期杂音或收缩早期喀喇音。

3. 实验室检查：常规检查项目有尿常规、血糖、血脂、肾功能、心电图等。

4. 诊断标准：2016年《中国高血压防治指南》将高血压定义为：在未使用抗高血压药物情况下，非同日3次以上的血压测量值，收缩压≥140mmHg和/或舒张压≥90mmHg，收缩压≥140mmHg且舒张压<90mmHg为单纯收缩期高血压。患者既往有高血压史，目前正在使用降压药物，虽然血压<140/90mmHg，也可诊断为高血压。按照血压水平可将高血压分为1、2、3级，见表5-1。

表5-1　血压的分类

| 类别 | 收缩压/mmHg | 关系 | 舒张压/mmHg |
|---|---|---|---|
| 正常血压 | <120 | 和 | <80 |
| 正常高值 | 120~139 | 和/或 | 80~89 |
| 高血压 | ≥140 | 和/或 | ≥90 |
| 1级 | 140~159 | 和/或 | 90~99 |
| 2级 | 160~179 | 和/或 | 100~109 |
| 3级 | ≥180 | 和/或 | ≥110 |
| 单纯收缩期高血压 | ≥140 | 和 | <90 |

5. 依据2016年《中国高血压防治指南》的分层原则和基本内容，可将高血压患者按心血管风险水平分为低危、中危、高危和很高危4个层次。具体危险分层标准见表5-2，用于分层的其他心血管危险因素、靶器官损害和并发症见表5-3。

表5-2　高血压患者心血管风险水平分层

| 危险因素和病史 | 血压 | | |
|---|---|---|---|
| | 1级高血压 | 2级高血压 | 3级高血压 |
| 无 | 低危 | 中危 | 高危 |
| 1~2个危险因素 | 中危 | 中危 | 很高危 |
| ≥3个危险因素，或有靶器官损害 | 高危 | 高危 | 很高危 |
| 有临床并发症或合并糖尿病 | 很高危 | 很高危 | 很高危 |

表5-3　影响高血压患者心血管预后的重要因素

| 心血管危险因素 | 靶器官损害（TOD） | 并发症 |
|---|---|---|
| 高血压（1~3级）<br>男性＞55岁，女性＞65岁<br>吸烟<br>糖耐量受损（餐后2h血糖7.8~11.0mmol/L）和/或空腹血糖异常（6.1~6.9mmol/L）<br>血脂异常，TC≥5.7mmol/L（220mg/dL）或LDL-C＞3.3mmol/L（130mg/dL）或HDL-C＜1.0mmol/L（40mg/dL）<br>早发心血管病家族史（一级亲属发病年龄＜50岁）<br>腹型肥胖（腰围：男性≥90cm，女性≥85cm）或肥胖（BMI≥28kg/m$^2$） | 左心室肥厚<br>　心电图：Sokolow-Lyons＞38mv或Cornell＞2440mm·mms<br>　超声心动图LVMI：男≥125g/m$^2$，女≥120g/m$^2$<br>动脉壁增厚<br>　颈动脉超声IMT＞0.9mm或动脉粥样斑块<br>　颈-股动脉脉搏波速度＞12m/s（＊选择使用）<br>　踝/臂血压指数＜0.9（＊选择使用）<br>估算的肾小球滤过率降低，eGFR＜60mL/（min·1.73m$^2$）或血清肌酐轻度升高：男性115~133μmol/L（1.3~1.5mg/dL），女性107~124μmol/L（1.2~1.4mg/dL）<br>微量白蛋白尿：30~300mg/24h或白蛋白/肌酐比≥30mg/g（3.5mg/mmol） | 脑血管病：<br>　脑出血<br>　缺血性脑卒中<br>　短暂性脑缺血发作<br>心脏疾病：<br>　心肌梗死史<br>　心绞痛<br>　冠状动脉血运重建史<br>　充血性心力衰竭<br>肾脏疾病：<br>　糖尿病肾病<br>　肾功能受损，血肌酐：男性＞133μmol/L（1.5mg/dL），女性＞124μmol/L（1.4mg/dL）；蛋白尿＞300mg/24h<br>外周血管疾病<br>视网膜病变：<br>　出血或渗出<br>　视盘水肿<br>糖尿病：<br>　空腹血糖＞7.0mmol/L（126mg/dL），餐后血糖≥11.1mmol/L（200mg/dL），糖化血红蛋白（HbA1c）≥6.5% |

6. 特殊定义高血压。

（1）顽固性高血压是指尽管使用了3种或以上合适剂量的降压药物（其中包括一种利尿剂）联合治疗，血压仍未能达到目标水平。使用4种或以上降压药物治疗，血压达标也应考虑为顽固性高血压。

（2）高血压急症是指原发性或继发性高血压患者，在某些诱因作用下，血压突然明显升高（一般＞180/120mmHg），伴有进行性心、脑、肾等重要靶器官功能不全的表现。

【治疗】

1. 非药物治疗：对患者进行高血压的科普教育，促使其改善生活方式，如减轻体重、减少钠盐摄入、减少脂肪摄入、戒烟、增加运动量等。

2. 降压药物治疗的原则。①从小剂量开始：根据需要，逐步增加剂量。

②尽量应用长效制剂：使用每天1次给药而有持续24h降压作用的长效药物，以有效控制夜间血压与晨峰血压。③联合用药：既可增加降压效果，又不增加不良反应。④个体化：根据患者具体情况和耐受性及个人意愿或长期承受能力，选择适合患者的降压药物。

3. 降压药物治疗。

（1）利尿剂，适用于轻、中度高血压及老年高血压，与其他类降压药联合应用能增强疗效。主要不良反应为低血钾、高尿酸血症。

噻嗪类利尿剂：氢氯噻嗪口服常释剂型[甲类，国基]，每天6.25~25mg，分1~2次服用，最大剂量每天25mg。吲达帕胺口服常释剂型[甲类，国基]0.625~2.5mg，每天1次，缓释剂型1.5mg，每天1次。

袢利尿剂：呋塞米口服常释剂型[甲类，国基]，口服，每天20~80mg，分1~2次服用，通常早晨服用；或托拉塞米口服常释剂型[乙类]，口服，5~10mg，每天1次，晨服。注意监测酸碱、水电解质平衡，痛风患者不宜使用。高血压急症或高血压危象时需用呋塞米注射剂[甲类，国基]20mg，肌内注射或静脉注射。

保钾利尿剂：可引起高血钾，不宜与血管紧张素转换酶抑制剂（ACEI）、血管紧张素Ⅱ受体阻滞剂（ARB）合用，肾功能不全者禁用。通常与袢利尿剂或噻嗪类利尿剂合用。阿米洛利口服常释剂型[乙类]口服，每天5~10mg，分1~2次服用；氨苯蝶啶口服常释剂型[甲类，国基]，口服，每天25~100mg，分2次服用。

醛固酮拮抗剂：螺内酯口服常释剂型[甲类，国基]，口服，每天20~40mg，分1~3次服用。可引起血钾增高、男性乳房发育。

（2）β受体阻滞剂，适用于心率较快或有冠心病心绞痛的高血压患者。主要不良反应为心率过缓、乏力。禁用于急性心力衰竭、支气管哮喘、病态窦房结综合征、房室传导阻滞和外周血管病变。

美托洛尔口服常释剂型[甲类，国基]，口服，普通剂型50~100mg，每天2次，美托洛尔缓释控释剂型[乙类]，从23.75mg起始，可用至47.5~190mg，每天1次。

阿替洛尔口服常释剂型[甲类，国基]，口服，初始剂量6.25~12.5mg，每天1次，按需要及耐受量渐增至每天50~100mg。

普萘洛尔口服常释剂型[甲类，国基]，口服，普通剂型初始剂量10mg，每天2~3次。剂量应逐渐增加，最大剂量每天90mg。

比索洛尔口服常释剂型[甲类，国基]，口服，初始剂量2.5mg，每天1次，按需要及耐受量渐增至每天5~10mg。

α受体和β受体阻滞剂卡维地洛口服常释剂型[乙类]、阿罗洛尔口服常释剂型[乙类]，口服，初始剂量10mg，每天2次，按需要及耐受量渐增至每天30mg。

（3）钙通道阻滞剂，又称钙拮抗剂（CCB），此类药物可与其他4类药物联合应用，对老年高血压有较好疗效，适用于合并冠状动脉或颈动脉粥样硬化及周围血管病患者。常见副作用包括反射性交感活性增强引起的心跳加快、面部潮红、下肢水肿等。二氢吡啶类CCB不宜用于心力衰竭或心脏传导阻滞患者。

二氢吡啶类，以硝苯地平口服常释剂型、缓释控释剂型[甲类,国基]为代表，口服，普通剂型初始剂量5~10mg，每天3次，最大剂量每天30mg，缓释剂型10~20mg，每天2次，控释剂型30~60mg，每天1次，主要不良反应为面部潮红、下肢水肿等。其他二氢吡啶类：尼群地平口服常释剂型[甲类,国基]，口服，10~20mg，每天1~2次；氨氯地平口服常释剂型[甲类,国基]2.5~10mg，每天1次；左旋氨氯地平（马来酸盐、苯磺酸盐）口服常释剂型[乙类,国基]，口服，1.25~5mg，每天1次；拉西地平口服常释剂型[乙类]，分散片，口服，4~8mg，每天1次；非洛地平缓释控释剂型[乙类,国基]平，口服，缓释片2.5~10mg，每天1次；西尼地平片剂口服常释剂型[乙类]，口服，5~10mg，每天1次。

非二氢吡啶类，维拉帕米口服常释剂型[甲类,国基]，口服，80mg，每天3次，预激综合征、洋地黄中毒者禁用。

（4）血管紧张素转换酶抑制剂（ACEI），尤其适用于伴有心力衰竭、心肌梗死后、糖耐量减低糖尿病肾病患者。ACEI降压起效较缓慢，对糖脂代谢无不良影响，限盐或联用利尿剂可使其起效增速同时作用增强。不良反应主要为刺激性干咳和血管性水肿，多见于用药初期，症状较轻者可坚持服药，不能耐受者可改用ARB。禁忌证为双侧肾动脉狭窄、高钾血症及妊娠。用药期间需监测血肌酐和血钾水平。

卡托普利口服常释剂型[甲类,国基]，初始剂量12.5~25mg，每天2~3次，可逐渐增加至50mg，每天2~3次，最高剂量每天300mg。依那普利口服常释剂型[甲类,国基]，起始剂量5mg，每天1次，维持剂量10~40mg，每天1次。福辛普利口服常释剂型[乙类]，口服，起始剂量5~10mg，每天1次，最高剂量40mg，每天1次。赖诺普利口服常释剂型[乙类,国基]，口服，起始剂量2.5~5mg，每天1次，最高剂量20~40mg，每天1次。

（5）血管紧张素Ⅱ受体拮抗药物（ARB），降压起效较缓慢，但作用持久而平稳，一般不引起刺激性干咳，治疗对象和禁忌证同ACEI。

厄贝沙坦口服常释剂型[乙类]，每天75~150mg，可逐渐增加至每天300mg，每天1次；缬沙坦口服常释剂型[乙类]，口服，起始剂量每天80mg，最大剂量每天160mg，每天1次；氯沙坦钾口服常释剂型[乙类]，口服，起始剂量每天25~50mg，最大剂量每天50~100mg，每天1次；替米沙坦口服常释剂型[乙类]，起始剂量每天40mg，最大剂量每天80mg，每天1次。

（6）单片复方制剂。厄贝沙坦氢氯噻嗪口服常释剂型[乙类]：含厄贝沙坦150mg和氢氯噻嗪12.5mg，每次1片，每天1次。氯沙坦钾氢氯噻嗪口服常释剂型[乙类]：含氯沙坦钾50mg和氢氯噻嗪12.5mg，或氯沙坦钾100mg和氢氯噻嗪25mg，每次1片，每天1次。

（7）α受体阻滞剂：乌拉地尔注射剂[乙类，国基]，可先以10~50mg静脉推注，然后以每小时6~24mg维持。孕妇、哺乳期妇女禁用。主动脉峡部狭窄或动静脉分流的患者禁用于静脉注射。

（8）直接血管扩张药物：地巴唑口服常释剂型[乙类]，口服，10~20mg，每天3次；罂粟碱注射剂[乙类]，肌内注射，每次30mg，每天90~120mg，静脉注射，每次30~120mg，每3h 1次，应缓慢注射，每次不少于1min，以免发生心律失常及足以致命的窒息等。

4. 联合治疗：现在认为2级高血压患者在治疗开始时就可以2种降压药物联合应用，以利于在相对较短时间内达到目标血压值，也利于减少不良反应。较为合理的2种降压药联合应用方案是二氢吡啶类CCB+ACEI或ARB，CCB+噻嗪类利尿剂，CCB+β受体阻滞剂；3种以上的药物联合应用时，其中必须包含利尿剂。降压治疗流程见图5-1，联合治疗方案详见表5-4。

表5-4 联合治疗方案推荐参考

| 优先推荐 | 一般推荐 | 不常规推荐 |
|---|---|---|
| D-CCB+ARB | 利尿剂+β受体阻滞剂 | ACEI+β受体阻滞剂 |
| D-CCB+ACEI | α受体阻滞剂+β受体阻滞剂 | ARB+β受体阻滞剂 |
| ARB+噻嗪类利尿剂 | D-CCB+保钾利尿剂 | ACEI+ARB |
| ACEI+噻嗪类利尿剂 | 噻嗪类利尿剂+保钾利尿剂 | 中枢作用药+β受体阻滞剂 |
| D-CCB+噻嗪类利尿剂 | | |
| D-CCB+β受体阻滞剂 | | |

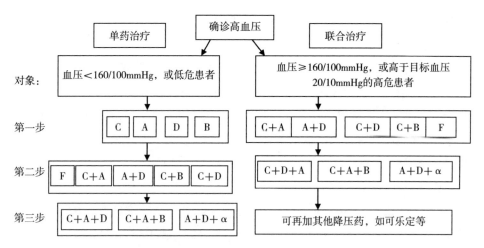

A：ACEI或ARB，B：β受体阻滞剂，C：二氢吡啶类钙通道阻滞剂，D：噻嗪类利尿剂，F：低剂量固定复方制剂，α：α受体阻滞剂。

ACEI：血管紧张素转换酶抑制剂，ARB：血管紧张素Ⅱ受体阻滞剂。

第一步均从小剂量开始，药物治疗后血压未达标者，可在原药基础上加量或另加一种降压药，如血压达标，则维持用药；第二步也是如此。

图 5-1　降压治疗流程

【注意事项】

1. 高血压患者血压控制需达标，一般主张血压控制目标值<140/90mmHg。合并糖尿病、肾病的高血压患者血压控制目标应<130/80mmHg，老年高血压患者血压控制目标应<150/90mmHg。

2. 高血压急症、顽固性高血压或临床怀疑为继发性高血压，以及高血压伴有冠心病、脑卒中、肾脏疾病的患者，或控制不良的高血压患者需转上级医院诊断、治疗。

（编写：刘　晨　曾俊弋　校对：杨　敏　侯连兵）

# 第二节　高血压心脏损害

【概述】

高血压心脏损害是由于血压长期控制不佳而引起的心脏结构和功能的改变，包括早期舒张功能减退、左心室肥厚，可逐步发展出现收缩功能减退，继而导致各种心血管并发症的发生，如冠心病、心律失常、心力衰竭等。高血压心脏损害一般出现在高血压起病数年至十余年后。

【诊断】

1. 症状：早期表现一般不典型，患者可无明显自觉症状或仅有轻度头痛及活动后胸闷、气短、心悸、心绞痛等表现，严重时表现为运动耐量降低，劳力性呼吸困难，甚至夜间阵发性呼吸困难、下肢水肿等心功能不全的症状。

2. 体征：心脏扩大（向心性肥厚或离心性肥厚），心律失常，心尖部收缩期杂音。

3. 辅助检查。

（1）心电图：可正常，也可出现左心室肥大及劳损征象，RV5+SV1＞4.0mV（男）或3.5mV（女），R波占优势的导联中ST段可下移，或T波倒置，电轴左偏。

（2）胸部X线：示主动脉迂曲扩张，可出现典型的主动脉型心脏（靴型心）。发展至心力衰竭阶段可出现左心室或全心扩大、肺间隔线出现、肺瘀血等。

（3）超声心动图：示心室后壁厚度＞11mm，左心室质量指数（LVMI）男性＞125g/m$^2$，女性＞120g/m$^2$，可见二尖瓣、主动脉瓣、三尖瓣反流，射血分数降低等。

【治疗】

1. 治疗原则：控制血压尽可能达标，根据左心室肥厚程度及心功能受损程度选择药物，常需要联合治疗。

2. 药物治疗。

（1）逆转左心室心肌肥厚。

逆转左心室心肌肥厚的益处：可减少心血管并发症，改善心室舒张功能，增加心肌灌注，减少室性心律失常的发生。

药物选择：通过有效降低血压可逆转心肌肥厚。首选血管紧张素转换酶抑制剂（ACEI）：卡托普利口服常释剂型[甲类，国基]，口服，初始剂量每次12.5~50mg，每天2~3次；依那普利口服常释剂型[甲类，国基]，口服，起始剂量5~10mg，每天1次；赖诺普利口服常释剂型[乙类，国基]2.5~40mg，每天1次；福辛普利口服常释剂型[乙类]10~40mg，每天1次；雷米普利口服常释剂型[乙类]，口服，起始剂量每次2.5~5mg，最高剂量每次10mg，每天1次；咪达普利口服常释剂型[乙类]，口服，起始剂量每次5~10mg，每天1次；培哚普利口服常释剂型<sup>[乙类]</sup>，口服，起始剂量每次2~4mg，最高剂量每次8mg，每天1次。此外，还可选择血管紧张素Ⅱ受体拮抗药物（ARB）：厄贝沙坦口服常释剂型<sup>[乙类]</sup>每天75~150mg，可逐渐增加至每天300mg，每天1次；缬沙坦口服常释剂型<sup>[甲类，国基]</sup>，口服，起始剂量40mg，目标剂量160mg，每天1次；氯沙坦口服常释剂型<sup>[乙类]</sup>，口服，起始剂量25~50mg，目标剂量50~100mg，每天1次；替米沙坦口服常释剂型<sup>[乙类]</sup>，口服，起始剂量40mg，最大剂量80mg，每天1次；奥美沙坦酯口服常释剂型<sup>[乙类]</sup>，每天20mg，可逐渐增加至每天40mg，每天1次；坎地沙坦酯口服常释剂型<sup>[乙类]</sup>，每天4~8mg，可逐渐增加至每天12mg，每天1次。钙拮抗剂：硝苯地平口服常释剂型、缓释控释剂型<sup>[甲类，国基]</sup>，口服，每次5~20mg，每天3次，缓释剂型10~20mg，每天2次，控释剂型30~60mg，每天1次。β受体阻滞剂：美托洛尔口服常释剂型<sup>[甲类，国基]</sup>，口服普通剂型每次50~100mg，每天2次，美托洛尔缓释控释剂型<sup>[乙类]</sup>47.5~190mg，每天1次。小剂量利尿剂：氢氯噻嗪口服常释剂型<sup>[甲类，国基]</sup>，每次12.5~25mg，每天1~2次。

（2）高血压合并冠心病：对于合并有稳定型心绞痛、不稳定型心绞痛、非ST段抬高心肌梗死和ST段抬高心肌梗死的高血压患者，建议目标血压水平<130/80mmHg，但治疗应遵循个体化原则。

伴稳定型心绞痛的高血压治疗：①生活方式调整。戒烟限酒，严格控制血糖，运动锻炼，抗血小板治疗，降脂。②β受体阻滞剂是治疗稳定型心绞痛的基石，可减慢心率、降低血压，从而降低病死率。β受体阻滞剂的使用剂量应个体化，从小剂量开始，逐渐增加剂量，以能缓解症状、心率不低于每分钟50次为宜。美托洛尔口服常释剂型<sup>[甲类，国基]</sup>，口服，每次25~100mg，每天2次，美托洛尔缓释片<sup>[乙类]</sup>，从23.75mg起始，可用至47.5~190mg，每天1次。比索洛尔口服常释剂型<sup>[甲类，国基]</sup>，口服，5~10mg，每天1次。③钙拮抗剂。硝苯地平口服常释剂型、缓释控释剂型<sup>[甲类，国基]</sup>，口服，口服常释剂型每次10mg，每天3次，缓释控释剂型10~20mg，每天2次，控释剂型30~60mg，每天1次；维拉帕米口服常释剂型<sup>[甲类，国基]</sup>，口服，每次40~80mg，每天3次。用药时注意非老年单纯收缩期高血压患者的舒张压一般不低于70mmHg。与非二氢吡啶类钙拮抗剂合用有可能增加严重心动过缓或传导阻滞的危险。

伴不稳定型心绞痛和非ST段抬高心肌梗死的高血压治疗：常需采用综合性治疗方案，包括卧床休息、持续心电监护、氧疗、静脉给予硝酸酯类药物、应用小剂量镇静剂和抗焦虑药及β受体阻滞剂或其替代药物非二氢吡啶类钙通道阻滞剂。β受体阻滞剂或非二氢吡啶类钙通道阻滞剂均应尽早用于无禁忌证的患者。长期应用ACEI对预防再发缺血和死亡有益，不能耐受者可以ARB替代。

伴ST段抬高心肌梗死的高血压治疗：除一般治疗外，此类患者首先应考虑溶栓治疗、直接PCI（经皮冠脉介入术），以及控制心律失常等治疗。β受体阻滞剂对降低急性期病死率有肯定的疗效，除外低血压、心力衰竭及其他禁忌证的患者应在发病24h内尽早口服应用β受体阻滞剂。一般首选心脏选择性药物，如美托洛尔、比索洛尔。口服从小剂量开始，逐渐递增。急性期以后β受体阻滞剂可用于心肌梗死后的二级预防。ACEI可减少病死率和心力衰竭的发生，除外禁忌证，均应使用，尤其适用于前壁心肌梗死、心力衰竭和糖尿病患者。

（3）高血压合并心力衰竭的治疗：①降压治疗。可降低高血压患者心力衰竭的发生率，减少心血管事件，降低病死率和改善预后。②药物的选择和应用。在合理使用利尿剂的基础上，应用ACEI、ARB、β受体阻滞剂、醛固酮受体拮抗剂等均可缓解症状，改善预后，降低死亡率和住院率。ACEI、ARB和β受体阻滞剂均应从极小剂量起始，通常为降压治疗剂量的1/8~1/4，逐步递增至目标剂量或最大耐受剂量。

药物选择：卡托普利口服常释剂型[甲类,国基]，口服，初始剂量每次12.5mg，每天2~3次，根据耐受情况逐渐加量至50mg，每天2~3次，长期维持。还可选择其他同类药物，如：福辛普利口服常释剂型[乙类]，口服，起始剂量5~10mg，目标剂量40mg，每天1次；赖诺普利口服常释剂型[乙类,国基]，口服，起始剂量2.5~5mg，目标剂量20~40mg，每天1次；雷米普利口服常释剂型[乙类]，口服，起始剂量每次2.5~5mg，最高剂量每次10mg，每天1次；咪达普利口服常释剂型[乙类]，口服，起始剂量每次5~10mg，每天1次；培哚普利口服常释剂型[乙类]，口服，起始剂量每次2~4mg，最高剂量每次8mg，每天1次。血管紧张素Ⅱ受体拮抗药物（ARB）：厄贝沙坦口服常释剂型[乙类]75~150mg，可逐渐增加至300mg，每天1次。还可选择其他同类药物，如：缬沙坦口服常释剂型[甲类,国基]，口服，起始剂量40mg，目标剂量160mg，每天1次；氯沙坦口服常释剂型[乙类]，口服，起始剂量25~50mg，目标剂量50~100mg，每天1次；替米沙坦口服常释剂型[乙类]，口服，起始剂量40mg，最大剂量80mg，每天1次；奥美沙坦酯口服常释剂型[乙类]，每天20mg，可逐渐增加至每天40mg，每天1次；坎地沙坦酯口服常释剂型[乙类]，每天4～8mg，可逐渐增加至每天12mg，每天1次；氢氯噻嗪口服常释剂型[甲类, 国基]，口服，每次12.5～25mg，每天2～3次。可联用β受体阻滞剂口服，需要注意的是，若患者已有心力衰竭，应待心力衰竭情况相对稳定且无明显体液潴留后，再从小剂量开始用药：美托洛尔口服常释剂型[甲类, 国基]，口服，每次12.5mg，每天2次，逐渐增加剂量，美托洛尔缓释片[乙类]47.5~190mg，每天1次，长期维持。必要时可联用祥利尿剂：呋塞米口服常释剂型[甲类, 国基]，口服，每天20~40mg，分1~2次服用，或螺内酯口服常释剂型[甲类, 国基]，20mg，每天1次。

（4）高血压合并心律失常：治疗目的是控制血压达到目标值。药物选择：如心律失常仅为无症状的偶发房性或室性期前收缩，可不予特殊处理。如出现房颤，可予β受体阻滞剂美托洛尔口服常释剂型[甲类, 国基]，口服，起始剂量每次6.25mg，每天2~3次，之后可视情况逐渐增加剂量。最大剂量可用至每次50~100mg，每天2次，或使用美托洛尔缓释片[乙类]，从23.75mg开始，可用至47.5~190mg，每天1次。同时需要预防血栓的治疗，在不能监测出凝血常规的情况下应至少服用小剂量阿司匹林口服常释剂型[甲类, 国基]100mg，每天1次。若有电解质紊乱，尤其是低钾，应及时纠正。

**【注意事项】**

1. 有高血压病史多年的患者若出现活动后胸闷、不同程度的呼吸困难、运动耐量减低的情况，建议转上级医院进行动态心电图、超声心动图检查，必要时行冠状动脉造影检查。

2. 对合并有不稳定型心绞痛、心肌梗死、阵发性或持续性房颤的患者建议转诊。

（编写：吴凌凌 董吁钢 校对：杨 敏 侯连兵）

# 第三节 高血压肾脏损害

**【概述】**

高血压肾脏损害一般发生在高血压起病后5~10年。早期仅有夜尿增多的表现，尿微量白蛋白排泄率增加，继而出现蛋白尿。病程进展缓慢，少部分逐渐发展成肾衰竭，多数表现为肾功能轻度损害和尿常规异常。

1．症状：年龄多在40岁以上，高血压病史5年以上。早期仅有夜尿增多，继之出现蛋白尿。常合并动脉硬化性视网膜病变、左心室肥厚、冠心病、心力衰竭、脑动脉硬化和/或脑血管意外史。

2．体征：一般血压持续性增高（多在150/100mmHg以上），可有眼睑和/或下肢浮肿、心界扩大等。

3．实验室检查。

（1）蛋白尿：每天尿蛋白定量超过150mg，或尿蛋白/肌酐超过200μg/mg，或尿蛋白定性试验阳性称为蛋白尿。尿蛋白含量≥3.5g/24h，则称为大量蛋白尿。推荐采用测定即时尿标本的白蛋白/肌酐比值来筛查和诊断微量白蛋白尿。白蛋白/肌酐比值<30μg/mg为正常，30~299μg/mg为微量白蛋白尿，≥300μg/mg为大量白蛋白尿。

（2）血肌酐轻度升高：男性为115~133μmol/L，女性为107~124μmol/L。

【治疗】

1．治疗原则：加强对早中期高血压肾脏损害的防治，延缓、停止或逆转肾脏损害的进展，防止慢性肾衰竭的发生。在患者能够耐受的情况下，可将血压降至130/80mmHg以下，必要时可联合应用2~3种降压药物，其中应包括1种ACEI或ARB。

2．药物选择：ACEI或ARB既有降压作用又有降低尿蛋白的作用，对于高血压伴肾脏病患者，尤其有蛋白尿的患者，应作为首选；如血压不能达标可加用长效钙通道阻滞剂和利尿剂。若肾功能显著受损如血肌酐水平>265μmol/L，或肾小球滤过率<30mL/min，或有大量蛋白尿，宜首先用二氢吡啶类钙通道阻滞剂；利尿剂可选用袢利尿剂（如呋塞米）。

（1）血管紧张素转换酶抑制剂（ACEI）：ACEI具有良好的降压作用，还有减低高滤过、减轻蛋白尿、保护肾脏的效应。对于有蛋白尿、血肌酐在177μmol/L以下的高血压肾病患者常作为首选。①卡托普利口服常释剂型[甲类，国基]，口服，普通剂型每次12.5~50mg，每天2~3次；②依那普利口服常释剂型[甲类，国基]，口服，普通剂型每次5~10mg，每天2次；③福辛普利口服常释剂型[乙类]，口服，起始剂量5~10mg，每天1次，目标剂量40mg，每天1次；④赖诺普利口服常释剂型[乙类，国基]，口服，起始剂量2.5~5mg，每天1次，目标剂量20~40mg，每天1次；⑤雷米普利口服常释剂型[乙类]，口服，起始剂量每次2.5~5mg，最高剂量每次10mg，每天1次；⑥咪达普利口服常释剂型[乙类]，口服，起始剂量每次5~10mg，每天1次；⑦培哚普利口服常释剂型[乙类]，口服，起始剂量每次2~4mg，最高剂量每次8mg，每天1次。

（2）血管紧张素Ⅱ受体拮抗药物（ARB）：①厄贝沙坦口服常释剂型[乙类]，每天75~150mg，可逐渐增加至每天300mg，每天1次；②缬沙坦口服常释剂型[甲类，国基]，口服，起始剂量每天40mg，目标剂量每天160mg，每天1次；③氯沙坦口服常释剂型[乙类]，口服，起始剂量每天25~50mg，目标剂量每天50~100mg，每天1次；④替米沙坦口服常释剂型[乙类]，口服，起始剂量每天40mg，最大剂量每天80mg，每天1次；⑤奥美沙坦酯口服常释剂型[乙类]，每天20mg，可逐渐增加至每天40mg，每天1次；⑥坎地沙坦酯口服常释剂型[乙类]，每天4~8mg，可逐渐增加至每天12mg，每天1次。

（3）钙通道阻滞剂（CCB）：CCB降压作用强、起效迅速，并可降低肾血管阻力，高钠摄入不影响疗效，无高钾血症副作用。在ACEI降压不达标或有ACEI禁忌证时，CCB可作为主要抗高血压药物或与其他降压药联合使用。①硝苯地平口服常释剂型、缓释控释剂型[甲类，国基]，口服，口服常释剂型每次5~20mg，每天3次，或10~20mg，每天2次，现已不主张使用；缓释控释型30~60mg，每天1次。②尼群地平口服常释剂型[甲类，国基]，每次10mg，每天2次。③氨氯地平口服常释剂型[甲类，国基]5mg，每天1次。④左旋氨氯地平口服常释剂型[乙类，国基]（马来酸盐、苯磺酸盐）片剂，口服，1.25~2.5mg，每天1次。⑤拉西地平口服常释剂型[乙类]，分散片，口服，4~8mg，每天1次。⑥非洛地平缓释剂型[乙类，国基]，口服，2.5~10mg，每天1次。⑦西尼地平口服常释剂型[乙类]，口服，5~20mg，每天1次。⑧乐卡地平口服常释剂型[乙类]，口服，10mg，餐前15min服用，每天1次，可增加至每天20mg。⑨尼卡地平缓释剂型[乙类]，口服，40mg，每天2次。⑩贝尼地平口服常释剂型[乙类]，2~4mg，每天1次，早餐后服用，可增加至每天8mg。

（4）利尿剂：不作为首选。①氢氯噻嗪口服常释剂型[甲类，国基]，口服，12.5~25mg，每天1次，可用于血肌酐在177μmol/L以下的高血压肾病患者。②呋塞米口服常释剂型[甲类，国基]，口服，每次20~40mg，每天1~2次，用于肾功能较差的患者（血肌酐＞177μmol/L），少尿的重度肾功能不全患者需用20~100mg静脉注射。

（5）β受体阻滞剂：可用于血压控制不佳的肾病患者。首选美托洛尔口服常释剂型<sup>[甲类，国基]</sup>，口服，普通剂型25~50mg，每天2次，美托洛尔缓释片<sup>[乙类]</sup>47.5~190mg，每天1次；次选阿替洛尔口服常释剂型<sup>[甲类，国基]</sup>，口服，25~50mg，每天2次。

（6）联合用药：

常见的联合方案：①二氢吡啶类CCB+ACEI或ARB；②CCB+噻嗪类利尿剂；③CCB+β受体阻滞剂。3种以上的药物联合，其中必须包含利尿剂。

3．终末期肾病的降压治疗：未透析者一般不用ACEI或ARB及噻嗪类利尿剂，可用钙通道阻滞剂、袢利尿剂等。对于肾脏透析患者，应密切监测血钾和肌酐水平，降压目标<140/90mmHg。

【注意事项】

1．高血压患者出现夜尿增多、尿常规异常、蛋白尿，建议转上级医院诊断、治疗。

2．在使用ACEI/ARB治疗过程中要注意监测血钾、血肌酐水平，当血肌酐>265μmol/L或血钾>6.0mmol/L，应停止使用ACEI/ARB，并纠正高血钾。

3．如果患者发展至终末期肾病需透析治疗，应转上级医院治疗。

（编写：刘　晨　曾俊弋　校对：杨　敏　侯连兵）

# 第四节　冠　心　病

## 一、急性冠脉综合征

【概述】

急性冠脉综合征是一组因冠状动脉粥样硬化斑块破裂、血栓形成或血管痉挛所导致的急性或亚急性心肌缺血临床综合征。根据心电图ST段是否持续性抬高，可将其分为ST段抬高型和非ST段抬高型两大类，其中非ST段抬高型包含不稳定型心绞痛及非ST段抬高心肌梗死。

【诊断】

1．ST段抬高心肌梗死。

（1）症状：典型的症状是剧烈的、压榨性、难以忍受的左侧胸痛或胸骨后疼痛，可伴有濒死感并放射至左肩、左臂。下壁的心肌梗死还可表现出消化道的症状，如恶心、呕吐。另外，大量出汗也是常见的特征。一般胸痛呈持续性，往往超过20min，含服硝酸甘油后症状缓解不明显。

（2）体征：患者疼痛时可伴有面色苍白、心动过速、血压降低，脉搏一般规律。若患者出现心力衰竭，则可能还会出现颈静脉充盈、肺部啰音。

（3）辅助检查：①心电图。在起病数小时内，心电图可无异常，或出现异常高大、2支不对称的T波；数小时后，相邻的2个或2个以上的导联出现ST段抬高，呈弓背向上；数小时至2天内出现宽而深的病理性Q波；若在短期内没有进行干预，ST段会逐渐回到基线水平，T波变为平坦、倒置。②超声心动图。超声心动图可提示是否存在节段性室壁运动异常和对侧室壁运动增强、二尖瓣是否脱垂及其他心脏结构和功能的异常。③冠状动脉造影。可发现冠状动脉闭塞的部位。

（4）实验室检查：在发病后的4~6h，肌红蛋白（MYO）、肌酸激酶同工酶（CK-MB）、肌钙蛋白T和肌钙蛋白I（cTnT、cTnI）升高，其中肌钙蛋白的特异性最高。

（5）诊断：具备以下3项中的任意2项可做出诊断。①出现典型的剧烈胸痛或胸骨后疼痛等症状；②心电图出现典型心肌梗死变化和动态演变；③血清心肌损伤标志物浓度出现动态改变。

2. 非ST段抬高心肌梗死/不稳定型心绞痛。

（1）症状：不稳定型心绞痛以心绞痛为主要症状，临床分为以下几种类型。

自发性心绞痛：分为急性和亚急性2种类型。急性自发性心绞痛指48h内有1次或多次发作的自发性心绞痛，持续时间通常在20min以上；亚急性自发性心绞痛指1个月内有1次或多次发作的自发性心绞痛，但48h内无发作。

初发型心绞痛：最近1~2个月内新出现的心绞痛，可在休息时或轻度体力活动后发作。

恶化型心绞痛：原为稳定型心绞痛，在1个月内疼痛发作次数增加、程度加重、发作时间延长、诱发因素变化，硝酸类药物缓解效果减弱。

不稳定型心绞痛严重程度分级见表5-5。

表5-5　不稳定型心绞痛严重程度分级

| 项目 | 高危（至少具备以下1项） | 中危（至少具备以下1项，且无高危特征） | 低危（至少具备以下1项，且无高危、中危特征） |
|---|---|---|---|
| 病史 | 缺血症状在48h内恶化 | 既往有心肌梗死，或脑血管疾病，或冠脉旁路移植术，或使用过阿司匹林 | 无 |
| 疼痛特点 | 长时间（＞20min）自发性心绞痛 | 长时间（＞20min）自发性心绞痛，目前缓解，并有高度或中度冠心病可能。自发性心绞痛（＜20min）可因休息或舌下含服硝酸甘油缓解 | 过去2周内新发CCS（加拿大心血管病学会）分级Ⅲ级或Ⅳ级心绞痛，但无长时间（＞20min）自发性心绞痛，有中度或高度冠心病可能 |
| 临床表现 | 缺血引起肺水肿，新出现二尖瓣关闭不全杂音或原杂音加重，可闻及第三心音或新出现啰音或原啰音加重，低血压、心动过缓、心动过速，年龄＞75岁 | 年龄＞70岁 | 无 |
| 心电图 | 自发性心绞痛伴一过性ST段改变（＞0.05mV），新出现束支传导阻滞或新出现持续性心动过速 | T波倒置＞0.2mV，出现病理性Q波 | 胸痛期间心电图正常或无变化 |
| 心肌损伤标志物 | 明显增高（cTnT＞0.1μg/L） | 轻度增高（0.01μg/L＜cTnT＜0.1μg/L） | 正常 |

非ST段抬高心肌梗死症状与不稳定型心绞痛相似，但程度更重，持续时间更长。

（2）体征：大部分无明显异常体征，可出现一过性第三、第四心音，或二尖瓣反流引起的一过性收缩期杂音，如果缺血时间长、出现心肌梗死，则与ST段抬高心肌梗死体征相同。

（3）实验室检查：非ST段抬高心肌梗死的心肌损伤标志物心肌酶、肌钙蛋白I或肌钙蛋白T会升高，可根据此点与不稳定型心绞痛相鉴别。

（4）辅助检查：①心电图。不稳定型心绞痛发作时，相邻的2个或2个以上的导联出现一过性ST段抬高或下移≥0.1mV，伴或不伴T波低平、倒置。非

ST段抬高心肌梗死的心电图ST段压低和T波倒置较不稳定型心绞痛更明显、更持久，并有系列演变过程，部分可出现异常Q波。②超声心动图。有可能出现节段性室壁运动异常和对侧室壁运动增强、二尖瓣脱垂及其他心脏结构和功能异常的征象。③冠状动脉造影。有条件者可转上级医院行冠状动脉造影。

根据病史、症状体征、心电图改变及心肌酶学测定，基本上可以做出诊断。

【治疗】

治疗原则：即刻缓解缺血，预防严重不良后果，急性冠脉综合征患者确诊后应立刻转上级医院治疗，转诊前按以下方法治疗。

1．一般治疗：卧床休息、给氧、镇静，必要时可给予吗啡止痛，监测血压、心率、心律等生命体征。根据患者的症状和体征进行血流动力学的评估，有助于指导治疗。

2．抗血小板治疗。

（1）阿司匹林口服常释剂型[甲类，国基]：首剂负荷量300mg嚼服，之后每天100mg。

（2）氯吡格雷口服常释剂型[乙类，国基]：首剂负荷量300mg嚼服，之后每天75mg。

（3）替格瑞洛口服常释剂型[乙类，国基]：除非有明确禁忌，该药应与阿司匹林联用。在服用首剂负荷阿司匹林后，阿司匹林的维持剂量为每次75~100mg，每天1次；替格瑞洛起始剂量为单次负荷量180mg（90mg×2片），然后维持给药，维持剂量为每次1片（90mg），每天2次，推荐维持治疗12个月。既往有脑出血病史的患者禁用，对于氯吡格雷与替格瑞洛之间的转换与替代治疗，需在心血管医师指导下进行。

3．抗凝治疗：对中高危的不稳定型心绞痛及心肌梗死患者需使用肝素抗凝治疗。①静脉推注肝素注射剂[甲类，国基]60IU/kg（最大4 000IU），随后以每小时12IU/kg（最大每小时1 000IU）持续静脉滴注，每4~6h测1次APTT，使APTT维持在正常水平的1.5~2倍水平，48h后改为5 000~7 500IU皮下注射，每12h 1次，再使用5天。②也可使用低分子肝素依诺肝素注射剂[乙类，国基]100IU皮下注射，每天2次，共使用7天。

4．溶栓疗法。

（1）对象选择：①持续性胸痛≥30min，含服硝酸甘油症状不缓解。

②相邻2个或更多导联ST段抬高在肢体导联≥0.1mV，在胸导联≥0.2mV。③发病<12h。④年龄≤75岁，在ST段抬高心肌梗死发生12~24h内，若胸痛难以控制伴血流动力学不稳定仍可溶栓。⑤排除无近期活动性出血、主动脉夹层、近期（<3周）大手术史、出血性卒中史、6个月内缺血性卒中史、中枢神经受损、颅内肿瘤或畸形、近期（2~4周）内脏出血或创伤、未控制的高血压（＞180/110mmHg）、近期（<2周）在不能压迫的部位大血管穿刺史等禁忌证。

（2）静脉用药：尿激酶（UK）注射剂[甲类，国基]150万U（约2.2万U/kg）加入5%的葡萄糖注射液100mL中，30min内静脉滴入。尿激酶滴完后12h，皮下注射肝素7 500IU，12h 1次，持续3~5天。或使用阿替普酶注射剂[乙类]（rtPA）100mg在90min内给药法：首先静脉推注15mg，随后以0.75mg/kg在30min内持续静脉滴注（最大剂量不超过50mg），继之以0.5mg/kg于60min内持续静脉滴注（最大剂量不超过35mg）。溶栓结束后12h，皮下注射普通肝素7 500IU或低分子肝素，共3~5天。重组人组织型纤溶酶原激酶衍生物注射剂[国基]可用于成人由冠状动脉梗死引起的急性心肌梗死的溶栓：18mg+18mg分2次静脉注射，每次缓慢推注2min以上，2次间隔为30min。

5.抗缺血治疗：目的是减少心肌耗氧量、扩张冠脉、减轻心绞痛。

（1）硝酸酯类：疾病发作时先舌下含服0.5mg硝酸甘油口服常释剂型[甲类，国基]，必要时可每3~5min重复1次，连用3次，然后静脉滴注硝酸甘油注射剂[甲类，国基]，将5~10mg硝酸甘油加入500mL葡萄糖注射液或生理盐水中，从每分钟5~10μg起，按照病情及血压变化调整速度，每5~10min可增加10μg，滴注过程中注意收缩压不能低于90mmHg。

（2）β受体阻滞剂：美托洛尔口服常释剂型[甲类，国基]，口服，每次12.5~25mg，每天2次起始量，或缓释控释剂型[乙类]47.5mg，每天1次。使用前注意排除房室传导阻滞、哮喘、心动过缓及严重的左心功能不全等禁忌证。

（3）钙通道拮抗剂：维拉帕米口服常释剂型[甲类，国基]，口服，每次40mg，每天3次，根据病情变化可增加剂量；地尔硫䓬口服常释剂型[甲类，国基]，口服，每次30mg，每天3次，根据病情变化可调整剂量，肺水肿、房室传导阻滞、心动过缓及左心室功能不全患者应避免使用此药。

6.血管紧张素转换酶抑制剂（ACEI）：长期应用ACEI可降低心血管事件发生率，排除低血压或其他禁忌证后可长期使用。如：卡托普利口服常释剂型[甲类，国基]，口服，每次12.5mg，每天3次；依那普利口服常释剂型[甲类，国基]，口服，每次5mg，每天2次；福辛普利口服常释剂型<sup>[乙类]</sup>，口服，起始剂量每次5~10mg，每天1次，目标剂量每次40mg，每天1次；赖诺普利口服常释剂型<sup>[乙类，国基]</sup>，口服，起始剂量每次2.5~5mg，每天1次，目标剂量每次20~40mg，每天1次；雷米普利口服常释剂型<sup>[乙类]</sup>，口服，起始剂量每次2.5~5mg，最高剂量每次10mg，每天1次；咪达普利口服常释剂型<sup>[乙类]</sup>，口服，起始剂量每次5~10mg，每天1次；培哚普利口服常释剂型<sup>[乙类]</sup>，口服，起始剂量每次2~4mg，最高剂量每次8mg，每天1次。

7. 血管紧张素Ⅱ受体拮抗药物（ARB）：厄贝沙坦口服常释剂型<sup>[乙类]</sup>，口服，每天75~150mg，可逐渐增加至每天300mg，每天1次；缬沙坦口服常释剂型<sup>[甲类，国基]</sup>，口服，起始剂量每天40mg，目标剂量每天160mg，每天1次；氯沙坦口服常释剂型<sup>[乙类]</sup>，口服，起始剂量每天25~50mg，目标剂量每天50~100mg，每天1次；替米沙坦口服常释剂型<sup>[乙类]</sup>，口服，起始剂量每天40mg，最大剂量每天80mg，每天1次；奥美沙坦酯口服常释剂型<sup>[乙类]</sup>，口服，每天20mg，可逐渐增加至每天40mg，每天1次；坎地沙坦酯口服常释剂型<sup>[乙类]</sup>，口服，每天4~8mg，可逐渐增加至每天12mg，每天1次。

8. 他汀类药物：他汀类药物除降脂作用外，还具有抗炎和稳定斑块作用，可降低冠心病死亡率和再次心肌梗死的发生率。可使用：辛伐他汀口服常释剂型<sup>[甲类，国基]</sup>，口服，20~40mg，每天1次，睡前服用；阿托伐他汀口服常释剂型<sup>[乙类，国基]</sup>，口服，每次20~40mg，每天1次，睡前服用；普伐他汀口服常释剂型<sup>[乙类]</sup>，口服，开始剂量为10~20mg，每天1次，睡前服用，每天最高剂量40mg；瑞舒伐他汀口服常释剂型<sup>[乙类，国基]</sup>，口服，每次5~20mg，每天1次，睡前服用；氟伐他汀口服常释剂型<sup>[乙类]</sup>，口服，每次20~40mg，每天1次，睡前服用；洛伐他汀口服常释剂型<sup>[乙类]</sup>，口服，每次10~20mg，每天1次，睡前服用，最大剂量每天80mg；匹伐他汀口服常释剂型<sup>[乙类]</sup>，口服，每次1~2mg，每天1次，晚餐后服用，最大剂量每天4mg。

【注意事项】

1. 急性冠脉综合征的患者要密切监测其生命体征的变化，以及心电图的演变。最重要的是止痛，卧床休息，改善缺血。病情加重时，呼叫急救中心。

2. 如果怀疑出现急性冠脉综合征，在条件允许的情况下，建议立即转至上级医院救治。当然这需要医生充分考虑其转院的风险，与患者及其家属有良好的沟通。

## 二、稳定型心绞痛

【概述】

稳定型心绞痛主要表现为发作性胸痛、胸闷，多在劳累、情绪激动、饱餐、寒冷情况下发作，发作频率、诱发症状的劳力和情绪激动的程度，以及每次发作的性质、部位、时限和缓解方式相同，症状在数月甚至数年内无明显改变。

【诊断】

1. 症状：常在劳累、情绪激动、饱餐、寒冷情况下发生，患者自觉胸骨后、心前区有胸痛、胸闷感，常表现为压榨感、紧缩感、窒息感、沉重感和偶尔的冷热感，可在上腹部、颈部、肩部、背部或者手臂有放射痛，偶尔还表现为牙痛或头痛。每次症状发作时间持续3~5min，一般不超过30min，休息、精神压力消除或使用硝酸甘油之后症状可在3~5min内缓解。

2. 体征：平时无明显体征。症状发作时患者可出现表情焦虑、面色苍白，常伴心率加快、血压升高，因二尖瓣乳头肌功能失调偶尔可闻及心尖部收缩期杂音。

3. 辅助检查。

（1）心电图：静息时心电图基本正常，或者有ST段和T波改变，偶见陈旧性心肌梗死的病理性Q波；出现症状时出现一过性ST段压低，一般≥0.1mV，伴或不伴有T波的平坦、倒置，在休息缓解后，这些改变可恢复正常。在平时有T波倒置的患者，发作时T波可变为正常（假性正常化）。

（2）其他检查：进行平板运动试验、动态心电图、冠状动脉CT、冠脉造影及血管内超声检查有助于本病的诊断。冠脉造影是诊断冠心病的"金标准"。

【治疗】

1. 用药原则：改善冠脉血供，降低心肌耗氧以改善患者症状，提高生活质量。

2. 用药方案。

（1）抗血小板药：排除活动性胃肠道出血、近期颅内出血、消化性溃疡活动期等禁忌证，建议终身服用阿司匹林口服常释剂型[甲类，国基]，每次100mg，每天1次；对阿司匹林过敏者或不能耐受者可口服氯吡格雷口服常释剂型<sup>[乙类,国基]</sup>75mg，每天1次，或双嘧达莫口服常释剂型<sup>[甲类]</sup>，每次25~50mg，每天3次，或奥扎格雷注射剂<sup>[乙类]</sup>，成人每次40~80mg，每天1~2次，溶于500mL生理盐水或5%的葡萄糖注射液中，连续静脉滴注。

（2）硝酸酯类：当心绞痛发作时，应立即舌下含服硝酸甘油口服常释剂型<sup>[甲类,国基]</sup>，每次0.5mg，药效持续约半小时。此类药主要的不良反应是头痛、脸红、头晕，偶尔可在直立时因一过性血压降低导致晕厥。为减少或避免不良反应，建议患者采取坐位或半卧位服药，并从小剂量开始；若心绞痛仅在高强度体力劳动下发作，为了预防心绞痛发作，可在体力活动前预先服药，如：硝酸异山梨酯口服常释剂型<sup>[甲类,国基]</sup>，口服，每次5~10mg，每天3次；单硝酸异山梨酯口服常释剂型<sup>[甲类,国基]</sup>，口服，每次20mg，每天2次，或缓释控释剂型<sup>[乙类,国基]</sup>，口服，每次40mg，每天1~2次，或注射剂<sup>[乙类,国基]</sup>，静脉滴注，一般有效剂量为每小时2~7mg，开始给药速度为每分钟60μg，一般速度为每分钟60~120μg，每天1次，10天为1个疗程。

（3）β受体阻滞剂：美托洛尔口服常释剂型<sup>[甲类,国基]</sup>，口服，每次12.5~25mg，每天2次，最大剂量每天200mg，分2次服用，或缓释控释剂型<sup>[乙类]</sup>，口服，每次47.5~190mg，每天1次；阿替洛尔口服常释剂型<sup>[甲类,国基]</sup>，口服，6.25~12.5mg，每天2次，最大剂量每天200mg，分2次服用；比索洛尔口服常释剂型<sup>[甲类,国基]</sup>，口服，初始剂量2.5mg，每天1次，按需要及耐受量渐增至每天5~10mg。排除Ⅱ度或Ⅲ度房室传导阻滞、支气管哮喘、心动过缓、低血压及严重的左心功能不全等禁忌证，建议长期服用，并达到患者的最大耐受剂量。

（4）他汀类药物：可控制血脂，稳定斑块。如：辛伐他汀口服常释剂型<sup>[甲类,国基]</sup>，口服，每次20~40mg，每天1次，睡前服用；阿托伐他汀口服常释剂型<sup>[乙类,国基]</sup>，每次20~40mg，每天1次，睡前服用；普伐他汀口服常释剂型<sup>[乙类]</sup>，口服，开始剂量为10~20mg，每天1次，睡前服用，每天最高剂量40mg；瑞舒伐他汀口服常释剂型<sup>[乙类,国基]</sup>，口服，每次5~20mg，每天1次，睡前服用；氟伐他汀口服常释剂型<sup>[乙类]</sup>，口服，每次20~40mg，每天1次，睡前服用；洛伐他汀口服常释剂型<sup>[乙类]</sup>，口服，每次10~20mg，每天1次，睡前服用，最大剂量每天80mg；匹伐他汀口服常释剂型<sup>[乙类]</sup>，口服，每次1~2mg，晚餐后服用，最大剂量每天4mg。用药前要检查肝肾功能及肌酸激酶，肝肾功能异常时要慎用；用药时注意是否出现肌痛、肌无力等症状；一般在开始服药后1个月左右复查肝肾功能及肌酸激酶和血脂，如无异常应长期服用，半年至

1年后复查血脂、肝肾功能及肌酶。

（5）贝特类药物：主要用于高三酰甘油血症患者。如：苯扎贝特口服常释剂型[乙类]，口服，每次200mg，每天2~3次，饭后服或与饭同服；非诺贝特口服常释剂型[乙类,国基]，口服，每次100mg，每天3次，待血脂明显下降后改为每次100mg维持，可与饮食同服。

（6）钙通道阻滞剂：一般不作为首选，当β受体阻滞剂疗效不佳或有禁忌证或合并有高血压时可选用。如：维拉帕米口服常释剂型[甲类,国基]，口服，每次40~80mg，每天3次，或缓释控释剂型[乙类]，每天240mg；硝苯地平口服常释剂型[甲类,国基]，口服，每次10~20mg，每天3次，或缓释控释剂型[甲类,国基]，每次20~30mg，每天1次。

（7）改善心肌能量代谢药物：曲美他嗪（盐酸盐）口服常释剂型[乙类]，口服，每次20mg，每天3次。

（8）中药复方制剂：川芎嗪（盐酸盐）注射剂[乙类]2mL：40mg、10mL：40mg，或川芎嗪（盐酸盐）注射用无菌粉末40mg、80mg，使用40~80mg稀释于5%的葡萄糖注射液或氯化钠注射液250~500mL中静脉滴注。速度不宜过快，每天1次。

（9）其他药物：尼可地尔为烟酰胺的硝酸盐衍生物，可用于心绞痛的预防和长期治疗。当使用β受体阻滞剂禁忌、效果不佳或出现不良反应时，可使用尼可地尔缓解症状。尼可地尔口服常释剂型[甲类,国基]，每次1片，每天3次；症状改善不明显时可增加剂量，每次2片，每天3次。

（10）控制危险因素：控制高血压、高脂血症、糖尿病，戒烟限酒，控制体重，避免高强度体力活动。

【注意事项】

1．阿司匹林的主要不良反应为出血及胃肠道反应，当出现上消化道出血时应停药并对症治疗。

2．注意监测血压、心率，定期检查血常规、血脂、血糖、肝肾功能、肌酸激酶。

3．使用β受体阻滞剂应从小剂量开始，每5~7天逐渐加量，用药后需注意患者的心率和心律情况，定期复查心电图，心率控制在每分钟55~60次；如心率不达标且患者不耐受，可加用小剂量的利尿剂，帮助患者逐渐适应。

4．当合并有高血压时，建议加用ACEI或ARB类药物，但要注意其副作用。

5．当使用以上药物疗效欠佳甚至病情恶化时，建议尽早转往上级医院治疗，必要时行PCI（经皮冠状动脉介入）治疗。

### 三、陈旧性心肌梗死

【概述】

急性心肌梗死发生后6~8周进入陈旧性心肌梗死阶段。陈旧性心肌梗死阶段可无明显症状，也可有心绞痛或心功能不全的症状体征。

【诊断】

1．症状：可无明显症状，也可表现为稳定型心绞痛或不稳定型心绞痛的症状。如果是广泛的心肌梗死，心脏会出现梗死后扩展，导致心功能不全，表现为活动耐量下降、呼吸困难、食欲下降等。

2．体征：当出现心功能不全时可有心界扩大、心尖冲动弥散、心率增快、心律不齐、心音低钝、心脏杂音，可出现肺瘀血体征（肺部湿啰音）和体循环障碍体征（颈静脉充盈）、胸腔积液、肝大、腹水、双下肢水肿等。

3．辅助检查。

（1）心电图：相邻的2个或2个以上导联有病理性Q波，其宽度≥0.03s，振幅＞0.1mV。伴或不伴T波倒置，也有部分患者仅有T波倒置，陈旧性前壁心肌梗死还可以表现为R波丢失，即R波递增不良。

（2）超声心动图：可发现节段性室壁运动异常，有心功能不全者其射血分数下降、心腔扩大，除此以外还可见到瓣膜脱垂关闭不全、室壁瘤、附壁血栓等。

（3）胸片：若广泛心肌梗死后出现心脏扩大，其胸片可表现为心影大、心胸比增加，当患者出现心功能不全症状时，还可以表现为肺瘀血、胸腔积液、肺间质水肿等。

【治疗】

1．治疗原则：控制高血压、高脂血症、糖尿病，戒烟限酒，控制体重，避免高强度体力活动，抗血小板治疗，扩张血管，稳定斑块，改善心功能。

2．用药方案。

（1）抗血小板药：排除禁忌证，建议终身口服阿司匹林口服常释剂型[甲类，国基]75~150mg，每天1次；如对阿司匹林过敏或不能耐受，可口服氯吡格雷口服常释剂型[乙类, 国基]75mg，每天1次。

（2）硝酸酯类：若心绞痛发作可舌下含服0.5mg硝酸甘油口服常释剂型[甲类, 国基]。也可使用硝酸异山梨酯口服常释剂型[甲类, 国基]，口服，每次5~10mg，每天3次；或单硝酸异山梨酯口服常释剂型[甲类, 国基]，每次20mg，每天2次，缓释控释剂型[乙类, 国基]，每次1片（40mg），每天1~2次。

（3）β受体阻滞剂：美托洛尔口服常释剂型[甲类, 国基]，口服，每次12.5~25mg，每天2次，最大剂量每天200mg，分2次服用，或缓释控释剂型[乙类]47.5~190mg，每天1次；阿替洛尔口服常释剂型[甲类, 国基]，口服，6.25~12.5mg，每天2次，最大剂量每天200mg，分2次服用；比索洛尔口服常释剂型[甲类, 国基]，口服，初始剂量2.5mg，每天1次，按需要及耐受量逐渐增至每天5~10mg。建议长期服用，并达到患者的最大耐受剂量（保持静息心率每分钟55~60次）。有Ⅱ度或Ⅲ度房室传导阻滞、支气管哮喘、心动过缓、低血压及严重的左心功能不全者禁用。

（4）他汀类药物：辛伐他汀口服常释剂型[甲类, 国基]，口服，每次20~40mg，每天1次，睡前服用；阿托伐他汀口服常释剂型[乙类, 国基]，每次20~40mg，每天1次，睡前服用；普伐他汀[乙类]，口服，开始剂量为10~20mg，每天1次，睡前服用，每天最高剂量40mg；瑞舒伐他汀口服常释剂型[乙类, 国基]，口服，5~20mg，每天1次，睡前服用；氟伐他汀口服常释剂型[乙类]，口服，20~40mg，每天1次，睡前服用；洛伐他汀口服常释剂型[乙类]，口服，10~20mg，每天1次，睡前服用，最大剂量每天80mg；匹伐他汀口服常释剂型[乙类]，口服，1~2mg，晚餐后服用，最大剂量每天4mg。

（5）血管紧张素转换酶抑制剂：卡托普利口服常释剂型[甲类, 国基]，口服，每次12.5mg，每天3次；依那普利口服常释剂型[甲类, 国基]，口服，每次5mg，每天2次；福辛普利[乙类]，口服，起始剂量每次5~10mg，每天1次，目标剂量每次40mg，每天1次；赖诺普利口服常释剂型[乙类, 国基]，口服，起始剂量每次2.5~5mg，每天1次，目标剂量每次20~40mg，每天1次；雷米普利口服常释剂型[乙类]，口服，起始剂量每次2.5~5mg，最高剂量每次10mg，每天1次；咪达普利口服常释剂型[乙类]，口服，起始剂量每次5~10mg，每天1次；培哚普利口服常释剂型[乙类]，口服，起始剂量每次2~4mg，最高剂量每次8mg，每天1次；西拉普利口服常释剂型[非]，口服，起始剂量每次1mg，通常剂量每次2.5~5mg，每天1次。

**【注意事项】**

1. 定期监测血压、心率、肝肾功能，有条件者定期复查超声心动图，了解心脏结构及心功能。

2. 阿司匹林的主要不良反应为出血及胃肠道反应，出现上消化道出血时应停药并予以相应治疗，使用注意事项同稳定型心绞痛。

3. 使用β受体阻滞剂应从小剂量开始，每5~7天逐渐加量，用药后需注意患者的心率和心律情况，定期复查心电图，心率控制在每分钟55~60次。

4. 陈旧性心肌梗死患者当存在慢性心功能不全时，应避免劳累、情绪激动、感染等诱发因素，可服用强心药和利尿剂改善心力衰竭症状。服用地高辛时要定期复查心电图及电解质，当出现恶心等胃肠道症状或黄绿视等视觉改变时，应注意有无洋地黄中毒；服用利尿剂时应监测电解质，避免出现低钾血症。

5. 未能确诊陈旧性心肌梗死的患者，建议转上级医院行进一步检查。

6. 当心绞痛的情况恶化甚至出现新的心肌梗死，或者心力衰竭恶化时，建议转上级医院进一步诊治。

（编写：刘　晨　董吁钢　校对：杨　敏　侯连兵）

# 第五节　心　律　失　常

## 一、快速型室上性心律失常

**【概述】**

快速型室上性心律失常主要包括阵发性室上性心动过速（室上速）、非阵发性交界区心动过速、心房扑动（房扑）和心房颤动（房颤）等。各种快速型室上性心律失常可见于冠心病、心肌病等器质性心脏病患者，也可由心力衰竭、甲状腺功能亢进等引起，亦可发生于无器质性心脏病患者。诱因包括运动过度、疲劳、情绪激动、妊娠、饮酒和吸烟过多等。

**【诊断】**

1. 症状：多受心室率及心律失常持续时间的影响，部分患者可无明显症状，多数表现为心悸、胸闷、气短、乏力、胸痛等，持续发作较久者可有休克、心力衰竭。突然发作并突然终止是阵发性室上性心律失常的典型特征。

2. 体征：房颤者心脏听诊第一心音强弱不等，心律极不规则，当心室率快时可有脉搏短绌。其余各型室上性心律失常，心率常在每分钟160~220次，心律规则。严重者可有血压下降等血流动力学不稳定的表现。

3. 辅助检查：常规心电图仍是诊断快速心律失常的基本手段，但在发作间期可完全正常。24h动态心电图有助于了解异常心律在不同时段的发作情况。心内电生理检查对诊治室上速有重要作用。超声心动图检查有利于明确心脏的结构和功能。

【治疗】

治疗原则：针对病因及诱因，纠正低血钾、缺氧、感染等，停用诱发或可疑诱发药物，并在维持血流动力学稳定的基础上控制心室率、转复窦性心律。可选择的药物如下。

1. β受体阻滞剂。

（1）属于Ⅱ类抗心律失常药物，主要用于控制心室率，如房颤、房扑，房室结内折返性心动过速，利用旁路的房室折返性心动过速，洋地黄中毒引起的房性、房室交界区性心动过速等疾病。对于中止室上速、房性心动过速、房扑、房颤的有效率低。

（2）口服给药：普萘洛尔口服常释剂型[甲类，国基]，每次10~30mg，每天3~4次；美托洛尔口服常释剂型[甲类，国基]，每次12.5~50mg，每天2次，最大剂量每天200mg，分2次服用，或缓释控释剂型[乙类]，每次47.5~190mg，每天1次。

（3）静脉注射给药：艾司洛尔注射剂[乙类，国基]，主要用于房颤或房扑紧急控制心室率，常用于麻醉时。用法：负荷量0.5mg/kg，1min内静脉注射，继之以每分钟0.05mg/kg静脉滴注4min，如在第5min末未获得有效反应，则重复上述负荷量后将维持量以每分钟0.05mg/kg的幅度递增，一般不超过每分钟0.2mg/kg，连续静脉滴注不超过48h。用药的终点为达到预定心率，并监测血压，不能过低。

（4）哮喘与慢性阻塞性肺疾病、Ⅱ度以上房室传导阻滞、心力衰竭失代偿期、房颤合并预激综合征者应禁用或慎用，精神抑郁、糖尿病、心力衰竭者应慎用。

2. 胺碘酮。

（1）属于Ⅲ类抗心律失常药物，可用于终止各类型室上性心动过速，维持窦性心律，控制房颤、房扑的心室率，还可用于预激综合征合并房颤。

（2）注射剂<sup>[甲类，国基]</sup>，负荷量为150mg+5%的葡萄糖注射液20mL，静脉推注超过10min，然后静脉滴注维持，前6h每分钟1~1.5mg，后以每分钟0.5~1mg的速度维持，必要时可重复150mg静脉推注，24h总量≤1 200mg。口服常释剂型<sup>[甲类，国基]</sup>，口服，起效缓慢，每次200mg，每天3次开始；用药7天后改为每次200mg，每天2次；1周后改为每天200mg维持。

（3）禁用于甲状腺功能亢进、严重肝病、肺纤维化、房室传导阻滞、QT间期延长综合征。用药期间注意监测血压、心率、QT间期、肝肾功能、血钾、甲状腺功能等情况。

3. 普罗帕酮。

（1）属于Ⅰc类抗心律失常药物，用于终止各类室上性心动过速，维持窦性心律，还可用于伴心动过速和房颤的预激综合征。

（2）注射剂<sup>[甲类，国基]</sup>，70mg+5%的葡萄糖注射液20mL，缓慢静脉推注，或溶于5%的葡萄糖注射液100mL中静脉滴注，必要时20min后重复1次；口服常释剂型<sup>[甲类，国基]</sup>口服，每次100~200mg，每天3次。

（3）不宜用于慢性心律失常、心功能不全、心肌缺血等。

4. 维拉帕米。

（1）属于Ⅳ类抗心律失常药物，用于终止各类室上性心动过速，控制房颤与房扑心室率。

（2）注射剂<sup>[甲类，国基]</sup>，5mg+5%的葡萄糖注射液20mL，缓慢静脉推注超过2min，必要时可重复使用；口服常释剂型<sup>[甲类，国基]</sup>，口服，每次80mg，每天3~4次。

（3）注意监测心率，心动过速终止时停止使用；预激综合征合并室上速者禁用，心功能不全者慎用。

5. 洋地黄类药物。

（1）包括地高辛和去乙酰毛花苷（西地兰），用于终止室上速、房扑、房颤，控制房扑、房颤的心室率。

（2）静脉给药：去乙酰毛花苷注射剂<sup>[甲类，国基]</sup>，0.2~0.4mg+5%的葡萄糖注射液20mL，缓慢静脉推注，间隔2~4h可重复1次，总量为每天0.8~1.2mg。口服给药：地高辛口服常释剂型<sup>[甲类，国基]</sup>，每天0.125~0.25mg，主要用于减慢心室率。

（3）房颤合并预激综合征者禁用，肾衰竭、低血钾时慎用。

6. 索他洛尔。

（1）属于Ⅲ类抗心律失常药物，用于室上性和室性心律失常的治疗。

（2）口服常释剂型[乙类，国基]，口服，常用剂量80~160mg，每天2次，从小剂量开始，逐渐加量。室性心动过速者每天2~6片，肾功能不全者应减少剂量。

（3）其半衰期较长，由肾脏排出。副作用与剂量有关，随剂量增加，扭转型室速发生率上升。电解质紊乱如低钾、低镁可加重索他洛尔的毒性作用。用药期间应监测心电图变化，当校正后Q-T间期（QTc）≥0.55s时应考虑减量或暂时停药。窦性心动过缓、心力衰竭者不宜选用。

7. 伊布利特。

（1）属于Ⅲ类抗心律失常药物，用于心律转复近期发生的房颤。

（2）注射剂[乙类，国基]，成人体重≥60kg者用1mg溶于5%的葡萄糖注射液50mL内静脉注射。如有需要，10min后可重复1次。成人<60kg者，以0.01mg/kg按上法应用。房颤终止则立即停用。

（3）肝肾功能不全者无须调整剂量，用药中应监测QTc变化。

【注意事项】

药物不能终止的快速型室上性心律失常可考虑食管心房调搏或电转复。血流动力学不稳定的快速房扑、房颤，不论持续时间长短，均应立即电转复。血流动力学稳定的快速房扑、房颤，不论持续时间长短，均需用药物控制心室率。

## 二、快速型室性心律失常

【概述】

快速型室性心律失常主要包括室性心动过速（室速）、心室扑动（室扑）与心室颤动（室颤），多继发于各种器质性心脏病，室扑、室颤可导致严重血流动力学障碍，是致命性心律失常。室性心动过速偶见于无器质性心脏病者，即特发性室速。

【诊断】

1. 症状：室速的常见症状包括低血压、少尿、晕厥、气促、心绞痛等，严重程度与发作时的心室率、持续时间、基础心脏病及心功能状况等相关。室扑、室颤症状多为意识丧失、抽搐、呼吸停止甚至死亡。

2.体征：室速时心率增快，每分钟多大于120次，心律轻度不规则，第一、第二心音分裂，收缩压可随心搏变化。室扑、室颤时听诊心音消失，脉搏消失，血压测不出。

3.辅助检查：心电图仍是诊断的基本手段，24h动态心电图对阵发性室性心动过速的诊断有帮助。心电生理检查对确立室速的诊断有重要的价值。超声心动图检查有助于器质性心脏病的诊断。

【治疗】

血流动力学不稳定的快速型室性心律失常应立即予以体外电击除颤或电复律及心肺复苏治疗，转复窦性心律后继续予针对性的病因治疗和抗心律失常药物以预防复发。治疗药物如下。

1.胺碘酮。

（1）属于Ⅲ类抗心律失常药物，用于终止室速、室扑和室颤，降低心脏性猝死的发生率。

（2）静脉给药：①负荷剂量可用于室颤或无脉室速的抢救，在心肺复苏中，如2~3次电除颤和血管加压药物无效，可使用胺碘酮注射剂[甲类，国基]300mg+5%的葡萄糖注射液20mL，快速推注，然后再次除颤，如仍无效，可于10~15min后重复追加胺碘酮注射剂[甲类，国基]150mg+5%的葡萄糖注射液20mL，快速推注。②用于持续性室速。对于血流动力学稳定的持续性单形、多形性室速和未明确诊断的宽QRS心动过速，首剂静脉给药胺碘酮注射剂[甲类，国基]150mg+5%的葡萄糖注射液20mL，推注10min，首剂用药10~15min后如仍不见转复，可重复追加静脉推注胺碘酮注射剂[甲类，国基]150mg，在初始6h以内以每分钟1mg的速度给药，随后的18h以每分钟0.5mg的速度给药，第二个24h及之后的维持量根据心律失常的发作情况酌情减量。胺碘酮口服常释剂型[甲类，国基]，口服，起效缓慢，每次200mg，每天3次，用药7天后改为每次200mg，每天2次，1周后改为每天200mg维持。

（3）禁用于甲状腺功能亢进、严重肝病、肺纤维化、房室传导阻滞、QT间期延长综合征。用药期间注意监测血压、心率、QT间期、肝肾功能、血钾、甲状腺功能等情况。

2.β受体阻滞剂。

（1）属于Ⅱ类抗心律失常药物，用于减少室速、室扑和室颤并预防复发，降低心脏性猝死的发生率。

（2）口服给药：普萘洛尔口服常释剂型<sup>[甲类，国基]</sup>，每次10~30mg，每天3~4次；或美托洛尔口服常释剂型<sup>[甲类，国基]</sup>，每次12.5~25mg，每天2次，最大剂量每天200mg，分2次服用，或使用缓释控释剂型<sup>[乙类]</sup>，47.5~190mg，每天1次；或比索洛尔口服常释剂型<sup>[甲类，国基]</sup>，5~10mg，每天1次。

3．普罗帕酮。

（1）属于Ⅰc类抗心律失常药物，可终止室速、室颤，预防复发。

（2）注射剂<sup>[甲类，国基]</sup>，70mg+5%的葡萄糖注射液20mL，缓慢静脉推注或溶于5%的葡萄糖注射液100mL中静脉滴注，必要时20min后重复1次。口服常释剂型<sup>[甲类，国基]</sup>，每次100~200mg，每天3次。

（3）不宜用于慢性心律失常、心肌梗死或心力衰竭患者。

4．利多卡因。

（1）属于Ⅰb类抗心律失常药物，用于急性心肌梗死或复发性快速型室性心律失常、心室颤动复苏后以防止复发。

（2）注射剂<sup>[甲类，国基]</sup>，50~100mg+5%的葡萄糖注射液20~40mL缓慢静脉推注，必要时20min后重复静脉推注50mg，总量不超过300mg，见效后予以500mg+5%的葡萄糖注射液500mL以每分钟1~4mg的速度静脉滴注。

（3）禁用于严重室内或房室传导阻滞、预激综合征合并房颤。

5．莫雷西嗪。

（1）属于Ⅰ类抗心律失常药物，对房性和室性心律失常都有效。

（2）剂量应个体化，在应用本品前，应停用其他抗心律失常药物1~2个半衰期。口服常释剂型<sup>[甲类，国基]</sup>，成人常用量150~300mg，每8h 1次，极量为每天900mg。

（3）副作用包括恶心、呕吐、眩晕、焦虑、口干、头痛、视力模糊等。

6．索他洛尔。

（1）属于Ⅲ类抗心律失常药物，用于室上性和室性心律失常的治疗。

（2）口服常释剂型<sup>[乙类，国基]</sup>，常用剂量80~160mg，每天2次。

（3）其半衰期较长，由肾脏排出。副作用与剂量有关，随剂量增加，扭转型室速发生率上升。电解质紊乱如低钾、低镁可加重索他洛尔的毒性作用。用药期间应监测心电图变化，当QTc≥0.55s时应考虑减量或暂时停药。窦性心动过缓、心力衰竭者不宜选用。

7. 补钾补镁：将血钾水平维持在4.0mmol/L，必要时维持在4.5mmol/L以上可有效减少快速性室性心律失常的发作，补充镁离子也可减少室性心律失常的发作。

【注意事项】

1. 首先评价血流动力学是否稳定，在无法明确诊断时可经验性使用胺碘酮。

2. 治疗过程中注意血钾、血镁等的水平，必要时转上级医院予以电复律、心导管射频消融、植入式心脏复律除颤、外科手术等治疗。

## 三、缓慢型心律失常

【概述】

缓慢型心律失常包括窦性心动过缓（窦缓）、病态窦房结综合征（表现为严重窦缓、窦性停搏、窦房传导阻滞）、高度房室传导阻滞。其中窦性心动过缓、文氏型房室传导阻滞等与迷走神经张力增高有关，可见于正常人或运动员。其余类型的缓慢型心律失常多见于器质性心脏病患者。

【诊断】

1. 症状：多数可表现为胸闷、乏力、头晕、黑蒙、短暂意识障碍或晕厥，甚至死亡。部分患者可无任何症状。

2. 体征：窦性心动过缓，心率每分钟小于60次，节律较整齐；窦性停搏、窦房传导阻滞有长间歇；Ⅱ度房室传导阻滞通常心率缓慢而不齐；Ⅲ度房室阻滞表现为心率缓慢、节律齐，当心房与心室收缩同时发生时，颈静脉可出现巨大的a波（大炮波），同时听诊出现大炮音。

3. 辅助检查：心电图是诊断的基本手段，24h动态心电图也有助于诊断。必要时可行心电生理检查。超声心动图可了解心脏功能及结构的情况。

【治疗】

无症状的窦性心动过缓、Ⅱ度Ⅰ型房室传导阻滞心室率不太慢的患者均无须治疗。对于需要治疗的持续性缓慢型心律失常而言，药物治疗只是临时选择，最佳方法为永久起搏器置入术。而对于有症状的一过性缓慢型心律失常，针对病因和诱因（如急性心肌梗死、高血钾）治疗是关键，药物治疗和置入临时起搏器应作为辅助治疗手段。治疗药物如下。

1. 阿托品。

（1）为胆碱能受体拮抗剂，可兴奋心脏传导，用于缓慢型心律失常及心脏骤停的抢救。

（2）注射剂[甲类，国基]，成人1~2mg，儿童0.03~0.05mg/kg，再次使用时需间隔15~20min；口服常释剂型[甲类，国基]，0.3~0.6mg，每天3次。

（3）剂量过大可致中枢中毒症状，青光眼及前列腺增生者禁用。

2. 异丙肾上腺素。

（1）为β受体激动剂，用于缓慢型心律失常及心脏骤停的抢救。

（2）注射剂[甲类，国基]，1mg异丙肾上腺素+5%的葡萄糖注射液200~300mL，以每分钟1~3μg的速度缓慢静脉滴注。

（3）冠心病、心肌炎、甲状腺功能亢进者慎用。

【注意事项】

难以明确心律失常性质或需植入心脏起搏器治疗的缓慢型心律失常患者，建议转送上级医院进一步治疗。

（编写：刘　晨　董吁钢　校对：杨　敏　侯连兵）

# 第六节　心　肌　炎

【概述】

心肌炎是指心肌局灶性或弥漫性炎症性的心肌病变，主要分为感染性和非感染性。心肌炎病情轻重不同，表现差异很大，婴幼儿病情多较重，成人多较轻，轻者可无明显病状，重者可并发严重心律失常、心功能不全甚至猝死。病毒性心肌炎是心肌炎中最常见的，细菌、真菌、立克次体等感染者较少见，本节重点叙述病毒性心肌炎。

【诊断】

1. 症状：取决于病变的程度与部位，轻者可无症状，重者可猝死。表现为在上呼吸道感染、腹泻等病毒感染后1~3周内出现不能用一般原因解释的严重乏力、胸闷、头晕、心悸、胸痛、呼吸困难、水肿等症状，甚至晕厥、猝死。

2. 体征：表现为与发热程度不平行的心动过速，各种心律失常，心尖部第一心音明显减弱，可闻及第三心音或杂音，心脏扩大，或有颈静脉怒张、肺部啰音、肝大等心力衰竭的体征。

3．实验室检查：心肌损伤标志物如血清心肌肌钙蛋白T或肌钙蛋白I（定量测定）、CK-MB明显升高。在急性期从心内膜、心肌、心包或心包穿刺液中可检测出病毒、病毒基因片段或病毒蛋白抗原，第二份血清中同型病毒抗体滴度较第一份血清升高4倍（2份血清应相隔2周以上），病毒特异性IgM≥1：320为阳性。

4．辅助检查。心电图：感染后3周可新出现多种心律失常的表现，如房室传导阻滞、窦房传导阻滞或束支阻滞，多源、成对室性期前收缩，自主性房性或交界性心动过速，阵发性或非阵发性室性心动过速，心房或心室扑动或颤动；2个以上导联ST段呈水平型或下斜型下移≥0.05mV，ST段异常抬高或出现异常Q波，可出现T波倒置。超声心动图提示不同程度心腔扩大或室壁运动异常。放射性核素心功能检查证实存在左心室收缩或舒张功能减弱。

病毒性心肌炎主要为临床诊断，根据前驱感染病史、相应的临床症状和体征、心电图、超声心动图和心肌损伤指标，应考虑此诊断，确诊有赖于心内膜心肌活检。

【治疗】

1．一般治疗：患者应卧床休息，进食富含维生素及蛋白质的食物。

2．抗病毒治疗：可考虑给予抗病毒药物如金刚烷胺口服常释剂型[甲类，国基]，成人口服200mg，每天1次，或每次100mg，每12h 1次。

3．改善心肌代谢。

（1）维生素C注射剂[甲类，国基]：5g加入5%的葡萄糖注射液250mL中静脉滴注，每天1次，疗程为10~15天。

（2）极化液：10%的葡萄糖注射液500mL加胰岛素注射剂[甲类，国基]8U及10%的氯化钾注射剂[甲类，国基]15mL静脉滴注，疗程为7~10天。

（3）曲美他嗪口服常释剂型[乙类]，口服，每次20mg，每天3次，可长期使用。

（4）辅酶Q10片[非]：口服，每次10~20mg，每天3次，可长期使用。

4．免疫抑制剂：用于慢性、迁延型病例。糖皮质激素：一般发病10~14天内不建议使用，但如出现高热、心力衰竭、严重心律失常、心源性休克可短期使用。可予泼尼松口服常释剂型[甲类，国基]40~60mg，每天晨时顿服；或地塞米松10mg，以5%的葡萄糖注射液稀释，静脉注射或静脉滴注，每天1次，疗程3~7天；或氢化可的松注射剂[甲类，国基]，每天400~600mg，静脉滴注，病情好转后逐渐减量。

5. 对症治疗。

（1）心力衰竭时，可根据情况使用利尿剂、血管扩张剂、血管紧张素转换酶抑制剂（ACEI）等。

（2）当出现心律失常时，可根据情况选用抗心律失常药物。

【注意事项】

1. 限制活动、注意休息：急性病毒性心肌炎的患者应尽快卧床休息，一般卧床2周；出现心力衰竭、严重心律失常的患者，建议卧床休息1个月，6个月内不参加体力活动。

2. 当出现心力衰竭急性加重或影响血流动力学的严重心律失常时，在给予基本治疗后如仍无明显缓解，需特殊治疗者可转上级医院。

3. 完全性房室传导阻滞需安装临时或永久心脏起搏器的患者应转上级医院。

4. 需明确心肌炎诊断（如进行心肌损伤标志物或病原学检测）者可转上级医院。

5. 需要使用免疫抑制剂或激素治疗的患者，建议转上级医院确定治疗方案。

（编写：曾俊弋　董吁钢　校对：杨　敏　侯连兵）

# 第七节　心　肌　病

## 一、扩张型心肌病

【概述】

扩张型心肌病是最为常见的原发性心肌病类型，其主要特点是不明原因的单侧或双侧心室扩大，心室收缩功能减退，常伴心力衰竭、心律失常。

【诊断】

1. 症状：以充血性心力衰竭为主，乏力、气促和浮肿最常见。由劳力性气促、呼吸困难逐渐发展为休息时气促，以及夜间阵发性呼吸困难。常伴有各种类型的心律失常，如果是室速、室颤可导致猝死。还可出现栓塞相关的症状。

2. 体征：心脏扩大，心尖冲动向左下移位。心率加速，心率快时可出现舒张早期奔马律。由于心腔扩大，可出现二尖瓣或三尖瓣相对性关闭不全所引起的收缩期吹风样杂音。左心衰竭时可出现双肺底湿啰音，右心衰竭时可出现颈静脉充盈、肝大、胸腔积液、腹水及双下肢浮肿。

3. 辅助检查。

（1）心电图：可出现房性心动过速、房室交界区逸搏、各种期前搏动、室性心动过速及心室内传导阻滞和房室传导阻滞。P波增高或双峰，ST段压低，T波平坦、双相或倒置，少数患者可有病理性Q波。频发心律失常的患者可行24h动态心电图检查以明确严重程度。

（2）胸部X线片：心影扩大，透视下可见心脏搏动减弱。主动脉一般不扩大。双肺常有瘀血和间质水肿、胸腔积液等。

（3）超声心动图：为扩张型心肌病的主要辅助检查。早期心腔轻度扩大，尤其是左心室，到后期为全心扩大，伴二尖瓣、三尖瓣反流。室壁运动弥漫性减弱，左心室射血分数减至50%以下，可合并少量心包积液。

4. 鉴别诊断：需排除其他引起心肌损害的疾病，如高血压、冠心病、心脏瓣膜病、先天性心脏病、酒精性心肌病、心动过速性心肌病、心包疾病、系统性疾病、肺心病等。

【治疗】

主要针对充血性心力衰竭和各种心律失常。

1. 心力衰竭急性加重期：以利尿、扩张血管、强心为治疗原则。

（1）利尿剂：首选静脉注射或肌内注射呋塞米（速尿）注射剂[甲类，国基]20mg，根据情况加大剂量或重复使用。

（2）扩血管药：如无禁忌证可用硝普钠注射剂[甲类，国基]静脉滴注，起始量为每分钟10μg/kg，依血压调节，也可用硝酸甘油注射剂[甲类，国基]静脉滴注，起始量为每分钟5~10μg。

（3）强心药：首选去乙酰毛花苷（西地兰）注射剂[甲类，国基]，0.2~0.4mg用5%的葡萄糖注射液20mL稀释后缓慢静脉推注，如效果不佳30min后可重复1次。若使用前患者心率过慢或有严重心动过缓既往史则慎用。

2. 慢性心功能不全：用药原则与心力衰竭缓解期相同。

（1）利尿剂：根据情况使用，通常从小剂量开始。氢氯噻嗪口服常释剂型[甲类，国基]，口服，25mg，每天1次；呋塞米口服常释剂型[甲类，国基]，20mg，

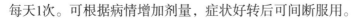

每天1次。可根据病情增加剂量，症状好转后可间断服用。

（2）强心药：地高辛口服常释剂型<sup>[甲类，国基]</sup>，口服，0.125mg，每天1次，注意避免洋地黄中毒。

（3）血管紧张素转换酶抑制剂：卡托普利口服常释剂型<sup>[甲类，国基]</sup>，口服，起始剂量6.25mg，每天3次，目标剂量25~50mg，每天3次；依那普利口服常释剂型<sup>[甲类，国基]</sup>，口服，起始剂量2.5mg，每天2次，目标剂量10mg，每天2次；福辛普利口服常释剂型<sup>[甲类，国基]</sup>，口服，起始剂量5mg，每天1次，目标剂量20~40mg，每天1次；赖诺普利口服常释剂型<sup>[甲类，国基]</sup>，口服，起始剂量2.5mg，每天1次，目标剂量20~40mg，每天1次；雷米普利口服常释剂型<sup>[乙类]</sup>，口服，起始剂量每次2.5~5mg，最高剂量每次10mg，每天1次；咪达普利口服常释剂型<sup>[乙类]</sup>，口服，起始剂量每次5~10mg，每天1次；培哚普利口服常释剂型<sup>[乙类]</sup>，口服，起始剂量每次2~4mg，最高剂量每次8mg，每天1次；西拉普利口服常释剂型<sup>[非]</sup>，口服，起始剂量每次1mg，通常剂量为2.5~5mg，每天1次。原则上使用患者血压能够耐受的最大剂量。

（4）血管紧张素Ⅱ受体拮抗药物（ARB）：厄贝沙坦口服常释剂型<sup>[乙类]</sup>，口服，起始剂量每天75mg，目标剂量每天300mg，每天1次；缬沙坦口服常释剂型<sup>[甲类，国基]</sup>，口服，起始剂量每天20~40mg，每天1次，目标剂量每天80~160mg，每天2次；氯沙坦口服常释剂型<sup>[乙类]</sup>，口服，起始剂量每天25mg，目标剂量每天100~150mg，每天1次；替米沙坦口服常释剂型<sup>[乙类]</sup>，口服，起始剂量每天40mg，最大剂量每天80mg，每天1次；奥美沙坦酯口服常释剂型<sup>[乙类]</sup>，口服，每天20mg，可逐渐增加至每天40mg，每天1次；坎地沙坦酯口服常释剂型<sup>[乙类]</sup>，口服，每天4~8mg，可逐渐增加至每天12mg，每天1次。

（5）β受体阻滞剂：从小剂量开始，首选美托洛尔口服常释剂型<sup>[甲类，国基]</sup>，口服，起始剂量6.25mg，每天2~3次，最大剂量每天200mg左右，分2~3次服用，或使用缓释控释剂型<sup>[乙类]</sup>，从11.875~23.75mg起始，可用至142.5~190mg，每天1次；比索洛尔口服常释剂型<sup>[甲类，国基]</sup>，口服，初始剂量1.25mg，每天1次，可用至每天10mg；卡维地洛口服常释剂型<sup>[乙类]</sup>，初始剂量3.125~6.25mg，每天2次，可用至25~50mg。如无禁忌证，建议长期服用，并达到患者的最大耐受剂量（可使静息心率降至每分钟55~60次的剂量为最大耐受剂量）；当有Ⅱ度或Ⅲ度房室传导阻滞、支气管哮喘、心动过缓、低血压及严重的左心功能不全时禁用。

（6）有明确心力衰竭的患者可加用螺内酯口服常释剂型[甲类, 国基]，口服，20mg，每天1次。

3. 抗心律失常药：无症状的心律失常一般无须治疗。当快速心室率的心房颤动合并急性心力衰竭时，首选去乙酰毛花苷注射剂[甲类, 国基]0.2~0.4mg静脉注射，无明显心力衰竭患者可口服美托洛尔口服常释剂型[甲类, 国基]或阿替洛尔口服常释剂型[甲类, 国基]12.5~25mg；持续房性或室性心动过速、心房颤动可静脉给予胺碘酮注射剂[甲类, 国基]，首剂150mg加入5%的葡萄糖注射液20mL中，缓慢静脉注射（不短于10min），然后以每分钟1mg维持，6h后减至每分钟0.5mg，维持18h。对于室性心动过速，可用利多卡因75~150mg在3~5min内静脉注射，有效后以每分钟2~4mg维持，维持时间不宜过长，以24~30h为宜。

4. 抗血小板药：有可能减少血栓的形成。如为血栓形成高危者且无禁忌证，可口服阿司匹林口服常释剂型[甲类, 国基]75~100mg，每天1次；如对阿司匹林过敏或不能耐受者可口服氯吡格雷口服常释剂型[乙类, 国基]75mg，每天1次。

5. 抗凝治疗：如有附壁血栓形成或发生血栓栓塞的患者，需长期抗凝治疗，建议使用华法林口服常释剂型[甲类, 国基]，3mg，每天1次，使用前要查凝血功能，根据INR值来调整用药，建议INR值维持在2~3之间。

【注意事项】

1. 伴有心功能不全的扩张型心肌病患者应避免劳累、情绪激动、感染等。

2. 开始服用血管紧张素转换酶抑制剂2周后，建议复查肾功能，注意血肌酐和血钾变化。

3. 伴心力衰竭时可服用洋地黄类药物和利尿剂。服用地高辛时应注意心率和心律的变化并复查心电图，当出现恶心等胃肠道症状及视觉改变时，应鉴别是否为洋地黄中毒；服用利尿剂时应监测电解质，避免出现低钾血症。

4. 有条件者建议半年或1年行1次超声心动图检查，以便了解心功能的情况。

5. 有以下情况者需要转上级医院进一步救治。

（1）初诊怀疑本病者应转院确诊，不要延误疾病的诊治。

（2）出现心力衰竭急性加重，给予基本治疗后症状无明显缓解，或合并有影响血流动力学的严重心律失常、合并血栓栓塞者应尽快转至上级医院诊治。

（3）有慢性心房颤动、心肌缺血、肾功能不全等并发症者应择期转至上级医院，制定长期治疗方案，晚期有条件的患者可考虑心脏移植或安装CRT-D（心脏再同步化自动复律除颤器）。

## 二、肥厚型心肌病

【概述】

肥厚型心肌病是一种遗传病，常为不对称肥厚并累及室间隔，是以左心室血液充盈受阻、顺应性下降为基本特征的心肌病。根据左心室流出道是否存在梗阻分为梗阻性和非梗阻性2种类型。本病的预后差异很大，是青少年猝死和运动猝死的一个主要原因，少数可进展为终末期心力衰竭，症状轻微患者的预期寿命可接近正常人。

【诊断】

1. 症状：早期多为劳累后呼吸困难、胸痛、胸闷、乏力、头晕、心悸，甚至可出现黑蒙、晕厥。晚期可出现心力衰竭的表现，如夜间阵发性呼吸困难、浮肿等。重症者可出现恶性心律失常、猝死，而猝死可为首发症状，也是肥厚型心肌病的主要死亡原因。部分患者可出现晕厥，1/3的患者有劳力型心绞痛。

2. 体征：流出道梗阻的患者在胸骨左缘第四肋间或心尖区内侧可闻及收缩期喷射样杂音，可伴震颤。压力差较大时由于文丘里效应，吸引二尖瓣前叶收缩期前移贴近室间隔，导致二尖瓣关闭不全，可于心尖部闻及收缩期吹风样杂音，并向腋下传导。增加心肌收缩力和减少心脏后负荷的措施，如瓦尔萨尔瓦动作、应用洋地黄和硝酸甘油可使杂音增强，减少心肌收缩力和增加心脏后负荷的措施，如应用β受体阻滞剂、蹲位可使杂音减弱。

3. 辅助检查。

（1）心电图：常显示左心室高电压，与心肌肥大的程度和部位有关。可出现ST-T改变，如左胸导联ST段压低；部分患者存在深而不宽的异常Q波（<0.04s）。动态心电图可见室性早搏、阵发性室性心动过速、房颤等心律失常。

（2）超声心动图：可表现为不对称性室间隔肥厚或弥漫性对称性心肌肥厚，室间隔厚度≥15mm，以及二尖瓣前叶收缩期前移现象（SAM），病变部位室壁运动幅度降低，心室腔变小，主动脉瓣收缩中期部分性关闭，左心室舒张功能障碍，包括顺应性减低、充盈期时间延长、等容舒张时间延长。

（3）心脏导管术：左心室流出道梗阻者在心室腔与流出道之间存在显著收缩期压力阶差，心室造影提示左心室腔变形。冠状动脉造影多无异常。

（4）影像学检查：普通的X线胸片一般显示心影正常或轻度增大。CT和MRI可显示心肌肥厚的部位、程度，并可见心腔缩小。

【治疗】

本病原因不明，难以预防，故对患者进行生活指导很重要，如避免激烈运动、持重或屏气等，可减少猝死的发生，还应避免使用增强心肌收缩力和减低心脏容量负荷的药物。

1. 治疗原则：减低心肌收缩力、改善左心室舒张功能，缓解左心室流出道狭窄，预防猝死。

2. 用药方案。

（1）β受体阻滞剂：美托洛尔口服常释剂型[甲类，国基]，口服，每次12.5mg，每天2次，最大剂量每天200mg左右，分2次服用，或使用缓释控释剂型[乙类]，从23.75mg起始，可用至47.5~190mg，每天1次；阿替洛尔口服常释剂型[甲类，国基]，口服，每次12.5mg，每天2次，最大剂量每天200mg，分2次服用；普萘洛尔口服常释剂型[甲类，国基]，口服，每次10mg，每天3次，最大剂量每天200mg，分3~4次服用；比索洛尔口服常释剂型[甲类，国基]，口服，初始剂量2.5mg，每天1次，按需要及耐受量渐增至每天5~10mg。如无禁忌证，建议长期服用，从小剂量起逐渐加量并达到患者的最大耐受剂量（静息心率每分钟55~60次）；当有Ⅱ度或Ⅲ度房室传导阻滞、支气管哮喘、心动过缓、低血压及严重的左心功能不全时禁用。

（2）钙通道阻滞剂：使用非二氢吡啶类钙通道阻滞剂，如：维拉帕米口服常释剂型[甲类，国基]，口服，起始量40mg，每天3次，可逐渐加量至每天240~480mg；地尔硫䓬口服常释剂型[甲类，国基]，起始量30mg，每天3次，可逐渐加量至每天90~360mg。

（3）抗心律失常药：无症状的心律失常一般无须治疗。肥厚型心肌病最常见的心律失常是房颤，快速心室率的心房颤动在无明显心力衰竭时，可口服美托洛尔口服常释剂型[甲类，国基]或阿替洛尔口服常释剂型[甲类，国基]，每次12.5mg。持续房性或室性心动过速、快速心房颤动发作时可静脉给予胺碘酮注射剂[甲类，国基]，首剂150mg加入5%的葡萄糖注射液20mL中，缓慢静脉注射（不短于10min），然后以每分钟1mg维持，6h后减至每分钟0.5mg，维持18h。稳定后可改为口服胺碘酮口服常释剂型[甲类，国基]预防心律失常发作：第一周，每次200mg，每天3次；第二周，每次200mg，每天2次；第三周，每次200mg，每天1次，以后长期维持。

【注意事项】

1. 患者应避免剧烈的运动。

2. 梗阻性患者应避免使用各种可能加重梗阻的药物，如降低前后负荷的药物（利尿剂、硝酸酯类药物）及增加心肌收缩力的药物（除非合并严重心功能不全及快速房颤）。

3. 不建议联合使用β受体阻滞剂与非二氢吡啶类钙通道阻滞剂，尤其是老年人，以避免心率过慢。

4. 梗阻性肥厚型心肌病患者不能进行运动负荷试验。

5. 有慢性房颤合并血栓形成时，需要进行抗凝治疗。同时少数患者可合并二尖瓣心内膜炎，必要时给予抗菌治疗。

6. 怀疑此病者应转院确诊，有家族史者应转院进行家族染色体检查。

7. 对于有晕厥或猝死家族史的高危人群可服用胺碘酮，并建议转上级医院植入自动复律除颤起搏器（ICD）。

8. 对于严重梗阻者，建议转至上级医院进行介入或外科手术治疗。

（编写：赵静静　董吁钢　校对：杨　敏　侯连兵）

# 第八节　风湿性心脏病

【概述】

风湿性心脏病简称风心病，是风湿热反复发作后所遗留的轻重不等的心脏损害，在40岁以下人群中发病率较高。风湿性心脏病可累及心肌、瓣膜、心包等，以瓣膜病变最为显著，因此又称风湿性瓣膜病。风心病最常累及二尖瓣，其次是主动脉瓣，可单独累及1组瓣膜，也可同时累及2组或3组瓣膜，后者称为风心病联合瓣膜病。

【诊断】

1. 病史：慢性风湿性心脏病可继发于1次或多次的急性风湿热发作。因

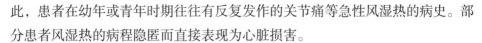

此，患者在幼年或青年时期往往有反复发作的关节痛等急性风湿热的病史。部分患者风湿热的病程隐匿而直接表现为心脏损害。

2. 症状：累及的瓣膜、病变的严重程度及病程不同，临床表现就不同。病程早期可无任何症状，中晚期瓣膜病变加重机体无法代偿时，可出现逐渐加重的呼吸困难。除呼吸困难症状外，二尖瓣狭窄还可表现为咯血、咳嗽、血栓栓塞，主动脉瓣狭窄可伴有胸痛、晕厥，而主动脉瓣关闭不全可表现为心悸、头晕等症状。风心病继续进展至最终，由于肺动脉高压导致右心衰竭，故而可出现腹胀、纳差、水肿等体循环瘀血的症状。比较少见的症状是声音嘶哑和吞咽困难，这是由于二尖瓣狭窄使左心房扩大而压迫左侧喉返神经和食管所致。

3. 体征：心脏杂音是风心病的最重要体征，对于风心病的早期诊断非常有帮助。二尖瓣狭窄的典型杂音是心尖部舒张中晚期隆隆样杂音，较局限；二尖瓣关闭不全的典型杂音是心尖部全收缩期吹风样杂音，向左腋下传导；主动脉瓣狭窄的典型杂音是主动脉瓣听诊区粗糙而响亮的收缩期射流性杂音，向颈部传导；主动脉瓣关闭不全的典型杂音是主动脉瓣听诊区舒张期高调递减型叹气样杂音。值得注意的是：当二尖瓣狭窄合并心房颤动时，杂音可不明显；当瓣膜狭窄特别严重时，杂音反而不明显。除此之外，二尖瓣狭窄的患者可有二尖瓣面容，合并房颤形成血栓时，可出现血栓栓塞的体征；当出现右心衰竭或全心衰竭时可有肝大、腹水、下肢水肿等体征。主动脉瓣关闭不全有水冲脉、毛细血管搏动征、股动脉枪击音、点头运动等体征。

4. 辅助检查。

（1）心电图：无特异性的改变，一般可提示心房、心室压力负荷增大，心房颤动，以及一些期前搏动。

（2）超声心动图：是诊断风心病最重要的检查。可明确病变的部位、程度、心功能状态、是否合并血栓，为内科介入治疗和外科手术治疗提供重要依据。

（3）X线胸片：可了解心脏的外形、心脏扩大的部位和范围，间接反应肺循环情况，是否有肺瘀血、肺水肿、胸腔积液等。

【治疗】

疾病早期主要以控制风湿热的反复发作为主。对于重度瓣膜病变、出现心力衰竭症状的患者，内科介入治疗或外科手术换瓣或瓣膜修复都可提高长期存活率，而药物治疗主要是对症支持、预防感染、改善心力衰竭症状、减少血栓

栓塞等并发症的发生。

1. 预防性抗风湿治疗：苄星青霉素120万U，肌内注射，每月1次，长期甚至终身使用。

2. 心力衰竭的治疗：心力衰竭的基本治疗见本章第九节。二尖瓣狭窄出现急性肺水肿时处理原则与急性左心衰竭相似，立即静脉注射呋塞米（速尿）注射剂[甲类, 国基]20~40mg，2~4h后可重复1次；合并快速型房颤时，可静脉注射去乙酰毛花苷（西地兰）注射剂[甲类, 国基]0.4mg，必要时2h后重复1次。二尖瓣或主动脉瓣关闭不全晚期心脏扩大伴心力衰竭时，可予口服地高辛口服常释剂型[甲类, 国基]0.125~0.25mg，每天1次。

3. 风心病合并慢性房颤的治疗：除主动脉瓣狭窄时要慎用地高辛之外，其他风心病伴有快速心室率的房颤患者予地高辛口服常释剂型[甲类, 国基]0.125~0.25mg，每天1次，以控制心室率。对运动时心室率增快的房颤，可口服β受体阻滞剂如美托洛尔口服常释剂型[甲类, 国基]，起始量每次6.25mg，每天2~3次，根据心率可逐渐增加到50mg，每天2次，最大剂量每天不超过200mg，或使用缓释控释剂型[乙类]，从23.75mg起始，可用至47.5~190mg，每天1次。

4. 房颤的抗凝治疗：瓣膜病合并房颤的患者均需使用华法林口服常释剂型[甲类, 国基]抗凝治疗，口服华法林2.5~5mg，每天1次，严密监测凝血酶原时间，国际标准化比值（INR）维持在2.0~3.0。

5. 主动脉瓣关闭不全伴心绞痛的治疗：硝酸异山梨酯口服常释剂型[甲类, 国基]，口服，每次10mg，每天3次；发作时可舌下含服硝酸甘油口服常释剂型[甲类, 国基]，每次0.5mg。对于主动脉瓣狭窄伴心绞痛的患者慎用硝酸酯类药物。

【注意事项】

1. 长期服用地高辛者应定期复查心电图，当出现恶心等胃肠道症状及视觉改变时应鉴别是否为洋地黄中毒；长期服用利尿剂时应监测电解质，避免出现低钾、低镁血症，可联合保钾利尿剂（螺内酯），或补充钾盐防止低血钾。

2. 单纯二尖瓣狭窄出现急性左心衰竭而无房颤者，禁用洋地黄类药。

3. 单纯二尖瓣关闭不全的患者左心功能正常时，如血压正常则无须使用扩血管药。

4. 主动脉瓣狭窄伴心力衰竭的患者，应避免使用动脉扩张剂（硝普钠）及β受体阻滞剂（美托洛尔），以防血压过低；可小心使用洋地黄类药及利尿剂，但要注意不能过度利尿。

5. 使用β受体阻滞剂应从小剂量开始，逐渐增加剂量并达到患者的最大耐受剂量（静息时心率每分钟55次左右）；当有Ⅱ度或Ⅲ度房室传导阻滞（已安装起搏器者除外）、支气管哮喘、心动过缓、低血压及严重的心力衰竭时禁用。

6. 使用华法林抗凝时须监测INR：开始时每3天1次，根据INR水平调整剂量，INR稳定后，建议每周1次长期监测INR，使其维持在2.0~3.0。如需紧急抗凝，在使用华法林的前3天可重合使用肝素或低分子肝素。严重肝肾功能损害、严重高血压、凝血功能障碍伴有出血倾向、活动性溃疡、近期手术、妊娠期禁用华法林。无监测INR条件时慎用华法林。

7. 以下情况建议转上级医院治疗。

（1）早期的根治性手术可以改善预后，因此一旦确诊风心病，为进一步明确是否有介入或手术治疗指征，建议转上级医院。

（2）中、重度的顽固性心力衰竭疗效不佳或反复发作时，建议转上级医院调整治疗方案。

（3）有严重并发症如房颤伴血栓形成、血栓栓塞、感染性心内膜炎或其他无法判断的病情变化时，建议转上级医院进一步治疗。

（编写：张立力　董吁钢　校对：杨　敏　侯连兵）

# 第九节　心力衰竭

【概述】

心力衰竭简称心衰，是由各种心脏结构或功能异常导致心室充盈或射血能力受损的一组复杂的临床综合征，主要表现为呼吸困难、乏力及液体潴留等。心衰是各种心脏疾病发展到最严重阶段的共同表现，发病率、住院率和死亡率高，是最严重的心血管疾病之一。常见的病因包括冠心病、高血压、风湿性心脏瓣膜病、心肌病、心律失常等。根据左心室射血分数（LVEF）可将心力衰竭分为射血分数降低的心衰（HF-REF）和射血分数保留的心衰（HF-PEF）。HF-PEF通常指舒张性心衰，同时也可能存在收缩功能异常。根据心衰进展的速度和严重程度可将其分为急性心衰和慢性心衰。慢性心衰是在原有慢性心脏疾病基础上逐渐出现的心衰。如慢性心衰症状和体征保持稳定1个月以上，即称为慢性稳定性心衰，而在1个月以内出现恶化者称为失代偿性心衰。急性心衰可以是突然发生的失代偿性心衰，也可以是严重的心脏急性病变导致的新发的心衰。

【诊断】

1．症状：左心衰以肺瘀血、左心排血量降低、体循环血液再分配表现为主，包括不同程度的呼吸困难、运动耐力减低、咳嗽咳痰、咯血、尿少及肾功能不全的症状。右心衰以体循环瘀血表现为主，包括消化道症状、下肢水肿等。全心衰可包括左心衰和右心衰的症状，但肺瘀血症状不很严重。

2．体征：肺循环和/或体循环瘀血可出现肺部湿啰音、下肢凹陷性水肿、肝脏肿大、肝颈静脉回流征等。心脏体征除了有基础心脏病的固有体征外还可能闻及第三心音、第四心音、奔马律，以及二尖瓣或者三尖瓣功能性反流杂音。

3．实验室检查：常规检查血细胞计数、血生化、尿液分析、血糖、血脂及甲状腺功能等，B型利钠肽（BNP）和N-末端B型利钠肽前体（NT-proBNP）对于可疑心衰的急性呼吸困难的鉴别诊断及慢性心衰严重程度和预后的评估非常有帮助。急性起病或症状恶化（须到医院急诊室治疗）的患者与较缓慢症状发作的患者排除的阈值不同。前者最佳排除点为NT-proBNP<300pg/mL，BNP<100pg/mL。在非急性患者中，BNP和NT-proBNP诊断心衰的敏感性和特异性都是低的。对于非急性患者，最佳排除点为NT-proBNP<125pg/mL，BNP<35pg/mL。

4．辅助检查。

（1）心电图：可提供既往心肌梗死、左心室肥厚、广泛性心肌损害及心律失常等相关信息，有助于判断心脏运动是否同步。24h动态心电图对心律失常和可疑的无症状性心肌缺血的诊断有帮助。

（2）超声心动图：用于诊断心包、心肌或心瓣膜病变，定量分析心脏结构及功能指标，估测肺动脉压，评估疗效等。

（3）胸部X线检查：可显示肺瘀血的程度及是否存在肺水肿，还可根据心影增大的情况及其形态的改变，评估基础的或伴发的心肺疾病。

【治疗】

心力衰竭的治疗应包括防止、延缓心衰的发生，缓解临床心衰患者的症状，改善其长期预后和降低死亡率。除下述药物治疗外，还需针对病因，消除诱因，同时注意休息、控制钠盐摄入。

1. 利尿剂：利尿剂是唯一能有效控制和消除液体潴留的药物，是心衰标准治疗中必不可少的组成部分。有液体潴留表现的所有患者均应使用利尿剂治疗。

（1）噻嗪类利尿剂：为中效利尿剂，如氢氯噻嗪口服常释剂型[甲类，国基]，口服，每次25~50mg，每天1~2次。

（2）袢利尿剂：为强效利尿剂，如呋塞米口服常释剂型[甲类，国基]，口服，每次20~80mg，每天1~2次。急性心衰时，用呋塞米注射剂[甲类，国基] 20~40mg，2min内静脉注射，4h后可重复1次。

对于慢性心衰患者原则上应长期维持用药，水肿消失后，应以最小剂量（如氢氯噻嗪口服常释剂型[甲类，国基]，口服，每次25mg，每天或隔天1次）维持。

2. 硝酸酯类：急性期可静脉滴注硝酸甘油注射剂[甲类，国基]，剂量从每分钟10~200μg开始，依血压、心率调整。病情稳定时可口服硝酸酯类，如硝酸异山梨酯口服常释剂型[甲类，国基]，口服，每次5~10mg，每天2~3次。

3. 洋地黄类药物：适用于慢性HF-REF已应用利尿剂、ACEI/ARB、β受体阻滞剂和醛固酮受体拮抗剂，LVEF≤45%且心衰症状不能纠正的患者，尤其适用于房颤伴快速心室率的患者。

（1）地高辛口服常释剂型[甲类，国基]，口服，使用维持量0.125~0.25mg，每天1次，老年人或肾功能不全者减半。急性期心肌梗死在24h内不宜用洋地黄类药物。

（2）毒毛花苷K注射剂[甲类]，成人常用量首剂0.125~0.25mg，加入等渗葡萄糖注射液20~40mL中缓慢注入（时间不少于5min），2h后可按需要再给1次0.125~0.25mg，每天的总量为0.25~0.5mg。

4. 血管紧张素转换酶抑制剂（ACEI）：为治疗心衰的首选药物，能改善预后，降低病死率。适用于所有LVEF下降的心衰患者，如无禁忌证且能够耐受则应终身使用。禁忌证包括：双侧肾动脉狭窄，血肌酐>265.2μmol/L，血钾>5.5mmol/L，症状性低血压，左心室流出道梗阻（主动脉狭窄、肥厚型梗阻性心肌病）。

（1）卡托普利口服常释剂型[甲类，国基]，口服，每次6.25mg，每天3次，目标剂量为每次50mg，每天3次。

（2）依那普利口服常释剂型<sup>[甲类,国基]</sup>，口服，起始剂量为2.5mg，每天1次，目标剂量为每次10mg，每天2次。

（3）福辛普利口服常释剂型<sup>[乙类]</sup>，口服，起始剂量为5~10mg，每天1次，目标剂量为40mg，每天1次。

（4）赖诺普利口服常释剂型<sup>[乙类]</sup>，口服，起始剂量为2.5~5mg，每天1次，目标剂量为20~40mg，每天1次。

（5）雷米普利口服常释剂型<sup>[乙类]</sup>，口服，起始剂量每次2.5~5mg，最高剂量每次10mg，每天1次。

（6）咪达普利口服常释剂型<sup>[乙类]</sup>，口服，起始剂量每次5~10mg，每天1次。

（7）培哚普利口服常释剂型<sup>[乙类]</sup>，口服，起始剂量每次2~4mg，最高剂量每次8mg，每天1次。

（8）西拉普利口服常释剂型<sup>[非]</sup>，口服，起始剂量每次1mg，通常剂量为2.5~5mg，每天1次。

5. 血管紧张素Ⅱ受体拮抗药物（ARB）。

（1）厄贝沙坦口服常释剂型<sup>[乙类]</sup>，每次75~150mg，可逐渐增加至每天300mg。

（2）缬沙坦口服常释剂型<sup>[甲类,国基]</sup>，口服，起始剂量每天40mg，目标剂量每天160mg，每天1次。

（3）氯沙坦口服常释剂型<sup>[乙类]</sup>，口服，起始剂量每天25~50mg，目标剂量每天50~100mg，每天1次。

（4）替米沙坦口服常释剂型<sup>[乙类]</sup>，起始剂量每天40mg，最大剂量每天80mg，每天1次。

（5）奥美沙坦酯口服常释剂型<sup>[乙类]</sup>，口服，每天20mg，可逐渐增加至每天40mg，每天1次。

（6）坎地沙坦酯口服常释剂型<sup>[乙类]</sup>，口服，每天4~8mg，可逐渐增加至每天12mg，每天1次。

6. β受体阻滞剂：适用于结构性心脏病及伴LVEF下降的无症状性心衰患者，目前或曾经有症状的NYHA Ⅱ~Ⅲ级、LVEF下降、病情稳定的慢性心衰患者在无禁忌证且能够耐受的情况下应终身应用。NYHA Ⅳa级心衰患者慎用。禁忌证包括伴Ⅱ度及以上房室传导阻滞、活动性哮喘、反应性呼吸道疾病。应从小剂量开始，每隔2~4周逐渐增加剂量并达到患者的最大耐受剂量（静息时心率每分钟60次左右）维持。

（1）美托洛尔口服常释剂型[甲类，国基]，口服，每次6.25mg，每天2次，最大剂量每天200mg，分2次服用，或使用缓释控释剂型[乙类]，从23.75mg起始，可用至47.5~190mg，每天1次。

（2）阿替洛尔口服常释剂型[甲类，国基]，口服，每次6.25~12.5mg，每天2次，最大剂量每天200mg，分2次服用。

（3）普萘洛尔口服常释剂型[甲类，国基]，口服，每次5~10mg，每天3~4次，最大剂量每天200mg，分3~4次服用。

（4）比索洛尔口服常释剂型[甲类，国基]，口服，起始剂量每天1.25mg，最大剂量10mg，每天1次。

（5）卡维地洛口服常释剂型[乙类]，口服，起始剂量每次3.125mg，最大剂量每次25~50mg，每天2次。

7. 醛固酮受体拮抗剂：适用于LVEF≤35%且NYHA Ⅱ~Ⅳ级的患者，已使用ACEI/ARB和β受体阻滞剂治疗、心衰症状仍持续存在的患者，急性心肌梗死后LVEF≤40%、有心衰症状或既往有糖尿病史的患者。禁用于血钾＞5.0mmol/L、肌酐＞221μmol/L或eGFR＜30mL/（min·1.73m$^2$）患者。如螺内酯口服常释剂型[乙类，国基]，初始剂量10~20mg，每天1次，目标剂量20mg，每天1次。

8. 胺碘酮口服常释剂型[甲类，国基]：心功能不全合并严重心律失常时首选胺碘酮，口服。第一周每次200mg，每天3次；第二周每次200mg，每天2次；第三周每次200mg，每天1次，之后长期维持，控制心室率在每分钟60~80次。

9. 伊伐布雷定口服常释剂型[乙类，国基]：适用于窦性心律的HF-REF患者。使用ACEI或ARB、β受体阻滞剂、醛固酮受体拮抗剂，已达到推荐剂量或最大耐受剂量，心率仍然≥70次/min，并持续有症状（NYHA Ⅱ~Ⅳ级），可加用伊伐布雷定。不能耐受β受体阻滞剂、心率≥70次/min的有症状患者，也可使用伊伐布雷定。起始剂量5mg，每天2次，根据心率调整用量2.5~7.5mg，每天2次。患者静息心率宜控制在60次/min左右，不宜＜55次/min。

【注意事项】

1. 治疗心力衰竭的目标不仅是改善症状，提高生活质量，更要强调针对心肌重构的机制进行干预，防止和延缓心肌重构的发生发展，从而降低病死率及再住院率，改善长期预后。药物治疗应以ACEI/ARB、β受体阻滞剂、醛固酮受体拮抗剂为基础，规范、足量给药，但要注意禁忌证及患者的耐受情况。另外，在严重的心力衰竭急性期或难治性心衰静脉给药时，不能使用β受体阻滞剂。

2. 注意各个药物的不良反应及禁忌证，在开始治疗前及治疗的初始阶段应加强监测血钾与血肌酐水平，待患者病情平稳后可以适当延长监测间隔。

3. 以下情况需转上级医院处理。

（1）中、重度的顽固性心衰疗效不佳或反复发作，建议转上级医院调整治疗方案。

（2）药物治疗过程中临床症状无法改善、调整药物困难或无法判断是否出现药物不良反应时可转上级医院救治。

（3）当需要采用上述药物治疗，但在本科室无法实施治疗措施时，建议转上级医院。

（4）用上述药物治疗症状加重，以及出现严重心律失常等并发症时需转院诊治，不要延误病情和救治时机。

（编写：刘　晨　董吁钢　校对：杨　敏　侯连兵）

# 第十节　心　包　炎

## 一、急性心包炎

【概述】

急性心包炎是心包脏层和壁层的急性炎症。可由感染、自身免疫性疾病、肿瘤、代谢疾病、急性非特异性炎症、物理因素、邻近器官疾病等因素引起。按病理变化，急性心包炎可分为纤维蛋白性和渗出性2种类型。

【诊断】

1. 症状。

（1）纤维蛋白性心包炎：心前区疼痛为主要症状，缓慢发展的结核性或肿瘤性的心包炎疼痛症状可不明显。疼痛与呼吸运动有关，性质可尖锐，也可呈压榨样，可放射到颈，左侧肩、臂、肩胛骨，上腹部。

（2）渗出性心包炎：症状轻重取决于积液对心脏的压塞程度。呼吸困难为心包积液时最突出的症状，患者可出现强迫体位（身体前倾）；积液压迫气管、食管时，可产生干咳、声音嘶哑及吞咽困难；还可有发冷、发热、心前区或上腹部闷胀、乏力、烦躁等。

2. 体征。

（1）纤维蛋白性心包炎：心包摩擦音为典型体征，多位于心前区，与心音的发生无相关性，持续时间数小时至数日、数周不等，当积液增多将两层心包分开时，摩擦音即消失。心前区出现心包摩擦音即可诊断为心包炎。

（2）渗出性心包炎：当心包积液的积液量＞200mL时，心尖冲动减弱、消失或出现于心浊音界左缘内侧处，心浊音界向两侧扩大，相对浊音区消失，心音轻而远，心率快。有大量心包渗液时，心脏向后移位，压迫左侧肺部，可引起左肺下叶不张。左肩胛角下常有浊音区，语颤增强，并可听到支气管呼吸音（尤尔特征）。当发生快速心包积液，引起急性心脏压塞时，可出现明显的心动过速。如心排血量显著下降，可产生休克。如渗液积聚较慢，可出现亚急性或慢性心脏压塞。

3. 实验室检查：结果取决于原发病，感染性心包炎患者常有白细胞计数增加、血沉增快等炎症反应。

4. 辅助检查。

（1）X线胸片检查：渗出性心包炎心包积液（成人液体量＞250mL，儿童＞150mL）时，可见心脏阴影向两侧增大，心脏搏动减弱或消失，尤其是肺部无明显充血现象而心影显著增大，是心包积液的有力证据。

（2）心电图。①ST段移位：因炎症累及和心包渗液压迫心外膜下心肌而产生损伤和缺血。②T波改变：由于心外膜下心肌纤维复极延迟而导致。③P-R段移位：除aVR和$V_1$导联外，P-R段压低，提示心包膜下心房肌受损。④电交替：P、QRS、T波全部电交替为大量心包渗液的特征性心电图表现。⑤常有窦性心动过速。

（3）超声心动图、磁共振显像的敏感性和特异性均优于X线和心电图。

（4）心包穿刺：对于明确病因、改善心包积液压迫症状和心包腔内注射治疗有重要作用。

【治疗】

急性心包炎的治疗应积极针对病因（如细菌感染给予抗菌药物）治疗，缓解心脏压迫症状并进行对症支持治疗。

对症治疗（尤其是急性非特异性炎症）主要应用以下药物。

1. 泼尼松口服常释剂型<sup>[甲类，国基]</sup>：口服，每天1~2mg/kg，维持7天左右后逐渐减量。

2. 非甾体抗炎药：主要用于缓解疼痛的对症治疗，如布洛芬口服常释剂型<sup>[甲类，国基]</sup>，口服，0.2~0.4g，每4~6h 1次，成人每天最大剂量为2.4g。

【注意事项】

1. 应用激素时注意逐渐减量至停药。

2. 当心脏压塞时应转上级医院行心包穿刺治疗。

3. 不能明确病因或为细菌感染（如结核性）心包炎、肿瘤性心包炎时应转上级医院治疗。

## 二、慢性缩窄性心包炎

【概述】

慢性缩窄性心包炎是心脏被致密厚实的纤维化或钙化心包所包围，致使心室舒张充盈受限而产生的循环障碍疾病。多继发于急性心包炎，病因在我国以结核最为常见。

【诊断】

1. 症状：慢性缩窄性心包炎多于急性心包炎后1年内形成，少数可于数年后形成。常表现为呼吸困难、疲乏、食欲不振、上腹胀或疼痛；呼吸困难为劳力性，主要与心搏量降低有关。

2. 体征：颈静脉怒张、肝大、腹水、下肢浮肿、心率增快。心尖冲动不明显，心浊音界不增大，心音减低，可闻及心包叩击音，出现库斯莫尔征（吸气时颈静脉更明显扩张的现象）。

3. 辅助检查。

（1）心电图：多数有QRS低电压、窦性心动过速，少数可有房颤，多个导联T波平坦或倒置。

（2）X线胸片检查：心脏阴影大小正常或稍大，增大的原因可能是心包增厚或伴有心包积液；左右心缘变直，主动脉弓小或难以辨认，心脏搏动减弱，上腔静脉明显增宽；部分患者心包有钙化，呈蛋壳状。

【治疗】

慢性缩窄性心包炎仍应针对病因治疗，药物主要用于对症治疗。早期实施心包切除术可避免病情发展到心源性恶病质、严重肝功能不全、心肌萎缩等地步。

1. 利尿剂：必要时可使用，可降低体循环静脉压。口服给药，氢氯噻嗪口服常释剂型[甲类，国基]，每天12.5~50mg，或呋塞米口服常释剂型[甲类，国基]，每天20~40mg，分为2~3次服用。

2. 地高辛口服常释剂型[甲类，国基]：当合并房颤及心力衰竭时，可用于控制心室率，每天0.125~0.25mg。

【注意事项】

1. 使用利尿剂时应注意维持水电解质平衡。

2. 一旦确诊，应在急性症状消退后，及早考虑心包切除术，以免发生心肌萎缩而影响手术疗效。

3. 如心力衰竭等症状不能控制，应及时转上级医院治疗。

（编写：陈 琼 董吁钢 校对：杨 敏 侯连兵）

# 第十一节 心脏神经症

【概述】

心脏神经症是以心血管疾病的有关症状为主要表现的临床综合征，是神经症的一种类型，是由神经功能失调引起心血管系统功能紊乱的一组精神神经症状。大多数发生在中、青年人，女性多于男性，尤以更年期妇女多见，临床上无器质性心脏病的证据，器质性心脏病患者也可同时有心脏神经症，多数伴有精神抑郁。

【诊断】

1. 症状：主诉症状较多，且多变，一般以主观感觉为主，缺乏客观证据。常表现为心悸、呼吸困难、心前区疼痛及自主神经功能紊乱症状（如多汗、手足发冷、双手震颤、尿频、大便次数增多或便秘等）。

2. 体征：多无有意义的阳性体征，可有心率增快、心音增强、收缩期杂音或期前收缩、血压轻度升高、腱反射较活跃。

3. 辅助检查：心脏X线胸片检查多无异常。心电图可显示窦性心律不齐、房性或室性期前收缩和非特异性的ST-T改变。

4. 鉴别诊断：诊断心脏神经症必须注意排除器质性心脏病，也需注意器质性心脏病同时伴有心脏神经症的情况，心脏神经症可混淆对器质性心脏病严重程度的评估。应排除心绞痛、甲状腺功能亢进、心肌炎、二尖瓣脱垂综合征及嗜铬细胞瘤等疾病。

【治疗】

心脏神经症的治疗以心理治疗为主，药物治疗为辅。

1．抗焦虑药物：用于焦虑症状较明显的患者。如艾司唑仑口服常释剂型[甲类，国基]，口服，每天1mg。

2．抗抑郁药物：用于伴有精神抑郁的患者。如三环类抗抑郁药、抑制5-羟色胺再摄取药等。

3．β受体阻滞剂：用于心率较快的心脏神经症患者，口服。

（1）普萘洛尔口服常释剂型[甲类，国基]每次10mg，每天3~4次。

（2）美托洛尔口服常释剂型[甲类，国基]，每次12.5~25mg，每天2次，或使用缓释控释剂型[乙类]，从23.75mg起始，可用至47.5~190mg，每天1次。

（3）比索洛尔口服常释剂型[甲类，国基]，初始剂量2.5mg，每天1次，按需要及耐受量渐增至每天5~10mg。

4．自主神经调节药物：如谷维素口服常释剂型[乙类]，口服，每次10~30mg，每天3次，或复合维生素等。

【注意事项】

1．只有在排除器质性疾病的情况下，才能诊断心脏神经症。

2．对于心脏神经症患者，非必要情况下，镇静催眠类药物、β受体阻滞剂都应避免大量长期使用。

3．明确由精神疾病导致的心脏神经症患者，建议进一步转专科或上级医院治疗。

（编写：陈　琮　董吁钢　校对：杨　敏　侯连兵）

# 第六章　血液系统疾病

## 第一节　缺铁性贫血

【概述】

缺铁性贫血是基层医疗工作中最常遇到的贫血，是由于人体储存铁缺乏，导致血红蛋白量减少，以小细胞低色素贫血为典型表现的一种贫血。常见的原因包括：①人体需铁量增加而摄入不足，多见于婴幼儿、儿童、妊娠妇女、偏食者；②人体铁的丢失过多，包括各种途径的失血，如月经过多、痔疮合并出血、各种原因引起的胃肠道慢性失血、钩虫病等；③铁吸收障碍，如胃大部切除术后、慢性肠炎、长期腹泻。

【诊断】

1. 症状和体征。

（1）贫血表现：大多数起病缓慢，表现为面色苍白、乏力、疲倦、活动后气促、心悸，急性起病者头晕头痛、耳鸣明显。

（2）组织缺铁表现：儿童、青少年发育迟缓，体力下降，智商低，容易兴奋，注意力不集中，有异食癖，毛发干燥，指甲扁平、失光泽、易碎，甚至凹下呈勺状（匙状甲）。

（3）缺铁原发病表现：如月经过多，消化性溃疡、肿瘤等导致的黑便、血便等。

2. 实验室检查。

（1）血常规：呈小细胞低色素性贫血，男性血红蛋白（Hb）＜120g/L，女性Hb＜110g/L，孕妇Hb＜100g/L，平均红细胞体积（MCV）＜80fL，平均红细胞血红蛋白量（MCH）＜27pg，平均红细胞血红蛋白浓度（MCHC）＜32%。网织红细胞计数正常或轻度升高。白细胞和血小板计数正常，少数患者轻度减低。

（2）铁代谢检查：血清铁＜8.95μmol/L；总铁结合力升高，＞

64.44μmol/L；转铁蛋白饱和度降低，＜15%；血清铁蛋白＜12μg/L。

（3）骨髓铁染色：骨髓小粒中无蓝色含铁血黄素颗粒；幼红细胞内铁小粒减少或消失，铁粒幼细胞＜15%。

3.铁剂治疗有效。

结合患者临床表现、小细胞低色素贫血的表现，血清铁蛋白＜12μg/L或血清铁、转铁蛋白饱和度降低，或骨髓铁染色阳性结果，或铁剂治疗有效，即可诊断为缺铁性贫血，但需进一步寻找缺铁的原因。

【治疗】

1.治疗原发病。

2.补铁治疗。

（1）首选口服铁剂：无机铁硫酸亚铁口服常释剂型/缓释控释剂型[甲类,国基]0.3g，每天3次，同时服用维生素C口服常释剂型[乙类,国基]有助于铁的吸收。不能耐受硫酸亚铁者，可换用有机铁如多糖铁复合物口服常释剂型[乙类]（报销条件：限妊娠期妇女）0.15~0.3g，每天1次，或琥珀酸亚铁口服常释剂型[甲类,国基]、缓释控释剂型/颗粒剂[乙类,国基]0.1g，每天3次。补铁2周后血红蛋白上升，1~2个月恢复正常水平，在贫血纠正后要继续服用铁剂3~4个月或铁蛋白恢复到50μg/L时停药。

（2）胃肠道外补铁：当口服铁剂（如右旋糖酐铁口服溶液剂[非]）不能耐受或吸收障碍时可选择肌内注射右旋糖酐铁注射剂[甲类,国基]，缓慢注射，注意过敏反应。首次注射铁剂时应做过敏试验，给药25~50mg，深部肌内注射，并做好急救准备，如无反应次日起每天50~100mg，直至完成总剂量。注射用铁总需量（mg）=（需达到的血红蛋白浓度-患者的血红蛋白浓度）×0.33×患者体重（kg）。

【注意事项】

1.乳类、茶等会抑制铁剂吸收，鱼、肉、维生素C可加强铁剂吸收。

2.肌内注射右旋糖酐铁时应缓慢注射，并注意过敏反应。

# 第二节　巨幼细胞性贫血

【概述】

巨幼细胞性贫血是叶酸和/或维生素B$_{12}$缺乏导致脱氧核糖核酸（DNA）合

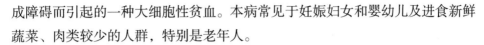

成障碍而引起的一种大细胞性贫血。本病常见于妊娠妇女和婴幼儿及进食新鲜蔬菜、肉类较少的人群，特别是老年人。

【诊断】

1. 症状和体征。

（1）血液系统表现：主要表现为贫血，起病缓慢，常有乏力、易倦、头晕、劳力性心悸、气短。少数可有轻度黄疸。部分患者有全血细胞减少，尤其是老年人巨幼细胞性贫血，可因血小板减少引起皮肤、黏膜出血，由于白细胞减少易发生感染。

（2）消化道症状：如食欲欠佳、恶心、腹胀、腹泻，舌质红，舌乳头萎缩或消失，表面光滑，俗说"镜面舌"，并有舌痛。

（3）神经精神症状：表现为乏力、手足对称性麻木、下肢对称性深部感觉和振动感消失，严重者可出现共济失调、步态异常，维生素$B_{12}$缺乏可引起精神抑郁症状，叶酸缺乏可导致易怒、妄想。

2. 实验室检查。

（1）血常规：呈中至重度大细胞正色素性贫血，MCV、MCH均增高，MCHC正常，部分患者白细胞和血小板减少，网织红细胞正常或轻度增多。

（2）骨髓象：骨髓核细胞增生活跃，呈巨幼细胞性增生。红系增生显著，胞体大，核大，核染色质疏松，胞浆较胞核成熟，称"核幼浆老"，叶酸或维生素$B_{12}$治疗24h后巨幼细胞形态可恢复正常。

（3）血清叶酸、维生素$B_{12}$测定：血清叶酸＜3μg/L（6.81nmol/L），维生素$B_{12}$＜100ng/L（75pmol/L）。若无条件测血清叶酸、维生素$B_{12}$水平，可予试验性治疗，如叶酸或维生素$B_{12}$治疗1周后白细胞和血小板恢复正常，4~6周后血红蛋白恢复正常，则应考虑叶酸或维生素$B_{12}$缺乏。

【治疗】

1. 病因治疗：改变不合理的饮食结构和烹调习惯，婴幼儿要及时添加辅食，孕妇应多食新鲜蔬菜和动物蛋白质或强化食品。停用影响维生素$B_{12}$吸收的药物。对长期口服苯妥英钠、避孕药者可给予叶酸预防性治疗。

2. 补充治疗。

（1）维生素$B_{12}$的补充：维生素$B_{12}$注射剂[甲类, 国基]，肌内注射100μg，每天1次（或200μg，隔天1次），直到血红蛋白恢复正常。维生素$B_{12}$缺乏伴有神经症状者，每天用量可增至500μg，之后每周肌内注射2次，每次50~100μg，直至血常规恢复正常；缺乏内因子所致的恶性贫血和全胃切除者需终身维持治疗，维持量为每月肌内注射100μg，或根据血清维生素B₁₂的监测水平调整剂量和给药间隔。

（2）叶酸的补充：叶酸缺乏者予叶酸口服常释剂型[甲类，国基]口服，5~10mg，每天3次，直至血常规恢复正常。如同时有维生素B₁₂缺乏，需同时注射维生素B₁₂，否则会加重神经系统损害。

叶酸、维生素B₁₂治疗有效者在用药后48~72h骨髓细胞形态可恢复正常，1周后白细胞和血小板恢复正常，2周后血红蛋白升高，4~6周后血红蛋白恢复正常。

【注意事项】

1．严重贫血患者经补充治疗后，血钾大量进入新生成的细胞，血清钾可能降低，故应注意检测血钾。

2．叶酸、维生素B₁₂经验性治疗2~3周后如疗效欠佳，需考虑其他疾病的可能。

# 第三节　过敏性紫癜

【概述】

过敏性紫癜是因机体对某些过敏原发生变态反应而引起的小血管炎，可使血管壁通透性和脆性增高，皮下组织、黏膜及内脏器官出血及水肿，是一种常见的毛细血管变态反应性出血性疾病。可能的病因包括食物、药物过敏，昆虫叮咬，细菌、病毒、寄生虫感染。根据临床表现可分为单纯型（紫癜型）、腹型、关节型、肾型及混合型。

【诊断】

1．症状和体征：发病前1~3周常有发热、咽痛或上呼吸道感染史。

（1）单纯型（紫癜型）：表现为皮肤紫癜，局限于四肢，尤其是下肢及臀部，分批反复出现对称分布、大小不一的斑丘疹样紫癜，可伴荨麻疹或水肿、多形性红斑，初为深红色，按之不褪色，可融合形成瘀斑，经7~14天逐渐消退。

（2）腹型：除皮肤紫癜外，可出现脐周、下腹或全腹阵发性绞痛、便血等。

（3）关节型：大关节肿胀、疼痛，呈游走性，反复发作，不遗留关节畸形。

（4）肾型：病情最为严重，表现为血尿、蛋白尿及管型尿，偶见水肿、高血压及肾衰竭表现，多发生在皮肤紫癜出现后1周。少数患者腹痛或关节炎可在紫癜出现前2周发生。

2. 实验室检查：血小板计数、血小板功能及凝血功能检查均正常，毛细血管脆性试验可呈阳性。

3. 鉴别诊断：排除其他原因引起的血管炎及紫癜。

【治疗】

1. 消除致病因素：停用某些可疑的食物和药物，避免接触花粉等可能的过敏原。

2. 抗组胺药。

可选择下列之一口服：氯苯那敏（扑尔敏）口服常释剂型[甲类，国基]4mg，每天3次；赛庚啶口服常释剂型[甲类，国基]，4mg，每天3次；氯雷他定口服常释剂型[甲类，国基]，10mg，每天1次；西替利嗪口服常释剂型[乙类]，10mg，每天1次；依巴斯汀口服常释剂型[乙类]10mg，每天1次，晨服；阿伐斯汀口服常释剂型[乙类]8mg，每天2次；曲普利啶口服常释剂型[乙类]每次2.5~5mg（1~2片），每天2次；酮替芬口服常释剂型[乙类]，每次1片，每天2次。或选择下列药物肌内注射：苯海拉明注射剂[甲类，国基]，每次20mg，每天1~2次；异丙嗪（非那根）注射剂[甲类，国基]，每次12.5~25mg。

3. 糖皮质激素：单纯皮肤或关节病变急性期患者用泼尼松口服常释剂型[甲类，国基]，每天0.5~1mg/kg，或等效量甲泼尼龙口服常释剂型[乙类，国基]，顿服或分次口服。腹型者泼尼松注射剂[非]每天1~2mg/kg或地塞米松注射剂[甲类，国基]每天10~15mg，静脉滴注，症状减轻后改口服，有效后逐渐减量，疗程一般不超过30天，肾型者可酌情延长。

4. 改善血管通透性药物：维生素C口服常释剂型[乙类，国基]，口服，每次0.1~0.2g，每天3次。

5. 对症治疗：伴发血便者，可用奥美拉唑口服常释剂型[甲类，国基]或注射剂[乙类，国基]（注射剂限用说明书标明的疾病诊断且有禁食医嘱或吞咽困难的患者）20mg，每天1次，关节痛者可酌情用止痛药。腹痛较严重者可予阿托品口服常释剂型[甲类，国基]，口服0.3~0.6mg，每天3次，极量每次1mg，每天

3mg；皮下、肌内或静脉注射注射剂[甲类，国基]每次0.3~0.5mg，每天0.5~3mg，极量每次2mg。

上述治疗效果不佳或近期内反复发作者，可加用硫唑嘌呤（每天50~150mg，注意血常规、肝功能变化）等免疫抑制药物。

**【注意事项】**

1．需查肾功能，肾脏受累的程度是决定预后的关键因素。

2．无肾脏受累的单纯型患者大多数预后良好，无须过度治疗。

3．应避免滥用激素或长期大剂量使用激素。

# 第四节　特发性血小板减少性紫癜

**【概述】**

特发性血小板减少性紫癜（ITP，又称为原发免疫性血小板减少症）是一种与自身免疫有关的血小板破坏增多而致外周血血小板减少的常见的出血性疾病。

**【诊断】**

1．症状和体征：出血表现为皮肤瘀点、瘀斑，牙龈出血、鼻衄，女性常因月经过多就诊。血小板$<20 \times 10^9$/L，有内脏出血的潜在危险，如血尿、消化道出血。颅内出血虽罕见但常危及生命。月经过多者可有贫血。脾不大。

2．实验室检查：多次检验血小板计数减少。骨髓巨核细胞增多或正常，有成熟障碍。

3．糖皮质激素治疗有效。

4．鉴别诊断：排除其他继发性血小板减少症，如系统性红斑狼疮、脾功能亢进早期、骨髓增生异常综合征、早期再生障碍性贫血、HIV相关血小板减少、感染相关血小板减少等。

**【治疗】**

无出血、血小板$\geqslant 30 \times 10^9$/L者，一般可以观察。

1．一线治疗。

（1）糖皮质激素：泼尼松口服常释剂型[甲类，国基]每天1mg/kg，分次服或顿服，病情严重者用等效量地塞米松注射剂[甲类，国基]或甲泼尼龙注射剂[乙类，国基]静脉滴注，好转后改为口服。待血小板$>100 \times 10^9$/L后继续2~3周，之后逐渐减量，每1~2周减5mg，至每天5~10mg，维持3~6个月。也可首选脉冲式地塞米松治疗，每天40mg，口服，持续4天，必要时2周后重复1个疗程。如泼尼松治疗4周仍无反应，说明泼尼松治疗无效，应迅速减量至停用。

（2）大剂量丙种球蛋白即人免疫球蛋白（pH4）注射剂[乙类]治疗主要用于ITP的下列情况：①紧急治疗；②不能耐受糖皮质激素或者拟行脾切除术的术前准备；③合并妊娠或分娩前；④部分慢作用药物（如达那唑口服常释剂型[乙类]或硫唑嘌呤口服常释剂型[甲类,国基]）发挥疗效之前。

大剂量丙种球蛋白（人免疫球蛋白）用法：每天0.4g/kg，静脉滴注，连用3~5天，或1.0 g/kg，用1~2天。

激素治疗无效、有效后复发、需较大剂量激素方可维持血小板在安全范围者，宜选择二线治疗。

2. 二线治疗。

（1）脾切除术适应证：①正规糖皮质激素治疗无效，病程迁延3~6个月；②糖皮质激素泼尼松每天维持量＞30mg；③有糖皮质激素使用禁忌证。

脾切除术禁忌证：①妊娠期；②患者为2岁以下儿童；③不能耐受手术。

（2）药物治疗。

达那唑（炔睾醇）口服常释剂型[乙类]：每天300~600mg，该药起效慢，需持续使用3~6个月。与糖皮质激素联合，可减少糖皮质激素用量。达那唑的不良反应主要为肝功能损害、月经减少，偶有毛发增多，停药后可恢复。对月经过多者尤为适用。

环孢素口服常释剂型或口服液体剂[甲类,国基]：常用剂量为每天5mg/kg，分2次口服，根据血药浓度调整剂量。不良反应包括肝肾损害、齿龈增生、毛发增多、高血压、癫痫等，用药期间应监测肝、肾功能。

利妥昔单抗注射剂[乙类,国基]［医保报销条件：限复发或耐药的滤泡性中央型淋巴瘤（国际工作分类B、C和D亚型的B细胞非霍奇金淋巴瘤），CD20阳性Ⅲ~Ⅳ期滤泡性非霍奇金淋巴瘤，CD20阳性弥漫大B细胞性非霍奇金淋巴瘤；支付不超过8个疗程。］：剂量为375mg/m²，静脉滴注，每周1次，共4次。一般在首次注射4~8周内起效。也有报道使用利妥昔单抗100mg静脉滴注，每周1次，共4次。

硫唑嘌呤口服常释剂型[甲类,国基]：常用剂量为每天100~150mg，分2~3次口服，根据患者白细胞计数调整剂量。不良反应为骨髓抑制、肝肾损害。

长春碱类：长春新碱（VCR）注射剂[甲类，国基]应用剂量为1.4mg/m²（最大剂量为2mg），每周1次，静脉缓慢滴注，共3~6次。不良反应主要有周围神经炎、脱发、便秘和白细胞减少等。

3. 急症的处理：主要针对血小板<10×10⁹/L、有出血者，近期需实施手术或分娩者，以及内脏或颅内出血者。

（1）糖皮质激素：地塞米松注射剂[甲类，国基]，每天10~20mg，静脉滴注，血小板上升后改口服泼尼松。

（2）血小板输注：每次输注血小板1~2U，以控制出血，但每次输入血小板仅能维持1~3天。

（3）大剂量丙种球蛋白（人免疫球蛋白）：每天0.4g/kg，静脉滴注，连用3~5天，或每天1.0g/kg，用1~2天。

4. 其他：应注意，拔牙血小板需30×10⁹/L以上，小手术、自然分娩血小板需50×10⁹/L以上，大手术血小板需80×10⁹/L以上。

**【注意事项】**

糖皮质激素治疗期间需检测血糖、血压，预防急性胃黏膜病变、骨质疏松及感染，长期大量使用糖皮质激素合并感染时尤其需注意真菌感染。乙肝病毒DNA复制水平较高的患者应慎用糖皮质激素，其治疗参照中国《慢性乙型肝炎防治指南》。

（编写：童秀珍　李　娟　校对：杨　敏　侯连兵）

# 第七章　内分泌和代谢性疾病

## 第一节　2型糖尿病

【概述】

2型糖尿病是由遗传和不良的生活方式、营养过剩、体力活动不足、应激和人口老龄化等因素共同作用引起的以慢性高血糖为主要特征的代谢性疾病。病情严重或应激时可发生糖尿病酮症酸中毒、高血糖高渗状态或乳酸性酸中毒等急性并发症。长期血糖控制不佳会出现慢性并发症如大血管病变（如冠心病、缺血性脑卒中、周围血管疾病等）和微血管病变（糖尿病视网膜病变、糖尿病肾病、糖尿病周围神经病变等）。目前我国成人糖尿病患病率已达9.7%，2型糖尿病占总体糖尿病的比例约为95%。

【诊断】

1. 症状和体征：多为中老年起病，近年起病年龄有年轻化趋势，多有糖尿病家族史。典型患者可出现特征性的"三多一少"症状，即多饮、多食、多尿及体重减轻，可伴有视物模糊、皮肤瘙痒等。许多患者可无自觉症状，仅于检查时发现血糖升高。患者多伴有高血压、高血脂、高尿酸血症、肥胖等代谢综合征的临床表现。

2. 实验室检查：血糖升高为本病的主要特征，也是诊断的主要依据。诊断要点为：

（1）空腹静脉血浆葡萄糖≥7.0mmol/L。

（2）任意血糖≥11.1mmol/L。

（3）诊断有疑问者可行75g口服葡萄糖耐量试验，以空腹葡萄糖≥7mmol/L，服糖后2h血糖≥11.1mol/L作为诊断标准。糖化血红蛋白（HbA1c）可反映2~3个月的平均血糖水平，是进行血糖监测的"金标准"。

3. 诊断标准。

（1）具有典型"三多一少"症状者，符合上述血糖升高的任一标准，诊断确立。

（2）无糖尿病典型症状的高血糖者，需择日重复检查1次以明确诊断。

4．鉴别诊断。

（1）1型糖尿病：可根据临床表现鉴别，有条件者应检测β细胞自身抗体（GAD、IAA、IA-2或ICA抗体）和β细胞功能帮助判断，部分需随访才能明确诊断。

（2）需与用药、应激及其他内分泌疾病引起的继发性糖尿病鉴别。

【治疗】

治疗原则：治疗总体目标是减少糖尿病相关并发症的发生。故除降糖治疗之外，必须进行血脂、血压、肥胖、吸烟等危险因素控制和适当的抗血小板治疗。

血糖控制的目标是在合理的饮食热量结构和适当运动的基础上，使血糖达到控制目标（HbA1c＜7.0%）。血糖达标应以不出现低血糖（血糖＜3.9mmol/L）为前提，年龄较大、病程较长、血糖波动大、伴严重糖尿病慢性并发症者，应适当放宽血糖控制水平，年轻、新诊断患者应尽量使血糖正常化。

1．基础措施：包括持续饮食、运动等生活方式干预，自我血糖监测，定期糖化血红蛋白测定，以及并发症筛查。

2．在药物选择方面，对于肥胖或超重的患者，首选二甲双胍，如血糖控制不理想可视血糖情况加用其他口服降糖药物，如血糖仍控制不佳，可使用胰岛素治疗；对于不肥胖的患者，可根据个体情况选择1种或多种口服降糖药物治疗，如控制不佳应使用胰岛素治疗。

3．治疗药物。

（1）二甲双胍口服常释剂型[甲类，国基]，口服，250~500mg，每天2~3次；二甲双胍缓释控释剂型[乙类，国基]，口服，500mg，每天1次，晚餐时服用。

（2）磺酰脲类药物：口服，选用1种药物，注意同类药不宜联用。常用药物有：①格列本脲口服常释剂型[甲类，国基]，1.25~5mg，每天2~3次。②格列吡嗪口服常释剂型[甲类]，2.5~10mg，每天2~3次；或使用缓释控释剂型[甲类，国基]5mg，每天1次，早餐前30min服用。③格列美脲口服常释剂型[甲类，国基]，1~6mg，每天1次，早、中、晚餐前服用均可。④格列喹酮口服常释剂型[甲类，国基]，一般剂量为每天15~120mg，餐前半小时口服，日剂量30mg以内时，每天1次，日剂量＞30mg时，每天2~3次。

（3）阿卡波糖口服常释剂型[甲类，国基]：主要用于控制餐后血糖。口服，常用剂量50~100mg，每天3次，餐时服。

（4）噻唑烷二酮类：①吡格列酮口服常释剂型[乙类，国基]，口服，常用剂量15~30mg，每天1次。②罗格列酮口服常释剂型[乙类]，口服，常用剂量4~8mg，每天1次。

（5）DPP-4（二肽基肽酶-4）抑制剂：①西格列汀口服常释剂型[乙类，国基]（限二线用药），50mg，每天2次。②维格列汀口服常释剂型[乙类]（限二线用药），50mg，每天2次。③沙格列汀口服常释剂型[乙类]（限二线用药），5mg，每天1次。④利格列汀口服常释剂型[乙类，国基]（限二线用药），5mg，每天1次。⑤阿格列汀口服常释剂型[乙类]（限二线用药），25mg，每天1次。

（6）胰岛素：联合使用2种以上口服降糖药物血糖控制仍未达标者，应开始胰岛素治疗。下列情况应直接使用胰岛素治疗：酮症酸中毒、高血糖高渗状态及乳酸酸中毒等糖尿病急性并发症，严重的糖尿病慢性并发症，手术、妊娠及分娩等。新诊断患者如血糖升高明显，HbA1c＞9%，也可考虑直接给予胰岛素治疗。

对于口服降糖药血糖控制不佳者，常用胰岛素方案如下：①可加用中效胰岛素1次，睡前皮下注射，从0.1~0.2U/kg起始，根据血糖调整剂量。②停用磺酰脲类，给予预混胰岛素30R，总量从每天0.3~0.5U/kg起始，按2∶1在早餐前和晚餐前30min给药。③如上述方法效果不佳，可予胰岛素每天多次注射（常用每天4次）或胰岛素泵治疗，起始总量每天0.4~0.5U/kg。每天4次注射方法：三餐前给予短效胰岛素，睡前加用中效制剂，按30%、20%、20%、30%分配，根据血糖调整剂量。

（7）GLP-1（胰高血糖素样肽-1）受体激动剂：①艾塞那肽注射剂[非]，起始第一个月，5μg，每天2次，皮下注射，之后10μg，每天2次，早、晚餐前30min至1h应用。②利拉鲁肽注射剂[乙类，国基]，0.6~1.8mg，每天1次，皮下注射。

（8）SGLT2（钠-葡萄糖转运蛋白2）抑制剂：达格列净口服常释剂型[国基]，推荐起始剂量为5mg，每天1次，晨服，不受进食限制。对于需加强血糖控制且耐受5mg、每天1次的患者，剂量可增加至10mg、每天1次。该药不适用于治疗1型糖尿病或糖尿病酮症酸中毒。

（9）格列奈类药物：①瑞格列奈口服常释剂型[乙类, 国基]，主餐前服用（即餐前服用），推荐起始剂量为0.5mg，以后如需要可每周或每2周做调整。接受其他口服降血糖药治疗的患者可直接转用瑞格列奈片治疗，其推荐起始剂量为1mg。最大的单次推荐剂量为4mg，进餐时服用，但最大日剂量不应超过16mg。如果与二甲双胍合用，应减少瑞格列奈片的剂量。②那格列奈口服常释剂型[乙类]，常用剂量为餐前120mg，可单独应用，也可与二甲双胍联合应用，剂量应根据定期的HbA1c检测结果调整（最大推荐剂量为180mg，每天3次）。

**【注意事项】**

1．磺酰脲类药物和胰岛素注射常见不良反应为低血糖和体重增加，需从小剂量开始根据血糖逐渐加量。低血糖症状较轻者可口服含糖食物15~20g，并监测血糖，直至症状缓解、血糖回升；临床表现严重，不能自行进食者，应急送医院静脉推注葡萄糖液。

2．二甲双胍有使体重减轻的趋势，常见副作用为胃肠道反应，从小剂量开始给药、餐后服药有助于减轻胃肠道副作用。老年、肝肾功能不全、有急性并发症者慎用或禁用。

3．阿卡波糖单用不引起低血糖，与其他降糖药合用出现低血糖时应直接口服葡萄糖处理。从小剂量开始给药有助于减少其腹胀、排气等胃肠道反应。

4．噻唑烷二酮类（吡格列酮、罗格列酮）可引起水钠潴留，增加心力衰竭风险，长期应用可增加骨折风险，目前限不适用胰岛素且使用其他药物无效的患者应用。心力衰竭或有心力衰竭病史的患者禁用。

5．未开封的胰岛素制剂应存放于2~8℃，但切勿冷冻，开封后可于常温下保存，但应注意避免受热或阳光照射。预混胰岛素注射前应摇匀。

6．GLP-1受体激动剂主要副作用为胃肠道反应，肾功能不全者慎用或减量，显著高甘油三酯血症（≥5.6mmol/L）、胰腺炎、甲状腺癌的患者禁用。建议戒酒。

（编写：刘烈华　李延兵　校对：杨　敏　侯连兵）

# 第二节　1型糖尿病

## 【概述】

1型糖尿病是遗传易感个体在病毒感染、化学毒物等环境因素作用下胰岛β细胞破坏和功能衰竭、体内胰岛素缺乏所导致的糖尿病。我国儿童青少年1型糖尿病的发病率约为0.59/10万，属低发区，但由于我国人口基数大，故1型糖尿病患者绝对数不少于100万。

## 【诊断】

1. 症状和体征。

（1）多数患者发病年龄小于40岁，体型不胖，起病较急，"三多一少"症状明显。

（2）不典型隐匿起病患儿多表现为疲乏无力、遗尿，食欲可降低。

（3）20%~40%的患儿以糖尿病酮症酸中毒急症就诊。

2. 实验室检查。

（1）血糖检测值常明显高于糖尿病诊断切点（详见本章第一节），尿糖增多、尿酮阳性。

（2）HbA1c升高。

3. 鉴别诊断。

（1）可根据起病年龄、体重、起病急缓与症状轻重、是否伴糖尿病酮症酸中毒倾向，以及是否伴有肥胖、高血压、高血脂等代谢综合征表现与2型糖尿病相鉴别。

（2）需与用药、应激及其他内分泌疾病引起的继发性糖尿病鉴别。

## 【治疗】

1型糖尿病的治疗目的是降低血糖、消除症状，预防和延缓各种急、慢性并发症的发生，提高生活质量，使糖尿病患儿能与正常儿童一样生活和健康成长。

治疗原则是在合理饮食和适当运动的基础上，使血糖控制达标，对于年龄不足19岁的儿童及青少年患者，血糖控制目标可适当放宽。

1. 一般治疗：包括糖尿病健康教育、医学营养治疗及适当体育锻炼。

2. 胰岛素治疗：1型糖尿病一经确诊常需终身依赖外源性胰岛素替代治

疗。大部分患者需要每天4次皮下注射胰岛素或胰岛素泵治疗；部分新诊断、残余胰岛β功能较好者，可短期采用每天2次皮下注射预混胰岛素的治疗方法。

（1）每天4次皮下注射胰岛素：起始总量每天0.3~0.5U/kg，2/3为短效胰岛素，平均分配于三餐前注射，1/3为中效胰岛素，睡前皮下注射。之后根据血糖调整剂量至血糖达标。

（2）胰岛素泵治疗：使用短效胰岛素。起始总量每天0.3~0.5U/kg，1/2作为基础量，24h平均分配或分段分配，另1/2分3次平均分配于三餐前追加，之后按照血糖水平调整用量。

（3）每天2次皮下注射预混胰岛素：起始总量每天0.3~0.5U/kg，按2：1的比例分别在早餐前和晚餐前30min皮下注射给药。

3. 口服药物治疗：部分患者需联合使用二甲双胍或阿卡波糖以减少血糖波动，具体用法参见本章第一节。

【注意事项】

1. 首次就诊、需明确分型或治疗方案需要进行重大调整的1型糖尿病患者应转往上级医院进行诊治。

2. 1型糖尿病患者不宜单独使用目前已知的任何口服降糖药物，包括二甲双胍或阿卡波糖。

（编写：何筱莹　李延兵　校对：杨　敏　侯连兵）

# 第三节　糖尿病急性并发症

## 一、糖尿病酮症酸中毒

【概述】

糖尿病酮症酸中毒（DKA）常见于1型糖尿病患者，2型糖尿病患者在感染、应激等诱因下也可发生。其发生机理是患者血糖明显升高，血酮增加消耗碱贮导致酸中毒，伴严重失水、电解质紊乱，病情严重者可致周围循环衰竭、肾功能障碍、中枢神经功能障碍。

【诊断】

1. 症状和体征：临床上对于原因不明的恶心呕吐、酸中毒、失水、休克、昏迷的患者，尤其是呼吸有酮味（烂苹果味）、血压低而尿量多者，均需考虑到本病。

2．实验室检查：立即查末梢血糖、血酮、尿糖、尿酮，同时抽血查血糖、血酮、β羟丁酸、尿素氮、肌酐、电解质、血气分析等以鉴别。血糖一般为16.7~33.3mmol/L。血酮升高，正常<0.6mmol/L，>1.0mmol/L为高血酮，>3.0mmol/L提示酸中毒。血$CO_2$结合力降低，酸中毒失代偿后血pH下降；剩余碱负值增大，阴离子间隙增大。尿糖强阳性、尿酮阳性。血钾初期正常或偏低，严重失水后可偏高。血浆渗透压轻度上升。

3．鉴别诊断：应注意与低血糖昏迷、高血糖高渗状态、乳酸性酸中毒等糖尿病常见急性并发症相鉴别，并需与尿毒症、神经系统疾病所致昏迷相鉴别。有些患者DKA与尿毒症或脑卒中等共存，要慎防漏诊。

【治疗】

对于单纯酮症患者，仅需给予足量胰岛素并口服补液，严密观察病情，定期查血糖、血酮；对于酮症酸中毒甚至昏迷的患者，应立即开通静脉通道抢救；合并严重的心、肾功能不全的危重患者，需及时转上级医院治疗。治疗前必须完善生化检验。

1．补液：使用0.9%的氯化钠注射剂[甲类，国基]，根据患者体重和失水程度估计使用量。一般前1~2h输入1 000~2 000mL，之后每4~6h输液1 000mL，24h输液量一般为4 000~6 000mL，严重失水者可输液6 000~8 000mL。当血糖下降至13.9mmol/L时改用5%的葡萄糖注射液，并且每2~4g葡萄糖加入1U短效胰岛素。

2．胰岛素治疗：使用短效胰岛素，常规每小时给予0.1U/kg，可将胰岛素加入生理盐水中持续静脉滴注。重症患者（指有休克和/或严重酸中毒和/或昏迷者）可考虑给予首次负荷剂量10~20U静脉注射。血糖下降速度控制在每小时3.9~6.1mmol/L，血糖下降不理想者胰岛素剂量需加倍。当血糖降至13.9mmol/L时开始输入5%的葡萄糖溶液，并按比例加入短效胰岛素（即每2~4g葡萄糖加入1U短效胰岛素）。病情稳定后过渡到胰岛素常规皮下注射。

3．纠正电解质及酸碱平衡失调：一般不必补碱。补碱指征为血pH<7.1，$HCO_3^-$<5mmol/L。给予5%的碳酸氢钠84mL加注射用水至300mL配成1.4%的等渗溶液，视病情给予1~2次静脉慢滴。

补钾应根据治疗前血钾和每小时尿量决定：若血钾低于正常，或血钾正常、尿量>40mL/h，则治疗的前2~4h每小时补氯化钾1.0~1.5g；若血钾正常、尿量<30mL/h，则可待尿量增加至40mL/h以上再开始补钾；血钾高于正常者，暂缓补钾。补钾时可将氯化钾稀释后静脉滴注或口服，前24h总量可达6~8g或以上。病情恢复后仍应继续口服钾盐数日。

【注意事项】

在抢救过程中要注意监测生命体征和出入量。每1~2h测1次血糖，每4~6h复查1次血酮、肌酐、电解质和酸碱平衡指标等。协调各种治疗措施，重视防治重要并发症。

1. 严重休克且经快速输液后仍不能纠正者，应警惕感染性休克或心源性休克。

2. 因DKA可引起低体温和血白细胞数升高，故不能以体温或血常规来判断是否合并严重感染，应仔细排查、及时治疗。

3. 慎防补液过多、过快导致急性左心衰竭。老年患者及心、肾功能不全者可监测其中心静脉压以指导调整输液量和输液速度，酌情使用利尿剂和正性肌力药。

4. 血钾过低或过高均可诱发严重心律失常，宜予心电监护。

5. 密切观察尿量，注意是否合并肾功能不全，严重者需转上级医院进行透析治疗。

6. 如酸中毒改善后昏迷反而加重，或虽然一度清醒，但烦躁、心率快、血压偏高、肌张力增高，应警惕脑水肿的可能。可给予地塞米松（同时根据血糖适当增加胰岛素剂量）、呋塞米。脑水肿在血浆渗透压下降过程中出现的可给予胶体，但需警惕甘露醇所致肾损害。

7. 因酸中毒引起呕吐或伴有急性胃扩张者，可用1.25%的碳酸氢钠溶液洗胃，清除残留食物，预防吸入性肺炎。

## 二、高血糖高渗状态

【概述】

高血糖高渗状态是糖尿病最为严重的急性代谢并发症之一，即使在有经验的医院，其病死率仍高达15%。需注意的是高血糖高渗状态可在既往无糖尿病病史的患者中出现，因此临床凡遇到原因不明的脱水、休克、意识障碍及昏迷，尤其是血压低而尿量多者，均应想到本病的可能。

**【诊断】**

1. 症状和体征：主要诱因包括感染、各种急性疾病和应激状态、胰岛素剂量不足或中断、手术、使用升高血糖药物等。初期表现为多尿、多饮及食欲减退加重，逐渐出现严重脱水和精神神经症状，患者表现为神志淡漠、倦怠、昏睡状，甚至出现昏迷、抽搐，晚期尿少甚至无尿。

2. 实验室检查：血糖≥33.3mmol/L（一般为33.3~66.6mmol/L），有效血浆渗透压≥320mOsm/L（一般为320~430mOsm/L）可诊断为本病。血钠可正常或升高。尿酮体阴性或弱阳性，一般无明显酸中毒（$CO_2$结合力＞15mmol/L）。注：有效血浆渗透压（mOsm/L）=2×（$Na^+$+$K^+$）+血糖，其中$Na^+$、$K^+$、血糖均以mmol/L计算。

3. 鉴别诊断：高血糖高渗状态需与糖尿病酮症酸中毒、糖尿病乳酸性酸中毒、低血糖昏迷相鉴别。

**【治疗】**

治疗原则同糖尿病酮症酸中毒。

1. 补液量：本症失水比DKA更为严重，可达体重的10%~15%，输液更应积极小心，24h补液量可达6 000~10 000mL。年老或合并冠状动脉病变的患者应注意预防大量补液导致的心力衰竭和肺水肿。

2. 补液种类。

（1）目前多主张治疗开始时用等渗溶液如0.9%的氯化钠注射剂[甲类，国基]。这是因为大量输入等渗溶液不会引起溶血，有利于恢复血容量。休克患者应另外补充血浆或全血。

（2）如无休克或休克已纠正，且在输入0.9%的氯化钠溶液后血浆渗透压＞350mOsm/L，血钠＞155mmol/L，则可考虑输入适量低渗溶液，如0.45%或者0.6%的氯化钠溶液。

（3）密切监测血糖，当血糖下降至16.7mmol/L时开始输入5%的葡萄糖注射剂[甲类，国基]（每2~4g葡萄糖加入1U短效胰岛素）。

3. 胰岛素治疗：采用小剂量胰岛素治疗方案，静脉注射胰岛素首次负荷量后，继续给予每小时0.05~0.1U/kg的短效胰岛素静脉滴注。

4. 补钾、纠正酸碱失衡、处理诱发病和防治并发症可参考糖尿病酮症酸中毒部分。

5. 病情严重者，建议转送上级医院治疗。

### 三、糖尿病乳酸性酸中毒

【概述】

由于各种原因（机体乳酸产生过多和/或其清除减少）引起大量乳酸在体内堆积，血乳酸明显升高（≥5mmol/L），导致代谢性酸中毒（血碳酸氢钠≤10mmol/L，动脉血气分析示pH≤7.35），称为乳酸性酸中毒（DLA）。在糖尿病基础上发生的乳酸性酸中毒称为糖尿病乳酸性酸中毒，虽不常见，但一旦发生病情凶险，死亡率高。

【诊断】

1. 病史：DLA临床上较少见，主要发生在老年伴肝肾功能不全、慢性缺氧性疾病者，长期或大量服用双胍类降糖药（特别是苯乙双胍）者。当上述高危人群出现意识障碍、昏迷而不能用DKA或高血糖高渗状态解释时，应高度怀疑本病的可能。

2. 症状和体征：大多起病急骤，轻度者可仅有乏力、恶心、食欲不振、头晕、嗜睡和呼吸稍深快。中至重度者可有腹痛、恶心、呕吐、头痛、头晕、口唇发绀、无酮味的深大呼吸至潮式呼吸、血压下降、脱水表现、意识障碍、四肢反射减弱、肌张力下降、体温下降和瞳孔散大，最后可至昏迷及休克。

3. 实验室检查：实验室检查是糖尿病乳酸性酸中毒诊断的关键。

（1）血乳酸：血乳酸≥5mmol/L，严重时可为20~40mmol/L。

（2）酸中毒：动脉血气分析pH＜7.35，血碳酸氢钠≤10mmol/L，阴离子间隙（AG）增高（＞18mmol/L）。

（3）一般实验室检查：血糖不一定高，可偏低或正常，一般是中度升高；血酮及尿酮一般正常，若患者进食少或反复呕吐时也可略升高，但若合并糖尿病酮症酸中毒，血酮、尿酮可明显升高。

4. 鉴别诊断：糖尿病乳酸性酸中毒需与糖尿病酮症酸中毒、高血糖高渗状态、低血糖昏迷相鉴别。

【治疗】

1. 一般治疗。

（1）停用有关药物：立即停用可诱发乳酸性酸中毒的药物及化学物质，如双胍类、水杨酸、山梨醇及乙醇等。

（2）保持气道通畅，改善缺氧：及时给予患者吸氧，对于因肺部疾病导致缺氧者，应针对原发病因及时处理，必要时做气管切开或机械通气，以保证充分氧合。

（3）支持治疗和对症处理：积极改善心功能、护肝、保护肾功能及加强营养。

（4）加强监测：治疗过程中应注意血压、呼吸等变化，及时监测血气分析、血生化、血乳酸等。

2．纠正酸中毒：一般不宜过多、过快补碱。可将5%的碳酸氢钠注射剂[甲类, 国基]100~200mL用生理盐水稀释成等渗碳酸氢钠液（1.25%或1.4%）滴入，酸中毒严重者（血pH<7.0，$HCO_3^-$<5mmol/L）可重复使用。$HCO_3^-$上升4~8mmol/L，维持在14~16mmol/L，动脉血pH达到7.2时，停止补碱。如补碱过程中血钠升高，可予呋塞米注射剂/口服常释剂型[甲类, 国基]，其在利钠的同时也有助于乳酸及药物排出。

3．纠正循环衰竭：补液量应根据患者的脱水情况和心肺功能等情况来决定。应补充生理盐水，维持足够的心排出量与组织灌注，必要时可输注全血或血浆，使用异丙肾上腺素注射剂[甲类, 国基]。

4．控制血糖：当血糖>14mmol/L时，可使用小剂量短效胰岛素治疗，以每小时0.1U/kg的速度持续静脉滴注；当血糖<14mmol/L时，可改用5%的葡萄糖注射液，加入适量短效胰岛素（一般2~4g葡萄糖加入1U胰岛素）静脉滴注。根据血糖浓度调整胰岛素用量，避免低血糖的发生。大量补碱和使用胰岛素常导致血钾下降，因此应密切监测，及时纠正。

【注意事项】

本症病情危重，病死率高。经上述处理无明显好转或进一步恶化者，应及时转至上级医院进行进一步治疗，如透析等。

（编写：李　海　李延兵　校对：杨　敏　侯连兵）

# 第四节　甲状腺功能亢进症

【概述】

由于甲状腺合成和分泌甲状腺激素增加所导致的甲状腺毒症称为甲状腺功能亢进症（简称"甲亢"）。引起甲状腺功能亢进症的病因包括毒性弥漫性甲状腺肿（格雷夫斯病）、毒性结节性甲状腺肿、自主性高功能甲状腺结节、桥本甲状腺炎伴甲状腺毒症、碘性甲亢、垂体促甲状腺激素（TSH）腺瘤、妊娠一过性甲状腺毒症（GTT）、滤泡状甲状腺癌。其中格雷夫斯病最为常见，占全部甲亢的80%~85%，其患病率约为1.2%，女性多见，高发年龄在20~50岁。其发生与自身免疫有关，为自身免疫性甲状腺病（AITD），可以与其他自身免疫病伴发。

【诊断】

1. 症状：怕热多汗，多食易饥，体重显著下降，紧张焦躁，失眠不安，手和眼睑震颤，自觉心悸、气促，食欲亢进，大便次数增多或者腹泻，大便多含未消化食物。女性月经稀少，男性可阳痿或乳房发育。

2. 体征：心率增快，收缩压升高，舒张压降低，可出现周围血管征。眼部表现：可单纯突眼或伴眼睑肿胀，眼睑闭合不全，结膜充血水肿，还有眼球活动受限、严重者固定等浸润性突眼表现。甲状腺表现：不同程度的甲状腺肿大，为弥漫对称性，质地软（病史较长者质地较韧），无压痛，甲状腺上下极可触及震颤，可闻及血管杂音。少数患者下肢胫前皮肤可见黏液性水肿，可有手足震颤。甲亢心脏病可表现出快速性心律失常，特别是心房纤颤，以及心脏扩大和心力衰竭。

3. 实验室检查：甲状腺功能检查显示血清$TT_4$、$FT_4$、$TT_3$、$FT_3$增高，TSH下降。甲状腺自身抗体TRAb、TPOAb、TgAb阳性。

4. 辅助检查：甲状腺超声检查、眼眶计算机X线断层摄影（CT）、磁共振显像（MRI）、甲状腺核素扫描、甲状腺摄$^{131}$I功能试验可协助诊断及鉴别诊断。

5. 鉴别诊断：需与破坏性甲状腺毒症（亚急性甲状腺炎等）、毒性结节性甲状腺肿、自主性高功能甲状腺结节相鉴别。

【治疗】

目前主要使用抗甲状腺药物（ATD）治疗、$^{131}$I治疗和甲状腺次全切除手术3种疗法。

1. 一般治疗：注意休息，低碘饮食、食用无碘盐，尽量避免使用含碘药物。可适当应用镇静剂，以减轻患者紧张、烦躁和失眠的症状。

2. 抗甲状腺药物治疗：抗甲状腺药物适用于病情轻、中度的患者，表现为甲状腺轻、中度肿大，包括年龄在20岁以下、妊娠期甲亢、年老体弱，或合并严重心、肝、肾疾病不能耐受手术者，还可用于手术前或放射碘治疗前的准备，以及手术后复发且不适宜放射碘治疗者、不愿手术或不愿放射碘治疗者。

（1）抑制甲状腺素合成的药物：一般首选甲巯咪唑（MMI）口服常释剂型[甲类,国基]，妊娠期甲亢孕3个月内优先选用丙硫氧嘧啶（PTU）口服常释剂型[甲类,国基]。剂量及疗程分初治期、减量期和维持期3个阶段。根据病情，MMI每天10~40mg或PTU每天100~450mg，分1~3次口服，MMI半衰期长，可以每天单次服用。每4周复查血清甲状腺素水平1次。当症状缓解后逐渐减量。减量时一般每2~4周减量1次，每次减量：MMI每天5~10mg，PTU每天50~100mg，3~4个月减至维持量。维持量MMI约为每天2.5mg，PTU约为每天25mg，维持治疗1~1.5年。起始剂量、减量速度、维持剂量和总疗程有个体差异，需根据病情调整。

（2）β受体阻断药：主要在ATD初治期使用，可较快控制甲亢临床症状，也可用于甲亢性快速心律失常及房颤、甲状腺危象、甲亢手术前准备及放射碘治疗甲亢起效前的辅助治疗。常用普萘洛尔口服常释剂型[甲类,国基]，每次10mg，每天3~4次。

3. $^{131}$I治疗的主要适应证：①成人格雷夫斯病伴甲状腺肿大Ⅱ度以上；②ATD治疗失败或过敏；③甲亢手术后复发；④甲状腺毒症心脏病或甲亢伴其他病因的心脏病；⑤甲亢合并白细胞和/或血小板减少或全血细胞减少；⑥老年甲亢；⑦甲亢合并糖尿病；⑧毒性结节性甲状腺肿；⑨自主性高功能甲状腺结节合并甲亢。

4. 手术治疗的主要适应证：①中、重度甲亢，长期服药无效，或停药复发，或不能坚持服药；②甲状腺肿大显著，有压迫症状；③胸骨后甲状腺肿；④毒性结节性甲状腺肿伴甲亢。

【注意事项】

应注意抗甲状腺药物的主要不良反应。

1. 白细胞（主要是粒细胞）减少：发生轻度白细胞减少时，通常不需要停药，可减少抗甲亢药物剂量，并加用升白药物。甲亢在病情未控制时也可引起白细胞减少，所以在药物治疗前应常规检查血常规，药物治疗过程中出现发热、咽痛时要立即检查白细胞，以及时发现粒细胞减少的情况。发生粒细胞减少时建议转上级医院治疗。

2. 中毒性肝炎：转氨酶显著上升。另外甲亢本身也有转氨酶升高的表现，故在用药前应检查基础肝功能。

3. 血管炎：多见于使用PTU的患者，临床主要表现为发热、肌肉关节疼痛、紫癜样皮损、血尿、结膜炎等症状，伴ANCA（抗中性粒细胞胞质抗体）阳性［滴度1：（1 280~2 048）］。停药后多数病例可以恢复。有条件者在使用PTU治疗前应检查ANCA，长期使用PTU治疗者应定期检测尿常规和ANCA。

4. 药物过敏：表现为皮疹和瘙痒，用抗组胺药物治疗多可纠正。如果皮疹严重应停药，以免发生剥脱性皮炎。MMI和PTU存在交叉过敏的可能，更换药物时，可从小剂量起始。

（编写：何婷婷　李延兵　校对：杨　敏　侯连兵）

# 第五节　甲状腺功能减退症

【概述】

甲状腺功能减退症（简称"甲减"）是由于甲状腺激素合成、分泌减少或甲状腺激素抵抗（组织利用不足）而导致的全身低代谢综合征。根据病变发生的部位可分为原发性甲减（甲状腺本身病变）、中枢性甲减（垂体病变所致者称为继发性甲减，下丘脑病变所致者称为三发性甲减），以及甲状腺激素抵抗综合征；根据甲状腺功能减低的程度可分为临床甲减和亚临床甲减。常见病因有自身免疫损伤、甲状腺手术、甲亢$^{131}$I治疗或抗甲状腺药物治疗、垂体或下丘脑肿瘤手术、碘过量等。患病率随年龄增加而上升。除抗甲状腺药物所致的甲减外，其他原因导致的甲减通常需要终身替代治疗。

【诊断】

1. 症状：发病隐匿，询问有无甲状腺手术、甲亢$^{131}$I治疗、甲状腺炎等病史有助于诊断。主要症状为交感神经兴奋性下降和低代谢表现，典型患者有怕冷、少汗、乏力、嗜睡、记忆力减退、便秘、体重增加、女性月经过多或周期紊乱等，严重者可发生黏液性水肿昏迷。

2. 体征：表情呆滞、反应迟钝、颜面浮肿、唇厚舌大、皮肤干燥粗糙、皮温降低、毛发稀疏、脉率缓慢、腱反射时间延长等。可出现胸腹腔积液、心包积液和心力衰竭体征。

3. 实验室检查：原发性甲减患者血中促甲状腺激素（TSH）升高，总$T_4$和游离$T_4$降低；中枢性甲减患者TSH降低或正常，总$T_4$和游离$T_4$降低，可伴有泌乳素、黄体生成素、卵泡刺激素、雌激素、促肾上腺皮质激素和皮质醇水平降低。亚临床原发性甲减仅有TSH的升高，$T_3$和$T_4$正常。因为$T_3$主要来源于外周组织$T_4$的转换，所以不作为诊断原发性甲减的必备指标。甲状腺过氧化物酶抗体（TPOAb）、甲状腺球蛋白抗体（TgAb）升高有助于诊断自身免疫性甲状腺炎导致的甲减。此外甲减患者可出现轻、中度贫血，胆固醇升高。

4．鉴别诊断：需与低$T_3$综合征、特发性水肿，以及其他原因所致的贫血、心包积液、心力衰竭相鉴别。

【治疗】

治疗目标是通过服用左甲状腺素口服常释剂型[甲类·国基]或甲状腺片口服常释剂型[甲类·国基]进行替代治疗，使患者的临床症状和体征消失，血总$T_4$和游离$T_4$维持正常。中枢性甲减不把TSH作为治疗指标，原发性甲减患者若年龄大、合并心血管疾病也不强制要求TSH降至正常。因甲状腺片的甲状腺激素含量不稳定且$T_3$含量过高，故有条件的医疗单位推荐使用左甲状腺素钠。

1．成年患者左甲状腺素钠开始剂量为每天25~50μg，空腹顿服，每1~2周增加25μg，治疗初期每4~6周测定1次激素指标，根据检查结果调整剂量直至达到治疗目标。维持量通常每天100~150μg，平均125μg，此后每6~12个月复查1次激素指标。孕妇剂量需增加30%~50%，以尽快达到治疗目标，治疗初期每2~4周测定1次激素指标，达标后每6~8周复查1次。

2．甲状腺片开始剂量为每天10~20mg，并逐渐增加，维持量为每天40~80mg，剂量调整及激素指标监测的方法与左甲状腺素钠治疗相同。

【注意事项】

1．成年患者药物起始剂量及调整由年龄、体重、病程和心脏状态决定，年老、体重较轻、病程较长、缺血性心脏病患者起始剂量宜小，调整宜慢。

2．妊娠期间发生甲减或亚临床甲减，应尽早治疗，使TSH达到0.3~2.5mIU/L；新生儿甲减一经确诊应立即治疗，治疗目标是使$T_4$尽快达到正常范围，并维持在正常值的上1/3范围。

3．合并腺垂体功能减退症和肾上腺皮质功能减退症的患者应先使用糖皮质激素替代治疗后再治疗甲减。

4．过量服用上述治疗药物可引起医源性甲亢、骨质疏松等。

5．氢氧化铝、硫糖铝、碳酸钙、硫酸亚铁、考来烯胺[非]等可影响上述治疗药物的吸收；苯妥英钠、苯巴比妥、卡马西平、利福平、异烟肼、胺碘酮、氯喹等可加速上述治疗药物的清除，因此合用时需要增加上述治疗药物的剂量。

（编写：许丽娟　李延兵　校对：杨　敏　侯连兵）

# 第六节　肾上腺皮质功能减退症

## 【概述】

肾上腺皮质功能减退症是一类由各种病因致肾上腺皮质功能减低的疾病，按发病原因可分为原发性及继发性2种。原发性者又称为艾迪生病，系各种病因破坏双侧肾上腺皮质，致糖皮质激素（皮质醇）和盐皮质激素（醛固酮）分泌缺乏，肾上腺结核和自身免疫损伤是最为常见的原因。继发性者系下丘脑-垂体病变（如席汉综合征），造成ACTH（促肾上腺皮质激素）合成分泌减少或缺乏，对肾上腺皮质束状带刺激减弱所致。临床上以原发性慢性肾上腺皮质功能减退症多见，本节主要介绍此病。

## 【诊断】

1. 症状：皮质激素不足影响全身多个系统，常见乏力、淡漠、食欲减退、性欲减退、腋毛与阴毛减少脱落、月经失调等，可有头晕、眼花、直立性晕厥等低血压症状。

2. 体征：皮肤黏膜色素加深（继发性者无色素沉着现象），可有血压降低、心脏缩小、心音低钝等体征。

3. 实验室检查：可见正细胞正色素性贫血、中性粒细胞减少、淋巴细胞相对增加，嗜酸性粒细胞明显增加，低血糖或口服葡萄糖示低平曲线，以及稀释性低血钠、高血钾，血钠与血钾之比<30，血浆及24h尿皮质醇低于正常水平。原发性者ACTH水平升高，继发性者ACTH水平降低。

4. 鉴别诊断。

需识别肾上腺危象：①有发生危象的基础病变和诱因，如发热、感染、应激、手术等。②临床表现为高热、乏力、恶心、呕吐、脱水、低血压、休克和意识障碍或原有症状加重。

## 【治疗】

1. 进行健康教育，强调需终身使用肾上腺皮质激素替代补充，平时采用适当的基础量以补充生理需要，在有并发症或应激时，根据具体情况适当加量。

2．糖皮质激素替代疗法：可用氢化可的松口服常释剂型[甲类，国基]，每天10~30mg；或泼尼松口服常释剂型[甲类，国基]，每天5~10mg；或地塞米松口服常释剂型[甲类，国基]，每天0.75~1.5mg，量少时可于上午8时早餐后一次性服，量较大者分2次服，2/3量上午8时服，1/3量下午4时服。

3．肾上腺危象的治疗。

（1）补充糖皮质激素：氢化可的松注射剂[甲类，国基]，每天200~300mg，加入生理盐水静脉滴注。紧急情况下可先用氢化可的松50~100mg，生理盐水稀释后静脉推注，剩余剂量维持静脉滴注。根据病情改善情况逐渐减量，再过渡为口服激素替代治疗。

（2）纠正脱水和电解质紊乱。

（3）预防和治疗低血糖。

（4）处理诱因。

【注意事项】

1．疗效的评价主要看患者治疗后的症状是否缓解，包括精神神志、胃纳、体温、血压及血生化改变等。

2．向患者强调应终身服药，尤其应提醒患者，在出现应激情况时，切勿擅自停用激素，而应适当增加剂量，若症状加重，及时就医。

3．育龄女性患者应注意席汉综合征的可能，行适当检查以了解其他垂体激素轴的功能。在激素替代治疗过程中，须在足量补充糖皮质激素的前提下补充甲状腺激素，否则容易诱发肾上腺危象。

（编写：刘建彬 李延兵 校对：杨 敏 侯连兵）

# 第七节 血脂异常和脂蛋白异常血症

【概述】

血脂异常是指血浆中脂质的量和质的异常。脂质在血浆中必须与蛋白质结合以脂蛋白的形式存在，因此，血脂异常实际上表现为脂蛋白异常血症。血脂异常为代谢综合征的组成疾病之一，与多种疾病如肥胖症、2型糖尿病、高血压、冠心病、脑卒中等密切相关。

血脂异常按病因可分为原发性和继发性2种。原发性血脂异常多见，病因不明确，通常认为是由多个基因与环境因素综合作用的结果。继发性血脂异常多由于全身系统性疾病或某些药物所引起，如糖尿病、甲状腺功能减退症、库欣综合征、肝肾疾病、系统性红斑狼疮、骨髓瘤等可导致血脂异常，应用噻嗪类利尿剂、β受体阻滞剂、糖皮质激素也可导致血脂异常。临床上可简单地将血脂异常分为高胆固醇血症、高三酰甘油血症、混合性高脂血症和低高密度脂蛋白胆固醇血症。

【诊断】

1. 症状和体征：血脂异常起病隐匿，发展缓慢。早期可无症状或症状轻微，不少人是由于其他原因或健康体检而发现的。病情逐渐发展，到后期可出现临床表现，主要包括脂质在真皮内沉积所引起的黄色瘤和脂质在血管内皮沉积所引起的动脉粥样硬化。其他少见的有：三酰甘油沉积于网状内皮细胞引起的肝脾肿大，早发性角膜环，脂血症眼底改变，乳糜微粒血症导致的呼吸困难和神经系统症状，严重高三酰甘油血症导致的急性胰腺炎发作。

2. 实验室检查：确诊血脂异常依赖于实验室检查结果，血脂的基本检测项目为总胆固醇（TC）、三酰甘油（TG）、高密度脂蛋白胆固醇（HDL-C）和低密度脂蛋白胆固醇（LDL-C）。因为血脂异常的水平与缺血性心血管病发病风险增高的关系是连续的，并无明显的转折点，所以诊断血脂异常的切点只能人为制定，《中国成人血脂异常防治指南》制定的血脂水平分层标准见表7-1。

表7-1 血脂水平分层标准

| 项目 | TC/(mmol · L$^{-1}$) | TG/(mmol · L$^{-1}$) | LDL-C/(mmol · L$^{-1}$) | HDL-C/(mmol · L$^{-1}$) |
|---|---|---|---|---|
| 合适范围 | <5.2 | <1.7 | <3.4 | — |
| 边缘增高 | 5.2~6.2 | 1.7~2.3 | 3.4~4.1 | — |
| 增高 | ≥6.2 | ≥2.3 | ≥4.1 | — |
| 降低 | — | — | — | <1.0 |

【治疗】

血脂异常最主要的治疗目的是防治冠心病，血脂的控制措施及目标是根据是否存在冠心病或心血管危险因素及患者的血脂水平来制定的，具体可参阅《中国成人血脂异常防治指南》。

1. 饮食治疗和改善生活方式是治疗的基础措施。

2. 总胆固醇高和/或LDL-C高的患者可选择他汀类药物：辛伐他汀口服常释剂型[甲类，国基]，10~80mg，每晚1次；普伐他汀口服常释剂型[乙类]，

10~40mg，每晚1次；瑞舒伐他汀口服常释剂型[乙类，国基]，5~20mg，每天1次；阿托伐他汀口服常释剂型[乙类，国基]，10~80mg，每天1次。

3. 三酰甘油高和/或HDL-C低的患者可选择苯氧芳酸类（贝特类）药物：苯扎贝特口服常释剂型[乙类]，0.2g，每天3次，或缓释剂型[非]0.4g，每晚1次；非诺贝特口服常释剂型[乙类，国基]，片剂0.1g，每天3次，微粒化胶囊[非]0.2~0.25g，每天1次。

4. 混合型高脂血症可联合使用他汀类和贝特类药物，但肌病和肝脏毒性的风险增加。

【注意事项】

1. 他汀类药物的不良反应有肝转氨酶（ALT、AST）升高，还可引起肌病，包括肌痛、肌炎，严重者可发生横纹肌溶解。大剂量使用或与其他药物如环孢霉素、贝特类、大环内酯类抗菌药物、某些抗真菌药和烟酸类合用时肌炎的发生率增加。他汀类药物禁用于孕妇、胆汁淤积者和活动性肝病患者。

2. 非诺贝特也可引起肝脏转氨酶升高和肌病，用药期间也应监测转氨酶和CK（肌酸激酶），绝对禁忌证为严重肾病和严重肝病。

3. 辛伐他汀与非诺贝特开始合用时宜从小剂量开始，可早晨服用非诺贝特，晚上服用辛伐他汀，治疗期间应密切监测肝功能和肌酶，注意肌肉症状。

（编写：卫国红　李延兵　校对：杨　敏　侯连兵）

# 第八节　高尿酸血症和痛风

【概述】

高尿酸血症和痛风是嘌呤代谢紊乱和/或尿酸排泄障碍引起的代谢性疾病。高尿酸血症引起急性关节炎发作、痛风石形成及关节和肾脏改变时称为痛风。高尿酸血症主要分为原发性和继发性两类。不同地区高尿酸血症和痛风的发病率差异较大，男性发病率高于女性。广东省发达城市高尿酸血症发病率在10%~20%，痛风发病率在0.3%~0.4%。

【诊断】

1. 症状和体征：多见于40岁以上男性，女性多于绝经后发病。患者可仅有血尿酸升高，或发生急性关节炎，最常累及拇趾，特别是第1跖趾关节，受累关节按常见程度依次是足、踝、膝、腕和肘等关节，受累关节主要表现为红肿热痛和功能障碍，发作间歇关节活动可完全恢复。患者如未经治疗或治疗不规则，急性关节炎反复发作可发展成慢性关节炎，可见痛风石，可有痛风性肾病和尿酸性肾石病。

2. 实验室检查：男性和绝经后女性血尿酸＞420μmol/L（7mg/dL），绝经前女性血尿酸＞350μmol/L（5.8mg/dL）可诊断为高尿酸血症。经过5天限制嘌呤饮食后，24h尿尿酸排泄量＞3.57mmol（600mg）则为尿酸生成增多。

3. 辅助检查：高尿酸血症和痛风一般可临床诊断，必要时可行关节的X线片、关节腔穿刺术和痛风石的偏振光显微镜下活检等以协助诊断。

4. 鉴别诊断。

（1）高尿酸血症要做好原发性和继发性的鉴别。

（2）痛风需与类风湿性关节炎、化脓性关节炎、创伤性关节炎、假性痛风、关节周围蜂窝织炎相鉴别。

【治疗】

1. 一般治疗：限制饮酒，限制食用高嘌呤食物，如动物内脏、蟹、蚝、沙丁鱼、火锅的汤底及老火汤等。鼓励患者多饮水以促进尿酸排泄。慎用抑制尿酸排泄的药物，如噻嗪类利尿药等。避免诱发因素，积极治疗相关疾病。

2. 降低血尿酸的治疗。

（1）无症状高尿酸血症。当血尿酸＞535μmol/L（9mg/dL）时，可考虑使用降尿酸药物；反复痛风发作，一年4次或以上，需要给予较长期的降尿酸药物治疗；降尿酸药物不能突然停药，应逐渐减量，以免痛风急性发作。

（2）降尿酸药物主要有促尿酸排泄药物和抑制尿酸生成药物两类。

促尿酸排泄药物：如苯溴马隆口服常释剂型[乙类，国基]，其通过抑制肾小管重吸收尿酸而增加尿酸的排泄。适用于单纯原发性高尿酸血症及痛风性关节炎非发作期，尿酸排泄＜800mg/24h，无尿路结石，肾功能良好（肌酐清除率＞80mL/min）者。苯溴马隆成人常用量从小剂量开始，如从每天25mg（半片）开始，无不良反应可逐渐递增至每天100mg（2片），之后根据血尿酸水平调整至维持量。早餐后服，同时加服碳酸氢钠，每天3g。中、重度肾功能损害者及患有肾结石的患者禁用。

抑制尿酸生成药物：主要是别嘌醇[甲类，国基]，通过抑制黄嘌呤氧化酶抑制尿酸形成。适用于尿酸生成过多患者（24h尿酸排泄量普通饮食下＞800mg或低嘌呤饮食下＞600mg），或继发性高尿酸血症、泌尿系统结石、慢性痛风石关节炎、肾功能不全患者或不适合使用促尿酸排泄药者。通常维持剂量为每天200~300mg。肾功能不全患者须重视剂量调整以避免发生副作用。别嘌醇通常耐受性良好，主要副作用包括过敏性反应、肝损害、骨髓抑制和间质性肾炎。别嘌醇可导致严重甚至致命性剥脱性皮炎，因此如出现皮肤皮疹应及时停药。

3. 急性关节炎发作的治疗。

（1）秋水仙碱口服常释剂型[甲类，国基]：口服，初始剂量1mg，随后每次0.5mg，每天3次，最多每4h 1次，直到症状缓解或出现不良反应，最大剂量为每天6mg；3天内不得重复此疗程。另一方案为1mg，每天3次，1周后剂量减半，疗程2~3周。

（2）非甾体抗炎药：用于老年或不能耐受秋水仙碱或发作超过2天的患者。如布洛芬[甲类，国基]，口服，每次0.2~0.4g，每天2~3次。

（3）糖皮质激素：仅秋水仙碱、非甾体抗炎药治疗无效或有禁忌证的患者可短期使用。如泼尼松口服常释剂型[甲类，国基]，每次10mg，每天3次，症状缓解后逐渐减量。

4. 间歇期和慢性关节炎的治疗以降低血尿酸为主。

5. 继发性痛风的治疗：主要是治疗原发病。

【注意事项】

1. 急性关节炎发作期不宜使用降血尿酸药物。

2. 少数患者服用别嘌醇后可出现药物过敏反应，停药和对症治疗可恢复。个别患者可发生剥脱性皮炎等严重不良反应，多见于伴有肾功能不全的患者，对于此类患者，使用别嘌醇时应酌情减量。

3. 口服秋水仙碱可出现恶心、呕吐、腹泻等胃肠道不良反应，部分患者还可发生骨髓抑制、肝功能损害、脱发等不良反应。有骨髓抑制或肝肾功能损害的患者剂量应该减半，并密切观察。

4. 活动性消化性溃疡、消化道出血者禁用非甾体抗炎药。禁止同时服用2种或者多种非甾体抗炎药，否则会加重不良反应。

（编写：方冬虹　李延兵　校对：杨　敏　侯连兵）

# 第九节　原发性骨质疏松症

**【概述】**

骨质疏松症是一种以骨量减少、骨组织微结构破坏为特征，骨脆性增加、易于骨折的代谢性骨病，可分为原发性骨质疏松症和继发性骨质疏松症2种类型。原发性骨质疏松症又分为绝经后骨质疏松症（Ⅰ型，PMOP）和老年性骨质疏松症（Ⅱ型，SOP）2种。PMOP是原发性骨质疏松症中最常见的类型，占80%以上，其发病与雌激素缺乏直接相关，亦与多种遗传因素和后天因素有关联。

**【诊断】**

1. 症状和体征：出现下述情况应考虑有骨质疏松症的可能，特别是绝经后或双侧卵巢切除后的女性，不明原因的慢性腰背疼痛，低体重，身材变矮或脊柱畸形，体力活动过少，长期应用某些药物（糖皮质激素等），脆性骨折。

2. 辅助检查。

（1）X线检查：除有骨折的特殊表现外，还可有骨质疏松的表现，如骨密度降低、骨小梁稀疏、骨皮质变薄、骨髓腔扩大等。

（2）根据世界卫生组织（WHO）专家组的诊断标准，骨质疏松症的诊断须根据骨密度（BMD）的测定结果，尤以双能X线吸收法（DXA）测定为最佳。一般可根据BMD测定结果确定患者是低骨量（低于同性别峰值骨量的1SD以上但小于2.5SD）、骨质疏松症（低于峰值骨量2.5SD以上）还是严重骨质疏松症（骨质疏松症伴一处或多处自发性骨折）。

3. 鉴别诊断：原发性骨质疏松症的诊断须排除各种继发性骨质疏松症后方可成立，包括原发性甲状旁腺功能亢进（甲旁亢）、原发性甲状旁腺功能减退、肾性骨病、原发性或转移性骨肿瘤等所致的骨质疏松。

**【治疗】**

1. 基础治疗。

（1）适当运动可增加和保持骨量，并使老年人的应变能力增强。

（2）钙剂：充足的钙摄入是治疗骨质疏松症的基本方法。一般每天钙摄入总量应达到800~1 200mg。我国一般饮食中钙摄入量约为每天400mg，故可加用口服钙制剂，如：葡萄糖酸钙口服常释剂型[甲类，国基]、颗粒剂[乙类，国基]，钙含量为9%，每天3.5~7.0g，分次服用；复方碳酸钙咀嚼片[非]，每天300~900mg，1次或分次服用。

（3）维生素D制剂：骨化三醇口服常释剂型[乙类]（医保报销条件：限中、重度骨质疏松，肾性骨病，甲状旁腺功能减退症）或注射剂[乙类]（医保报销条例：限肾透析并有低钙血症的患者），每天0.25~0.5μg。如经济条件限制可选用维生素D2口服常释剂型或注射剂[乙类，国基]，一般每天用量400~800U。

（4）对症治疗：有疼痛可用适量非甾体抗炎药，如吲哚美辛片剂[乙类]，口服，25~50mg，每天3次。疼痛明显者可使用降钙素，有骨折者应进行牵引、复位和固定等治疗。

2．抗骨质疏松药物治疗。

（1）二膦酸盐：二膦酸盐可抑制破骨细胞的生成和骨吸收，主要适用于绝经后骨质疏松症、高转换型骨质疏松、继发性骨质疏松症、甲旁亢、变形性骨炎、多发性骨髓瘤、肿瘤性高钙血症等。常用药如阿仑膦酸钠口服常释剂型[乙类，国基]（医保报销条件：限中、重度骨质疏松），每天10mg或每周70mg。

（2）降钙素：为骨吸收的抑制剂，主要适用于高转换型骨质疏松、骨质疏松伴或不伴骨折、变形性骨炎、急性高钙血症等。常用药如鲑鱼降钙素注射剂[乙类]，标准维持量为每天50IU或隔天100IU，皮下注射或肌内注射。

3．雌激素补充治疗：主要适用于绝经后骨质疏松症、围绝经期骨量减少和卵巢早衰或卵巢切除。常用药物：结合雌二醇口服常释剂型[乙类]，每天0.3~0.625mg；替勃龙口服常释剂型[乙类]，每天1.25~2.5mg。其他治疗药物还包括选择性雌激素受体调节剂、甲状旁腺激素、锶盐等。

【注意事项】

钙剂和维生素D联合使用可引起高钙血症，尤其是在肾功能不全时，表现为食欲不振、恶心、呕吐、腹泻等，应经常监测血钙和尿钙水平，发现血钙、尿钙水平增高时需及时减少钙剂和维生素D的用量或停药。使用二磷酸盐时需注意其不良反应，如消化道不良反应等，严格按照药物说明书使用。

（编写：钟 兴 李延兵 校对：杨 敏 侯连兵）

# 第十节　甲状旁腺功能减退症

【概述】

甲状旁腺功能减退症（简称"甲旁减"）是指甲状旁腺素（PTH）分泌过少和/或效应不足而引起的一组临床综合征，主要表现手足搐搦、癫痫样发作、低钙血症和高磷血症。常见病因包括甲状腺或颈部手术时误将甲状旁腺切除或损伤、甲状旁腺手术或颈部放射治疗、特发性甲旁减等。严重低镁血症可暂时抑制PTH分泌，引起PTH一过性缺乏。部分患者是由于PTH受体或受体后缺陷，导致主要靶器官（肾、骨）对PTH作用产生抵抗而导致假性甲旁减。

【诊断】

1．症状和体征：通常表现为与血钙减低有关的症候群。临床表现取决于血钙降低的程度、持续时间与下降的速度。最突出的症候是神经肌肉兴奋性增高，指、趾和口周感觉异常是轻度症候，较重病例可有癫痫样发作、手足搐搦、喉喘鸣和惊厥。面神经叩击征和束臂试验呈阳性。长期血钙降低可致白内障，儿童患者可出现牙齿发育障碍、钙化不全。脑基底节（苍白球、壳核和尾状核）常见转移性钙化。

2．实验室检查：多次查血钙<2.2mmol/L。有症状者一般血清总钙<1.88mmol/L，游离钙<0.95mmol/L。多数患者血清磷升高，部分患者正常。尿钙、尿磷排出量减少。血PTH正常或低于正常。若血清总钙<1.88mmol/L，PTH处于正常水平仍视为甲旁减。

3．辅助检查：头颅X线片或CT检查可发现脑基底节转移性钙化，心电图检查可见Q–T时间延长。

【治疗】

甲旁减的治疗目的：①控制症状，将血钙升至正常或接近正常的水平，将血钙维持在2.0~2.25mmol/L；②减少甲旁减并发症。

1．急性低血钙的治疗：当发生癫痫样发作、手足搐搦、喉喘鸣和惊厥等症状时，即刻静脉注射10%的葡萄糖酸钙10~20mL，注射速度宜慢，10~20min注射完，必要时4~6h后重复注射。

2．间歇期治疗。

（1）高钙、低磷饮食。

（2）钙剂：每天补500~1 000mg元素钙，如葡萄糖酸钙，钙含量为9%，每天4.5~9.0g，分次服用。或用碳酸钙D₃咀嚼片，每天600~1 200mg，分次服用。

（3）维生素D：骨化三醇口服常释剂型<sup>［乙类］</sup>（医保报销条件：限中、重度骨质疏松，肾性骨病，甲状旁腺功能减退症），或阿法骨化醇口服常释剂型<sup>［乙类，国基］</sup>（医保报销条件：限中、重度骨质疏松，肾性骨病，甲状旁腺功能减退症）或口服液体剂<sup>［乙类，国基］</sup>（医保报销条件：限新生儿低钙血症）或滴剂<sup>［非］</sup>，每天0.25~1.5μg，分次服用。或用维生素D2口服常释剂型<sup>［甲类，国基］</sup>，每天5万~15万U。用药期间需定时复查血钙、尿钙水平，避免维生素D过量导致高钙血症。

（4）低镁血症者，可以使用25%的硫酸镁注射剂<sup>［甲类，国基］</sup>10~20mL加入5%的葡萄糖盐水中静脉滴注。

3．对药物治疗无效或发生各种并发症的患者转上级医院治疗。

【注意事项】

1．治疗过程中注意防止维生素D过量中毒：若患者出现厌食、恶心、呕吐、腹泻、头痛、多尿烦渴、体重减轻等症状，同时伴有血清钙、血清磷的增高，应警惕维生素D过量中毒，其在儿童甲旁减患者中尤其容易出现。

2．甲旁减患者尿钙重吸收减少，故血钙水平不易过高，应避免出现明显的高尿钙导致尿路结石、肾钙质沉积和肾功能减退。

（编写：刘　娟　李延兵　校对：杨　敏　侯连兵）

# 第十一节　骨软化症和佝偻病

【概述】

骨软化症和佝偻病是指新形成的骨基质不能进行正常矿化的代谢性骨病。通常成人成熟骨矿化不全时称为骨软化症，而儿童特别是婴儿如果生长着的长骨干骺端和骨组织矿化不全出现典型骨骼改变则称为佝偻病。骨软化症的病因众多，包括维生素D缺乏、肝肾功能异常引起的维生素D活化障碍、维生素D受体或受体后功能异常、肾小管性酸中毒、低血磷等。

【诊断】

正确的诊断必须根据临床表现、血生化、骨骼X线胸片检查。

1. 症状和体征：包括骨痛、骨骼畸形、骨折、生长发育特别是动作发育迟缓。

2. 实验室检查：骨软化症的病因不同，检查结果各异。

3. 辅助检查：X线表现为骨密度降低，成人软骨病的特征性表现为假骨折，儿童佝偻病的特征性表现则为长骨干骺端毛刷状、杯口状改变。

【治疗】

1. 一般治疗：加强营养，注意休息，避免肢体长时间负重及外伤，防止骨折及骨骼畸形。

2. 病因治疗：针对不同病因进行相应治疗。

3. 改善骨组织矿化。

（1）维生素D：维生素D缺乏时，可口服维生素$D_2$口服常释剂型[甲类，国基]，每天1 000~2 000U，1个月后改为预防量，每天400U；对于维生素D依赖性佝偻病，维生素$D_2$的用量为成人每天1万~5万U，小儿每天0.3万~1万U。口服困难或腹泻影响吸收时，可以肌内注射维生素$D_2$，每次15万~30万U，1~3个月后改为每天400U维持。对于肝肾功能不全患者可以使用活化维生素D，如骨化三醇口服常释剂型[乙类]（医保报销条件：限中、重度骨质疏松，肾性骨病，甲状旁腺功能减退症），或阿法骨化醇口服常释剂型（医保报销条件：限中、重度骨质疏松，肾性骨病，甲状旁腺功能减退症）[乙类，国基]或口服液体剂[乙类，国基]（医保报销条件：限新生儿低钙血症）或滴剂[非]，每天0.25 ~ 1.0μg。

（2）葡萄糖酸钙口服常释剂型[甲类，国基]：每克葡萄糖酸钙含89mg元素钙，患者可根据自己的血钙、血磷水平每天补充适量的元素钙（1 000~2 000mg）。

【注意事项】

1. 维生素D及钙剂用量应依据临床反应做调整，治疗过程中应定期监测血钙、血磷水平等指标，防止维生素D中毒及高钙血症。

2. 对于治疗效果不好的骨软化症或佝偻病，应积极寻找病因并进行对因治疗。

3. 婴儿对维生素$D_2$的敏感性个体间差异大，因此用量应慎重决定，且血钙和血磷浓度的乘积［Ca］×［P］（mg/dL）不得大于58。

4. 维生素$D_2$肌内注射给药方法不宜用于新生儿和婴儿。

（编写：李易娟 李延兵 校对：杨 敏 侯连兵）

# 第八章　神经系统疾病

## 第一节　特发性面神经炎

【概述】

特发性面神经炎是指原因未明的、茎乳突孔内面神经非化脓性炎症引起的、急性发病的面神经麻痹，也称贝尔麻痹。可能在受到风寒、病毒感染或自主神经功能障碍，局部血管痉挛致骨性面神经管内的面神经缺血、水肿、受压而发病。

【诊断】

1. 症状：急性起病，病情在数小时至3~4天达到高峰。病前常有病毒感染的前驱症状。多数患者在洗漱时感到一侧面颊活动不灵活、口角漏水、面部歪斜，部分患者病前有同侧耳后或乳突区的疼痛。如出现乳突部疼痛，耳郭和外耳道感觉减退，外耳道或鼓膜出现疱疹，则为带状疱疹引起的膝状神经节炎，称Hunt综合征。鼓索神经近端病变，可有舌前2/3味觉减退或消失，唾液减少。镫骨肌神经病变，可出现舌前2/3味觉减退或消失及听觉过敏。

2. 体征：可见一侧周围性面瘫表现，病侧额纹变浅或消失，不能皱额或蹙眉，眼裂变大，闭眼不全或不能，试闭目时眼球转向外上方，露出白色巩膜，称为贝尔（Bell）现象；鼻唇沟变浅，口角下垂，示齿时口角歪向健侧，鼓腮漏气，食物常滞留于齿颊之间。

3. 鉴别诊断：需与中枢性面神经瘫、吉兰-巴雷综合征、耳源性面神经麻痹、后颅窝病变等疾病相鉴别。

【治疗】

治疗原则为减轻面神经水肿和压迫，改善局部循环，促进功能恢复。

1. 皮质类固醇：起病早期1~2周内应用，有助于减轻水肿。泼尼松口服常释剂型[甲类, 国基]，每天20~40mg，顿服，连用7~10天后逐渐减量；地塞米松注射剂[甲类, 国基]，每天10~20mg，静脉滴注，1周后改口服并逐渐减量。

2. 神经营养药：甲钴胺口服常释剂型或注射剂[乙类，国基]（注射剂医保报销条件：限维生素B$_{12}$缺乏的巨幼红细胞性贫血且有禁食医嘱，或因吞咽困难等，无法使用甲钴胺口服制剂的患者），每次0.5mg，每天3次；维生素B$_{12}$注射剂[甲类，国基]，每次500μg，每天1次，肌内注射；维生素B$_1$注射剂[甲类，国基]，每次100mg，每天1次，肌内注射，或使用口服常释剂型[乙类，国基]，每次10mg，每天3次；地巴唑口服常释剂型[乙类]，每天15～30mg。

3. 抗病毒治疗：阿昔洛韦口服常释剂型[甲类，国基]，口服，0.2g，每天5次，疗程7~10天。

4. 一般治疗：急性期可采用红外线照射、超短波透热等治疗，也可局部热敷。眼闭合不全患者可采用消炎性眼药水或眼膏点眼，或戴眼罩以预防暴露性角膜炎。恢复期可进行针灸或电针治疗等。

【注意事项】

针灸和低脉冲电疗应在水肿消退后再行选用。激素总疗程应在4周以内。

# 第二节　多发性周围神经病

【概述】

多发性周围神经病也称末梢性神经炎，是肢体远端的多发性神经损害，主要表现为四肢末端对称性的感觉、运动和自主神经障碍。病因很多，包括感染、营养缺乏、中毒、代谢障碍等。主要病理过程是轴突变性和节段性髓鞘脱失。

【诊断】

1. 病因诊断：深入了解相关的病因是治疗的重要依据。

2. 症状和体征：根据病因的不同，病程可有急性、亚急性、慢性、复发性等。本病可发生于任何年龄。应注意所有可能致病的因素，如感染、营养缺乏、代谢性疾病、化学物质接触史、肿瘤病史、家族史等。多发性周围神经病的典型特点如下。

（1）感觉障碍：为四肢远端对称性深浅感觉障碍。肢体远端有感觉异常，如刺痛、蚁走感、灼热感、触痛等。检查可发现四肢末梢有手套–袜套型的深浅感觉障碍，病变区皮肤可有触痛或肌肉压痛。

（2）运动障碍：为四肢远端对称性下运动神经元性瘫痪，表现为肢体远端对称性无力，其程度可从轻瘫至全瘫，可有垂腕、垂足的表现；受累肢体肌张力减低，病程久者可出现肌萎缩。以上肢的骨间肌、蚓状肌、大小鱼际肌，下肢的胫前肌、腓骨肌为明显。

（3）反射异常：上下肢的腱反射常见减低或消失。

（4）自主神经功能障碍：呈对称性异常，如肢体末梢皮肤菲薄、干燥、变冷、苍白或发绀、少汗或多汗，指（趾）甲粗糙、松脆等。

3. 辅助检查：包括肌电图和神经传导速度检查，神经传导速度可减慢或波幅降低。

4. 鉴别诊断：需与亚急性联合变性、周期性瘫痪、脊髓灰质炎等疾病相鉴别。

【治疗】

治疗原则是去除病因，积极治疗原发病，改善周围神经的营养代谢，对症处理。

1. 去除病因：根据不同的病因采取针对性强的措施，以消除或阻止其病理性损害。

2. 对症处理。

（1）疼痛：可酌情口服卡马西平口服常释剂型[甲类]，每次0.1g，每天2~3次；或阿米替林口服常释剂型[甲类, 国基]，每次12.5~25mg，每天2~3次；或布洛芬口服常释剂型[甲类, 国基]，每次0.2~0.3g，每天2~3次。

（2）改善神经的营养代谢：应用大剂量B族维生素有利于神经损伤的修复和再生。如：维生素$B_1$注射剂[甲类, 国基]，100mg，肌内注射，每天1次；维生素$B_{12}$注射剂[甲类, 国基]，500μg，肌内注射，每天1次。亦可口服维生素$B_1$口服常释剂型[乙类, 国基]，每次10mg，每天3次，或腺苷钴胺口服常释剂型[甲类, 国基]，每次500μg，每天3次。地巴唑口服常释剂型[乙类]（每次5~10mg，每天3次）也有促进神经功能恢复的作用。

（3）及早进行康复治疗，以促进肢体功能恢复，如针灸、理疗、按摩等。重症患者护理时要定期翻身，保持肢体功能位，防止挛缩和畸形。

【注意事项】

应注意卡马西平的肝脏损害和过敏等副作用，以及非甾体抗炎药的胃肠道副作用，可联合应用胃黏膜保护剂，定期检查肝功能。

# 第三节　急性炎症性脱髓鞘性多发性神经病

【概述】

急性炎症性脱髓鞘性多发性神经病又称吉兰-巴雷综合征（Guillain-Barre syndrome，GBS），是可能与感染有关和免疫机制参与的急性特发性多发性神经病。临床上表现为四肢弛缓性瘫痪、末梢型感觉障碍和脑脊液蛋白细胞分离等。本病确切病因不清楚，可能与空肠弯曲菌感染有关；或是机体免疫发生紊乱，产生针对周围神经的免疫应答，引起周围神经脱髓鞘。

【诊断】

1. 症状和体征：多在病前1~4周有感染史。急性或亚急性起病，进展不超过4周。主要临床表现为运动、感觉和自主神经损害。肢体弛缓性瘫痪，从下肢远端向上发展，近端较明显，可发展至上肢并累及脑神经（首发症状也可为双侧周围性面瘫）。感觉异常，如烧灼感、麻木、疼痛等，以远端为主。自主神经紊乱症状明显，如尿便障碍、心律失常、皮肤营养障碍等。可有呼吸肌麻痹，也可有脑神经受损。

2. 实验室检查：脑脊液蛋白细胞分离，即蛋白增高而细胞数正常，出现在起病后2~3周，第一周多正常。

3. 辅助检查：肌电图早期F波或H反射延迟或消失，运动神经传导速度明显减慢。

4. 鉴别诊断：要与低钾性周期性麻痹、脊髓灰质炎、重症肌无力等疾病相鉴别。

【治疗】

1. 激素治疗：通常认为该治疗对吉兰-巴雷综合征无效，并有不良反应。但是，在无条件使用昂贵治疗［血浆置换和IVIG（静脉注射免疫球蛋白）］时，可试用甲泼尼龙注射剂[乙类，国基]，每天500~1 000mg，静脉滴注，连用5~7天，或地塞米松注射剂[甲类，国基]，每天10mg，静脉滴注，连用7~10天。

2. 对症支持治疗：密切注意患者的呼吸功能，必要时用呼吸机辅助呼吸。注意水电解质与酸碱平衡，预防坠积性肺炎、褥疮、下肢静脉血栓形成等并发症。出现疼痛时，可试用卡马西平口服常释剂型[甲类，国基]（开始每次

0.1g，每天2次；第2天后每隔1天增加0.1~0.2g，直到疼痛缓解，维持量每天0.4~0.8g，分次服用，最高量每天不超过1.2g）等非阿片类镇痛药。早期开始康复治疗。

【注意事项】

1. 本病尚可使用以下治疗方法。

（1）血浆置换：可缩短疗程，减轻症状，可在有条件的上级医院进行。

（2）静脉注射人免疫球蛋白（IVIG）[乙类]：成人按每天0.4g/kg剂量，连用5天，应尽早使用或在呼吸肌麻痹之前使用。禁忌证是先天性IgA缺乏。

2. 呼吸肌麻痹是本病最主要的危险因素。如患者气促，血氧饱和度降低、动脉血氧分压下降至70mmHg以下，可进行气管插管，呼吸机辅助呼吸，必要时气管切开。

3. 重症患者需转至有条件的医院治疗。

4. 重视康复训练，防止肌肉挛缩。

# 第四节　急性脊髓炎

【概述】

急性脊髓炎是各种感染或变态反应引起脊髓白质脱髓鞘病变或坏死导致的完全性或不完全性脊髓损害。临床表现为病变平面以下肢体瘫痪，传导束型感觉障碍和尿便障碍。其发病机制不明。本病包括不同的临床综合征，如感染后和疫苗接种后脊髓炎、脱髓鞘性脊髓炎、坏死性脊髓炎和副肿瘤性脊髓炎。

【诊断】

1. 症状和体征：急性起病，发病前1~2周通常有发热、上呼吸道感染症状，或有预防接种史。脊髓损害的症状和体征如下。

（1）受累平面以下的运动障碍：包括肢体瘫痪、肌张力降低、腱反射改变、病理反射阳性等。最常受侵犯的是胸髓（上、中胸髓多见），其次为颈髓（此时患者表现为四肢瘫痪）、腰髓，骶髓十分少见。

（2）感觉障碍表现为病变节段以下所有感觉缺失，在感觉消失水平上缘可有感觉过敏区或束带样感觉异常。

（3）自主神经功能障碍表现为大小便功能障碍，损害平面以下无汗或少汗等。早期表现为充溢性尿失禁，随着脊髓功能的恢复，转为反射性神经源性膀胱。

2．辅助检查：①腰椎穿刺。压颈试验通畅，脑脊液压力正常，外观无色透明，细胞数、蛋白含量正常或轻度增高，细胞以淋巴细胞为主，糖、氯化物正常。②影像学检查。MRI典型改变显示病变脊髓肿胀、增粗，病变节段髓内多发片状或弥散的$T_2$高信号改变，大小不一，强度不均。

3．鉴别诊断：需与急性硬脊膜外脓肿、脊髓压迫症、脊髓血管病等疾病相鉴别。

【治疗】

1．一般治疗：治疗原则为加强护理，防治并发症，促进功能恢复。排尿困难者应保留无菌导尿管。加强翻身、拍背。保持皮肤清洁，预防褥疮。

2．类固醇皮质激素：主要针对与自身免疫机制有关的非特异性炎症。急性期应用大剂量甲泼尼龙注射剂[乙类，国基]短程治疗，500~1 000mg，静脉滴注，每天1次，连用3~5次。或使用地塞米松注射剂[甲类，国基]10~20mg，静脉滴注，每天1次，疗程7~14天。用上述药物后可改泼尼松口服常释剂型[甲类，国基]口服，每天30~60mg，维持4~6周后或在病情好转后逐渐减量停药。

3．B族维生素：维生素$B_1$注射剂[甲类，国基]，100mg，肌内注射，每天1次，或使用口服常释剂型[乙类]，10mg，每天3次；或维生素$B_{12}$注射剂[甲类，国基]，500μg，肌内注射，每天1次，或口服。

4．抗菌药物：根据病原学检测和药敏试验结果，及时治疗呼吸道和泌尿系统感染。

【注意事项】

1．注意寻找和排除一些可治性脊髓炎的病因，如结核、梅毒等。高颈段病变容易累及呼吸功能，因而建议转至有条件的医院治疗。早期应将瘫痪肢体保持功能位，防止关节挛缩，促进肌力恢复。

2．急性上升性脊髓炎或横贯性脊髓炎急性期可使用免疫球蛋白治疗，成人用量每天0.4g/kg，静脉滴注，疗程3~5天。

# 第五节　短暂性脑缺血发作

【概述】

短暂性脑缺血发作（transient ischemic attack，TIA）是各种病因引起的短暂的局灶性脑功能障碍，临床表现为突发短暂性、可逆性神经功能缺失。TIA的病因和发病机制尚未完全明确。TIA是缺血性卒中最重要的独立危险因素，近期频繁发作的TIA常是脑梗死发生的前驱表现。

【诊断】

1. 症状和体征：患者多为中老年人，多合并有高血压、动脉硬化、糖尿病、高脂血症等脑血管病危险因素。本病起病突然，可迅速出现局灶性神经系统或视网膜的功能缺损。持续时间一般为2~20min，多在1h内恢复，最长不超过24h，不遗留神经体征。常反复发作，每次发作神经缺失症状基本相同。体查无明显的神经系统阳性体征。

2. 辅助检查：MRI无急性脑梗死的证据发现。

3. 鉴别诊断：TIA需要与局限性癫痫、晕厥、良性位置性眩晕等疾病相鉴别。

【治疗】

1. 控制和去除危险因素。积极控制高血压、糖尿病、高脂血症，避免低灌注可能，治疗心律失常、冠心病、心瓣膜病。合理运动，适当降低体重。

2. 药物治疗。

（1）抗血小板药：TIA患者应首选抗血小板药，常用阿司匹林口服常释剂型[甲类,国基]，75~100mg，顿服。服用阿司匹林后，TIA仍反复发作者或因消化道症状不能耐受时，可改用氯吡格雷口服常释剂型[乙类,国基]（医保报销条件：限急性冠脉综合征患者，支付不超过12个月。非急性期限二线用药。近期缺血性卒中，支付不超过21天），口服，75mg，每天1次。

（2）抗凝治疗：对于反复发作的患者，尤其是有心源性栓子来源的可能时，可用出血并发症较少的低分子肝素注射剂[乙类,国基]7 500~15 000 AXa IU，腹壁皮下注射，每天1~2次，连用10天。也可用肝素注射剂[甲类,国基]100mg加入5%的葡萄糖注射液500mL中，以每分钟10~20滴的速度静脉滴注，或用微泵泵入，每30min检测凝血状态1次，调整滴速使部分凝血活酶时间（APTT）控制在1.5倍左右，并维持24h，然后改为华法林口服常释剂型[甲类,国基]，口服，初始剂量2.5~3.0mg，每天1次，同时注意监测凝血状态，使国际标准化比值（INR）控制在2~3。对于伴有心房颤动（包括阵发性）的缺血性脑卒中或短暂性脑缺血发作（TIA）患者，新型口服抗凝剂达比加群酯口服常释剂型[乙类,国基]、利伐沙班口服常释剂型[乙类,国基]、阿哌沙班口服常释剂型[乙类]

及依度沙班[非]可作为华法林的替代药物。

（3）钙通道阻滞剂：可扩张血管、防止动脉血管痉挛。可选用尼莫地平[甲类，国基]，口服，20~40mg，每天3次；或盐酸氟桂利嗪[甲类，国基]，口服，5mg，每晚睡前服1次。

**【注意事项】**

抗凝治疗须定期监测凝血功能，注意消化道出血、颅内出血等严重并发症。

# 第六节 动脉血栓性脑梗死

**【概述】**

动脉血栓性脑梗死是在脑动脉粥样硬化等动脉壁病变的基础上形成管腔内血栓，造成该动脉供血区血流中断，局部脑组织发生缺血、缺氧和坏死而出现相应的临床症状，包括动脉–动脉栓塞和脑血栓形成，约占各类脑卒中的30%。

**【诊断】**

1. 症状和体征：本病多发生于50岁以上的中老年人，常在安静或睡眠中起病，部分患者起病前有频繁出现的TIA症状。多有高血压、动脉硬化、糖尿病、高脂血症或冠心病等病史。多有明确的定位症状和体征，在数小时至3天内逐渐加重。按解剖部位，临床上可将脑梗死分为颈内动脉系统（前循环）脑梗死和椎–基动脉系统（后循环）脑梗死两大类，主要表现为单肢或偏侧无力和麻木，同向偏盲、失语、失读、失写等大脑半球症状，以及眩晕、复视、平衡失调、吞咽困难、交叉性或双侧肢体无力、麻木等脑干和小脑症状，可出现不同的临床表现和综合征。

2. 辅助检查：头颅CT或MRI可发现明确的梗死性病灶。血管造影可发现狭窄或闭塞的责任血管。

3. 鉴别诊断：动脉血栓性脑梗死需要与脑出血、脑栓塞、颅内占位病变等相鉴别。

**【治疗】**

1. 一般治疗：保持呼吸道通畅，必要时应予开放气道及呼吸机辅助通气。维持营养和水电解质平衡，加强护理，注意呼吸道、泌尿道感染和褥疮等的防治。

2.　溶栓治疗：起病后极早期溶栓治疗是恢复梗死区血流的主要方法。目前公认的溶栓时间窗是起病4.5h内，发病后4.5~6h可根据神经影像学检查结果慎重选择病例，6h后溶栓疗效不佳，并有较大的出血危险性。溶栓治疗目前主要适用于年龄在75岁以下、瘫痪肢体肌力在3级以下、无明显意识障碍、用药时血压<180/110mmHg的动脉血栓性脑梗死患者，禁用于有出血倾向、CT检查可见脑部大片低密度灶、深昏迷及有严重心、肝、肾疾病者。溶栓药物如尿激酶注射剂[甲类,国基]，常用100万~150万IU加入0.9%的氯化钠注射液100~200mL中，持续静脉滴注30min，用药期间应严密监护患者；阿替普酶注射剂[乙类]，0.9mg/kg，最大剂量90mg，先静脉推注10%（1分钟），其余剂量60分钟内静脉滴入。

3.　脱水降颅压：大面积脑梗死有明显颅内高压时，应使用脱水降颅压药物。脑水肿的高峰期为发病后3~5天。常用20%的甘露醇注射剂[甲类,国基]125~250mL快速静脉滴注，每6~12h 1次；或呋塞米（速尿）注射剂[甲类,国基]20~40mg，静脉注射，每6~12h 1次。两药可交替使用。

4.　抗血小板聚集、抗凝治疗：抗血小板药和抗凝药对已形成的血栓没有直接溶解作用，但可用于溶栓后的辅助治疗。抗血小板药可能对治疗动脉血栓性脑梗死有效，并能预防血栓形成，可尽早使用。抗凝治疗适用于部分进展性脑卒中，尤其是椎-基底动脉血栓形成者；抗凝和抗血小板聚集的治疗方法和注意事项与TIA治疗基本相同。

5.　扩容治疗：对于脑血流低灌注所致的急性脑梗死可应用扩容治疗，如低分子右旋糖酐[非]500mL，静脉滴注，每天1次。

【注意事项】

1.　超早期治疗是治疗本病的关键，应争取在起病3~6h治疗时间窗内进行溶栓治疗，以抢救梗死灶周围缺血半暗带内的神经细胞，防止梗死灶进一步扩大。

2.　重视二级预防：控制血压、血糖和其他危险因素，服用抗血小板药和他汀类药物均对预防复发有益。

# 第七节　脑　栓　塞

【概述】

脑栓塞是指血液中的各种栓子进入脑动脉，阻塞脑血流，当侧支循环不能及时代偿时，该动脉供血区脑组织会发生缺血性坏死，从而出现相应的脑功能障碍。脑栓塞占脑卒中的15%～20%。栓子多来源于心脏疾病，主要包括风湿性心瓣膜病、心内膜炎、先天性心脏病、心肌梗死、心律失常等。

【诊断】

1. 症状和体征：本病多见于青壮年。可在安静或进行体力活动时发生，多无前驱症状。起病急骤，病情在数秒至数分钟内达最高峰，出现偏瘫、失语等局灶性神经功能缺损。既往有与栓子来源有关的原发病症状，如心脏病、骨折、气胸、静脉血栓形成等。

2. 辅助检查：头颅CT或MRI检查能明确病变部位、数目，有助于明确诊断。

3. 鉴别诊断：主要应与动脉血栓性脑梗死和脑出血相鉴别。

【治疗】

脑栓塞的治疗原则、计划和方案与动脉血栓性脑梗死基本相同，但应注意不同的病因要采用不同的治疗方法。

1. 原发病的治疗：有利于脑栓塞病情的控制和防止复发。对感染性栓塞应使用敏感的抗菌药物，禁用抗凝和溶栓药物。脂肪栓塞可用5%的碳酸氢钠注射剂[甲类，国基]，每天2次，有利于脂肪颗粒溶解。气栓应取头低、左侧卧位，如为减压病应尽快给予高压氧治疗。

2. 对于大脑中动脉主干栓塞的患者，应争取在时间窗内实施静脉溶栓治疗，但由于此时多见出血性梗死，因此溶栓适应证更应严格掌握。

3. 抗凝治疗：非感染性心源性栓塞应采用抗凝治疗。治疗过程中要定期检测凝血功能，并调整剂量。抗凝药物参照本章第五节。

【注意事项】

脑栓塞合并出血性梗死时，应停用抗凝、溶栓和抗血小板药，以免出血加重。

# 第八节 脑 出 血

【概述】

脑出血是指非外伤性脑实质内的自发性出血，占各类型脑卒中的20%~30%。主要由高血压性脑内细小动脉病变引起，也称高血压动脉硬化性脑出血或高血压性脑出血。一般认为，长期高血压造成的微小动脉瘤或小血管透明样变性节段破裂是脑出血的主要原因，约70%的高血压性脑出血发生在基底节区，其次为脑叶、脑干和小脑等部位。

【诊断】

1. 症状和体征：本病多发生在50岁以上、血压控制不良的高血压患者，常在体力活动或情绪激动时突然发病，发病时常有反复呕吐、头痛和血压升高。病情进展迅速，常出现意识障碍、偏瘫和其他神经系统局灶症状。最常见类型为壳核出血（内囊外侧型出血），其次为丘脑出血（内囊内侧型出血），此外，脑叶出血、脑干出血、小脑出血、脑室出血等亦可见到，临床表现各异。

3. 辅助检查：头颅CT检查可见脑出血改变。

4. 鉴别诊断：需与脑梗死、蛛网膜下腔出血、低血糖引起的昏迷等疾病相鉴别。

【治疗】

急性期应积极抢救患者生命，以支持对症治疗为主；恢复期应加强功能锻炼，减少神经功能残障，针对病因治疗，降低复发率。

1. 急性期治疗。

（1）一般治疗：原则上应就地诊治，避免长途搬运，尽量让患者安静卧床休息。保持呼吸道通畅，维持营养和水电解质平衡，加强护理，注意呼吸道和泌尿道感染、上消化道出血、褥疮等的防治。

（2）调控血压：脑出血患者血压的控制尚无统一的意见。多数学者认为过度降血压可能会减少脑灌流量。目前认为收缩压＞180mmHg、舒张压＞100mmHg时才需做降血压处理，但不宜过速、过度降血压。

（3）脱水降颅内压：脑水肿是影响脑出血死亡率及功能恢复的主要因素。脑出血时一般在3~5天脑水肿达到高峰。脱水降颅内压通常使用20%的甘露醇注射剂<sup>[甲类,国基]</sup>125~250mL静脉滴注，每6~8h 1次；或呋塞米（速尿）注射剂<sup>[甲类,国基]</sup>20~40mg静脉注射，每6~8h 1次。或二者交替使用。一般需用1~2周。

（4）止血剂和凝血剂对高血压性脑出血无效果，但因凝血障碍性疾病而致脑出血时需应用。

（5）防止并发症：对于重症或高龄患者应预防性应用抗酸药物，如雷尼替丁口服常释剂型<sup>[甲类,国基]</sup>，150mg，每天1~2次。如有应激性溃疡或出血，则需要使用奥美拉唑口服常释剂型<sup>[甲类,国基]</sup>或注射剂<sup>[乙类,国基]</sup>（医保报销条件：限有说明书标明的疾病诊断且有禁食医嘱或吞咽困难的患者），20mg，每天1~2次。患者并发感染时，需要根据药敏结果选用抗菌药物。中枢性高热多采用物理降温。

2. 恢复期治疗。

恢复期治疗与动脉血栓性脑梗死相同，尤其要注意控制高血压，预防复发。

【注意事项】

1. 脑出血患者不要急于降血压，应首先脱水降颅压，再根据血压情况决定是否进行降血压治疗，以防止血压降低过快引起的脑低灌注。

2. 手术治疗：对发病时出血量大，丘脑出血≥15mL，小脑出血≥10mL，或血肿直径≥3cm，壳核出血量>30mL，或颅内压明显增高、保守治疗显然无效的重症患者，以及少数病情不断恶化、CT证实血肿继续扩大者，应及时进行手术清除血肿。

# 第九节  原发性蛛网膜下腔出血

【概述】

原发性蛛网膜下腔出血，简称"蛛网膜下腔出血"，占各类型脑卒中的6%~8%，是指脑表面血管破裂后，血液直接流入蛛网膜下腔，与外伤性蛛网膜下腔出血或脑实质出血破入蛛网膜下腔引起的继发性蛛网膜下腔出血不同。常见的原因有颅内动脉瘤、脑动静脉畸形，以及高血压脑动脉硬化等。

【诊断】

1. 症状：本病多见于青壮年，起病突然。可有剧烈运动、情绪激动、咳

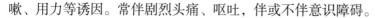

嗽、用力等诱因。常伴剧烈头痛、呕吐，伴或不伴意识障碍。

2．体征：脑膜刺激征明显，少数患者可有神经系统局灶定位体征。

3．辅助检查：头颅CT检查可发现脑池、脑沟或脑室内有高密度的出血影。腰穿脑脊液检查可见脑脊液呈均匀血性。

4．鉴别诊断：需与脑出血、颅内感染、脑卒中等疾病相鉴别。

【治疗】

急性期治疗的目的是防止再出血，降低颅内压，防止继发性脑血管痉挛，寻找出血原因。

1．一般治疗：必须绝对卧床休息4~6周，保持大小便通畅，避免一切用力因素或情绪激动。严重头痛、躁动不安者，给予适当镇痛、镇静或抗精神病药物。有肢体抽搐时，应及时用抗癫痫药物。

2．脱水降颅压治疗：可选用20%的甘露醇注射剂[甲类，国基]、呋塞米（速尿）注射剂[甲类，国基]等治疗。

3．预防再出血：为防止动脉瘤破裂口血块溶解引起再出血，应使用抗纤维蛋白溶解药物。常用氨甲苯酸（止血芳酸）注射剂[甲类，国基]，剂量为100~200mg，加入5%的葡萄糖溶液或生理盐水100mL内静脉滴注，每天2~3次，维持2~3周。

4．防治脑血管痉挛：常用钙通道阻滞剂，如尼莫地平。

（1）预防性用药：动脉瘤性蛛网膜下腔出血发病4天内开始口服尼莫地平口服常释剂型[甲类，国基]，40~60mg，每天3~4次，疗程3~4周。

（2）治疗性用药：采用尼莫地平注射剂[乙类]中心导管静脉滴注，起始剂量1mg/h（如体重不足70kg或血压不稳定，则起始剂量为0.5mg/h），2h后如血压无明显下降，剂量增至2mg/h，持续5~14天，如需手术的患者，手术当日停药，术后可继续使用至少5天，最多持续使用21天。

5．防治脑积水：脑脊液置换可减少脑积水的发生。

【注意事项】

再出血是蛛网膜下腔出血致命性的并发症，原因多为动脉瘤破裂，因而应尽可能将患者转往有条件的医院进行外科治疗。

# 第十节 偏 头 痛

**【概述】**

偏头痛是一种由多种病因引起的，颅内外神经、血管功能障碍导致的，以发作性单侧或双侧头痛为特征的疾病。其主要的临床特征是发作性头痛、自发性缓解、反复发作、间歇期正常。多在儿童和青年期发病，女性多于男性。根据症状，可将偏头痛分为典型偏头痛、普通偏头痛、特殊类型的偏头痛等。

**【诊断】**

1. 症状和体征：反复发作的单侧或双侧头痛，具有搏动性，伴有恶心、呕吐、怕光、怕声，痛时日常活动受限，要考虑偏头痛的存在。如脑部CT或MRI检查排除器质性疾病，有家族史更支持诊断。2004年国际头痛学会编制了各种头痛的诊断标准。

（1）无先兆偏头痛的诊断标准。

1）符合下述2）~4）项特征的发作至少5次。

2）若不治疗，每次发作持续4~72h。

3）具有以下至少2项头痛特征：①单侧性；②搏动性；③程度中到重度；④日常活动（如行走、爬楼梯等）后头痛加重或不敢活动。

4）发作时至少具有下列之一：①恶心和呕吐；②畏光和畏声。

5）不能归因于其他疾病。

（2）有先兆偏头痛的诊断标准。

1）符合下述2）~4）项特征的发作至少2次。

2）先兆包括下列至少1项，但无运动障碍：①完全可逆性的视觉症状，包括阳性症状（如闪光、暗点或折线）和/或阴性症状（如视野缺损）；②完全可逆性的感觉症状，包括阳性特征（如针刺感）和/或阴性特征（如麻木感）；③完全可逆性的言语困难。

3）包括下列至少2项：①同侧的视觉症状和/或单侧感觉症状；②至少1种先兆持续≥5min和/或不同的先兆连续出现，间隔≥5min；③每种先兆症状持续≥5min，≤60min。

4）先兆症状后60min内出现符合无先兆偏头痛标准的2）~4）项的头痛症状（头痛也可与先兆症状同时发生）。

5）不能归因于其他疾病。

2．特殊类型的偏头痛：包括眼肌麻痹性偏头痛、偏瘫型偏头痛、基底动脉型偏头痛和偏头痛等位发作。

3．鉴别诊断：需与紧张性头痛、丛集性头痛、蛛网膜下腔出血、高血压脑病、三叉神经痛等疾病相鉴别。

【治疗】

1．一般治疗：给予患者必要的疾病常识教育和安慰，嘱其生活规律、避免诱发因素，如食用含酪胺的食物等。

2．发作期的治疗：应以发作的严重程度、过去发作时对药物的治疗反应及年龄来指导用药。用药以镇痛和镇静药物为主。

（1）轻度偏头痛：可使用非特异性止痛药，如阿司匹林口服常释剂型[甲类，国基]，口服，300~600mg，每天1次。非甾体抗炎药，如布洛芬口服常释剂型[甲类，国基]，口服，400~800mg，每6h 1次。可用少量镇静药物，如地西泮口服常释剂型[甲类，国基]，2.5~5mg，每天2~3次。

（2）中、重度偏头痛：可用非甾体抗炎药或5-羟色胺受体激动剂，如麦角胺咖啡因，口服，每次1~2片。如无效，隔0.5~1h后再服1~2片，患者每天用药不应超过2次，1周不超过10片。

（3）伴随症状：如恶心、呕吐，可应用止吐药和胃肠动力药物，如甲氧氯普胺注射剂[甲类，国基]10mg，肌内注射。也可用氯丙嗪口服常释剂型[甲类]（口服，成人每次12.5~25mg，每天2~3次。如不能控制，可使用注射剂[甲类]肌内注射，每次25mg）、奋乃静口服常释剂型[甲类，国基]（口服，成人每次2~4mg，每天2~3次）等。有烦躁者可使用地西泮口服常释剂型[甲类，国基]（第1天每次10mg，之后按需要减少到5mg，每天3~4次）等镇静。

3．预防用药。

可在以下情况时考虑使用：发作频率每天超过2次；剧烈发作，妨碍了正常活动；心理上不能承受发作；抑制发展性治疗失败或不良反应严重。可选用氟桂利嗪口服常释剂型[甲类，国基]，口服，每天5~10mg，睡前服用；或奋乃静口服常释剂型[甲类，国基]，口服，10~60mg，每天2次；或维拉帕米口服常释剂型[甲类，国基]，口服，每天40~380mg，每天3次；或丙戊酸钠口服常释剂型[甲类，国基]、口服液体剂[乙类，国基]、缓释控释剂型[乙类，国基]，口服，每次200~400mg，每天2~3次；或阿米替林口服常释剂型[甲类，国基]，口服，

25~75mg，每天1次，睡前服用。

【注意事项】

1．孕妇和缺血性心脏病患者应禁用麦角胺，哮喘患者慎用β-受体阻滞剂，抑郁症患者慎用氟桂利嗪，胃溃疡、出血性疾病患者禁用NSAID。

2．麦角胺咖啡因为国家第二类精神药品，务必严格遵守国家有关管理条例，按规定开写精神药品处方，防止滥用。

# 第十一节　帕金森病

【概述】

帕金森病又称为震颤麻痹，是一种好发于50岁以上的中老年人的运动障碍性疾病。帕金森病的病因及发病机制还不完全明了。临床表现以静止性震颤、运动迟缓、肌肉强直及姿势步态障碍为主要特征。

【诊断】

1．症状和体征：多为中老年发病，症状进行性加重。主要表现为震颤、强直、运动迟缓和姿势平衡障碍。

（1）震颤：90%的患者以震颤为首发症状。多在静止及休息时明显，故为静止性震颤，又称"搓丸样"震颤。

（2）强直：无震颤时出现铅管样强直，合并震颤时肢体出现齿轮样强直。面部肌强直表现为"面具脸"，手部肌强直表现为路标征。晚期患者讲话缓慢，声音低沉、单调、不清，甚者吞咽困难。

（3）运动迟缓：表现为随意运动迟缓，动作缓慢、笨拙；部分患者写字时越写越小，称为小写症。

（4）姿势平衡障碍：行走时呈"慌张步态"。

2．对左旋多巴的治疗反应良好。

3．鉴别诊断：需与中毒性帕金森综合征、进行性核上性麻痹、多系统萎缩等疾病相鉴别。

【治疗】

药物治疗的目标是延缓疾病进展，控制症状，同时尽量减少药物的不良反应和并发症。

1．治疗药物。

（1）抗胆碱药：可用苯海索口服常释剂型<sup>[甲类，国基]</sup>，口服，1~2mg，每天3~4次，每天极量20mg。这类药物有口干、便秘、尿潴留、视物模糊及精神症状等副作用，因此老年患者可酌情减量。

（2）金刚烷胺口服常释剂型<sup>[甲类，国基]</sup>：口服，每次100mg，每天1~2次，每天极量400mg。副作用有神志模糊、下肢网状青斑、踝部水肿等，均较少见。

2．多巴胺替代疗法：左旋多巴至今仍是治疗帕金森病最基本、最有效的药物，对震颤、强直、运动迟缓等均有较好疗效。为避免左旋多巴的外周脱羧作用，减轻外周副作用，增强疗效，可与外周的脱羧酶抑制剂（苄丝肼）联合应用。左旋多巴有片剂、胶囊剂、控释型及弥散型等多种制剂供选择使用。用药都应该从小剂量开始，根据病情需要逐渐增量，以最低有效量作为维持量。常用的有多巴丝肼（左旋多巴/苄丝肼）口服常释剂型<sup>[甲类，国基]</sup>，初始用量每次62.5~125mg，每天2~3次，根据病情可渐增剂量至疗效满意、不出现不良反应为止，餐前1h或餐后1.5h服药，一般日剂量最大不超过1g，分3次以上服用。

3．多巴胺受体激动剂：与左旋多巴合用可减少左旋多巴的用量，对多巴胺神经元有保护作用。年轻患者可单独使用。应从小剂量开始，渐增剂量至获得满意疗效而不出现副作用为止。该类药物有2种类型，即麦角类和非麦角类。麦角类：溴隐亭口服常释剂型<sup>[乙类，国基]</sup>，每次1.25mg，每天1次，逐渐增加剂量至每天10~20mg。非麦角类：吡贝地尔缓释控释剂型<sup>[乙类]</sup>，初始剂量每天50mg，可增至每天150~200mg；普拉克索缓释控释剂型<sup>[乙类，国基]</sup>（医保报销条件：限二线用药），初始剂量0.125mg，每天3次，每周增加0.125mg，每天3次，一般有效剂量为0.5~0.75mg。

4．单胺氧化酶B（MAO-B）抑制剂：司来吉兰口服常释剂型<sup>[乙类]</sup>为选择性MAO-B抑制剂，能阻止脑内多巴胺的降解，增加多巴胺的浓度。用法为2.5~5mg，每天2次，应早上、中午服用，勿在傍晚服用，以免造成失眠。

5．儿茶酚胺甲基转移酶（COMT）抑制剂：该类药物能够抑制左旋多巴在外周的代谢，增加左旋多巴的进脑量，延长左旋多巴的半衰期。常用的有恩他卡朋口服常释剂型<sup>[乙类]</sup>（医保报销条件：限二线用药），有效剂量为100~200mg，每天3~5次，最多不超过8片。

**【注意事项】**

1. 坚持"剂量滴定""细水长流、不求全效"的用药原则，用药剂量应以"最小剂量达到满意效果"。

2. 治疗既应遵循一般原则，又应强调个体化特点。年轻患者可适当推迟或尽量减少多巴制剂的用量，年老患者可考虑早期选用多巴制剂。

3. 单药不能维持疗效时，可考虑联合用药。联合多种药物出现副作用时，应根据"后上先撤"的原则，逐步减量或停药。

4. 抗胆碱药有口干、便秘、尿潴留、视物模糊及精神症状等副作用，因此老年患者慎用。

# 第十二节　癫　　痫

**【概述】**

癫痫是一组由大脑神经元异常放电所引起的突然、短暂、反复发作的脑部功能失常综合征。因异常放电的神经元涉及部位和放电扩散范围的不同，可引起运动、感觉、意识、自主神经等不同的功能障碍。每次神经元的阵发放电或短暂过程的脑功能异常称为癫痫发作。一个患者可有1种或数种形式的发作。癫痫是神经系统的常见病之一。在癫痫中，具有特殊原因，由特定的症状和体征组成的癫痫现象称为癫痫综合征。

**【诊断】**

1. 需要遵循三步原则。

（1）确定是否为癫痫：①发作是否具有癫痫发作的特点：在大多数情况下，可依据详细的病史，向患者家属或目睹者了解整个发作过程。癫痫发作的特点为发作性的运动、感觉、意识、精神、自主神经功能异常，症状出现和消失非常短暂，具有重复性和刻板性的特点。②发作表现是否具有不同发作类型的特征。③发作期或发作间期脑电图出现癫痫样放电现象可协助诊断。④同时排除其他非癫痫性发作性疾病。

（2）明确何种类型的癫痫：要根据发作形式的描述、医师或陪伴者目睹的第一手资料判断发作类型，亦可根据脑电图检查结果确定癫痫的临床类型。

（3）判断癫痫的病因：结合头颅CT或MRI影像学检查和理化检查进行判断。

2．鉴别诊断：需要与假性癫痫发作、晕厥、偏头痛、TIA等疾病相鉴别。

【治疗】

有明确病因者应首先进行病因治疗。药物治疗的目标是在无明显不良反应的情况下，完全控制临床发作，使患者保持或恢复其原有的生理、心理状态，以及生活和工作能力。

1．抗癫痫药物的选择：根据癫痫的发作类型选择合适的抗癫痫药物。见表8-1。

表8-1 根据癫痫发作类型推荐抗癫痫药物

| 发作类型 | 一线药物 | 二线药物 |
|---|---|---|
| 部分性发作 | 卡马西平、丙戊酸钠 | 苯妥英钠 |
| 强直-阵挛发作（GTCS） | 丙戊酸钠、卡马西平、苯巴比妥、苯妥英钠 | 乙酰唑胺 |
| 失神发作 | 丙戊酸钠 | 乙酰唑胺、氯硝西泮 |
| 强直性发作 | 丙戊酸钠、卡马西平 | 苯巴比妥、苯妥英钠 |
| 肌阵挛性发作 | 丙戊酸钠、氯硝西泮 | 乙酰唑胺 |
| 失张力发作 | 丙戊酸钠 | — |

2．常用抗癫痫药物。

（1）卡马西平口服常释剂型[甲类，国基]：口服，成人初始剂量100~200mg，每天1~2次，然后以适当的间隔每天增加100mg，每天的总药量分3~4次服用，直至获得预期的疗效（常用每天最大剂量为1.2g）。常用维持量为每天400~800mg（15~20mg/kg），给药的次数必须因人而异。或使用缓释控释剂型[乙类]，口服，成人初始剂量每次0.2g，每天2次。

（2）丙戊酸钠口服常释剂型[甲类，国基]/口服液体剂[乙类，国基]：口服，成人剂量为每天600~1 200mg，分2~3次服用。儿童常用量每天20~30mg/kg。可采用递增方式给药，直至获得满意疗效。最大剂量为按体重不超过每天30mg/kg（成人）或35~40mg/kg（儿童）。

（3）苯妥英钠口服常释剂型[甲类，国基]：剂量必须个体化，开始时分几次给药，成人一旦达到稳态，每天给药1次足以维持血药浓度，开始每天100mg，分2次服用，常用维持量为250~300mg，单次最大剂量通常为300mg，每天500mg。

（4）苯巴比妥注射剂<sup>［甲类，国基］</sup>：对全身性强直-阵挛发作和简单部分性发作有效。抗惊厥剂量为90~180mg，晚上1次顿服，或每次30~60mg，每天3次。催眠剂量为每次100mg，极量每次250mg，每天500mg，肌内注射。镇静剂量为15~30mg，每天2~3次。

（5）地西泮（安定）注射剂<sup>［甲类，国基］</sup>：静脉内应用地西泮是全身性强直-阵挛发作的极有效急救药，是发作初期的首选药物，因为它可在给药后2~6min内达到治疗血药浓度，几乎是立即奏效。静脉应用地西泮，成人常用剂量为10mg，常用给药速度为2~5mg/min。如果发作持续，可在10~15min内重复给予开始所用剂量。年老体弱者剂量酌减。

（6）奥卡西平口服常释剂型<sup>［甲类，国基］</sup>、口服液体剂<sup>［乙类，国基］</sup>：本品适用于治疗原发性全面性强直-阵挛发作和部分性发作，伴有或不伴有继发性全面性发作。单药治疗，起始剂量可以为每天600mg（每天8~10mg/kg），分2次给药。为了获得理想的效果，可以每隔1个星期增加1天的剂量，每次增加剂量不要超过600mg。每日维持剂量范围在600~2 400mg，绝大多数患者对每天900mg的剂量有效。联合治疗，用法与单药类似。

（7）拉莫三嗪口服常释剂型<sup>［乙类，国基］</sup>：可单药治疗12岁以上儿童及成人的简单部分性发作、复杂部分性发作、继发性全身强直-阵挛性发作、原发性全身强直-阵挛性发作。本品单药治疗的初始剂量是25mg，每天1次，连服2周；随后用50mg，每天1次，连服2周。此后，每隔2周增加剂量，最大增加量为100mg，直至达到最佳疗效。通常达到最佳疗效的维持剂量为每天100~200mg，每天1次或分2次给药。也可用于2岁以上儿童及成人的添加疗法。

**【注意事项】**

注意抗癫痫药物应用的基本原则。

1. 用药时机：有些每年仅发作1次或数年才发作1次或初发就诊的患者，应当平衡药物疗效与不良反应的关系。2次以上的发作，如果间隔期不长，应开始治疗。有明确促发因素者，如热性惊厥、酒精或药物戒断发作，一般不主张开始治疗。

2. 药物剂量及给药方法：尽可能单药治疗，用药应从小剂量开始，逐渐调整到既能控制发作，又不产生中毒反应的剂量。抗癫痫药物至少每个半衰期给药1次。有条件者可检测血药浓度作为给药的依据。

3. 联合用药：在单药治疗无效时才考虑抗癫痫药物的联合治疗。

4. 换药及减停药：更换药物要缓慢，应逐步进行，要在原药基础上加用新药，然后逐步撤除原药。

5. 重症患者如为癫痫持续状态需要转有条件的医院治疗。

6. 用药过程中，应注意药物的副反应。用药前后要定期检测患者的血常规和肝肾功能。

7. 地西泮和苯巴比妥为国家第二类精神药品，必须严格遵守国家有关法规，防止滥用。

# 第十三节　重症肌无力

【概述】

重症肌无力（myasthenia gravis，MG）是一种神经肌肉接头传递功能障碍的获得性自身免疫性疾病。主要由于神经肌肉接头突触后膜上乙酰胆碱受体受损引起。临床主要特征为受损骨骼肌易于疲劳，并在活动后加重，经休息和服用抗胆碱酯酶药物后症状可减轻和缓解。

【诊断】

1. 症状和体征：主要临床特征是骨骼肌病态疲劳，症状在活动后加重，休息后减轻，呈现出"晨轻暮重"现象。按改良的Osserman分型方法分型如下：Ⅰ型眼肌型、ⅡA型轻度全身型、ⅡB型中度全身型、Ⅲ型急性重症型、Ⅳ型迟发重症型、Ⅴ型肌萎缩型。

2. 实验室检查：血清AChR-Ab抗体浓度升高。全身型MG的AChR-Ab滴度明显高于眼肌型，眼肌型MG患者AChR-Ab升高不明显。

3. 辅助检查。

（1）肌疲劳试验（Jolly试验）：令患者受累随意肌快速重复收缩，然后观察肌肉无力是否加重，休息后能否缓解。如令患者仰卧位连续抬头30~40次，可见胸锁乳突肌收缩力逐渐减弱并出现抬头无力；或令患者举臂或眼球向上凝视持续数分钟，若出现暂时性瘫痪或眼肌无力明显加重、休息后恢复为阳性。

（2）新斯的明（neostigmine）试验：新斯的明0.5~1mg肌内注射，20min后肌无力症状明显减轻者为阳性。肌电图低频（3Hz）重复电刺激周围神经引起支配肌肉动作电位迅速降低10%为阳性。单纤维肌电图显示震颤增宽或阻滞。胸腺CT、MRI影像学检查可发现胸腺增生或有胸腺瘤。

4. 鉴别诊断：需要与动眼神经麻痹、先天性眼睑下垂、霍纳综合征、眼睑痉挛和梅格斯综合征等疾病相鉴别。

【治疗】

1. 抗胆碱酯酶药：溴吡斯的明口服常释剂型[甲类, 国基]和新斯的明口服常释剂型[甲类, 国基]可单独治疗轻型MG，或辅助皮质类固醇治疗中至重型MG。从小剂量开始，逐步加量。溴吡斯的明起效温和，成人起始量60mg，口服，4~6h 1次，之后逐渐增至60~120mg，每天3~4次。新斯的明注射剂[甲类, 国基]：皮下注射、肌内注射，每次0.23~1.0mg，每天1~3次，极量每次1mg，每天5mg；若为溴新斯的明口服常释剂型[甲类, 国基]，每次15mg，每天3次，极量每次30mg，每天100mg。

2. 皮质类固醇：适用于各型MG患者及胸腺摘除术后患者。

临床用法：①小剂量递增法：对于重症的患者，建议选用，因为此方法引起肌无力加重的机会不大。可用泼尼松口服常释剂型[甲类, 国基]，成人从每天10~15mg开始，每天早上1次顿服，之后可根据病情变化缓慢加量，一般每周增加5mg，至成人每天0.5~1.0mg/kg，儿童每天1~2mg/kg。②大剂量递减法：对轻症患者和已上呼吸机的重症患者可采用此方法。可选用甲泼尼龙口服常释剂型[乙类, 国基]，成人每天0.5~1.0g，静脉冲击治疗，连用3~5天，之后改用泼尼松口服常释剂型[甲类, 国基]，口服，每天60mg；或地塞米松注射剂[甲类, 国基]，每天10~15mg，静脉滴注。根据症状逐渐减量。

3. 其他免疫抑制剂：用于激素治疗效果不佳、不能耐受者或禁用激素者，如硫唑嘌呤口服常释剂型[甲类, 国基]，口服，25~100mg，每天2次。

【注意事项】

1. 有胸腺瘤或胸腺增生者，可行胸腺切除。但部分患者仍需要继续应用激素治疗或其他治疗。

2. 避免劳累，慎用神经肌肉传递阻滞药，如氨基糖苷类抗菌药物、奎宁、奎尼丁、普鲁卡因胺、普萘洛尔（心得安）、氯丙嗪和肌松剂等。

3. 大剂量激素治疗，初期可使病情加重，甚至引起重症肌无力危象。应做好气管切开、人工呼吸的准备。

4. 长期应用皮质类固醇应注意激素的不良反应，如胃溃疡出血、股骨头坏死、库欣综合征、骨质疏松、血糖升高等。应注意补钾和补钙。

5．注意生命体征，特别是呼吸功能，若患者出现呼吸费力，需警惕重症肌无力危象的发生。一旦发生呼吸衰竭，应立即给予气管插管和改善通气，及时转往有条件的医院治疗。

（编写：丰岩清　曾进胜　校对：杨　敏　侯连兵）

# 第九章　精神障碍

## 第一节　精神分裂症

### 【概述】

精神分裂症是一组常见的病因尚未完全阐明的精神病。多起病于青壮年，临床主要表现为特殊的思维、情感、意志和行为等多方面的障碍及精神活动的不协调。一般无意识和智能障碍，但部分患者在疾病过程中可出现认知功能损害。自然病程多迁延，呈反复加重状态或不断恶化，部分患者可保持痊愈或基本痊愈状态。精神分裂症的病因尚不清楚，可见于各种社会文化和各个地理区域中。该病在成年人中的终生患病率约为1%，约占我国住院精神病患者的50%。

### 【诊断】

按WHO《ICD-10精神与行为障碍分类》，精神分裂症的诊断标准如下：

1. 虽然无法分辨出能严格标示病理性质的症状，但出于实践的目的，归类了一些对诊断有特殊意义的、常常同时出现的症状群，例如：

（1）思维鸣响、思维插入或思维被撤走及思维广播。

（2）明确涉及躯体或四肢运动，或特殊思维、行动或感觉的被影响、被控制，或被动妄想，妄想性知觉。

（3）对患者的行为进行跟踪性评论，或彼此对患者加以讨论的幻听，或来源于身体某一部分的其他类型的幻听。

（4）与文化不相称且根本不可能的其他类型的持续性妄想，如具有某种宗教或政治身份，或超人的力量和能力。

（5）伴有转瞬即逝的或未充分形成的无明显情感内容的妄想，或伴有持久的超价观念，或连续数周或数月每天均出现的任何感官的幻觉。

（6）思潮断裂或出现无关的插入语，导致言语不连贯或不中肯或词语新作。

（7）紧张性行为，如兴奋、摆姿势，或蜡样屈曲、违拗、缄默及木僵。

（8）阴性症状，如显著的情感淡漠、言语贫乏、情感反应迟钝或不协调，常导致社会退缩及社会功能的下降，但必须澄清这些症状并非由抑郁症或神经阻滞剂治疗所致。

（9）个人行为的某些方面发生显著而持久的总体性质的改变，表现为丧失兴趣、缺乏目的、懒散、自我专注及社会退缩。

2. 诊断精神分裂症通常要求在1个月或1个月以上的大部分时间内确实存在上述（1）~（4）中至少一项（如不甚明确，常需要两项或多项症状）或（5）~（9）中至少两项十分明确的症状。

3. 如存在严重的抑郁或躁狂症状则不应诊断为精神分裂症，除非已明确分裂症状出现在情感障碍之前。如分裂症状与情感症状同时发生并且达到均衡，那么即使分裂症状已符合精神分裂症的诊断标准，也应诊断为分裂情感性障碍。如存在明确的脑疾病或处于药物中毒或戒断期，则不应诊断为精神分裂症。

【治疗】

精神分裂症的治疗以抗精神病药物为主，辅以心理治疗等方法。药物治疗分为急性期治疗、巩固期治疗（3~6个月）和维持期治疗（一般2~5年）。

1. 抗精神病药物治疗。

（1）氯丙嗪口服常释剂型/注射剂[甲类, 国基]：口服，也可用其注射剂快速控制患者的兴奋躁动等症状，镇静作用较强。常用剂量：口服，每天200~600mg，分2~3次服用；肌内注射，每次25~50mg，每天2~3次。60岁以上患者的治疗剂量一般为青壮年成人的1/2或者1/3。

（2）奋乃静口服常释剂型/注射剂[甲类, 国基]：镇静作用较氯丙嗪为弱。常用剂量：每天4~40mg。较易引起锥体外系症状（EPS），对心血管、肝脏、造血系统的副作用较氯丙嗪轻，适用于老年或躯体情况较差的患者。

（3）氟哌啶醇口服常释剂型/注射剂[甲类, 国基]：能较迅速地控制兴奋、激越症状。副作用是锥体外系症状较明显。成人治疗剂量：口服，每天6~20mg，分2~3次服用；急性兴奋患者可肌内注射，每次5~10mg，每天2~3次。

（4）氯氮平口服常释剂型[甲类, 国基]：为第一个非典型抗精神病药。疗效肯定，但镇静作用强、抗胆碱能不良反应明显，可能引起血糖增高，同时有剂量相关的心电图和脑电图异常改变甚至癫痫发作。口服从小剂量开始，初始剂量可从25mg起，每天2~3次，逐渐增加至常用治疗量，每天200~600mg。

（5）利培酮口服常释剂型/口服液体剂/口腔崩解片[乙类，国基]：广谱抗精神病药，口服吸收迅速、完全。初始剂量为每天1~2mg，渐加至有效剂量，常用有效剂量范围是每天2~6mg，最大不超过每天10mg，可分次服用也可一次给药。常见不良反应是与剂量相关的EPS和血清泌乳素增高。

（6）奥氮平口服常释剂型[乙类，国基]：对精神分裂症阳性症状和阴性症状效果均较好，不良反应少，主要有嗜睡、体重增加、直立性低血压和便秘。成人治疗剂量为每天5~20mg。

（7）喹硫平口服常释剂型[甲类，国基]：对阳性、阴性症状均有效，可改善认知功能，更适合对其他药物引起的EPS敏感、不能耐受抗胆碱能反应和高催乳素血症的患者。成人治疗起始剂量从每天50mg起，分2次服用，以后可根据病情和耐受性调整为每天150~750mg。

（8）阿立哌唑口服常释剂型/口腔崩解片[甲类，国基]：新型抗精神病药，$D_2$受体的部分激动剂，有助于认知和情绪的改善。起始剂量为每天5~10mg，每天1次，可根据病情和耐受情况逐渐增加剂量，最大用量为每天30mg。

（9）齐拉西酮口服常释剂型[乙类]：对精神分裂症的阴性症状效果较好，对阳性症状也同样有效。较少出现代谢综合征，不良反应主要是EPS及QTc间期延长，长期用药可发生迟发性运动障碍。成人治疗的起始剂量为每天40~80mg，分2次服用，之后可根据病情及耐受情况逐渐加至每天120~160mg。由于进食可增加其生物利用度，故服用时尽量与餐同服。

（10）氨磺必利口服常释剂型[乙类，国基]：通常情况下，若每天剂量小于或等于400mg，应1次服完，若每天剂量超过400mg，应分为2次服用。阴性症状占优势阶段：推荐剂量为每天50~300mg。最佳剂量约为每天100mg。阳性及阴性症状混合阶段：治疗初期，应主要控制阳性症状，剂量可为每天400~800mg。急性期：口服推荐剂量为每天400~800mg，最大剂量不应超过1 200mg。根据患者的情况将维持剂量调整到最小有效剂量。

（11）帕利哌酮缓释控释剂型/注射剂[乙类，国基]：缓释控释剂型治疗剂量为每天3~12mg。推荐从每天6mg起始，无须滴定，每天1次，清晨以整片吞服；首发或首次治疗患者、年老体弱者、伴有躯体疾病或已知对药物非常敏感的患者，可从每天3mg起始，尽快加到目标剂量。注射剂用于精神分裂症患者的急性期和维持期治疗。在首次注射前应该口服利培酮试验患者是否对其过敏，确定无过敏者才能进行长效针剂治疗。在第1天、第8天分别三角肌注射150mg和100mg后，大约1周内帕利哌酮血药浓度达稳态水平，1个月后按剂量范围25~150mg，三角肌/臀肌注射，每月1次。根据疗效与不良反应调整剂量。

（12）三氟拉嗪口服常释剂型[甲类]：治疗非精神病性焦虑，1~2mg口服，每天2次，剂量不应超过每天6mg，疗程不应超过12周。针对精神分裂症患者推荐1~2mg肌肉深部注射，并根据需求每4~6h注射1次或者2~5mg口服，每天2次，最大剂量为每天40mg。对于老年患者，应慎用或避免使用。

（13）癸氟奋乃静注射剂[乙类，国基]：每2~5周使用12.5~25mg（0.5~1mL），肌内注射。最佳用药剂量必须依据具体患者而定。在使用癸氟奋乃静的时候，同时使用吩噻嗪类药物，可能会增加阿托品或其他类似药物的作用。使用该药时，可能发生麻痹性肠梗阻，尤其是老年患者，有时甚至是致命的，应慎用。

（14）五氟利多口服常释剂型[甲类，国基]：起始剂量每周10~20mg，逐渐增量，每周或每两周增加10~20mg，以减少椎体外系反应。最大使用剂量为120mg。通常维持剂量为每周30~60mg，待症状消失后用原剂量巩固3周后，逐渐减量。

2. 不良反应和处理。

（1）EPS：是典型抗精神病药物最常见副作用之一，发生率为50%~70%，其中尤以高效价药物（氟哌啶醇和奋乃静）的发生率高，表现如下：

急性肌张力障碍：出现最早，呈现不自主的奇特的表现，包括眼上翻、斜颈、面部怪相和扭曲、张口困难、吐舌等，系局部肌群的持续性强直收缩所致。处理：肌内注射东莨菪碱注射剂[乙类]0.3mg，有时需要减少药物剂量或者加服抗胆碱药，如口服苯海索口服常释剂型[甲类，国基]，每次1~2mg，每天2~3次。

静坐不能：治疗1~2周后最常见。表现为无法控制的激越不安、不能静坐、反复走动或原地踏步。处理：苯二氮䓬类药物如艾司唑仑口服常释剂型[甲类，国基]，口服，每次1mg，每天3次，或β受体阻滞剂普萘洛尔口服常释剂型[甲类，国基]，口服，每次10mg，每天3次。

类帕金森症状：最常见，女性多于男性。表现为运动不能、肌张力增高、震颤和自主神经功能紊乱。处理：应用抗胆碱药，如苯海索口服常释剂型[甲类，国基]，口服，每次1~2mg，每天2~3次。如症状改善不明显，则需降低抗精神病药的剂量或换用其他锥体外系副作用比较小的抗精神病药。

迟发性运动障碍（tardive dyskinesia，TD）：多见于用药数年后，少数可能在用药几个月后发生。表现为不自主的、有节律的刻板式运动，最早体征是舌或口唇周围的轻微震颤或者蠕动。处理：尽快停用可疑药物，并加用异丙嗪口服常释剂型[甲类，国基]，每次25~50mg，每天2~3次，必要时合用维生素E，每天100mg，对情况严重的患者可换用氯氮平治疗。由于TD一旦出现很难逆转，因此治疗的关键在于尽量避免使用锥体外系副作用明显的抗精神病药。

（2）恶性综合征：是一种少见的、严重的不良反应。表现为不同程度的意识障碍、肌肉强直、高热、自主神经功能紊乱，实验室检查可见肌酸磷酸激酶（CPK）升高。药物加量过快或用量过高、脱水、营养不足、合并躯体病及气候炎热可能与该综合征的发生与发展有关。处理：停用抗精神病药物，支持治疗，可用肌肉松弛剂丹曲林[非]和促进多巴胺功能的溴隐亭口服常释剂型[乙类，国基]治疗。

（3）癫痫发作：抗精神病药物能够降低癫痫的抽搐阈值而诱发癫痫。一旦出现必须停药并对症治疗。

（4）自主神经副作用：抗胆碱药副作用表现为口干、便秘、视物模糊、排尿困难等，严重时有尿潴留和麻痹性肠梗阻，合用抗胆碱药和三环类药物时更容易发生。肾上腺素能受体阻滞作用表现为直立性低血压、反射性心动过速及射精延迟或抑制。氯丙嗪肌内注射易出现直立性低血压，一旦发生应让患者头低脚高卧床，严重病例应输液并予去甲肾上腺素注射剂[甲类，国基]、间羟胺注射剂[甲类，国基]升压，禁用肾上腺素。

（5）精神方面：常见的有过度镇静、记性下降、注意力不集中、头昏、头脑反应迟钝，部分患者表现为谵妄。

（6）体重和代谢内分泌的副作用：体重增加常见，也可见血糖升高；催乳素分泌增加可导致女性月经紊乱、泌乳，男性乳房发育、性功能障碍等。

（7）其他副作用：肝功能异常，多为一过性，予对症处理后一般能恢复正常。粒细胞减少或缺乏少见，应定期检测血常规，一旦发现要马上换药，并予对症治疗。某些抗精神病药物可导致心电图QT间期延长，应定期复查心电图以降低心源性猝死风险。

（8）过量中毒：精神分裂症患者有可能服用过量抗精神病药物自杀。药物过量的最早征象是激越反应或者意识浑浊，可见肌张力障碍、抽搐和癫痫发

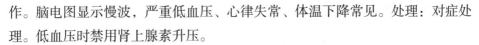

作。脑电图显示慢波，严重低血压、心律失常、体温下降常见。处理：对症处理。低血压时禁用肾上腺素升压。

**【注意事项】**

1. 用药前必须排除禁忌证，做好常规体检和神经系统检查及血常规、血生化（肝、肾功能等）和心电图检查。

2. 一般以单一用药为原则，剂量宜个体化；加量宜缓慢，可在1~2周内逐步加至有效治疗剂量；单药规范治疗6~8周后效果不好可以换用不同类型的抗精神病药治疗。

3. 抗精神病药可增加三环类抗抑郁药的血药浓度，诱发癫痫、加剧抗胆碱能的副作用。

4. 鉴于典型（传统）抗精神病药对于阴性症状改善困难且副作用较多，目前非典型（新型）抗精神病药在临床应用中有取代前者的趋势。

**【备注】**

第九章所有精神障碍的诊断描述均以《ICD-10精神与行为障碍分类》为基础，适当参考《CCMD-3中国精神障碍分类与诊断标准》。

（编写：李 烜 李 洁 校对：张永明）

# 第二节 抑 郁 症

**【概述】**

抑郁症是一种常见的心境障碍，以显著而持久的心境低落为主要临床特征，且心境低落与其处境不相称，临床表现从闷闷不乐到悲痛欲绝，而有的患者则表现为情感麻木或迟钝，部分患者有明显的焦虑和运动性激越，严重者可以出现幻觉、妄想等精神病性症状。多数病例有反复发作倾向，每次发作大多数可以缓解，部分有残留症状或转为慢性。抑郁症的病因尚不清楚，一般认为其发生与生物、心理、社会因素有关。我国约有5%的成年人患有抑郁症。抑郁症造成的社会负担较重，在所有造成疾病负担的最主要原因中排第四位；同时，有15%~20%的抑郁症患者自杀死亡。

**【诊断】**

1. 抑郁症患者的核心症状包括：情绪低落，表现为闷闷不乐、高兴不起来、愉悦感缺乏，无论任何场合均体会不到快乐；兴趣减退，表现为对原本感兴趣的事情兴致下降或不投入，即使勉强参与也无法从中体会到快乐。其他常见症状包括：

（1）精力下降，表现为疲倦、乏力，整日无精打采、提不起精神。

（2）自卑、自责，即患者自我评价低下，严重者内心充满负罪感、无价值感。

（3）有自伤或自杀的观念或行为。

（4）精神运动性迟滞，表现为反应迟钝、思维迟滞、行动缓慢。

（5）睡眠障碍，表现为入睡困难、浅睡易醒或早醒，少部分患者表现为睡眠增多。

（6）食欲改变，多数患者表现为食欲减退、体重下降，少部分患者表现为食欲亢进、体重增加。

（7）性欲减退。

2．可根据症状的数量、类型及严重程度，将抑郁症划分为轻度、中度、重度抑郁发作；轻度、中度抑郁发作可伴/不伴躯体症状，重度抑郁发作可伴或不伴精神病性症状。

3．诊断抑郁发作一般要求上述症状至少持续两周。

【治疗】

以药物治疗为主，特殊情况下（如自杀观念/企图）可使用电抽搐或改良电抽搐治疗。

1．药物治疗：三环类抗抑郁药（TCAs）、选择性五羟色胺（5-HT）再摄取抑制药（SSRIs）等。

（1）阿米替林口服常释剂型[甲类，国基]，口服，成人初始剂量每次25mg，每天2~3次，然后根据病情和耐受情况逐渐增至每天150~250mg。老年人、儿童应适当减少剂量。症状控制后可改用维持量，每天50~150mg。

（2）多塞平口服常释剂型[甲类，国基]，口服，开始每次25mg，每天2~3次，以后逐渐增加剂量至每天150~300mg。

（3）氯米帕明口服常释剂型[甲类，国基]，口服，成人初始剂量每次25mg，每天2~3次，1~2周内缓慢增加至治疗量，每天150~250mg，不超过300mg。

（4）氟西汀口服常释剂型[甲类，国基]，镇静作用轻，激活作用强。半衰期长，为1~4天，活性代谢产物去甲氟西汀的半衰期更长，可达7~15天，达稳态时间为1~2个月；同时是CYP2D6酶的强抑制剂，临床应用需要注意药物的相互作用。成人初始剂量口服每天20mg，可单次或分2~3次服用，可与食物同用，2周内逐渐加量，每次增加10mg，常用治疗量每天20~40mg，最高可达每天60mg。

（5）帕罗西汀口服常释剂型[甲类，国基]，适应证广泛，除重度抑郁外，还适用于强迫症、惊恐障碍、广泛性焦虑障碍、社交恐怖和创伤后应激障碍等。镇静作用较强，是CYP2D6酶的强抑制剂。口服，成人初始剂量每天20mg，每天早餐时顿服，逐渐加量，常用治疗量为每天20~40mg，强迫症患者可用至每天60mg。

（6）舍曲林口服常释剂型[乙类]，适应证广泛，包括抑郁症（无论既往有无躁狂或轻躁狂发作）、惊恐障碍、社交恐惧症、强迫症、创伤后应激障碍、经前期焦虑障碍。适用于6岁以上儿童，不降低警觉性操作，能改善认知功能，价格适中。最常见的副作用为腹泻。常用剂量为每天50~200mg，单次服用。

（7）氟伏沙明口服常释剂型[乙类]，适应证有抑郁症和强迫症，适用于8岁以上儿童，半衰期短，对强迫症状疗效明确，由于其能抑制褪黑素在体内的分解代谢，故能在一定程度上改善睡眠质量。该药为CYP1A2酶的强抑制剂，与氯氮平、奥氮平等药物合用时，能明显提高后者的血药浓度。常用剂量为每天100~200mg，睡前服用，强迫症患者最大量可用至每天300mg。

（8）西酞普兰口服常释剂型[乙类，国基]和艾司西酞普兰口服常释剂型[乙类，国基]，两者化学结构相似，艾司西酞普兰是S型西酞普兰的草酸盐，其拥有独特的5-HT转运蛋白双作用的抑制机制，因此起效快、治愈率更高。西酞普兰和艾司西酞普兰主要用于治疗抑郁症，由于它们对5-HT转运蛋白的选择性更好，故副作用相对较小，部分患者可能出现QTc间期延长，导致心率减慢，故用药期间应注意监测心电图。这两种药物间的相互作用小，故尤其适用于躯体状况差、联合用药多的抑郁症患者。西酞普兰的常用剂量为每天20~40mg，单次服用。而艾司西酞普兰的常用剂量为每天10~20mg，单次服用。

（9）文拉法辛口服常释剂型/缓释控释剂型[甲类，国基]，为5-HT和去甲肾上腺素（NE）再摄取抑制剂（SNRIs）。适应证包括抑郁症、焦虑症、创伤后应激障碍、躯体形式障碍，能有效缓解疼痛等躯体化症状。具有量效关系。常见副作用有失眠、激越、恶心、头痛和高血压。常用剂量为每天75~225mg，口服常释剂型分2~3次服用，缓释控释剂型单次服用。

（10）度洛西汀口服常释剂型[乙类]，也属于SNRIs抗抑郁剂。对抑郁症和广泛性焦虑均有效，是伴有躯体化症状的抑郁症或焦虑症的首选药。常见副作用有胃部不适、口干、头痛、睡眠障碍、多汗、便秘、尿急和性功能障碍。常用剂量为每天60~120mg，单次服用或分2次服用。

（11）米氮平口服常释剂型[甲类，国基]，属于NE能和特异性5-HT能抗抑郁药（NaSSAs），通过抑制突触前NE神经元$\alpha_2$-自受体和5-HT神经元$\alpha_2$-异受体，最终导致NE和5-HT水平升高。由于其对突触后5-HT$_{2A}$受体和5-HT$_{3A}$受体具有强抑制作用，而仅对5-HT$_{1A}$受体具有激活作用，故较少出现胃肠道反应及性功能障碍。主要适用于抑郁症。常见副作用包括嗜睡、食欲增加、体重增加、口干、便秘和头昏等。常用剂量为每天15~45mg，单次服用，睡前服用效果更佳。

（12）安非他酮[非]，通过抑制NE和多巴胺（DA）摄取而发挥作用，是唯一的与5-HT系统无关的抗抑郁药，适用于对SSRIs不能耐受或无效者，还可用于双相抑郁、戒烟、注意缺陷多动障碍患者。较少导致性功能障碍，常见副作用有激越、兴奋、失眠及恶心等。常用剂量为每天150~300mg，分2~3次服用。

（13）二代抗精神病药物：伴有精神病性症状的抑郁发作可以使用，其中以喹硫平口服常释剂型[甲类，国基]、奥氮平口服常释剂型[乙类，国基]较为常用。喹硫平治疗初期的每天总剂量为：第一天50mg，第二天100mg，第三天200mg，第四天300mg，第四天后逐渐加量到有效剂量范围，一般为每天300~450mg，分2次服用，可根据患者的临床反应和耐受性将剂量调整为每天150~750mg。奥氮平一般剂量为每天10mg，单次服用。

2．TCAs的不良反应及处理：TCAs的副作用发生频度及严重程度与剂量和血药浓度呈正相关，同时与躯体情况有关。

（1）抗胆碱能副作用：这是TCAs治疗中最常见的副作用。表现为口干、便秘、视物模糊等，严重者可出现尿潴留和肠麻痹。处理：原则上应减少药物剂量，必要时可加用拟胆碱药物以对抗上述副作用。

（2）中枢神经系统副作用：过度镇静、诱发癫痫、出现意识障碍和脑电图异常。处理：减量乃至停药、换药治疗，对症处理。

（3）其他副作用：心动过速、性功能障碍、体重增加和皮疹等。

（4）过量中毒：超量服用后可发生严重毒性反应，危及生命，死亡率高。过量中毒临床常表现为"昏迷、癫痫发作、心律失常"三联征，还可有高热、低血压、肠麻痹、呼吸抑制、心搏骤停等症状。处理：可试用毒扁豆碱[非]缓解抗胆碱作用，每0.5~1h重复给药1~2mg；及时洗胃、输液、积极处理并发症。因为TCAs的抗胆碱能作用使胃排空延迟，所以即使过量服入后数小时，仍应采取洗胃措施。

3. SSRIs的副作用一般较少，安全性高。常见副作用为中枢神经系统症状、胃肠道反应及性功能障碍等。

【注意事项】

1. 密切观察有自杀倾向的抑郁症患者并积极治疗，必要时留医或转诊。

2. 应仔细采集抑郁症患者的病史，如发现有过躁狂或轻躁狂发作，应修正诊断为双相障碍并按照双相障碍治疗原则进行治疗。

3. TCAs禁与单胺氧化酶抑制剂（MAOIs）合用。使用MAOIs后至少停药2周才可以使用SSRIs。使用氟西汀后至少停药5周才可应用MAOIs。

4. 鉴于TCAs副作用多、临床加量不易，目前新型抗抑郁药（SSRIs、SNRIs和NaSSAs）已逐渐成为临床一线用药。

（编写：李　烜　李　洁　校对：张永明）

# 第三节　双相障碍

【概述】

双相障碍也称双相情感障碍，一般是指既有符合症状标准的躁狂或轻躁狂发作，又有抑郁发作的一类心境障碍。躁狂发作时，表现为情绪高涨、言语增多、活动增多，而抑郁发作时则出现情绪低落、思维缓慢、活动减少等症状。病情严重者在发作高峰期还可出现幻觉、妄想或紧张性症状等精神病性症状。双相障碍一般呈发作性病程，躁狂和抑郁常反复循环或交替出现，但也可以混合方式存在。每次发作症状往往持续相当长时间（躁狂发作持续1周以上，抑郁发作持续2周以上），并对患者的日常生活及社会功能产生不良影响。

与抑郁症相比，双相障碍的临床表现更复杂，治疗更困难，预后更差，自杀风险也更大。本病的病因目前并不清楚，一般认为遗传与环境因素在其发病过程中均有重要作用，而以遗传因素的影响更为突出。

【诊断】

1. 躁狂发作：躁狂发作的基本特征是心境高涨，身体和精神活动的量和速度均增加。按照严重程度分为轻躁狂、躁狂不伴有精神病性症状、躁狂伴有精神病性症状。

（1）轻躁狂是躁狂的较轻表现形式，通常不伴有幻觉和妄想，存在持续的（至少连续4天）心境高涨、精力和活动增高，常有显著的感觉良好，并自觉身体和精神活动富有效率。当轻躁狂发生于躁狂之前或之后，一般不单独注明轻躁狂。

（2）躁狂不伴有精神病性症状的患者的心境高涨与个体所处的环境不协调，表现可从无忧无虑的高兴到几乎不可控制的兴奋。发作至少持续1周，严重到完全扰乱患者的日常工作和社会活动的程度。心境改变应伴有精力增加和一些特征性比较强的症状，如言语迫促、睡眠需求减少、夸大妄想、过分乐观等。某些躁狂发作中，不出现心境高涨，而代之以易激惹。

（3）躁狂伴有精神病性症状是更为严重的一种躁狂的临床表现形式，表现为膨胀的自我评价和夸大观念可达到妄想程度，多疑可发展成为被害妄想。因为错过轻躁狂这一发展时期，疾病已达高峰期，所以患者表现为大量的妄想、不可理解的言语、暴力性兴奋，这些可能掩盖基本的情感紊乱，此时与精神分裂症鉴别可能是困难的。

2. 双相情感障碍：本病的特点是反复（至少两次）出现心境和活动水平明显紊乱的发作，紊乱有时表现为心境高涨、精力和活动增加（躁狂或轻躁狂），有时表现为心境低落、精力降低和活动减少（抑郁）。发作间期通常以完全缓解为特征。与其他心境障碍相比，本病在两性的发病率更为接近。由于仅有躁狂的患者相对罕见，而且他们与至少偶有抑郁发作的患者类似（在家族史、病前人格、起病年龄、长期预后等方面），故这类患者也归于双相障碍。

【治疗】

1. 药物治疗原则：①全程治疗原则；②个体化治疗原则；③分阶段治疗原则；④定期监测原则。

2. 常用心境稳定剂：目前公认较有效的心境稳定剂包括丙戊酸盐、碳酸锂和卡马西平等。

（1）丙戊酸盐口服常释剂型[甲类，国基]或口服液体剂/缓释控释剂型[乙类，国基]：口服，成人每天20~30mg/kg或每天600~1 200mg，口服常释型分

2~3次服用，缓释控释剂型分1~2次服用。当用量超过每天250mg时，应分次服用，以减少胃肠道刺激。最大量一般为每天不超过30mg/kg，或每天不超过1.8g。小儿口服常用量按体重计，算法与成人相同。

血药浓度有效治疗范围：50~100μg/mL。

（2）碳酸锂口服常释剂型[甲类，国基]：口服，一般治疗剂量为每天1.0~2.0g，分2~3次，饭后服用，从小剂量开始，可根据血锂浓度调整剂量。

不良反应：常见消化系统、神经系统不良反应及心电图改变等。因其治疗窗窄，有效血锂浓度与中毒血锂浓度（≥1.4mmol/L）接近，故治疗期间应注意监测血药浓度。

血药浓度有效治疗范围：急性治疗期血锂浓度为0.8~1.2mmol/L，维持治疗期的血锂浓度为0.4~0.8mmol/L，老年患者的血锂浓度应稍低。

（3）卡马西平口服常释剂型[甲类，国基]/缓释控释剂型[乙类]：用于抗躁狂或抗精神病，开始时每天0.2~0.4g，根据需要逐渐加量。通常成年人的限量为每天1.6g，口服常释剂型分3~4次服用；缓释控释剂型成人初始剂量每次0.2g，每天2次，酌情增减。

不良反应：最常见的是中枢神经系统反应，表现为视力模糊、复视、眼球震颤等；皮疹和白细胞减少也不少见。

血药浓度有效治疗范围：6~12μg/mL。

3. 抗精神病药物：典型抗精神病药物对躁狂相有治疗作用，但有可能出现药源性抑郁。非典型抗精神病药对躁狂相具有治疗作用，且较少出现药源性抑郁，尤其是喹硫平，不仅不会诱发抑郁，而且对双相抑郁具有治疗和预防复发的作用。

4. 抗抑郁药物：不主张首先使用。对于确实需要使用者：首先要尽量选用转躁风险相对较小的抗抑郁药，如安非他酮[非]、舍曲林口服常释剂型[乙类]、氟伏沙明口服常释剂型[乙类]，而避免使用转躁风险比较大的抗抑郁药，如TCAs或SNRIs；其次，应尽量在急性期短期使用；最后，也是最重要的是，要在足量的心境稳定剂基础上使用。

抗精神病药物和抗抑郁药物使用方法见相关章节。

【注意事项】

1. 对使用经典心境稳定剂如锂盐、丙戊酸钠、卡马西平等的双相障碍患者，治疗期间除要监测药物的不良反应外，还要定期监测血药浓度，以便为药物剂量调整提供依据。

2. 尽管联合用药在双相障碍治疗中非常常见，但也要尽量精简。

3. 部分药物合用可能造成副作用叠加，如氯氮平与卡马西平合用会使骨髓抑制的副作用叠加，故在治疗过程中要尽量避免这样的组合。

（编写：李 烜 李 洁 校对：张永明）

# 第四节 偏执性精神障碍

## 【概述】

偏执性精神障碍是指一组病因未明，以系统妄想为主要症状的精神病，若有幻觉则历时短暂且不突出，在不涉及妄想的情况下，不表现出明显的精神异常。本病病程演进较慢，患者一般不会出现人格衰退和智能缺损，仍会有一定的工作和社会适应能力。部分患者可有与妄想内容一致的情绪和行为反应，如抑郁、焦虑、攻击性、自杀等。一般估计，普通人群中该病患病率为0.025%~0.03%，平均发病年龄约为40岁，女性略多于男性，多为已婚和有职业者。

## 【诊断】

妄想是本病最突出或唯一的临床特征，妄想必须存在至少3个月，必须明确为患者的个人观念，而非亚文化观念。可间断地出现抑郁症状甚至完全的抑郁发作，但没有心境障碍时妄想仍持续存在。不应存在脑疾病的证据，没有或偶然才有幻听，无精神分裂症性症状（被控制妄想、思维被广播等）的病史。

## 【治疗】

目前并无针对此类疾病的特殊药物。抗精神病药物对改善偏执性精神障碍患者的症状并防止其恶化有效，抗抑郁药物对改善患者的情绪也有一定的帮助。

（编写：李 烜 李 洁 校对：张永明）

# 第五节 惊恐障碍和广泛性焦虑

## 【概述】

惊恐障碍和广泛性焦虑是一组以焦虑情绪为主要表现的神经症，包括急性焦虑（即惊恐发作）和慢性焦虑（即广泛性焦虑）两种临床相。惊恐发作往往具有不可预测性和突然性，反应程度强烈，焦虑紧张十分明显，患者常会体会到濒临灾难性结局的恐惧，发作后常迅速终止。广泛性焦虑则是泛化、持续的焦虑，不局限于特定的外部环境，病程不定，但总体趋于波动并慢性化。常伴有头晕、胸闷、心悸、呼吸困难、口干、尿频、尿急、出汗、震颤和运动性不安等。

【诊断】

1. 惊恐障碍：基本特征是严重焦虑（惊恐）的反复发作，焦虑不局限于任何特定的情境或某一类环境，因而具有不可预测性，通常有如下特点。

（1）发作无明显诱因、无相关的特定情境，发作不可预测。

（2）在发作间歇期，除害怕再发作外，无明显症状。

（3）发作时表现出强烈的恐惧、焦虑，以及明显的自主神经症状，并常有人格解体、现实解体、濒死恐惧或失控感等痛苦体验。

（4）发作突然开始，迅速达到高峰，发作时意识清晰，事后能回忆。

在约1个月内有数次（至少3次）严重的自主神经性焦虑发作可确诊。

2. 广泛性焦虑是慢性的、持续的原发性焦虑，以经常或持续的无明确对象和固定内容的恐惧或提心吊胆为主，经常伴有自主神经症状或运动性不安。患者因难以忍受又无法解脱而感到痛苦。上述表现在至少数月内（6个月）的大多数时间里存在。

【治疗】

惊恐障碍和广泛性焦虑治疗以药物治疗及心理治疗为主。常见治疗药物如下。

1. 苯二氮䓬类：

（1）地西泮口服常释剂型[甲类, 国基]：常用剂量为每天7.5~15mg，分2~3次服用，起效迅速。惊恐发作时可以选择10mg缓慢静脉注射或加入葡萄糖溶液中静脉滴注。

（2）艾司唑仑口服常释剂型[甲类, 国基]：抗焦虑常用剂量为每次1~2mg，每天3次。

（3）劳拉西泮口服常释剂型[甲类, 国基]：有较强的抗焦虑、镇静和催眠作用。口服，每次1~2mg，每天2~3次，常规治疗量为每天2~6mg。

（4）坦度螺酮口服常释剂型[乙类, 国基]：苯二氮䓬衍生物。口服，每次

10mg，每天3次。根据患者年龄、症状等适当增减剂量，但每天不得超过60mg或遵医嘱。

（5）丁螺环酮口服常释剂型<sup>[甲类，国基]</sup>：苯二氮䓬衍生物。口服，开始每次5mg，每天2~3次。第二周可加至每次10mg，每天2~3次。常用治疗剂量每天20~40mg。

2. 抗抑郁药物：多数抗抑郁药物也兼有抗焦虑作用。如阿米替林口服常释剂型<sup>[甲类，国基]</sup>，成人常用量开始每次25mg，每天2~3次，然后根据病情和耐受情况可逐渐增至每天150~250mg，每天3次，每天最高剂量不超过300mg，维持量每天50~150mg。多塞平一般开始每次25mg，每天2~3次，以后可逐渐增加至每天100~250mg，每天最高剂量不超过300mg。

SSRIs类抗抑郁药物如帕罗西汀口服常释剂型<sup>[甲类，国基]</sup>、舍曲林口服常释剂型<sup>[乙类]</sup>及SNRIs类抗抑郁药如文拉法辛口服常释剂型/缓释控释剂型<sup>[乙类，国基]</sup>因无成瘾性，同时副作用少、安全性高，故已广泛用于焦虑障碍的治疗，具体用法参见本章第二节。

**【注意事项】**

1. 焦虑障碍与精神活性物质滥用的共病现象较常见，且苯二氮䓬类药物有成瘾性，故不宜长期使用苯二氮䓬类药物。

2. 苯二氮䓬类药物较长时间应用后突然停药易出现戒断反应。

（编写：李 炬 李 洁 校对：张永明）

# 第六节 癔 症

**【概述】**

癔症指一种以解离症状（部分或完全丧失对自我身份识别和对过去的记忆）和转换症状（在遭遇无法解决的问题和冲突时产生的不快心情，以转化成躯体症状的方式出现）为主的精神障碍，这些症状无可证实的器质性病变基础。其共同特点是部分或完全丧失了对过去的记忆、身份意识、即刻感觉及身体运动控制4个方面的正常整合。本病有癔症性人格基础，起病常受心理、社会因素影响，病程多反复迁延。常见于青春期和更年期的女性。

因为"癔症"一词的含义太多且不确定，所以目前倾向于代之以"分离（转换）性障碍"。

## 【诊断】

确诊必须满足以下各点。

1. 有心理、社会因素作为诱因，并至少有下列1项综合征：分离性遗忘，分离性漫游，分离性木僵，出神（trance）与附体障碍，分离性运动障碍，分离性抽搐，分离性感觉麻木和感觉丧失，混合性分离（转换）障碍，其他分离（转换）性障碍（如多重人格障碍等）。

2. 不存在可以解释症状的躯体障碍证据。

3. 有心理致病的证据，表现在时间上与应激性事件、问题或紊乱的关系有明确的联系（即使患者否认这一点）。

4. 需要注意和诈病的区别。

## 【治疗】

对于伴随有精神病性症状或兴奋躁动、激越的患者可给予抗精神病药物治疗，或者给予地西泮注射剂[甲类，国基]10~20mg，缓慢静脉注射；伴有抑郁、焦虑时，可给予相应抗抑郁、抗焦虑药物治疗。

（编写：李　炬　李　洁　校对：张永明）

# 第七节　失　眠　症

## 【概述】

失眠症是指睡眠的启动和维持障碍致使睡眠质量不能满足个体需要的一种状况。失眠有多种形式，包括入睡困难、睡眠不深、易醒、多梦早醒、醒后再睡困难、醒后有不适感或疲乏感，或白天困倦。失眠可引起焦虑、抑郁或恐怖心理，并可导致精神活动效率下降，妨碍社会功能。本病的患病率为10%~20%。在诊断失眠症时，不能把一般认为正常的睡眠时间作为判断偏离程度的标准。

## 【诊断】

确诊需满足以下各点。

1. 主诉是入睡困难，或是难以维持睡眠，或是睡眠质量差。

2. 这种睡眠紊乱每周至少发生3次并持续1个月以上。

3. 患者日夜专注于失眠，过分担心失眠的后果。

4. 睡眠量和/或质的不满意引起了明显的苦恼或影响了患者的社会及职业功能。

【治疗】

1. 心理治疗：对失眠患者的治疗，主要以心理治疗为主，即通过睡眠卫生宣教，改变患者对失眠的灾难性认知，降低其对失眠的预期性焦虑，培养良好的睡眠习惯。

2. 药物治疗：对于失眠比较严重的患者，可短期、小剂量给予以下药物进行对症处理。

（1）苯二氮䓬类药物：地西泮口服常释剂型[甲类, 国基]，睡前口服，每次5~10mg；艾司唑仑口服常释剂型[甲类, 国基]，睡前口服，每次1~2mg；劳拉西泮口服常释剂型[甲类, 国基]，睡前口服，每次2~4mg；咪达唑仑口服常释剂型[乙类]，睡前口服，每次7.5~15mg。老年患者剂量酌减。

（2）非苯二氮䓬类的新型镇静催眠药：因副作用少、无成瘾性，临床使用日益增多。如吡咯酮类镇静催眠药佐匹克隆[非]，睡前30min服用，成人剂量每次3.75~7.5mg；唑吡坦口服常释剂型[乙类, 国基]，睡前口服，10mg。老年患者剂量酌减。

（3）非典型抗精神病药：包括喹硫平口服常释剂型[甲类, 国基]、奥氮平口服常释剂型[乙类, 国基]、氯氮平口服常释剂型[甲类, 国基]/口腔崩解片[乙类, 国基]等均具有很强的镇静作用，对于顽固性失眠患者，可酌情小剂量短期使用。

（4）抗抑郁药：米氮平口服常释剂型[乙类, 国基]具有较强的镇静作用，适用于伴有焦虑、抑郁情绪的失眠患者。

（编写：李　烜　李　洁　校对：张永明）

# 第八节　老年期痴呆

【概述】

痴呆是指由于脑退行性病变、脑血管病变、感染、外伤、肿瘤、营养代谢障碍等多种原因引起的，以认知功能缺损为主要临床表现的一组综合征，多见于老年人群。痴呆除表现有定向、记忆、学习、语言理解、思维等多种认知功能损害外，多数患者还表现有精神和行为症状（behavioural and psychological symptoms of dementia，BPSD），包括幻觉、妄想、错认、抑郁、类躁狂、激越、无目的漫游、徘徊、躯体和言语性攻击、喊叫、随地大小便及睡眠障碍等。认知功能缺损和精神行为异常终将导致患者的职业和社会功能下降或丧失。

在痴呆中，最常见的类型是阿尔茨海默病（Alzheimer disease，AD），AD占所有痴呆的50%~70%。血管性痴呆（vascular dementia，VaD）是痴呆的第二大类型，约占所有痴呆的10%~25%。根据病损部位和临床表现的不同，痴呆有皮层性痴呆和皮层下痴呆之分。前者记忆障碍、失认、失用、失语等表现比较突出，后者思维、运动缓慢，人格和情感改变比较突出。

【诊断】

诊断痴呆的基本条件是存在足以妨碍个人日常生活的记忆和思维减退。典型的记忆损害影响新信息的识记、贮存和再现，但以前学过的和熟悉的资料也可能会丢失，这种情况尤其见于痴呆晚期。痴呆不仅仅是有记忆障碍，还会有思维和推理能力损害及观念的减少。同时此种症状和功能损害至少已存在6个月，方可确定痴呆的临床诊断。

1. 阿尔茨海默病：根据中老年患者主诉健忘、记忆力减退，一般不难诊断。确诊的基本条件如下。

（1）存在如上所描述的痴呆表现。

（2）潜隐起病，缓慢退化，通常难以指明起病的时间，但他人会突然察觉到症状的存在。疾病进展过程中会出现明显的高台期。

（3）无临床依据或特殊检查的结果能够提示精神障碍是由其他可引起痴呆的全身性疾病或脑的疾病所致。

（4）缺乏突然性、卒中样发作，在疾病早期无局灶性神经系统损害的体征，如轻瘫、感觉丧失、视野缺损及运动协调不良（但这些症状会在疾病晚期出现）。

2. 血管性痴呆：是在脑血管壁病变基础上，加上血液成分或血流动力学改变，造成脑出血或缺血导致的精神障碍。一般进展缓慢，病程波动。

诊断的前提是存在如上所描述的痴呆表现，认知功能损害往往不平均，故可能有记忆丧失、智能损害及局灶性神经系统损害体征。自知力和判断力可保持较好。突然起病或呈阶段性退化，以及局灶性神经科体征和症状使诊断成立的可能性加大。某些病例只有通过CT或最终实施神经病理学检查才能确诊。

3. 部分病例中阿尔茨海默病的特点和血管性痴呆的特点会同时出现，这些病例应做双重诊断；若血管性痴呆发生在阿尔茨海默病之前，则根据临床表现也许无法做出阿尔茨海默病的诊断。

【治疗】

治疗主要包括药物治疗和非药物治疗；同时对血管性痴呆来说，对危险因素的预防和治疗可以降低其发病率。

1. 促认知药物：可以改善认知功能或延缓认知功能的衰减，同时对BPSD（行为和精神症状）有一定帮助。

（1）石杉碱甲口服常释剂型[甲类, 国基]：为可逆性乙酰胆碱酯酶抑制剂，适用于阿尔茨海默病和单纯性记忆障碍。口服，每次0.1~0.2mg，每天2次，最高剂量每天0.45mg。

（2）吡拉西坦口服常释剂型[乙类]：适用于急性脑血管病及脑外伤后记忆障碍和轻中度脑功能障碍。口服，每次0.8~1.6g，每天3次，4~8周为1个疗程。

2. 伴随BPSD的处理。

（1）抗精神病药物。

氟哌啶醇口服常释剂型[甲类, 国基]：口服，自每天0.5mg起，4~6天调整1次，每次增加0.5~1mg，最大剂量每天2~5mg，分2~3次服用；或使用注射剂[甲类, 国基]肌内注射，每次2.5~10mg，每天2~3次。

奋乃静口服常释剂型[甲类, 国基]：口服，自每天2~4mg起，4~6天调整1次，每次增加2~4mg，最大剂量每天16~24mg，分2~3次服用。

喹硫平口服常释剂型[甲类, 国基]：口服，自每天12.5~50mg起，4~6天调整1次，每次增加25~100mg，最大剂量每天400~700mg，分2次服用。

利培酮口服常释剂型/口腔崩解片/口服液体剂[乙类, 国基]：口服，自每天0.5mg起，4~6天调整1次，每次增加0.5mg，最大剂量每天2~5mg，单次或分2次服用。

奥氮平利培酮口服常释剂型/口腔崩解片[乙类, 国基]：口服，自每天2.5mg起，5~8天调整1次，每次增加2.5~5mg，最大剂量每天10~20mg，单次服用。

（2）抗焦虑、抗抑郁药物。

氟西汀口服常释剂型[乙类, 国基]：口服，自每天10~20mg起，4~6天调整1次，每次增加10~20mg，最大剂量每天20~40mg，单次或分2~3次服用。

帕罗西汀口服常释剂型[甲类, 国基]：口服，自每天10~20mg起，4~6天调整1次，每次增加10~20mg，最大剂量每天20~40mg，每天早餐时顿服。

艾司西酞普兰口服常释剂型[乙类, 国基]：口服，自每天5~10mg起，3~4天调整一次，每次增加5mg，最大剂量每天10~20mg，单次服用。

西酞普兰口服常释剂型[乙类]：口服，自每天10~20mg起，3~4天调整1次，每次增加10mg，最大剂量每天20~40mg，单次服用。

舍曲林口服常释剂型[乙类]：口服，自每天25~50mg起，3~4天调整1次，每次增加25~50mg，最大剂量每天100~200mg，单次服用。

3．控制血管性痴呆的危险因素，改善循环功能。

（1）尼莫地平口服常释剂型[甲类，国基]：口服，每次30mg，每天3次；不良反应少，常见的有血压下降、肝功能损害、皮肤刺痛、胃肠道出血、血小板减少、呕吐等。

（2）氟桂利嗪口服常释剂型[甲类，国基]：用于脑动脉硬化、脑梗死恢复期，口服，每天5~10mg，单次服用；不良反应少，最常见嗜睡和疲惫感。

**【注意事项】**

1．抗精神病药物用药选择时应扬长避短：有明显睡眠障碍的患者应选用有较强镇静作用的药物，如喹硫平或奥氮平；伴有肝损害的患者应选择肝毒性低的药物，如利培酮、喹硫平；伴有帕金森症状的患者应选择对多巴胺$D_2$受体亲和力小的非典型药物，如喹硫平或奥氮平。

2．控制BPSD时尽量选择口服或肌内注射，一般不宜静脉注射（尤其是氯丙嗪），以免引起直立性低血压。

3．老年人须慎用三环类抗抑郁药物，其有较强的抗胆碱能作用，易诱发老年患者意识障碍，特别是谵妄，加重认知损害，同时对消化系统、循环系统、泌尿系统等都有不良副作用。

4．多奈哌齐口服常释剂型/口腔崩解片[乙类]和美金刚口服常释剂型/口服溶液剂[乙类]是目前公认的适用于阿尔茨海默病的促认知药物，有条件的患者可以选择；茴拉西坦[非]和胞磷胆碱口服常释剂型/注射剂[乙类]也有助于改善认知功能。

（编写：李 炬 沐 楠 校对：张永明）

# 第十章　风湿免疫性疾病

## 第一节　多发性肌炎和皮肌炎

【概述】

多发性肌炎（polymyositis，PM）和皮肌炎（dermatomyositis，DM）的特点是近端肌肉无力和横纹肌非化脓性炎性改变。发病率为0.5~8.4/10万人，发病年龄有两个高峰，即10~15岁儿童和45~60岁成人。PM和DM的病因未明，目前多认为其是在某些遗传易感个体中，感染、肿瘤、应激和药物等因素所诱发的一组自身免疫性疾病。

【诊断】

1. 症状和体征：PM主要表现为对称性肢体近端肌无力和肌肉痛，以肩胛带、骨盆带肌受累最常见，其次为颈肌和咽喉肌，另外可累及呼吸肌、眼轮匝肌和面肌，相应肌群受累会出现相应的症状。伴有典型皮疹的肌炎称为皮肌炎。典型皮疹包括以上眼睑为中心的眶周水肿性紫红色斑、关节伸侧面的紫红色丘疹（Gottron征）、颈前及上胸部"V"字形红色皮疹、肩颈后皮疹（披肩征）。其他体征：表皮萎缩，甲根皱襞可见不规则增厚，毛细血管扩张性红斑及"技工手"。

2. 实验室和特殊检查：血清肌酶升高，特别是CK升高；肌电图异常；肌活检异常。

3. 目前临床上PM和DM的诊断仍沿用1975年Bohan和Peter建议的标准：

（1）对称性近端肌无力伴或不伴吞咽困难和呼吸肌无力。

（2）血清肌酶升高，特别是CK升高。

（3）肌电图异常。

（4）肌活检异常。

（5）特征性皮肤损害。

具备上述（1）~（4）项者可确诊为PM，具备上述（1）~（4）项中的3项者可能为PM，只具备上述（1）~（4）项中的2项者为可疑PM。具备第（5）项再加第（3）或第（4）项可确诊为DM，第（5）项再加第（2）项可能为DM，第（5）项再加上第（1）项为可疑DM。

4. 鉴别诊断：在诊断DM或PM前应排除运动神经元病变、进行性肌营养不良、感染、各种药物和毒物引起的肌肉病及代谢性疾病。

【治疗】

1. 糖皮质激素为首选药物。如泼尼松口服常释剂型[甲类，国基]，通常剂量为1~2mg/kg，每天1次，晨起一次口服，亦可使用等效剂量的其他糖皮质激素多数患者于治疗后6~12周内肌酶下降，接近正常。待肌力明显恢复，肌酶趋于正常则开始减量。减量应缓慢（一般1年左右），减至泼尼松维持量5~10mg，每天1次后继续用药2年以上，在减量过程中如病情反复应及时加用免疫抑制剂。对于病情发展迅速或有呼吸肌无力、呼吸困难、吞咽困难者，可用甲泼尼龙注射剂[乙类，国基]，0.5~1g，每天1次；静脉冲击治疗，连用3天后，改为60mg，每天1次，口服，再根据症状及肌酶水平逐渐减量。应该指出，在服用激素过程中应严密观察感染情况，必要时加用抗感染药物。

2. 免疫抑制剂：

（1）硫唑嘌呤口服常释剂型[甲类，国基]：50mg，每天1次，在使用过程中需要定期监测血常规。

（2）甲氨蝶呤口服常释剂型/注射剂[甲类，国基]：常用剂量为每周1次，每次7.5~20mg，口服或静脉注射或皮下注射给药。待病情稳定后逐渐减量，维持治疗1年以上。甲氨蝶呤的不良反应主要有肝酶增高、骨髓抑制、血细胞减少、口腔炎等。用药期间应定期检查血常规和肝肾功能。

（3）环磷酰胺口服常释剂型/注射剂[甲类，国基]：对重症患者或上述免疫抑制剂疗效不满意者可改用环磷酰胺，50~100mg，每天1次，口服，对于重症者，可用0.8~1g环磷酰胺加生理盐水100mL，静脉冲击治疗。不良反应主要有骨髓抑制、血细胞减少、出血性膀胱炎、卵巢毒性、诱发恶性肿瘤等。用药期间须监测血常规、肝功能。

【注意事项】

约有14%的患者合并有恶性肿瘤，应注意排查。PM和DM的诊治应在风湿病专科医师的指导下进行。

（编写：陈冬莹　许韩师　校对：杨　敏　侯连兵）

# 第二节 风 湿 热

【概述】

风湿热是指咽喉部A族溶血性链球菌感染后2~5周发生的全身结缔组织病变，以侵犯关节和心脏为主，较少见的表现有舞蹈病、环形红斑、皮下小结等，此病易反复发作而导致慢性心脏瓣膜病。影响风湿热发病的易感因素有年龄、季节、复发性链球菌感染、家族史和宿主本身的易感性。本病主要见于5~15岁的儿童和青少年，是儿童心脏病的常见原因。

【诊断】

1. 症状和体征：

（1）发病前2~5周有咽炎或急性扁桃体炎等上呼吸道感染史。

（2）发热、多汗、乏力、食欲不振、贫血。

（3）2个或2个以上的游走性、大关节的红肿热痛和功能障碍，服水杨酸类药物有效。

（4）心悸、胸闷、心前区不适及疼痛，严重者有充血性心力衰竭症状。

2. 实验室检查：风湿热的特点是多系统炎症，缺乏特异性的临床表现和实验室检查。

3. 诊断标准：采用Jones诊断标准。有两项主要表现，或一项主要表现加两项次要表现，并有前驱的链球菌感染证据时可诊断为典型的急性风湿热。

主要表现：①心肌炎；②多发性关节炎；③舞蹈症；④皮下小结；⑤环形红斑。

次要表现：①发热；②关节痛；③心电图PR间期延长；④红细胞沉降率加快。

前驱的链球菌感染证据：咽拭子培养或快速链球菌抗原试验阳性，或链球菌抗体效价升高。

4. 鉴别诊断：须排除类风湿性关节炎、系统性红斑狼疮、强直性脊柱炎、反应性关节炎、亚急性感染性心内膜炎及病毒性心肌炎。排除性诊断是确诊风湿热的一个不可缺少的步骤。

【治疗】

1. 一般治疗：主要是针对不同的症状采取相应的对症处理。急性期应卧床休息，至血沉和体温正常后再开始活动；如有心脏受累应避免体力活动或精神刺激，并应在体温和血沉恢复正常、心动过速控制或心电图明显改善后继续卧床3~4周，然后逐渐恢复活动，心脏扩大伴有心力衰竭者，需6个月左右才可逐渐恢复正常活动。有充血性心力衰竭者还应适当限制盐和水分的摄入。

2. 抗风湿治疗：其中阿司匹林口服常释剂型[甲类，国基]、缓释控释剂型/肠溶缓释片[乙类，国基]仍然是首选药物。开始剂量为成人每天3~4g，儿童每天80~100mg/kg，分3~4次口服，症状控制1周后，剂量可以降低50%，一般疗程6~8周，有轻度心肌炎者宜用12周。

3. 糖皮质激素：糖皮质激素仅在严重心肌炎伴有充血性心力衰竭时才推荐使用，但不用于常规治疗。泼尼松口服常释剂型[甲类，国基]成人起始量为每天30~40mg，儿童每天1~1.5mg/kg，分3~4次服用，疗程为6~8周。控制病情后逐渐减量，对于心包炎或心肌炎合并急性心力衰竭的患者，可静脉滴注地塞米松注射剂[甲类，国基]，每天5~10mg，至病情改善后改为口服泼尼松。

4. 抗菌药物治疗：目的是消除残存的链球菌感染灶。常用青霉素G注射剂[甲类，国基]，肌内注射，每次160万U，每天3次，疗程10~14天。少数耐青霉素菌株感染者或青霉素过敏者，可口服红霉素口服常释剂型[甲类，国基]，每次0.5g，每天4次。

【注意事项】

风湿热患者需要使用长效青霉素（苄星青霉素G）注射剂[甲类，国基]以预防复发，每月1次，每次120万U，肌内注射。青霉素过敏者可使用红霉素或磺胺预防。超过18岁且无心脏受累的风湿热患者，从风湿热末次发作起至少应维持预防用药5年。

（编写：陈冬莹 许韩师 校对：杨 敏 侯连兵）

# 第三节 类风湿性关节炎

【概述】

类风湿性关节炎（rheumatoid arthritis，RA）是一种病因尚未明了的慢性全身性炎症性疾病，其特征性的症状为慢性、对称性的多个周围关节的慢性炎症改变，病变呈持续、反复发作的过程，最终可导致关节畸形和功能丧失。RA病因未明，一般认为遗传、环境因素、感染可能对本病的发病均有影响。

【诊断】

RA的临床诊断主要基于慢性关节炎的症状和体征、实验室及影像学检查，目前诊断普遍采用美国风湿病学会（ACR）1987年修订的分类标准，符合7项条目中至少4项可诊断RA，但该标准对于早期、不典型及非活动性RA易漏诊。2010年ACR和欧洲抗风湿病联盟（EULAR）联合提出了新的RA分类标准和评分系统，该标准总得分6分以上可确诊RA。

1．1987年ACR修订的RA分类标准。

该标准要求符合以下7项中的4项或以上并除外其他关节炎即可诊断为RA。

（1）晨僵：关节内或关节周围出现晨僵，每天至少晨僵1h，持续至少6周。

（2）3个或3个以上的关节区受累：14个关节区中至少有3个同时出现肿胀或积液（不是单纯的骨质增生），持续至少6周。这14个关节区是：双侧近端指间关节、掌指关节、腕关节、肘关节、膝关节、踝关节和跖趾关节。

（3）手部关节炎：腕关节、掌指关节或近端指间关节至少1处肿胀，持续至少6周。

（4）对称性关节炎：身体双侧相同关节区同时受累（近端指间关节、掌指关节、跖趾关节区受累时可不是完全对称），持续至少6周。

（5）类风湿结节：为关节伸侧、关节周围或骨突出部位的皮下结节。

（6）类风湿因子阳性。

（7）影像学改变：手及腕部前后位摄片有骨质侵蚀或骨质疏松。

2．2010年ACR/EULAR的RA分类标准。

该标准包括关节受累情况、血清学指标、滑膜炎持续时间和急性时相反应物4部分，要求至少1个关节有滑膜炎，排除其他更能解释滑膜炎的疾病，且4项得分相加≥6分（最高10分）可确诊RA。应取各项的最高得分计算总分。各项及其赋分如下：

（1）受累关节的数量和部位：2~10个大关节（指肩、肘、髋、膝、踝关节）=1分，1~3个小关节（指MCP、PIP、第2–5MTP、拇指指间关节和腕关节）=2分，4~10个小关节=3分，>10个关节（含至少1个小关节）=5分。

（2）血清学异常（RF或抗瓜氨酸肽/蛋白抗体）：低滴度阳性（>正常上限）=2分；高滴度阳性（>正常上限的3倍）=3分。

（3）急性期反应物（ESR或CRP）＞正常上限=1分。

（4）症状持续至少6周=1分。

上述标准最适合新发疾病的患者，除此以外，以下患者也可归为RA。

（1）具有RA的典型侵蚀性病变，且病史显示患者既往满足上述标准。

（2）病程长，包括当下无疾病活动(治疗或不治疗)但回顾相关资料后发现患者之前满足上述标准。

3. 鉴别诊断：需要与血清阴性脊柱关节病、骨关节炎、系统性红斑狼疮、痛风、纤维肌痛综合征、风湿性多肌痛等疾病相鉴别。

【治疗】

1. 非甾体抗炎药：布洛芬口服常释剂型[甲类，国基]、口服液体剂/缓释控释剂型/颗粒剂[乙类，国基]，口服，400~600mg，每天3~4次；双氯芬酸口服常释剂型/缓释控释剂型[甲类，国基]，口服，25mg，每天3~4次；塞来昔布口服常释剂型[乙类]（医保报销条件：限二线用药），口服，每次0.1~0.2g，每天1~2次；洛索洛芬口服常释剂型[乙类]，口服，每次60mg，每天3次；吲哚美辛栓剂[甲类，国基]，50~100mg，塞肛，每晚1次或早晚各1次。在使用时可加用抑酸剂或胃黏膜保护剂，如：雷尼替丁口服常释剂型[甲类，国基]，150mg，每天1~2次；法莫替丁口服常释剂型[甲类，国基]，20mg，每天2次；奥美拉唑口服常释剂型[甲类，国基]，20mg，每天1次；枸橼酸铋钾口服常释剂型/颗粒剂[甲类，国基]0.3g，每天2~3次。

2. 改善病情的抗风湿药：

（1）甲氨蝶呤口服常释剂型/注射剂[甲类，国基]，治疗类风湿性关节炎的首选药物。一般为每周1次，每次7.5~15mg，可口服、静脉注射、肌内注射给药。甲氨蝶呤的不良反应主要有肝酶增高、骨髓抑制、血细胞减少、口腔炎等。用药期间应定期检查血常规和肝肾功能。

（2）来氟米特口服常释剂型[乙类，国基]，负荷剂量50mg，每天1次，连用3天，之后10~20mg，口服，每天1次。主要的不良反应是肝功能损害、食欲下降、腹泻等。用药期间应注意定期监测肝功能。

（3）硫唑嘌呤口服常释剂型[甲类，国基]，口服，50~150mg，每天1次。主要的副作用是骨髓抑制、脱发、肝功能损害，用药期间应注意监测血常规和肝功能。

（4）氯喹口服常释剂型[甲类，国基]，口服，0.25g，每天1次；或羟氯喹口服常释剂型<sup>[乙类，国基]</sup>0.2g，每天2次，毒副作用小于氯喹。

（5）环孢素A口服常释剂型/口服液体剂<sup>[甲类，国基]</sup>，常用剂量每天3~5mg/kg，维持量每天2~3mg/kg，分1~2次服用。优点为无骨髓抑制作用，可用于重症类风湿性关节炎。主要的副作用是胃肠不适、高血压、肾毒性（对肾小管有损害），高龄患者、有肾病史者或合用其他肾毒性药物者，均应慎用环孢素A。

（6）生物制剂：是近年来治疗类风湿性关节炎的里程碑式的药物，目前有重组人Ⅱ型肿瘤坏死因子受体–抗体融合蛋白注射剂<sup>[乙类]</sup>、抗白介素–6单克隆抗体如巴利昔单抗注射剂<sup>[乙类]</sup>、抗CD–20单克隆抗体及JAK通路抑制剂等，为增加疗效和减少不良反应，本类生物制剂宜与甲氨蝶呤联合应用。

3.糖皮质激素：泼尼松口服常释剂型<sup>[甲类，国基]</sup>，口服，5~10mg，每天1~2次，当甲氨蝶呤或其他改善病情的抗风湿药起效后应逐渐减量至停用。

4.植物药：雷公藤多苷<sup>[甲类，国基]</sup>，10~20mg，每天2~3次。正清风痛宁缓释片<sup>[甲类，国基]</sup>，60mg，饭前口服，每天3次。常见不良反应有皮肤瘙痒、皮疹等过敏反应，少数患者可出现白细胞减少。

5.对其他药物无效的严重活动性类风湿性关节炎，可服用青霉胺口服常释剂型<sup>[甲类，国基]</sup>，现已很少使用。开始时每天125~250mg，以后每1~2个月增加125~250mg，常用维持量为每次250mg，每天4次，每天最大量一般不超过1.5g。待症状改善，血铜及铜蓝蛋白达正常时，用量可减半，每天500~750mg或间歇用药。治疗3~4个月仍无效时，应改用其他药物治疗。

**【注意事项】**

类风湿性关节炎的诊治应在专科医师的指导下进行。硫唑嘌呤与别嘌醇联合使用时可能引起严重的骨髓抑制，最好避免同时使用。

（编写：陈冬莹　许韩师　校对：杨　敏　侯连兵）

# 第四节　强直性脊柱炎

**【概述】**

强直性脊柱炎（ankylosing spondylitis，AS）是一种原因不明、以中轴关节慢性炎症为主要表现的全身性疾病。其基本病理改变为附着点炎症。炎症主要侵犯骶髂关节、脊柱骨突及脊柱旁软组织，外周关节亦可受累，并可伴发关节

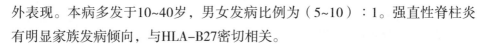

外表现。本病多发于10~40岁，男女发病比例为（5~10）：1。强直性脊柱炎有明显家族发病倾向，与HLA–B27密切相关。

【诊断】

1. 诊断标准：目前多沿用1966年制订的纽约诊断标准或1984年修订的纽约诊断标准。以下为1984年修订的纽约诊断标准。

（1）下腰背痛的病程至少持续3个月，疼痛随活动改善，但休息不能使之减轻。

（2）腰椎在前后和侧屈方向活动受限。

（3）胸廓扩展范围小于同年龄和同性别者的正常值。

（4）双侧骶髂关节炎Ⅱ~Ⅳ级，或单侧骶髂关节炎Ⅲ~Ⅳ级。

如果患者具备（4）并具备（1）~（3）中的任何1项即可确诊为AS。

2. 鉴别诊断：需与类风湿性关节炎、椎间盘突出、结核、弥漫性特发性骨肥厚（diffuse idiopathic skeletal hyperostosis，DISH）综合征、致密性骨炎，以及其他脊柱关节病（如银屑病关节炎、肠病性关节炎或赖特综合征）等相鉴别。

【治疗】

1. 非甾体抗炎药：建议足量使用，可起到抑制炎症的作用，吲哚美辛口服常释剂型/缓释控释剂型[乙类]，口服，25mg，每天3次，餐后即服；双氯芬酸钠口服常释剂型/缓释控释剂型[甲类，国基]，每天25~50mg，每天2~3次；洛索洛芬口服常释剂型[乙类]，口服，60mg，每天2~3次；塞来昔布口服常释剂型[乙类，广基]（医保报销条件：限二线用药），口服，200mg，每天1~2次。

2. 柳氮磺吡啶：以外周关节表现为主的患者还可加用柳氮磺吡啶口服常释剂型[甲类，国基]，开始时每天口服0.5~0.75g，分2~3次服用，之后每周增加0.5g，直至2.0~3.0g，维持剂量每天0.5~1.0g。

3. 糖皮质激素：仅在外周关节病变严重，眼部受累时才可短期使用少量的糖皮质激素，如泼尼松口服常释剂型[甲类，国基]，口服，10mg，每天1次。

4. 生物制剂：重组人Ⅱ型肿瘤坏死因子受体–抗体融合蛋白[乙类]，皮下注射，每次25mg，每周2次。

5. 植物药：年龄较大的患者可考虑雷公藤多苷[甲类，国基]，口服，20mg，每天3次，但需注意此药有性腺毒性。

**【注意事项】**

强直性脊柱炎患者应在风湿专科医师指导下用药。如非甾体抗炎药及柳氮磺吡啶不能控制病情，则需考虑使用重组人Ⅱ型肿瘤坏死因子受体–抗体融合蛋白注射剂[乙类]进行治疗。

（编写：邱　茜　许韩师　校对：杨　敏　侯连兵）

# 第五节　系统性红斑狼疮

**【概述】**

系统性红斑狼疮（systemic lupus erythematosus，SLE）是自身免疫介导的弥漫性结缔组织病。血清中出现以抗核抗体为代表的多种自身抗体和多系统损害是SLE的两个主要临床特征。SLE好发于生育年龄女性，多见于15~45岁年龄段，女男患病比例为（7~9）：1。其基本病理改变是免疫复合物介导的血管炎。遗传、感染、环境、性激素、药物等综合因素所致的免疫紊乱可导致该病的发生。

**【诊断】**

1. 诊断标准：目前普遍采用美国风湿病学会（American College of Rheumatology，ACR）1997年推荐的SLE分类标准。该分类标准的11项中，符合4项或4项以上者，在除外感染、肿瘤和其他结缔组织病后，可诊断为SLE。其敏感性和特异性分别为95%和85%。11条分类标准中，免疫学异常和高滴度抗核抗体更具有诊断意义。一旦患者免疫学异常，即使临床诊断不够条件，也应密切随访，以便尽早做出诊断并及时治疗。

（1）颊部红斑：固定红斑，扁平或高起，在两颧突出部位。

（2）盘状红斑：片状高起于皮肤的红斑，黏附有角质脱屑和毛囊栓；陈旧病变可发生萎缩性瘢痕。

（3）光过敏：对日光有明显的反应，可引起皮疹，可从病史中得知或经医生观察到。

（4）口腔溃疡：有经医生观察到的口腔或鼻咽部溃疡，一般为无痛性。

（5）关节炎：非侵蚀性关节炎，累及2个或更多的外周关节，有压痛、肿胀或积液。

（6）浆膜炎：胸膜炎或心包炎。

（7）肾脏病变：24h尿蛋白＞0.5g或尿蛋白（+++），或有管型（红细胞、血红蛋白、颗粒或混合管型）。

（8）神经病变：癫痫发作或精神病，除外药物所致者或已知的代谢紊乱。

（9）血液学疾病：溶血性贫血，或白细胞减少，或淋巴细胞减少，或血小板减少。

（10）免疫学异常：抗ds-DNA抗体阳性，或抗Sm抗体阳性，或抗磷脂抗体阳性（包括抗心磷脂抗体阳性，或狼疮抗凝物阳性，或梅毒血清试验假阳性至少持续6个月，三者中具备一项）。

（11）抗核抗体在任何时候且未用药物诱发药物性狼疮的情况下滴度异常。

2. 诊断分型：诊断时需对患者的病情进行评估分型，分为轻型SLE、重型SLE及狼疮危象等几种情况。

（1）轻型SLE：为诊断明确或高度怀疑者，临床稳定，所累及的靶器官（包括肾脏、血液系统、肺脏、心脏、消化系统、中枢神经系统、皮肤、关节）功能正常或稳定，呈非致命性。

（2）重型SLE：①心脏病变表现为冠状动脉血管受累、Libman-Sacks心内膜炎、心肌炎、心包填塞、恶性高血压；②肺脏病变表现为肺动脉高压、肺出血、肺炎、肺梗死、肺萎缩、肺间质纤维化；③消化系统病变表现为肠系膜血管炎、急性胰腺炎；④血液系统病变表现为溶血性贫血、粒细胞减少（WBC＜1 000/mm³）、血小板减少（＜50 000/mm³）、血栓性血小板减少性紫癜、动静脉血栓形成；⑤肾脏病变表现为肾小球肾炎持续不缓解、急进性肾小球肾炎、肾病综合征；⑥神经系统病变表现为抽搐、急性意识障碍、昏迷、脑卒中、横贯性脊髓炎、单神经炎/多神经炎、精神性发作、脱髓鞘综合征；⑦其他病变包括皮肤血管炎，弥漫性严重的皮损、溃疡、大疱，肌炎，非感染性高热有衰竭表现等。

（3）狼疮危象是指急性的危及生命的重症SLE，包括急进性狼疮性肾炎、严重的中枢神经系统损害、严重的溶血性贫血、血小板减少性紫癜、粒细胞缺乏症、严重心脏损害、严重狼疮性肺炎、严重狼疮性肝炎、严重的血管炎等。

3. 鉴别诊断：需与感染、溶血性贫血、原发性血小板减少性紫癜、淋巴结增大、肾病综合征、类风湿性关节炎及荨麻疹样皮疹鉴别。

【治疗】

1. 一般治疗：避免过多的紫外光暴露，使用防紫外线用品（防晒霜等），避免过度疲劳。治疗和去除各种影响疾病预后的因素，如控制高血压、防治各种感染。

2. 药物治疗：目前还没有根治SLE的办法，但恰当的治疗可以使大多数患者的病情得到完全缓解。

（1）非甾体抗炎药（NSAID）可用于控制关节炎：双氯芬酸口服常释剂型/缓释控释剂型[甲类，国基]，口服，25~50mg，每天3~4次；洛索洛芬口服常释剂型[乙类]，口服，60mg，每天2~3次；塞来昔布口服常释剂型[乙类]（医保报销条件：限二线用药），口服，200mg，每天1~2次。

（2）抗疟药：可控制皮疹、减轻光敏感，常用氯喹口服常释剂型[甲类，国基]，口服，0.25g，每天1次，或羟氯喹口服常释剂型[乙类，国基]，口服，200mg，每天1~2次，注意眼部损害。有心脏病史者，特别是心动过缓或有传导阻滞者禁用抗疟药。

（3）糖皮质激素：为治疗SLE的基础药。在诱导缓解期，根据病情用泼尼松每天0.5~1mg/kg，病情稳定后2周或疗程6周内，缓慢减量，如果病情允许，维持治疗的激素剂量应尽量小于每天10mg。狼疮危象通常需要大剂量甲泼尼龙注射剂[乙类，国基]冲击治疗，甲泼尼龙500~1 000mg，静脉滴注每天1次，连用3~5天为1个疗程，如果病情需要，1~2周可重复使用，以较快控制病情活动，达到诱导缓解。

（4）免疫抑制剂：环磷酰胺口服常释剂型/注射剂[甲类，国基]，0.4g，每周1次，或0.5~1.0g/m²体表面积，每3~4周1次。硫唑嘌呤口服常释剂型[甲类，国基]，口服，常用剂量50~100mg，每天1次。甲氨蝶呤口服常释剂型/注射剂[甲类，国基]，7.5~15mg，每周1次。环孢素口服常释剂型/口服液体剂[甲类，国基]，口服，每天3~5mg/kg，分2次口服，病情缓解后每月减少1mg/kg，减至每天2~3mg/kg维持治疗。吗替麦考酚酯口服常释剂型/口服液体剂[乙类，国基]（医保报销条件：限器官移植）：剂量为每天1~2g，分2次口服。

（5）植物药：雷公藤多苷[甲类，国基]，口服，每次10~20mg，每天2~3次（育龄期女性慎用，因其有性腺毒性，可造成闭经）。

**【注意事项】**

由于SLE多为育龄期妇女，应注意环磷酰胺可引起性腺抑制，导致不育。SLE诊治应在风湿病专科医师指导下进行。

（编写：邱 茜 许韩师 校对：杨 敏 侯连兵）

# 第六节 系统性硬化

**【概述】**

系统性硬化（systemic sclerosis）是一种原因不明的临床上以局限性或弥漫性皮肤增厚和纤维化为特征的结缔组织病。除皮肤受累外，它也可影响内脏（心、肺和消化道等器官）。本病女性多见，女性发病率大约为男性的4倍，儿童相对少见。确切病因尚不明确，可能和遗传及环境因素等有关。

**【诊断】**

根据雷诺现象、皮肤表现、特异性内脏受累以及特异性抗体等，可依据以下2个标准诊断。

1. 1980年美国风湿病学会（ACR）制定的SSc分类标准。

（1）主要条件：近端皮肤硬化，手指及掌指（跖趾）关节近端皮肤增厚、紧绷、肿胀。这种改变可累及整个肢体、面部、颈部和躯干（胸、腹部）。

（2）次要条件：①指硬化，上述皮肤改变仅限于手指。②指尖有凹陷性瘢痕，或指垫消失。③双肺基底部纤维化，在立位胸片上，可见条状或结节状致密影，以双肺底为著，也可呈弥漫斑点或蜂窝状肺。要除外原发性肺病所引起的这种改变。

判定：具有主要条件或两个以上次要条件者，可诊为SSc。此外雷诺现象，多发性关节炎或关节痛，食道蠕动异常，皮肤活检示胶原纤维肿胀和纤维化，血清有ANA（抗核抗体）、抗Scl-70抗体和抗着丝点抗体均有助于诊断。

2. 2013年ACR/欧洲抗风湿病联盟（EULAR）制定的分类标准。

该标准敏感性和特异性比1980年版标准高，适用于任何可疑患有SSc者，但不适用于除手指外皮肤增厚或临床表现用硬皮病样病变解释更为合理者。该标准总分值最高为19分，≥9分就可以分类为SSc。

**表. ACR/EULAR 系统性硬化分类标准**

| 条目 | 亚条目 | 得分 |
|---|---|---|
| 双手手指皮肤增厚并延伸至掌指关节（足以诊断的标准） | — | 9 |
| 手指皮肤硬化（仅计最高分） | 手指肿胀 | 2 |
| | 指硬皮病（远指关节延伸至掌指关节，接近指关节） | 4 |
| 指端损伤 | 指尖溃疡 | 2 |
| | 指尖凹陷性瘢痕 | 3 |
| 毛细血管扩张 | — | 2 |
| 甲襞微血管异常 | — | 2 |
| 肺动脉高压和/或间质性肺病 | 肺动脉高压 | 2 |
| | 间质性肺病 | 2 |
| 雷诺现象 | — | 3 |
| SSc相关自身抗体（抗着丝点抗体、抗拓扑异构酶Ⅰ（亦称抗Scl–70）、抗RNA聚合酶Ⅲ（最高得3分） | 抗着丝点抗体<br>抗拓扑异构酶Ⅰ<br>抗RNA聚合酶Ⅲ | 3 |

注：此标准不适用于有皮肤硬化但无手指硬化的患者，也不适用于其临床表现用类硬皮病样疾病诊断能够更好解释的患者（例如肾源性硬化纤维化、泛发性硬斑病、嗜酸性筋膜炎、硬肿病、硬化性黏液水肿、红斑肢痛症、卟啉症、苔藓硬化症、移植物抗宿主病及糖尿病手关节病变等）。一个条目中包含≥2个亚条目时，得分只能按其中较高的亚条目分值计。

【治疗】

本病尚无特效治疗药物，治疗通常为受累器官的对症治疗。

1. 钙通道阻滞剂（CCB）：是改善雷诺现象的一线药物，硝苯地平口服常释剂型[甲类, 国基]、缓释控释剂型[乙类, 国基]，口服，10mg，每天3次。双嘧达莫口服常释剂型[甲类, 国基]，50mg，每天3次，以及小剂量阿司匹林口服常释剂型[甲类, 国基]、缓释控释剂型/肠溶缓释片[乙类, 国基]100mg，每天1次，均有抑制血小板聚集的作用。反复发作且缺血严重，皮肤呈青色、指（趾）端开放性溃疡或坏死者，可静脉滴注血管扩张前列腺素（PGE1和PGE2）3~5天。

2. 抗纤维化药物：①青霉胺口服常释剂型[甲类, 国基]，从每天0.25g开始，以后慢慢增加到每天0.75~1.25g。至少服6个月，病情稳定后减量维持至少10年。目前对其疗效还有争议。②秋水仙碱口服常释剂型[甲类, 国基]，口服，

0.5mg，每天1~3次；或雷公藤多苷[甲类，国基]，口服，10~20mg，每天2~3次。

3．糖皮质激素：对本病效果不显著，通常对炎性肌病、间质性肺部疾患的炎症期有一定疗效；在早期水肿期，对关节痛、肌肉痛亦有疗效，但不能阻止皮肤的纤维化。可用泼尼松口服常释剂型[甲类，国基]，每天30~40mg，单次服用，连用数周再渐减至维持量每天5~10mg。

4．免疫抑制剂：可尝试使用硫唑嘌呤口服常释剂型[甲类，国基]，口服，50~150mg，每天1次；环孢素口服常释剂型/口服液体剂[甲类，国基]，口服，每天剂量3~5mg/kg，分2次口服。弥漫性系统性硬化病患者如伴有肾脏、肺等内脏损伤，还可加用环磷酰胺治疗。

5．抗酸剂：胃食管反流症状明显者可使用组胺受体阻断剂（雷尼替丁口服常释剂型[甲类，国基]，150mg，每天2次；法莫替丁口服常释剂型[甲类，国基]，20mg，每天2次）或质子泵抑制剂（奥美拉唑口服常释剂型[甲类，国基]，口服，40mg，每天1次；兰索拉唑口服常释剂型[乙类]，口服，30mg，每天1次）以降低胃酸。如伴有吞咽困难，可用增加胃肠动力的药物，如多潘立酮口服常释剂型[甲类，国基]、口服液体剂[乙类]，口服，10mg，每天3次。

6．有肌肉、关节疼痛者可使用非甾体抗炎药（NSAID）用于控制关节炎，如：双氯芬酸口服常释剂型/缓释控释剂型[甲类，国基]，口服，25mg，每天3次；洛索洛芬口服常释剂型[乙类]，口服，60mg，每天2~3次；塞来昔布口服常释剂型[乙类]（医保报销条件：限二线用药），口服，200mg，每天1~2次。

【注意事项】

本病的诊治应在风湿专科医师指导下进行。

（编写：邱　茜　许韩师　校对：杨　敏　侯连兵）

# 第十一章 急性中毒

## 第一节 亚硝酸盐中毒

【概述】

亚硝酸盐中毒是由于误食亚硝酸盐，亚硝酸盐将血红蛋白的二价铁氧化为三价铁，使血红蛋白成为高铁血红蛋白，失去携带氧的能力，造成机体缺氧而引起的中毒。

【诊断】

1. 病史：一般有富含亚硝酸盐食物的食入史。

2. 症状：皮肤青紫是本病的特征，呼吸困难、发绀是本病主要的特异性表现。有不同程度的缺氧性症状和体征，如头晕、心跳加速、胸部压迫感、呼吸困难、腹泻、腹痛等症状。重者可有肺水肿、昏迷、抽搐等，最后因呼吸、循环衰竭而死亡。

3. 实验室检查：①亚硝酸盐定性实验阳性；②血高铁血红蛋白含量增高。

4. 鉴别诊断：

亚硝酸盐中毒需与下列疾病鉴别：①硫化氢中毒。②先天性心脏病。③其他化学物或药物中毒导致的变性血红蛋白症。苯的氨基硝基化合物、磺胺、非那西丁等药物中毒均可引起变性血红蛋白症。

【治疗】

1. 一般治疗：包括催吐、洗胃、导泻、保持呼吸道通畅、防止误吸、予以高浓度吸氧，心电、血压监护，在静脉输液的同时予利尿剂以促进毒物排出，注意保温、镇静等。

2. 特效治疗：

（1）亚甲蓝注射剂[甲类，国基]：治疗亚硝酸盐中毒时应尽早使用，常用剂量是1~2mg/kg，先用50mg以5%的葡萄糖注射液20~40mL稀释为1%的溶液，缓慢静脉注射10~15min，可在30~60min内纠正高铁血红蛋白血症，如1h后发绀未减退，可重复使用50mg或者100mg，加入5%的葡萄糖氯化钠注射液250~1 000mL中持续静脉滴注。24h一般不超过600mg。

（2）维生素C注射剂[甲类，国基]：3~5g加入5%或10%的葡萄糖注射液500mL中静脉滴注。此外，辅酶A注射剂[乙类]可加强亚甲蓝的还原性，重症患者予50U/次，肌内注射，每天1~2次。维生素B$_{12}$注射剂[甲类，国基]与亚甲蓝合用有协同作用，能使变性血红蛋白恢复时间缩短。

（3）严重中毒或经综合治疗后发绀仍明显者，可输新鲜血，或采用换血疗法、血液净化疗法等。

3. 对症治疗：吸氧。

4. 轻度高铁血红蛋白血症（20%~30%）患者仅需要休息，饮用含糖饮料即可。停止化学物接触24~72h后高铁血红蛋白可自行降到正常范围。

【注意事项】

1. 亚甲蓝不可做皮下、肌内或鞘内注射，以免造成损害。

2. 亚甲蓝静脉注射剂量过大时，可引起恶心、腹痛、心前区痛、眩晕、头痛、出汗和神志不清等反应，大剂量（10mg/kg）时无治疗作用，反而可导致高铁血红蛋白血症。

# 第二节　鼠药氟乙酰胺中毒

【概述】

氟乙酰胺为有机氟类药物，别名敌蚜胺。氟乙酰胺进入人体后会脱胺形成氟乙酸，干扰正常的三羧酸循环，导致三磷酸腺苷合成障碍，致使心、脑、肾、肝、肺等重要脏器细胞产生难以逆转的病理改变。

【诊断】

1. 病史：有氟乙酰胺的食入史和接触史。

2. 症状：神经系统症状是最主要表现，如头昏、头痛、乏力、易激动、烦躁不安、肌肉颤动、抽搐、昏迷等；心血管系统症状有心悸、心慌，严重时可出现致命性心律失常；消化系统症状有口渴、恶心、呕吐、上腹部烧灼感；此外，还有肾损害表现，血氟、尿氟增高，血钙、血糖降低等。

3. 体征：有瞳孔扩大、对光反射迟钝、体温下降、血压下降等轻度中毒表现，或产生昏迷、惊厥、强直、瞳孔缩小、发绀等重度中毒表现。

4．实验室检查和辅助检查：心电图可见ST段下移、QT间期延长、T波低平或倒置，心肌酶和转氨酶升高，尿中可见红细胞和蛋白，血钙、血糖降低。血、尿及洗胃液中可检出氟乙酰胺。

5．鉴别诊断：需与有机磷或菊酯类农药中毒、食物中毒、脑血管病、中暑等疾病鉴别。

【治疗】

1．终止毒物吸收：如脱离现场、脱换污染衣、清洗皮肤，口服者催吐、洗胃等。

2．解毒治疗：特效解毒剂为乙酰胺注射剂[甲类，国基]，肌内注射，每次2.5~5g，每天2~4次，或者按每天0.1~0.3g/kg计算，分2~4次注射。乙酰胺对组织刺激性大，可先注射2%的普鲁卡因注射剂[甲类，国基]1~2mL，再注射乙酰胺，以减轻注射局部疼痛。重症患者首次肌内注射剂量为全日量的1/2即10g，连用5~7天为1个疗程。也可以使用醋精（乙二醇乙酸酯）6~30mg肌内注射，每30min 1次，或按0.1~0.5mg/kg肌内注射，每30min 1次。

3．对症治疗。

【注意事项】

1．乙酰胺剂量过大时可出现血尿，此时可加用糖皮质激素并减量。

2．乙酰胺遇明火、高热可燃。燃烧分解时，会放出有毒的氮氧化物气体。

# 第三节　有机磷杀虫剂中毒

【概述】

有机磷杀虫剂具有大蒜样特殊气味，为油状液体，遇碱性物质能迅速分解、破坏，可通过皮肤、黏膜、胃肠道及呼吸道进入机体，中毒机制是抑制体内胆碱酯酶活性，使其失去分解乙酰胆碱的功能，造成乙酰胆碱在其生理作用部位积聚，发生胆碱能神经过度兴奋的一系列临床表现。

【诊断】

1．病史：有机磷杀虫剂接触史或食入史。

2．症状：呼气有大蒜味、瞳孔缩小、多汗、肌纤维颤动和意识障碍等。

3. 实验室检查：①血胆碱酯酶活力测定：血胆碱酯酶活力值在70%~51%为轻度中毒，50%~30%为中度中毒，30%以下为重度中毒。②毒物鉴定：可在血、胃液或呕吐物中检出有机磷毒物，或在尿中检出有机磷的分解产物，如对硫磷和甲基对硫磷中毒可检出对位硝基酚，敌百虫中毒可检出三氯乙酸。③血液检查：严重时白细胞数增高。中、重度中毒者应查血清淀粉酶、心肌酶谱等项目。

4. 鉴别诊断：需与毒蕈中毒、急性脑血管病、中暑、急性胃肠炎、巴比妥类药物中毒等疾病鉴别。

【治疗】

1. 迅速清除毒物，如移离现场，脱污衣，清洗皮肤、毛发、眼部等。口服者立即洗胃和导泻等。

2. 应用解毒剂。

（1）抗胆碱药：常用的有阿托品、山莨菪碱等，此类药物可拮抗大量蓄积的乙酰胆碱，缓解临床症状。轻度中毒者可单独使用阿托品，中度及重度中毒者常需配合胆碱酯酶复能剂。原则为早诊断、早应用、足量反复用药，达到阿托品化后减量、维持，防止出现反跳或阿托品中毒。

阿托品注射剂[甲类, 国基]的使用：轻度中毒者，1~2mg，皮下注射或肌内注射，必要时每1~2h重复1次，每天3~4次；中度中毒者，2~4mg，肌内注射或静脉注射，每30min重复1次；重度中毒者，5~10mg，静脉注射，每15~30min重复1次，至阿托品化后减量维持。

戊乙奎醚注射剂[乙类]的使用：轻度中毒者，1~2mg，必要时伍用氯解磷定500~750mg；中度中毒者，2~4mg，同时伍用氯解磷定750~1 500mg；重度中毒者，4~6mg，同时伍用氯解磷定1 500~2 500mg。中毒后期或胆碱酯酶（ChE）老化后可用盐酸戊乙奎醚1~2mg维持阿托品化，每次间隔8~12h。

（2）胆碱酯酶复能剂：常用的有氯解磷定注射剂[甲类, 国基]、碘解磷定注射剂[甲类, 国基]和双复磷注射剂[甲类]。此类药可恢复胆碱酯酶活力，也可解除肌肉颤抖、抽搐等症状，但中毒72h后对已老化的胆碱酯酶无复能作用，故应早期足量应用，使体内尽快达到有效血药浓度，才能对中毒酶有较好的重活化作用。

氯解磷定的使用：轻度中毒者，0.25~0.5g，肌内注射，必要时每2h重复1次；中度中毒者，0.5~0.75g，肌内注射或静脉注射，根据病情过1~2h后重复1

次，以后每2h重复1次；重度中毒者，0.75~1.0g，缓慢静脉滴注，0.5h后重复1次，以后每2h重复1次。

碘解磷定注射剂[甲类，国基]，轻度中毒者，0.5g，缓慢静脉注射，必要时2h重复1次；中度中毒者，0.5~1.0g，缓慢静脉注射，1~2h重复1次，也可静脉滴注；重度中毒者，1.0~2.0g，缓慢静脉滴注，以后每小时0.5g重复1次。

（3）抗胆碱能药与胆碱酯酶复能剂的复合制剂：使用方便，适用于现场急救。

3. 中间综合征的治疗应及时使用呼吸机。

4. 血液净化治疗用于重度中毒者，可进行血液灌流加血液透析。

5. 对症与支持治疗、预防感染。

【注意事项】

1. 掌握早期、足量、联合和反复使用的药物治疗原则。尽快转送患者到上级医院进一步救治。

2. 注意恢复期病情反跳：部分患者在症状明显缓解的恢复期，病情会突然恶化，重新出现中毒症状且急剧加重，称为反跳或病情反复，发病率占6%，死亡率可高达56.3%。复发原因为毒物吸收多，中毒时间较长，阿托品及胆碱酯酶复能剂停用过早或减量过快。应注意阿托品化和阿托品中毒的临床表现。

3. 氯解磷定总量不宜超过10g。

# 第四节　氰化物中毒

【概述】

氰化物中毒主要是呼吸道吸入较高浓度氰化氢（HCN）蒸气或氰化物盐类粉尘，或误服氰化物，以及皮肤沾染氢氰酸所致。HCN进入血液后迅速解离出氰根（CN⁻），CN⁻进入组织，可迅速与氧化型细胞色素氧化酶的$Fe^{3+}$结合，形成氰化高铁型细胞色素氧化酶，抑制细胞色素氧化酶活性，阻断细胞生物氧化，使组织无法利用氧，形成"细胞内窒息"。

【诊断】

1. 病史：明显的氰化物接触史。

2. 症状：口内有苦杏仁味、呼吸困难、意识丧失、痉挛、心跳减慢变弱伴心律失常、血压下降，很快会出现呼吸心跳停止而死亡。

3．实验室检查。

（1）血浆氰基含量（CN–P）：正常值为<0.038μmol/L（<1μg/L），急性中毒时>1.92μmol/L（>50μg/L）。

（2）血浆硫氰酸盐含量（SCN–P）：正常值为<206.58μmol/L（<12mg/L），急性中毒时>861μmol/L（>50mg/L）。

（3）尿硫氰酸盐含量（SCN–U）：正常值吸烟者<258μmol/24h（<15mg/24h），不吸烟者<172μmol/24h（<10mg/24h）。

（4）动静脉血氧差（AVOD）减少。

4．鉴别诊断：需与急性窒息性毒物中毒、急性农药中毒、急性药物中毒、急性有机溶剂中毒、急性有毒动植物药中毒、癫痫、脑血管意外、急性心肌梗死、糖尿病昏迷等疾病鉴别。

【治疗】

1．迅速撤离现场，清洗接触毒物的部位并更衣。误服者洗胃，洗胃后注入药用炭口服常释剂型[甲类]25g、硫代硫酸钠注射剂[甲类，国基]25g，用以吸附HCN并加速其排泄。

2．积极给予氧疗，尽早行高压氧治疗，必要时用呼吸机。

3．解毒治疗：多用高铁血红蛋白复能剂与供硫剂联合治疗。可用3%的亚硝酸钠注射剂[甲类]10~15mL加入25%的葡萄糖注射液20mL中，缓慢静脉注射，每分钟1~2mL，再立即从同一针头缓慢注射50%的硫代硫酸钠注射剂[甲类，国基]20~40mL（每分钟10mL）；或用亚甲蓝注射剂[甲类，国基]5~10mg/kg或1%的亚甲蓝注射液50~100mL，加入葡萄糖注射液中静脉注射，总量可达20mg/kg，可代替亚硝酸钠与硫代硫酸钠配伍。

4．对症支持治疗。

5．呼吸心搏骤停者行心肺复苏术。

【注意事项】

1．亚甲蓝不可皮下注射、肌内注射或鞘内注射，以免造成损害。

2．使用亚甲蓝注射时注意观察口唇，出现暗紫发绀即停药。

3．使用亚甲蓝及亚硝酸钠解毒时均应控制总量，防止发生解毒剂中毒。

4．亚甲蓝与亚硝酸钠不能混合注射。

# 第五节　阿片类药物中毒

【概述】

阿片类药物中毒为一次误用大量或频繁应用吗啡类麻醉药物导致的中毒，大剂量吗啡类麻醉药可抑制延髓血管运动中枢和释放组胺，使周围血管扩张而导致低血压和心动过缓，引起昏迷、呼吸抑制。阿片类药物包括阿片、吗啡、可待因、复方樟脑酊和罂粟碱等。

【诊断】

1. 病史：应用或吸食阿片类药物史。

2. 症状：痛觉降低、欣快感、呼吸浅慢和抑制、直立性低血压、心脏瓣膜细菌感染，瞳孔缩小、发绀、昏迷。

3. 实验室检查：①毒物检测：尿液、血液检测实验阳性。②血气分析：表现为低氧血症和呼吸性酸中毒。

4. 鉴别诊断：需与脑血管病、呼吸衰竭或其他药物中毒等疾病鉴别。

【治疗】

1. 一般治疗：口服中毒者立即用1∶5 000的高锰酸钾溶液片剂/局部用散剂[乙类]洗胃，20%的药用炭口服常释剂型[甲类]50~100mL胃内留置，再以50%的硫酸镁口服散剂/口服液体剂[甲类]50mL导泻。

2. 监测病情变化。

3. 使用阿片类拮抗剂：纳洛酮注射剂[甲类, 国基]，0.4~0.8mg或0.01mg/kg，肌内注射或静脉注射，如注射后5~10min内无反应可再次注射。使用呼吸兴奋剂：尼可刹米注射剂[甲类, 国基]，每次0.25~0.5g，肌内注射或静脉注射，每过1~2h可重复使用，极量为1.25g；洛贝林注射剂[甲类, 国基]，静脉推注，成人每次3mg，必要时可间隔30min重复使用，一天总量不超过20mg。

4. 静脉输液：持续静脉输入5%的葡萄糖氯化钠注射液500mL后，可连续静脉输注乳酸林格氏注射液，或复方氯化钠注射液。若无心肺疾病，其输液速度成人为每分钟40~60滴，小儿为每分钟20~40滴。血压小于90/60mmHg者，用多巴胺40mg加生理盐水100mL以每分钟20滴左右的速度开始静脉滴注，调节输液的速度，以维持正常血压（＞90/60mmHg）；利尿、洗胃、导泻及大量的输液，可能导致水电解质酸碱失衡，应根据生化检查结果及时调整和补充电解质。

5．利尿及碱化尿液：在输注一定量的液体500~1 000mL、血压稳定后，可使用利尿剂，如呋塞米注射剂[甲类,国基]20~60mg，快速静脉输注，每分钟60~100滴，或应用20%的甘露醇注射剂[甲类,国基]125~250mL，保持尿量每小时150~250mL。静脉滴注5%的碳酸氢钠注射剂[甲类,国基]150~250mL碱化尿液，有助于药物排泄。

6．预防脑水肿、防止感染：可静脉滴注20%的甘露醇注射剂[甲类,国基]125mL，每天1~2次。防止误吸，预防性使用抗菌药物，防止感染。

7．出现明显呼吸抑制者及时使用面罩辅助呼吸，必要时使用呼吸机。

8．严重者可采取血液透析或腹膜透析治疗。

【注意事项】

1．应用纳洛酮拮抗大剂量麻醉镇痛药后，由于痛觉恢复可产生高度兴奋，表现为血压升高、心率增快、心律失常，甚至肺水肿和心室颤动。

2．由于纳洛酮作用持续时间短，因此用药起效后宜反复使用。

3．心功能不全和高血压患者慎用纳洛酮。

# 第六节　急性酒精中毒

【概述】

急性酒精中毒俗称醉酒，指饮入过量的酒精或酒精饮料后所引起的中枢神经系统兴奋及随后的抑制状态。主要引起中枢神经先兴奋后抑制的临床表现。成人1次口服最低致死剂量为纯酒精250~500mL。

【诊断】

1．病史：有过量饮用含乙醇的饮料和酒类史，或短期内吸入高浓度乙醇蒸气史，或婴儿皮肤有酒精擦浴史。

2．症状：口腔呼气、呕吐物及皮肤有乙醇味。有意识障碍或共济失调表现、昏迷等。

3．实验室检查：血酒精检测阳性，呼出气体乙醇检测阳性，血气分析可见轻度代谢性酸中毒，电解质检查可见低钾、低镁及低血钙，血糖检查可见低血糖。

4．鉴别诊断：需与阿片类中毒、脑血管病、镇静催眠药中毒等疾病鉴别。

【治疗】

1. 轻症的处理：可饮果汁、绿豆汤，注意卧床休息、保暖，防止呕吐物误吸入气道，无须特殊治疗。对烦躁不安、过度兴奋者可压迫舌根催吐，可肌内注射安定镇静，但禁用吗啡或巴比妥类药物，以防止加重呼吸抑制。

2. 洗胃：严重者可用粗胃管洗胃，洗胃液用清水或1%的碳酸氢钠注射剂[甲类，国基]、生理盐水，每次洗胃液量不超过300mL；酒精可引起胃扩张，故洗胃液量不宜过大。洗胃应在摄入乙醇1h内进行，因乙醇吸收快，1h后洗胃已无必要。

3. 促醒：昏迷及呼吸抑制者用纳洛酮注射剂[甲类，国基]0.4~0.8mg静脉注射或静脉滴注，1h后可重复。纳洛酮是阿片物质的特异拮抗剂，并可促进乙醇在体内的转化。

4. 加速乙醇氧化：50%的葡萄糖注射液60~100mL静脉注射，后继以100mL或10%的葡萄糖注射液500mL加胰岛素12~14U、维生素$B_6$注射剂[甲类，国基]100~200mg缓慢静脉滴注，同时可用维生素$B_1$注射剂[甲类，国基]、烟酸注射剂[乙类]各100mg肌内注射。

5. 加速乙醇排出：大量输液加苏打水及呋塞米注射剂[甲类，国基]20mg肌内注射，促进乙醇排出体外。

6. 严重中毒者，血乙醇含量大于109mmol/L（500mg/dL）并伴有酸中毒，经上述治疗症状无明显改善时可考虑血液透析。

7. 对症和支持治疗。

【注意事项】

因中毒者易出现低血糖，故应注意补充糖及检测血糖。

# 第七节　瘦肉精中毒

【概述】

瘦肉精化学名为盐酸克伦特罗，是一种β受体激动剂，曾经作为药物用于治疗支气管哮喘，后由于副作用太大而禁用，添加于饲料中能提高几种家畜包括猪的瘦肉率。患者主要是通过食用瘦肉精残留的动物肉或内脏而中毒。

【诊断】

1. 病史：多有食用含瘦肉精残留的动物肉或内脏史。

2. 症状：常有心悸，面颈、四肢肌肉颤动，以及手抖、头晕、乏力等症状。

3. 体征：体检主要表现为β受体兴奋，以心血管表现为特征性中毒表现，如心动过速、室性早搏。

4. 实验室检查：可有血钾降低、血镁降低、血糖升高、心肌酶升高等。

5. 辅助检查：心电图示S-T段压低、T波倒置。

6. 鉴别诊断：需与甲亢、冠心病、心肌梗死等疾病鉴别。

【治疗】

1. 一般治疗：中毒者应立即催吐、洗胃、导泻，保持呼吸道通畅，防止呕吐时误吸。

2. 对症治疗：①纠正电解质平衡紊乱，加强补充钾、镁离子，可用普通胰岛素10U和10%的氯化钾注射剂[甲类,国基]10mL及10%的硫酸镁注射剂[甲类,国基]10mL加入10%的葡萄糖注射液500mL中静脉滴注。②糖尿病者控制血糖。③高血压者控制血压。

3. 解毒剂应用：快速心律失常可应用β受体阻滞剂：①美托洛尔口服常释剂型[甲类,国基]，口服，每次25mg，每天2~3次，如患者能耐受可加至50~100mg，每天2次；或者用美托洛尔缓释控释剂型[乙类,国基]23.75~47.5mg，每天1次。②普萘洛尔口服常释剂型[甲类,国基]，口服，每次10~30mg，每天3~4次。

【注意事项】

1. 心功能不全者慎用β受体阻滞剂。

2. 支气管哮喘、心脏传导阻滞（Ⅱ~Ⅲ度房室传导阻滞）、甲状腺功能低下患者慎用β受体阻滞剂。

3. β受体阻滞剂应从小剂量开始使用，逐渐加量。

# 第八节　苯二氮䓬类中毒

【概述】

苯二氮䓬类中毒的主要机制为：神经突触后膜表面有由苯二氮䓬类受体、GABA受体、氯离子通道组成的大分子复合物，苯二氮䓬类与苯二氮䓬受体结合后，可加强GABA与GABA受体的亲和力，使与GABA受体偶联的氯离子通道开放而增强GABA对突触后的抑制功能。苯二氮䓬类主要作用于边缘系统和间脑，影响情绪和记忆力，大剂量时能抑制中枢神经及心血管系统。

【诊断】

1. 病史：患者有过量服用镇静催眠药史。

2. 症状：嗜睡、动作不协调、呼吸变慢但规则；重者昏迷，甚至呼吸衰竭，心血管系统抑制，可出现四肢冰冷、血压下降等。

3. 体征：早期瞳孔缩小、肌张力增高，晚期瞳孔散大、肌张力低、腱反射消失。

4. 实验室检查：需进行血液、尿液、胃液中药物浓度的测定，血气分析检查可提示低氧血症。还需检测患者的肝功能、肾功能、血糖及电解质等。

5. 鉴别诊断：需与急性脑血管病、高血压脑病、癫痫、糖尿病危象、尿毒症、肝性脑病，以及一氧化碳、酒精、有机溶剂等中毒疾病鉴别。

【治疗】

1. 一般治疗：为防止毒物继续吸收，应尽早催吐，必要时洗胃。

2. 对症治疗：①保持呼吸通畅，积极供氧，需要气管插管时应立即实施。②维持水、电解质及酸碱平衡，低血压者可应用升压药物。③昏迷、抽搐者可予脱水剂以减轻脑水肿。

3. 解毒剂：氟马西尼注射剂[甲类，国基]是苯二氮䓬类受体拮抗剂，0.1~0.2mg，缓慢静脉注射，用药后30min未醒可重复给药；也可每小时0.1~1.0mg静脉滴注，总量小于2mg。

4. 对昏迷患者应注意脑保护措施，纳洛酮注射剂[甲类，国基]，0.4~0.8mg，稀释后静脉注射；胞磷胆碱注射剂[乙类，国基]、能量合剂及各种维生素静脉滴注或肌内注射。对于有深度昏迷或有呼吸抑制表现者，可适量使用中枢兴奋剂或苏醒剂如尼可刹米注射剂[甲类，国基]。

【注意事项】

1. 氟马西尼滴注过快可出现焦虑、心悸、恐惧等不适感，少数可见血压升高、心率加快。

2. 心功能不全和高血压患者慎用纳洛酮。

# 第九节 荔 枝 病

【概述】

荔枝病是指大量进食鲜荔枝后出现头晕、出汗、面色苍白、乏力、心慌、口渴、饥饿感等症状,重者可有四肢厥冷、脉搏细数、血压下降,甚至抽搐和突然昏迷等临床表现。主要机制是进食大量鲜荔枝后,机体胰岛素分泌过多引起低血糖反应。

【诊断】

1. 病史:大量进食荔枝史。

2. 症状及体征:主要表现为低血糖和血浆渗透压升高,如头晕、步态不稳、出冷汗、震颤、心悸、焦虑,可有幻觉、躁动、行为异常、口渴等。重者可突然昏迷、抽搐、瞳孔缩小、心律失常、血压下降、发绀、呼吸不规则、出现病理反射等。

3. 实验室检查:进行微量血糖检测或生化血糖检测,其结果常低至1.1~2.5mmol/L。

4. 鉴别诊断:需与酒精中毒、糖尿病低血糖等疾病鉴别。

【治疗】

1. 一旦发生荔枝病,应积极治疗。如仅有头晕、乏力、出虚汗等轻度症状,应立即平卧,口服葡萄糖水或白糖水,以纠正低血糖,症状可以迅速缓解。

2. 重症患者的治疗:出现抽搐、虚脱、休克或昏迷等症状时,应立即静脉注射50%的葡萄糖注射液20~40mL,继而静脉滴注10%的葡萄糖注射液维持,可同时补充血糖及由于高渗脱水所导致的失液量。

3. 发病在6h以内者可予1∶2 000的高锰酸钾片剂/局部用散剂[乙类]溶液洗胃,清除残留食物,避免其中所含降血糖成分被继续吸收。

4. 氢化可的松注射剂[甲类,国基]200~300mg,加入5%~10%的葡萄糖注射液500mL中静脉滴注,或地塞米松注射剂[甲类,国基]10mg加入5%~10%的葡萄糖注射液500mL中静脉滴注,以促进肝糖异生和糖输出,促进血糖上升。

5. 经上述治疗神志仍然不清时应考虑脑水肿,可予20%的甘露醇注射剂[甲类,国基]125~250mL或甘油果糖注射剂[甲类,国基]250~500mL行脱水治疗。出现生命体征不稳者应在必要时予以心肺复苏等生命支持治疗。

**【注意事项】**

1．老年人注意补液量，防止发生肺水肿及脑水肿。

2．严重的精神病（过去或现在）、癫痫、活动性消化性溃疡病、新近胃肠吻合手术、骨折、创伤修复期、角膜溃疡等禁用激素。

（编写：马中富　校对：杨　敏　侯连兵）

# 第十二章　皮肤科疾病

## 第一节　单纯疱疹（生殖器疱疹）

【概述】

单纯疱疹由单纯疱疹病毒引起，病毒分为Ⅰ型和Ⅱ型。目前还无法根治。临床以簇集性水疱为特征，有自限性，但易复发。单纯疱疹病毒亦可引起生殖器疱疹，生殖器疱疹属性传播疾病。

【诊断】

1. 症状：病变好发于皮肤黏膜交界处，也可发生于其他部位，多发生在身体的一侧，偶可两侧同时发生。自觉瘙痒或灼热。

2. 体征：可见在红斑基础上出现的簇集状小丘疱疹和水疱。数日后水疱破溃形成糜烂面、结痂继而愈合，病程1~2周。

3. 反复发作，发作间期不等。

4. 鉴别诊断：需与带状疱疹、脓疱疮、手足口病等相鉴别。

【治疗】

1. 阿昔洛韦口服常释剂型<sup>[甲类，国基]</sup>、颗粒剂<sup>[乙类]</sup>，口服，每次0.2g，每天5次；或伐昔洛韦口服常释剂型<sup>[乙类]</sup>，口服，每次0.3g，每天2次；或泛昔洛韦口服常释剂型<sup>[乙类]</sup>，口服，每次0.25g，每天3次。疗程均为7~10天。

2. 早期外用3%的阿昔洛韦软膏剂<sup>[甲类，国基]</sup>，每天5次。糜烂、渗液明显时，可以使用0.1%的依沙吖啶外用液体剂<sup>[乙类，国基]</sup>清洗、湿敷。水疱破溃合并感染时，可外用红霉素软膏剂<sup>[甲类，国基]</sup>，每天2次，或莫匹罗星软膏剂<sup>[乙类，国基]</sup>，每天3次。

【注意事项】

1. 禁止局部使用糖皮质激素类药物。

2. 年老患者或肾功能不全者，阿昔洛韦等抗病毒药物应适当减量。

3. 生殖器疱疹患者，即使在没有发作时，也有可能排毒，因此应注意避免性传播。

4. 注意休息，增强体质。

5. 有必要检查血液中疱疹病毒抗体IgG和IgM，以鉴别是否具有传染性。

（编写：刘隽华　罗迪青　校对：杨　敏　侯连兵）

# 第二节　毛囊炎、疖和痈

【概述】

毛囊炎、疖和痈是一组累及毛囊及其周围组织的、由细菌感染所引起的皮肤病，多为凝固酶阳性金黄色葡萄球菌（金葡菌）引起。高温、多汗、搔抓、不良卫生习惯、全身性疾病如糖尿病、器官移植术后、长期应用糖皮质激素等常为诱发因素。

【诊断】

1. 毛囊炎：好发于头面部、颈部、臀部及外阴，表现为以毛囊为中心的炎性丘疹和小脓疱。

2. 疖：好发于头面部、颈部和臀部，为深在性毛囊性硬结，中央有脓栓，伴红、肿、热、痛。

3. 痈：好发于颈、背、臀和大腿等处。皮损为弥漫性炎性硬块，表面紧张发亮，界限不清，中心软化坏死，表面可出现多个脓头即脓栓，脓栓脱落后会留下多个带有脓性基底的深在性溃疡，如蜂窝状。

4. 鉴别诊断：毛囊炎须与马拉色菌毛囊炎鉴别，疖应与汗腺炎鉴别，痈初期应与蜂窝织炎鉴别。

【治疗】

1. 早期可应用20%的鱼石脂软膏剂[甲类，国基]，每天2次；或红霉素软膏剂[甲类，国基]，每天2次；或莫匹罗星软膏剂[乙类，国基]，每天3次；或磺胺嘧啶银软膏剂[甲类，国基]，每天2次。外涂。

2. 皮疹多发或严重者，可选用青霉素类、头孢类、大环内酯类、克林霉素、磺胺类或喹诺酮类抗菌药物口服，必要时可选用青霉素类、头孢类或喹诺酮类抗菌药物静脉用药。

3. 晚期已化脓破溃的疖和痈，应及时切开引流。

**【注意事项】**

1. 避免局部挤压，尤其是不要挤压面部的皮疹。

2. 对于反复发作的病例，应注意有无全身性疾病的可能，如糖尿病。

3. 禁止在局部使用糖皮质激素类药物。

4. 使用青霉素类抗菌药物时，应进行皮试，以防过敏。

5. 出现高热不退时，宜转上级医院治疗。

（编写：刘隽华　罗迪青　校对：杨　敏　侯连兵）

# 第三节　脓　疱　疮

**【概述】**

脓疱疮是一种急性化脓性皮肤病，金黄色葡萄球菌引起者占50%~70%，其次是乙型溶血性链球菌引起者，两者亦可混合感染。好发于儿童，传染性强，可通过密切接触或自身接种传播。夏秋季多见。

**【诊断】**

1. 病史：常有接触性传染史。

2. 症状：夏秋季多发，常见于儿童。好发于暴露部位。

3. 体征：皮损初起为红色斑点或小丘疹，迅速转变成脓疱，周围有明显的红晕，疱壁薄，易破溃、糜烂，脓液干燥后可形成蜜黄色厚痂。重症患者可出现邻近淋巴结肿大，甚至发热。

4. 鉴别诊断：需与丘疹性荨麻疹、水痘相鉴别。

**【治疗】**

1. 外用红霉素软膏剂[甲类，国基]，每天2次；或莫匹罗星软膏剂[乙类，国基]，每天3次。脓疱较大时可先抽取疱液，脓疱破溃者可用0.1%的依沙吖啶外用液体剂[乙类，国基]清洗、湿敷。

2. 皮损泛发、全身症状较重者，应及时系统应用抗菌药物治疗，常用的有青霉素类、头孢类及大环内酯类，克林霉素及喹诺酮类也可选用。

**【注意事项】**

1. 患者要适当隔离，以防传染给他人。

2. 注意局部清洁，避免搔抓，防止自身传染。

3. 局部不得使用糖皮质激素类药物。

4. 病情发展迅猛者，注意与葡萄球菌性烫伤样皮肤综合征鉴别。

5. 使用青霉素类药物前，应该进行皮试。

6. 对使用上述外用药物疗效不佳者，可以使用夫西地酸软膏[非]，每天2~3次外涂。

（编写：刘隽华　罗迪青　校对：杨　敏　侯连兵）

# 第四节　痤　疮

【概述】

痤疮是一种累及毛囊、皮脂腺的慢性炎症性皮肤病，是皮脂腺管壁因角化物堵塞，造成皮脂排出不畅，从而引起毛囊、皮脂腺慢性炎症的疾病。多发于青春期。

【诊断】

1. 病史特点：男女均可发病，常见于青春期。常反复发作。

2. 发病部位：好发于面颊、额部，其次是胸部、背部及肩部等皮脂溢出部位。

3. 症状和体征：表现为粉刺、丘疹、脓疱、结节，甚至囊肿、瘢痕等皮损。

4. 鉴别诊断：本病应与酒渣鼻（玫瑰痤疮）、马拉色菌性毛囊炎、颜面播散性粟粒性狼疮等进行鉴别。

【治疗】

1. 轻症者，仅外用红霉素软膏剂[甲类,国基]，每天2次，和/或维A酸软膏剂[甲类,国基]，每晚1次，连续用4~8周即可。

2. 重症者，给予红霉素口服常释剂型[甲类,国基]，口服，0.25~0.5g，每天3~4次；或多西环素口服常释剂型[甲类,国基]，口服，0.1g，每天1~2次；或阿奇霉素口服常释剂型/颗粒剂[甲类,国基]、口服液体剂[乙类]，口服，0.25g，每天1次；或甲硝唑口服常释剂型[甲类,国基]，口服，0.2g，每天3次。同时可以联合维A酸软膏剂[甲类,国基]外用。

【注意事项】

1. 注意局部清洁，减少油腻性及刺激性食物的摄入，同时注意休息。

2. 使用维A酸软膏时，宜从低浓度开始，并注意避光。开始使用时，可出现轻度刺激反应（如局部潮红、脱屑、绷紧或烧灼感），但可逐渐消失。

3．避免在局部外用糖皮质激素类药物。

4．对于囊肿性痤疮或久治不愈者，宜转上级医院处理。

（编写：刘隽华 罗迪青 校对：杨 敏 侯连兵）

# 第五节 丹 毒

【概述】

丹毒是由A族β型溶血性链球菌经皮肤或黏膜伤口侵入而引起的皮肤或黏膜、皮下组织内淋巴管及其周围组织的急性炎症，鼻、咽、耳等处病灶可诱发面部丹毒，足癣及下肢外伤可诱发小腿丹毒。治疗不彻底或反复发作者，容易引起慢性丹毒。

【诊断】

1．病史特点：起病急，常有皮肤破损。

2．部位：好发于小腿或面部。

3．症状和体征：皮损为边界清楚的水肿性红色斑片，自觉灼热及疼痛，皮肤温度升高，伴触痛，可伴发热等全身症状。常有淋巴管炎及局部淋巴结肿大。

4．实验室检查：外周血白细胞总数增加，嗜中性粒细胞比例增多。

5．并发症：若治疗不及时或不彻底，可导致慢性丹毒，甚至因淋巴管阻塞而致象皮肿。

6．需与接触性皮炎、蜂窝织炎相鉴别。

【治疗】

1．及早使用抗菌药物治疗。首选青霉素G注射剂[甲类，国基]，每天480万~960万U，分次静脉滴注，持续用药2周左右。也可使用头孢类抗菌药物。对青霉素及头孢类过敏者，可选用大环内酯类、克林霉素、喹诺酮类及磺胺类等敏感药物。

2．可用0.1%的依沙吖啶外用液体剂[乙类，国基]冷湿敷。

3．对于复发性丹毒应尽可能找到原因并进行针对性治疗。

【注意事项】

1．下肢丹毒患者应卧床休息，抬高患肢。

2. 同时积极治疗鼻、咽、耳慢性感染病灶。有足癣者，也应及时治疗。

3. 使用青霉素前必须做皮试。

4. 改变挖鼻等不良习惯。

5. 抗菌药物的使用要尽早、足量、足疗程。

（编写：刘隽华　罗迪青　校对：杨　敏　侯连兵）

# 第六节　蜂窝织炎

## 【概述】

蜂窝织炎是由溶血性链球菌、金黄色葡萄球菌或其他细菌所致的皮下疏松结缔组织急性弥漫性化脓性炎症。本病常继发于外伤、溃疡或其他局限性化脓性感染，也可由细菌直接通过皮肤的微小创伤侵入而感染。

## 【诊断】

1. 部位：好发于四肢、面部、外阴和肛周等部位。

2. 症状和体征：皮损初起为弥散性、水肿性、浸润性红斑，中央红肿明显，界限不清，局部皮温增高。继之形成深部化脓和组织坏死，逐渐出现软化、波动、破溃。发生于口底及颌下者，常可引起呼吸困难甚至窒息。发生在眼周者，容易波及中枢神经系统。

3. 并发症：急性期常伴有疼痛、高热、寒战和全身不适，可有淋巴结炎，甚至败血症；慢性期皮肤呈硬化萎缩，类似于硬皮病。

4. 鉴别诊断：需要与丹毒鉴别。

## 【治疗】

1. 早期、足量使用抗菌药物。首选青霉素G注射剂[甲类, 国基]，每天480万~960万U，分次静脉滴注，持续用药10天左右，严重时可以加大剂量。也可使用头孢类、大环内酯类及喹诺酮类等敏感抗菌药物，如头孢呋辛注射剂[甲类, 国基]，0.75~1.5g，静脉滴注，每8h 1次，或头孢曲松注射剂[甲类, 国基]，1~2g，每天1次。

2. 局部热敷。

3. 手术治疗：局部已经形成脓肿者，应手术切开排脓。

## 【注意事项】

1. 发生在肢体者，应抬高患肢。

2. 使用青霉素前，必须皮试。

3. 抗菌药物的使用一定要早期、足量、足疗程。

4. 脓肿形成后，应该及时切开排脓。

5. 反复发作者，应该注意有无系统性疾病或慢性消耗性疾病。

（编写：刘隽华　罗迪青　校对：杨　敏　侯连兵）

# 第七节　手足、体股癣

【概述】

本病主要由红色毛癣菌、须癣毛癣菌、犬小孢子菌等真菌感染引起，依据发病部位的不同而命名。本病通过直接或间接接触传染，也可通过自身感染而发病。肥胖多汗、糖尿病、慢性消耗性疾病、长期应用糖皮质激素或免疫抑制剂者为易感人群。

【诊断】

1. 病史特点：好发于夏季。

2. 症状和体征：常有明显瘙痒。皮疹形态：为有鳞屑的红色斑片，边界清楚，皮损边缘不断向外扩展，中央趋于消退，形成边界清楚的环状或多环状，边缘可分布丘疹、丘疱疹和水疱，中央有色素沉着。手足的皮疹也可表现为干燥、脱屑、皲裂。

3. 股癣初起多为单侧腹股沟发病，可逐渐发展为双侧。体癣可以发生于身体的任何部位。足癣多为双侧，手癣多为单侧。

4. 实验室检查：皮损鳞屑直接镜检可查到真菌菌丝和/或孢子。

5. 需与慢性湿疹、神经性皮炎及玫瑰糠疹等相鉴别。

【治疗】

1. 可外用咪康唑软膏剂[甲类, 国基]，每天2次；或特比萘芬软膏剂[乙类]，每天2次；或联苯苄唑软膏剂[乙类]或溶液，每天1次；或水杨酸软膏剂[甲类, 国基]，每天2次。体股癣治疗2周以上，手足癣用药4周以上。

2. 严重病例，可以口服特比萘芬口服常释剂型[乙类]，0.25g，每天1次，视感染程度而定疗程，体股癣为2~4周，手足癣为2~6周。或用伊曲康唑口服常释剂型/颗粒剂[乙类, 国基]，口服，0.2g，每天1次，疗程1~2周；或氟康唑口服常释剂型[甲类, 国基]、颗粒剂[乙类]，口服，50mg，每天1次，疗程2~4周。

**【注意事项】**

1. 注意个人卫生，不与患者共用衣物鞋袜、浴盆、毛巾等，内衣应通风透气；尽量不接触患者。

2. 保持局部干燥。

3. 皮损炎症较重时，避免使用刺激性强的外用药。

4. 禁止局部使用单纯糖皮质激素类药膏。

5. 顽固性难治病例应检查HIV、梅毒等项目。

（编写：刘隽华　罗迪青　校对：杨　敏　侯连兵）

# 第八节　疥　　疮

**【概述】**

疥疮是由疥螨在人体皮肤表皮层内引起的接触传染性皮肤病。通过直接接触而传染，容易在家庭或集体单位中互相传染。

**【诊断】**

1. 部位：好发于皮肤薄嫩部位，如指缝、腕部、肘窝、腋窝、乳房下、脐周、下腹部、股内侧和外生殖器等部位。

2. 症状和体征：皮损为米粒大小的丘疹、丘疱疹和灰白色或浅灰色线状隧道，丘疹为正常肤色或淡红色，反应剧烈者其顶端可出现脓疱；男性患者常在外阴部出现疥疮结节。婴儿的皮疹常表现为湿疹样改变，常有结节。患者自觉剧烈瘙痒，尤以晚间为甚。

**【治疗】**

1. 外擦1%的林旦软膏剂[乙类]或3%的水杨酸软膏剂[甲类，国基]，擦遍自颈部以下全身皮肤，药物保留8~12h后再清洗皮肤，并更换衣服、被褥、床单等，必要时1周后再治疗1次。此外，可以选用10%~20%的硫黄软膏剂[乙类，国基]（婴幼儿用5%的）：洗澡后涂布除头面部外的全身（如面部有皮损也需要涂），每天1~2次，连用3~4天为1个疗程，治疗过程中不洗澡、不更衣。治疗后1~2周内如有新疹发生，需重复治疗。

2. 疥疮结节：可外用氢化可的松软膏剂[甲类，国基]，每天2次，或糠酸莫米松软膏剂/凝胶剂[乙类，国基]，每天1次。对部分病情顽固者，可以在皮损内注射泼尼松龙注射剂[乙类]或曲安西龙注射剂[乙类]，或局部液氮冷冻治疗。

3．瘙痒剧烈者，可口服氯苯那敏口服常释剂型<sup>［甲类，国基］</sup>、苯海拉明口服常释剂型<sup>［甲类，国基］</sup>、赛庚啶口服常释剂型<sup>［甲类，国基］</sup>、异丙嗪口服常释剂型<sup>［甲类，国基］</sup>、氯雷他定口服常释剂型<sup>［甲类，国基］</sup>或咪唑斯汀缓释控释剂型<sup>［乙类］</sup>等对症处理。

**【注意事项】**

1．应及时隔离患者，家庭或集体宿舍中的患者应同时治疗。污染物品应煮沸消毒，不能煮烫的物品用塑料袋包扎1周后再清洗。

2．用药要足疗程。

3．硫黄软膏对部分患者有刺激作用，且可能出现色素沉着。

4．林旦软膏有神经毒性，不能用于2岁以下婴幼儿、哺乳期妇女及孕妇，儿童也要慎用。

5．已有对硫黄软膏、林旦软膏耐药的报道。

6．糖皮质激素药物局部外用，尤其是局部注射时，应注意局部皮肤萎缩的风险。

（编写：刘隽华 罗迪青 校对：杨 敏 侯连兵）

# 第九节 包皮龟头炎

**【概述】**

包皮龟头炎是指由多种原因所引起的、发生在包皮及龟头部位的炎症。常见的病因包括各种感染、包皮垢刺激、包皮过长及物理刺激等。

**【诊断】**

症状和体征：发病部位不同，则临床表现不同。

1．急性浅表性包皮龟头炎：由物理因素所引起。表现为局部水肿性红斑、糜烂、渗出，甚至出血。继发感染时可出现溃疡，并有脓性分泌物。常伴有疼痛。

2．念珠菌性包皮龟头炎：表现为边界清楚的红斑，边缘少许脱屑，并有针尖大小的丘疱疹和/或小脓疱，严重时有糜烂、渗出。

3．环状溃烂性包皮龟头炎：表现为包皮龟头红斑，逐渐扩大为环状或多环状，甚至形成浅表溃疡。

4．注意与生殖器疱疹、银屑病等疾病鉴别。

【治疗】

1. 糜烂、渗出者，局部使用0.1%的依沙吖啶外用液体剂[乙类，国基]冷湿敷，或使用3%的硼酸外用液体剂[乙类]或1∶5 000的高锰酸钾散剂[乙类]局部湿敷。

2. 念珠菌感染者，使用咪康唑软膏剂[甲类，国基]（每天2次）或联苯苄唑软膏剂/外用液体剂[乙类]（每天1次）或特比萘芬软膏剂[乙类]（每天2次）外涂，或使用曲安奈德益康唑软膏剂[乙类，国基]，每天2次外涂，或将制霉菌素口服常释剂型[甲类]配制成10万~20万U/mL外用。严重者，可以口服氟康唑口服常释剂型[甲类，国基]、颗粒剂[乙类]，第一天400mg，以后每天200mg，或伊曲康唑口服常释剂型/颗粒剂[乙类，国基]，每天1次，每次200mg，持续3天。

3. 继发细菌感染者，可以选用莫匹罗星软膏剂[乙类，国基]，每天3次，外涂；严重者，可以口服头孢菌素类或喹诺酮类抗菌药物。

【注意事项】

1. 保持局部清洁，不要使用刺激性较强的药物，避免再刺激。

2. 治疗效果不佳时，要考虑诊断是否正确。

3. 有感染时，不能使用糖皮质激素类软膏。

4. 包皮过长又反复发作者，病情控制后，可考虑包皮环切术。

（编写：刘隽华　罗迪青　校对：杨　敏　侯连兵）

# 第十节　接触性皮炎

【概述】

接触性皮炎是指皮肤或者黏膜单次或多次接触某些外来过敏原后，在接触部位发生的急性炎症。根据病因和发病机理，可分为两种类型：一种为原发刺激性接触性皮炎，即接触对皮肤有直接刺激作用的物质（主要为强酸、强碱、洗涤剂、有机溶剂等化学品）所引起的皮炎；另一种为变态反应性接触性皮炎，即接触物本身并无明显刺激性，仅少数人因具有过敏体质，导致接触后机体过敏，而机体再次接触后即发生变态反应性皮炎。

【诊断】

1. 病史：有接触刺激性物质或致敏物病史。本病有潜伏期，根据所接触的物质不同，发病时间从数分钟到数日不等。

2．发病特点：原发刺激性接触性皮炎的接触物有较强的刺激性，多在接触后立即发病。而变态反应性接触性皮炎的接触物多无刺激性，初次接触多不发病，多于再次接触后发病。病程有自限性，去除病因后皮损多可逐渐消退。

3．症状和体征：皮疹分布在接触部位，边界清楚，形状与接触的范围相同。表现为边界清楚的红斑、水肿、丘疹、水疱或大疱，可出现糜烂、渗出，严重者出现溃疡。多伴有瘙痒、灼热感或疼痛。

4．实验室检查：同时接触多种物质使致敏原因判定困难时，可通过斑贴试验明确过敏原。

5．鉴别诊断：注意与其他有类似皮疹的疾病鉴别。

【治疗】

1．积极寻找过敏原，迅速脱离接触物并积极对症处理。

2．轻症无糜烂渗出者，外用炉甘石外用液体剂[甲类，国基]，每天2~3次，或使用氢化可的松软膏剂[甲类，国基]、糠酸莫米松软膏剂[乙类，国基]或曲安奈德益康唑软膏剂[乙类，国基]等类固醇皮质激素软膏；有渗出者可用0.1%的依沙吖啶外用液体剂[乙类，国基]或者3%的硼酸外用液体剂[乙类]冷湿敷。

3．瘙痒明显者，可选用口服抗组胺药物，氯苯那敏口服常释剂型[甲类，国基]、苯海拉明口服常释剂型[甲类，国基]、赛庚啶口服常释剂型[甲类，国基]、异丙嗪口服常释剂型[甲类，国基]、氯雷他定口服常释剂型[甲类，国基]或抗炎药物咪唑斯汀缓释控释剂型[乙类]等。病情严重时，可选用氢化可的松口服常释剂型[甲类，国基]或泼尼松口服常释剂型[甲类，国基]等类固醇皮质激素药物口服，必要时可注射地塞米松注射剂[甲类，国基]。

4．伴有感染时，可根据情况外用抗菌药物软膏，如红霉素软膏剂[甲类，国基]，每天2次，或莫匹罗星软膏剂[乙类，国基]，每天3次。严重时，可系统使用抗菌药物。

5．皮损红肿明显影响机体功能者，给予小剂量糖皮质激素口服，每天3~5mg/kg。

【注意事项】

1．避免搔抓及其他刺激。

2．避免再次接触已知的过敏原。

3. 避免使用刺激性药物。

4. 累及面积大或者病情严重者，应该及时转上级医院治疗。

（编写：吴良才　罗迪青　校对：杨　敏　侯连兵）

# 第十一节　过敏性皮炎

【概述】

过敏性皮炎是一组因致敏物质通过各种途径进入人体而引起的皮肤黏膜的急性炎症性皮肤病。皮损因个人素质及过敏原的不同而表现出多样性，常见的有红斑、丘疹，重者可出现水疱、大疱甚至糜烂。有明确用药史者，应诊断为药物性皮炎。

【诊断】

1. 病史：药物性皮炎者，有明确的用药史。因过敏原不同，潜伏期从数分钟至数周长短不一。

2. 症状和体征：①皮损具有多样性，可出现红斑、丘疹、水疱、大疱、糜烂等多种皮疹，但同一患者的皮损多是一致的。②皮疹常为全身性和对称性分布。③部分患者可出现全身潮红肿胀或全身性大疱、皮肤黏膜糜烂甚至脱落。④严重患者可出现发热、关节肌肉疼痛等系统症状。

3. 鉴别诊断：常需要和麻疹等病毒性皮肤病相鉴别。

【治疗】

1. 寻找可疑过敏原，尽量避免继续使用和再接触。

2. 多饮水，促进过敏原尽快排泄。

3. 轻症患者，口服抗组胺药，如氯苯那敏口服常释剂型[甲类,国基]、苯海拉明口服常释剂型[甲类,国基]、赛庚啶口服常释剂型[甲类,国基]、异丙嗪口服常释剂型[甲类,国基]、氯雷他定口服常释剂型[甲类,国基]，或者咪唑斯汀缓释控释剂型[乙类]等。

4. 病情较重时，可选用氢化可的松口服常释剂型[甲类,国基]或者泼尼松口服常释剂型[甲类,国基]等类固醇皮质激素药物口服。严重时，可每天静脉滴注地塞米松注射剂[甲类,国基]10~20mg或氢化可的松注射剂[甲类,国基]200~500mg。根据病情的变化，随时调整激素的用量，病情稳定后，应逐步减量。

5. 加强支持及对症治疗，注意水电解质及酸碱平衡。

6. 外用氢化可的松软膏，可联合使用咪嗪唑乳膏。有感染时，可根据情况外用抗菌药物软膏，如红霉素软膏剂[甲类，国基]每天2次、莫匹罗星软膏剂[乙类，国基]每天3次或曲安奈德益康唑软膏剂[乙类，国基]每天2次，必要时系统使用抗菌药物。

【注意事项】

1. 避免热刺激、搔抓及其他刺激性的治疗。

2. 重视皮肤和黏膜部位的护理。

3. 积极治疗，严密观察病情变化，避免发展成红皮病。对于严重病例，应及时转上级医院治疗。

（编写：吴良才　罗迪青　校对：杨　敏　侯连兵）

# 第十二节　荨　麻　疹

【概述】

荨麻疹是一种常见的以风团和红斑为主要表现的血管反应性皮肤病，其本身既是一种独立的疾病，又是许多疾病的症状之一。其发病原因有多种，如药物、食物、吸入物、化学物品、感染、物理因素、昆虫叮咬等，但多数患者很难找出具体病因。病程不超过6周者为急性荨麻疹，超过6周者为慢性荨麻疹。

【诊断】

1. 病史特点：起病突然，皮疹可发生于全身各处，成批出现，多无规律性。

2. 症状和体征：①皮损为大小不等、形态不规则的风团，呈鲜红色或苍白色，伴明显瘙痒。搔抓后皮疹常扩大、增多。②皮疹反复发作，持续数分钟至数小时后自行消退，一般不超过24h。③消退后无痕迹。慢性荨麻疹的病程可持续6周以上，甚至数年。④部分患者可伴有恶心、腹痛、腹泻等消化道症状，也可出现胸闷憋气、心慌等表现，甚至窒息。严重者血压下降、心率增快，甚至出现过敏性休克等临床表现。

3. 实验室检查：皮肤划痕试验阳性。

【治疗】

1. 仔细询问病史，查找发病原因。

2. 轻症者，可口服抗过敏药物，如氯苯那敏口服常释剂型[甲类, 国基]、苯海拉明口服常释剂型[甲类, 国基]、赛庚啶口服常释剂型[甲类, 国基]、异丙嗪口服常释剂型[甲类, 国基]、氯雷他定口服常释剂型[甲类, 国基]或咪唑斯汀缓释控释剂型[乙类]等。病情较急时，静脉注射10%的葡萄糖酸钙注射剂[甲类, 国基]10mL。一种药物无效时可联合给药，如抗组胺药物与雷尼替丁口服常释剂型[甲类, 国基]联合。对于慢性患者，治疗应该持续4周以上。

3. 病情严重，或者出现严重呼吸道或消化道症状的，应根据情况，短疗程、及时使用糖皮质激素，如地塞米松注射剂[甲类, 国基]，每天10~20mg，或氢化可的松注射剂[甲类, 国基]，每天200~500mg，分次静脉滴注。

4. 有细菌感染表现者，应及时使用抗菌药物治疗。

5. 对症治疗，外涂炉甘石外用液体剂[甲类, 国基]，每天2~3次。

【注意事项】

1. 寻找可疑病因，避免继续接触致敏物质。

2. 对于急性严重病例，应及时短期使用激素。

3. 慢性荨麻疹不宜系统应用糖皮质激素。

4. 皮疹持续时间长、抗过敏治疗效果不佳时，应注意与荨麻疹性血管炎鉴别。此外还应与其他过敏性皮炎鉴别。

（编写：吴良才 罗迪青 校对：杨 敏 侯连兵）

# 第十三节 湿 疹

【概述】

湿疹是一种常见的、发生在真皮浅层及表皮的炎症性皮肤病，由多种内外因素引起，具有明显渗出倾向。可分为急性期、亚急性期、慢性期等。分期以皮疹形态为根据，而非发病时间。部分患者反复发作，难以完全治愈。

【诊断】

1. 皮疹具有多形性。①急性湿疹表现为红斑、丘疹、丘疱疹、水疱、糜烂、结痂等。②亚急性湿疹以丘疹、鳞屑及结痂为主，有少数丘疱疹或水疱、糜烂。③慢性湿疹表现为皮肤肥厚、浸润，表面粗糙、苔藓化，色素沉着，常有抓痕、点状渗出、血痂及鳞屑等，皮损多较局限。

2. 皮疹多分布对称。

3. 常有剧烈瘙痒。

4. 发生在特定部位的湿疹，常以部位命名，如乳房湿疹、阴囊湿疹等。

5. 病程慢性，常反复发作。

6. 鉴别诊断：手足湿疹注意与手足癣、掌跖脓疱病鉴别，躯干湿疹注意与银屑病鉴别。

【治疗】

1. 积极寻找过敏原，排查一切可疑因素。

2. 病情较轻者，可以口服抗过敏药物，如氯苯那敏口服常释剂型[甲类,国基]、苯海拉明口服常释剂型[甲类,国基]、赛庚啶口服常释剂型[甲类,国基]、异丙嗪口服常释剂型[甲类,国基]、氯雷他定口服常释剂型[甲类,国基]或咪唑斯汀缓释控释剂型[乙类]等。

3. 病情较重者，可以静脉注射10%的葡萄糖酸钙注射剂[甲类,国基]或硫代硫酸钠注射剂[甲类,国基]。严重者，可以短期使用糖皮质激素，如氢化可的松口服常释剂型[甲类,国基]、泼尼松口服常释剂型[甲类,国基]等，但在病情控制后要尽快逐渐减量。

4. 伴有继发感染者，可以使用抗菌药物。

5. 急性期无渗出时，使用炉甘石外用液体剂[甲类,国基]每天2~3次外涂。有渗出时，使用0.1%的依沙吖啶外用液体剂[乙类,国基]湿敷。亚急性或慢性期，可使用氢化可的松软膏剂[甲类,国基]、糠酸莫米松软膏剂[乙类,国基]、曲安奈德益康唑软膏剂[乙类,国基]等糖皮质激素软膏外涂。皮损处可以使用莫匹罗星软膏剂[乙类,国基]或夫西地酸软膏剂[乙类]与糖皮质激素软膏合用。

【注意事项】

1. 患处糜烂者应选择冷湿敷，避免热刺激和其他刺激性治疗方法。

2. 对于伴有严重瘙痒的局限性慢性湿疹，可以使用泼尼松龙局部皮下注射，但应该注意有可能导致局部感染或皮肤萎缩。

3. 若发现有明显过敏原，应避免再次接触。

4. 一般情况下，不要系统使用糖皮质激素治疗。

（编写：吴良才　罗迪青　校对：杨　敏　侯连兵）

# 第十四节　脂溢性皮炎

【概述】

脂溢性皮炎是发生在脂溢部位的慢性、浅表性炎症性皮肤病。本病好发于头面部及胸背部等皮脂腺丰富的区域。发病原因至今不明，可能与糠秕孢子菌感染、皮脂溢出、疲劳、情绪紧张甚至饮食习惯等有一定关系。

【诊断】

1．可见于新生儿，但更多见于成年人，且男性多见。

2．皮疹好发于头面部、胸背部等皮脂腺丰富的位置。

3．皮疹初为毛囊周围红色小丘疹，逐渐发展为红斑基础上的油腻性鳞屑。严重者有渗出，甚至伴有腥臭味。

4．多为慢性病程，伴有不同程度的瘙痒。

【治疗】

1．限制油腻性饮食及辛辣刺激性食物。

2．口服维生素$B_6$口服常释剂型$^{[甲类, 国基]}$（10mg）及维生素$B_2$口服常释剂型$^{[甲类, 国基]}$（5mg），每天3次。

3．有明显瘙痒者，可以口服抗过敏药物，如氯苯那敏口服常释剂型$^{[甲类, 国基]}$、苯海拉明口服常释剂型$^{[甲类, 国基]}$、赛庚啶口服常释剂型$^{[甲类, 国基]}$、异丙嗪口服常释剂型$^{[甲类, 国基]}$、氯雷他定口服常释剂型$^{[甲类, 国基]}$或咪唑斯汀缓释控释剂型$^{[乙类]}$等。

4．炎症反应严重、皮损面积大及病情严重者，可以短期口服红霉素口服常释剂型$^{[甲类, 国基]}$（用于抗炎而非抗菌）。

5．可以外用氢化可的松软膏剂$^{[甲类, 国基]}$，每天2次，或糠酸莫米松乳膏软膏剂$^{[乙类, 国基]}$，每天1次，也可以与咪康唑软膏剂$^{[甲类, 国基]}$联合使用，每天2次；或者外用曲安奈德益康唑软膏剂$^{[乙类, 国基]}$，每天2次。有渗出时，使用0.1%的依沙吖啶外用液体剂$^{[乙类, 国基]}$湿敷。

6．有继发感染时，可选用抗菌药物，如红霉素软膏剂$^{[甲类, 国基]}$，每天2次，或莫匹罗星软膏剂$^{[乙类, 国基]}$，每天3次。

【注意事项】

1．避免长期大量应用类固醇皮质激素，尤其是强效激素，以免引起皮肤萎缩、色素沉着、激素依赖性皮炎。

2．避免刺激性食物和高脂食物。

3．病情较重且顽固者，注意排除艾滋病。

（编写：吴良才 罗迪青 校对：杨 敏 侯连兵）

# 第十五节 玫 瑰 糠 疹

【概述】

玫瑰糠疹是一种以红斑、丘疹、鳞屑为主要损害的急性炎症性皮肤病，其典型皮疹为披覆有糠秕状鳞屑的玫瑰色斑丘疹。病因不明，多数学者认为是病毒感染所致，亦有人认为与药物等有关。病程有一定自限性，好发于春秋季节。

【诊断】

1．病史特点：发病年龄多在10~40岁。皮疹好发于躯干和四肢近端。

2．症状和体征：

（1）在皮损泛发前1~2周，大部分患者出现母斑。初为丘疹，1~2天内迅速增大为圆形或椭圆形的橙红色斑，直径2~5cm不等，上覆细小鳞屑。

（2）母斑出现后1~2周，分批出现直径为0.5~2cm、形态与母斑类似的损害，椭圆形皮损的长轴常与皮纹一致，颜色偏红，中央偏黄褐色，附有细薄鳞屑。

（3）可有不同程度的瘙痒。

（4）病程呈自限性，一般4~8周可自行消退，愈后有暂时性色素沉着斑。

3．鉴别诊断：注意与二期梅毒疹、银屑病、花斑糠疹、脂溢性皮炎等鉴别。

【治疗】

1．对症治疗：外用炉甘石外用液体剂[甲类,国基]，每天2~3次，或用糖皮质激素，如氢化可的松软膏剂[甲类,国基]，每天2次，糠酸莫米松软膏剂[乙类,国基]，每天1次。

2．瘙痒严重者，可口服抗过敏药物，如氯苯那敏口服常释剂型[甲类,国基]、苯海拉明口服常释剂型[甲类,国基]、赛庚啶口服常释剂型[甲类,国基]、异丙嗪口服常释剂型[甲类,国基]、氯雷他定口服常释剂型[甲类,国基]或咪唑斯汀缓释控释剂型<sup>[乙类]</sup>等，也可使用10%的葡萄糖酸钙注射剂<sup>[甲类，国基]</sup>或硫代硫酸钠注射剂<sup>[甲类，国基]</sup>静脉注射。病情严重者可短期口服泼尼松口服常释剂型<sup>[甲类，国基]</sup>，每天15~30mg，或雷公藤多苷片<sup>[甲类，国基]</sup>，每次20mg，每天3次。

3. 适当行抗病毒治疗和免疫调节剂治疗。

**【注意事项】**

1. 避免局部过度刺激。

2. 可使用紫外光治疗仪照射UVB（紫外线B段）。

3. 该病为病程长、复发性较强的疾病。

（编写：吴良才　罗迪青　校对：杨　敏　侯连兵）

# 第十六节　银　屑　病

**【概述】**

银屑病又称牛皮癣、干癣、松皮癣，是一种常见的、容易反复发作的皮肤病，表现为在红斑、丘疹或斑块上披覆有多层银白色鳞屑。本病可发生于任何年龄。发病原因至今不明，可能与遗传、感染、免疫、代谢、精神神经因素等有关。临床分为寻常性银屑病、脓疱性银屑病、红皮病性银屑病、关节病性银屑病，其中寻常性银屑病最常见。

**【诊断】**

1. 病史特点：多见于冬春季节，可发生于任何年龄，但以青壮年为多。病程呈慢性，易反复发作，至今无法根治。

2. 症状和体征：

（1）寻常性银屑病表现：红斑、丘疹、斑块上有较厚的银白色鳞屑，刮去鳞屑后有薄膜和点状出血现象（奥斯皮茨征，本病特征性皮损）。进行期可在外伤处出现皮损，称为同形反应。部分患者的皮疹仅局限于某一处，如头皮或龟头。

（2）脓疱性银屑病表现：在红斑基础上出现粟粒大小密集的无菌性脓疱。

（3）关节病性银屑病表现：除红斑鳞屑等典型皮损外，还伴有关节疼痛、肿胀，以远端指、腕、踝关节常见。

（4）红皮病性银屑病表现：皮肤弥漫性潮红，大量脱屑。

3. 头发可呈束状，指（趾）甲呈顶针样改变，失去光泽。可有不同程度瘙痒，部分患者可伴发热、头痛、关节痛、浅表淋巴结肿大等症状。

4．本病可分为三期：①进行期：旧皮损无消退，新皮疹不断出现。②静止期：皮损稳定，无新发皮损，炎症较轻。③退行期：皮损缩小或者变平，炎症基本消退，可遗留一定色素沉着或色素减退。

5．鉴别诊断：注意与湿疹、脂溢性皮炎、玫瑰糠疹、扁平苔藓、神经性皮炎等疾病鉴别。

【治疗】

1．去除诱发因素。有感染病灶者，应尽快使用红霉素、头孢菌素类或者青霉素G注射剂[甲类，国基]等抗菌药物治疗。

2．病情较轻时，可以选用水杨酸软膏剂[甲类，国基]每天2次、维A酸软膏剂[甲类，国基]每晚1次、糠酸莫米松软膏剂[乙类，国基]每天1次，激素软膏与非激素软膏可以联合使用。皮疹消退以后，要间断使用，并逐渐减少用量。

3．病情严重者，可以使用甲氨蝶呤口服常释剂型或注射剂[甲类，国基]，开始时每周2.5~5mg，根据情况，每周增加2.5~5mg，总量一般不超过每周30mg；或用雷公藤多苷片[甲类，国基]，每次10~20mg，每天3次；或环孢素口服常释剂型/口服液体剂[甲类，国基]、注射剂[甲类]，剂量为每天3~5mg/kg。

4．瘙痒明显的患者，可以使用抗过敏药物，如氯苯那敏口服常释剂型[甲类，国基]、苯海拉明口服常释剂型[甲类，国基]、赛庚啶口服常释剂型[甲类，国基]、异丙嗪口服常释剂型[甲类，国基]、氯雷他定口服常释剂型[甲类，国基]或咪唑斯汀缓释控释剂型[乙类]。

5．银屑病病因复杂，发病机制和免疫功能失调有关，因此免疫调节治疗非常重要。

6．部分患者可由上呼吸道感染或者体内其他感染诱发，治疗时要考虑去除感染因素。

7．银屑病治疗过程中要注意皮肤保湿和皮肤屏障功能恢复。

【注意事项】

1．患者要注意休息，避免饮酒，保持乐观的心情。

2．治疗时，尽量避免刺激性大的药物。

3．停药时要逐渐减量，不要突然停药。

4．水杨酸软膏及维A酸软膏有一定的刺激性，宜从小剂量开始使用。

5．一般情况下，不宜系统使用糖皮质激素。

6．注意预防及治疗感染。

7．使用甲氨蝶呤、环孢素A及雷公藤多苷时，应该注意适应证及禁忌证。尤其是使用甲氨蝶呤时，每周要检查血常规、尿常规及肝功能。

8．顽固、严重的患者，以及脓疱性、关节病性、红皮病性的银屑病，宜及时转上级医院治疗。

（编写：吴良才　罗迪青　校对：杨　敏　侯连兵）

# 第十三章　泌尿系统和肾脏疾病

## 第一节　肾和输尿管结石

【概述】

泌尿系统结石是常见疾病，易造成尿路梗阻和感染，对肾功能损害极大。临床上常按结石的位置及成分分类：①根据结石位置可分为肾结石、输尿管结石、膀胱结石及尿道结石，前两种结石称为上尿路结石，后两种结石称为下尿路结石。肾结石最多见，占全部结石的80%左右。②根据结石的成分可分为含钙结石、尿酸结石、胱氨酸结石和感染性结石。本病的临床表现与结石的大小、数目、部位、活动度及有无尿路梗阻和继发感染有关。由于输尿管的蠕动和输尿管内尿液流动速度较快，直径小于0.6cm的结石易排出。

【诊断】

1. 症状：①腰部钝痛及发作性绞痛，固定于肋脊角及肾区，可放射至下腹、腹股沟及股内侧，与活动有关。②镜下血尿或肉眼血尿，血尿与结石活动及绞痛发作有关。③可能有发热、寒战等全身症状，以及尿频、尿急、尿痛、脓尿。

2. 体征：肾区可触及肿大的肾脏，有压痛及叩击痛，有保护性肌紧张。可有压痛、肌紧张、反跳痛等腹膜刺激征。

3. 实验室检查：

（1）尿液检查：①尿常规：可有镜下血尿，伴感染时有脓尿。②中段尿培养及药物敏感试验：合并感染时可了解感染的病原微生物类型（包括细菌、真菌、支原体、衣原体、结核分枝杆菌等）并指导治疗。③尿pH值：尿pH值可提示结石类型，感染性结石尿pH值常大于7.0，尿酸结石尿pH值常小于5.5。

（2）血液检查：①血常规：合并感染时可有白细胞及中性粒细胞的升高。②血生化：检查血肌酐、尿素氮、尿酸、蛋白、碱性磷酸酶、钾、钙、磷等，可帮助了解肾功能及判断结石类型。

4. 辅助检查：

（1）泌尿系平片（KUB）：90%以上的结石能在平片中发现，要除外腹内其他钙化阴影如胆囊结石、肠系膜淋巴结钙化、静脉石等。

（2）静脉肾盂造影（IVP或IVU）：可显示肾脏轮廓、肾盂肾盏形态，观察有无肾积水及积水程度、有无诱发结石的泌尿系统因素，分析肾功能情况，并明确结石位置及其对尿路的影响。

（3）B超检查：典型表现为强回声光团伴声影。B超检查能发现X线平片不能显示的小结石和透X线结石，了解结石的位置、数目、大小，显示肾积水程度和肾皮髓质厚度。

（4）逆行肾盂造影：检查前需通过膀胱镜置入输尿管导管，因而可造成逆行感染并加重梗阻，故一般不作为常规检查，仅用于其他方法不能确诊时。

（5）进一步检查项目：结石成分分析：可明确结石类型，据此制定相应的预防措施以防止结石复发。

5. 鉴别诊断：需与能引起急性腹痛的胆囊炎、胆石症、急性阑尾炎、消化性溃疡、急性胰腺炎相鉴别，女性有时应与宫外孕、卵巢囊肿蒂扭转鉴别。

【治疗】

1. 治疗原则：解除疼痛，排出结石，保护肾脏功能，明确病因，防止复发。根据结石大小、数目、位置、肾功能和全身情况，有无确定病因，有无代谢异常，有无梗阻和感染及梗阻和感染的程度确定治疗方案。目前临床上主要采用微创手术治疗，开放手术病例在10%以下。

2. 治疗方案：

（1）保守疗法：结石小于0.6cm、光滑、无尿路梗阻、无感染，纯尿酸结石及胱氨酸结石，可先采用保守疗法。

大量饮水：使每天尿量尽可能维持在2~3L，降低尿中形成结石物质的浓度，减少晶体沉积。

饮食调节：含钙结石应限制含钙、草酸成分丰富的食物，避免高动物蛋白、高糖和高动物脂肪饮食。尿酸结石不宜食用高嘌呤食物，如动物内脏。

肾绞痛的治疗：①阿托品注射剂[甲类，国基]，0.5mg，肌内注射或静脉注射；山莨菪碱注射剂[甲类，国基]，5~10mg，肌内注射或静脉注射。疼痛剧烈时可予哌替啶注射剂[甲类，国基]肌内注射，若无好转可6h后重复给予1次。②应用钙通道阻滞剂，如硝苯地平口服常释剂型[甲类，国基]，10mg，口服或舌下含服；吲哚美辛口服常释剂型[乙类]，口服，每次25mg，每天3次。还可用对结石排出有促进作用的药物，如α受体阻滞剂特拉唑嗪口服常释剂型[甲类，国基]，口服，2mg，每天1次。

控制感染：合并感染时，应做尿细菌培养和药物敏感试验，选用敏感的抗菌药物，如头孢唑肟注射剂[乙类]，每次1.0g，静脉注射，每天2次，或头孢哌酮钠舒巴坦钠注射剂[乙类]，每次1.5g，静脉注射，每天2次。

调节尿pH：碳酸氢钠口服常释剂型[甲类，国基]，口服，每次1片，每天2次，以碱化尿液，治疗中应经常检查尿pH值。

促进结石排出：口服青霉胺口服常释剂型[甲类，国基]能与胱氨酸相互作用，生成易溶解的半胱氨酸及青霉胺与半胱氨酸相结合的二硫化物。

（2）体外冲击波碎石（ESWL）：通过X线、超声对结石进行定位，利用体外冲击波聚焦后击碎体内的结石，大的肾结石碎后容易形成石街。若石街未引起梗阻且尚在排石，可严密观察；若石街引起梗阻导致高热、疼痛，则应马上行经皮肾穿刺造瘘或行输尿管镜取石。为减少并发症，除正确定位外，应选用低能量冲击波和限制每次治疗冲击次数不超过2 500次。若需再次治疗，间隔时间不少于7天，不能连续碎石超过3次。

（3）手术治疗：

腔内泌尿外科技术治疗：肾结石的腔内治疗主要是经皮肾镜技术，建立从皮肤到肾集合系统的手术通道，放置内镜进入肾盏和肾盂内进行碎石，该技术与输尿管镜技术及体外冲击波碎石术共同成为主要的结石治疗方法。随着放射介入、超声、CT诊断技术的广泛开展，腔内设备不断改进，超声碎石、气压弹道碎石、钬激光碎石等腔内碎石器的应用使治疗成功率不断提高。输尿管镜技术较适用于输尿管下段结石，尤其是在髂血管水平以下，可直视下入镜。

开放手术治疗：大部分患者经ESWL、腔内泌尿外科技术治疗均可取得满意效果。开放手术指征：结石大（>3cm），嵌顿时间长；双侧鹿角形结石；复杂性多发性结石，估计碎石后不易排出且易引起尿路梗阻；结石引起尿路梗阻，合并感染，不能排除结石嵌顿下方有梗阻性病变时，即使结石较小，亦应考虑手术治疗；结石梗阻引起梗阻性少尿或无尿时，需行急诊手术。常用的手术方法：原位肾盂切开取石术、肾窦内肾盂切开取石术、肾窦内肾盂及肾切开取石术、肾盂下盏吻合术、肾部分切除术及肾切除术。输尿管切开取石术适用于长期停留的嵌顿结石、输尿管先天畸形、输尿管息肉或狭窄，结石合并难以控制的尿路感染及结石梗阻性无尿症等情况。

【注意事项】

1. 使用敏感的抗菌药物。

2. 青光眼、出血性疾病、颅内压增高患者禁用阿托品和山莨菪碱。

3. 18岁以下患者禁用喹诺酮类药物。

4. 消化性溃疡患者禁用吲哚美辛。

5. 呼吸道疾病、严重腹泻患者禁用哌替啶、吗啡。

# 第二节　良性前列腺增生

【概述】

良性前列腺增生（BPH）旧称前列腺肥大，是老年男性的常见病。腺体的体积与梗阻发生率及梗阻的程度并不成正比。雄激素的持续作用是前列腺增生必须具备的重要条件之一。前列腺增生后可能会引起下尿路梗阻，出现一系列的病变。

【诊断】

1. 症状：年龄为50岁以上，排尿困难进行性加重，参照"国际前列腺症状评分表（I–PSS）"进行评分（表13–1）。注意有无恶心、呕吐、腰痛、发热、血尿和急性尿潴留等病史，有无腹外疝和痔疮等病史。

表13–1　国际前列腺症状评分表（I–PSS）（总评分S＝35）

| 过去1个月排尿情况 | 无 | 少于1/5 | 少于半数 | 约为半数 | 多于半数 | 几乎总是 |
|---|---|---|---|---|---|---|
| 排尿不尽感 | 0 | 1 | 2 | 3 | 4 | 5 |
| 排尿后2h内又要排尿 | 0 | 1 | 2 | 3 | 4 | 5 |
| 排尿时断断续续 | 0 | 1 | 2 | 3 | 4 | 5 |
| 排尿不能等待 | 0 | 1 | 2 | 3 | 4 | 5 |
| 感觉尿线变细 | 0 | 1 | 2 | 3 | 4 | 5 |
| 感觉排尿费力 | 0 | 1 | 2 | 3 | 4 | 5 |
| 夜尿次数 | （无）0 | （1次）1 | （2次）2 | （3次）3 | （4次）4 | （5次）5 |

根据评分可将症状分为轻度、中度、重度：0~7分为轻度症状，8~19分为中度症状，20~35分为重度症状。

2. 体征：下腹部膀胱区有隆起，排尿前后膀胱浊音区有变化，为尿潴留征象；直肠指检：可触及腺体增大，质地中韧、表面光滑，有时可扪及结节和压痛，中央沟变浅或消失。

3. 实验室检查：①血、尿常规：合并尿路感染时血中白细胞升高，尿中可培养到细菌。②血生化及肾功能：长期尿潴留会导致肾功能损害、酸中毒和电解质紊乱。③血清前列腺特异性抗原（PSA）检查排除前列腺恶性病变。

4. 辅助检查：KUB或骨盆拍片检查可以发现膀胱内结石。超声检查可以观察前列腺的形态、结构，测定其体积和重量，还能测定残余尿、早期发现合并的前列腺癌。经腹超声波检查可了解前列腺的情况、测定残余尿量，还可检查双肾和输尿管有无积液、结石、肿瘤等其他病变。如果提示有前列腺癌存在的可能，应行经直肠超声检查，测定前列腺体积（0.52×前后径×左右径×上下径），如检查到可疑的低回声区，可在超声引导下行多针穿刺活检（一般穿刺6~12针）。另外也可观察前列腺电切后状态及复发的情况。

尿流动力学检查可全面客观地评价排尿功能，测定最大尿流率、平均尿流率、排尿时间及尿量等四项主要数据，其中最大尿流率为最重要的诊断指标，当此值<15mL/s时，提示有排尿不畅情况，若此值<10mL/s，则说明梗阻严重，必须手术治疗。测定膀胱压，可判断逼尿肌功能及其损害程度，以准确掌握手术时机。膀胱镜检查下尿路有梗阻而同时有肉眼血尿时，应行膀胱镜检查，以便确定前列腺增生的诊断并排除膀胱内其他病变。

5. 鉴别诊断：需与膀胱颈挛缩（又称膀胱颈硬化症）、前列腺癌、膀胱癌、神经源性膀胱功能障碍、尿道狭窄等疾病相鉴别。

【治疗】

1. 观察等待：对于轻度下尿路症状（I-PSS评分≤7）及生活质量尚未受到影响的中度以上症状患者（I-PSS评分≥8）可以采用此治疗方案。告知患者相关知识，病情发展后的治疗方案、效果及预后，定期复查和随访。

2. 药物治疗：对于早期和轻度的病例，只要梗阻不太严重，可以考虑先行药物治疗。药物治疗已成为最常用的治疗手段。治疗前列腺增生的药物主要有α受体阻滞剂、5-α还原酶抑制剂和植物制剂等。

（1）α受体阻滞剂：选择性α受体阻滞剂特拉唑嗪口服常释剂型[甲类, 国基]，口服，2mg，每晚1次；高选择性α受体阻滞剂坦索罗辛缓释控释剂型[乙类，国基]，口服，0.2mg，每天1次。

（2）5-α还原酶抑制剂：非那雄胺口服常释剂型[乙类，国基]，5mg，每晚服用1次。

（3）中药和植物制剂对治疗BPH有一定的辅助作用，但个体差异较大。

（4）联合用药治疗：α受体阻滞剂与5-α还原酶抑制剂联合使用效果优于单独用药。

3．手术治疗：

（1）手术指征：①反复出现急性尿潴留；②继发膀胱结石、膀胱憩室；③继发双肾输尿管积水及肾功能不全；④存在反复难治的泌尿系统感染和血尿；⑤由于严重排尿困难而引起腹外疝、痔疮、脱肛等。

（2）手术方式包括开放手术和内窥镜手术。开放手术包括耻骨上经膀胱、经耻骨后、经会阴等几种方式，内窥镜手术包括经尿道前列腺切除术（TURP）、经尿道前列腺电汽化术（TUVP）、经尿道前列腺双极电切术（PKRP）、经尿道前列腺激光治疗术等。

【注意事项】

1．α受体阻滞剂改善症状的起效时间快，但有头晕、头痛、无力、困倦、直立性低血压和逆行射精等副作用。用药1个月症状无明显改善者应停药。

2．注意部分患者应用非那雄胺后会出现勃起功能障碍、射精异常、性欲低下、男性乳房女性化、乳腺痛等副反应。

# 第三节　前　列　腺　炎

【概述】

前列腺炎是指前列腺受到病原体感染或/和某些非感染因素刺激而出现骨盆区域疼痛或不适、排尿异常、性功能障碍等。

本病分为4型：①Ⅰ型：起病急，可表现为突发的发热性疾病，伴有持续和明显的下尿路感染症状，尿液中白细胞数量升高，血液或/和尿液中的细菌培养阳性。②Ⅱ型：有反复发作的下尿路感染症状，持续时间超过3个月，前列腺液（EPS）、精液、前列腺按摩后尿液（VB3）中白细胞数量升高，细菌培养结果阳性。③Ⅲ型：慢性前列腺炎、慢性骨盆疼痛综合征是最常见的类型，表现为长期、反复的骨盆区域疼痛或不适，持续时间超过3个月，可伴有不同程度的排尿症状和性功能障碍，严重影响患者的生活质量，EPS、精液、VB3细菌培养结果阴性。④Ⅳ型：为无症状性前列腺炎，无主观症状，仅在检查时发现炎症。

【诊断】

1．症状。

Ⅰ型：常突然发病，表现为寒战、发热、疲乏无力等全身症状，伴有会阴部和耻骨上疼痛，有尿路刺激症状和排尿困难，甚至有急性尿潴留。

Ⅱ型和Ⅲ型：临床症状类似，多有疼痛和排尿异常。Ⅱ型可表现为反复发作的下尿路感染。Ⅲ型主要表现为骨盆区域疼痛，可见于会阴、阴茎、肛周部、尿道、耻骨部、腰骶部。排尿异常可表现为尿急、尿频、尿痛、夜尿增多等。由于慢性疼痛久治不愈，患者生活质量下降，并可能有性功能障碍、焦虑、抑郁、失眠、记忆力下降。

2．体征：下腹部、会阴部等可有压痛。直肠指检行前列腺按摩有压痛，Ⅰ型禁按摩。

3．实验室检查。

（1）EPS常规检查：若白细胞＞10个/HP，卵磷脂小体数量减少，则有诊断意义。当前列腺有细菌、霉菌及滴虫等病原体感染时，可在EPS中检测出这些病原体。

（2）尿常规分析及尿沉渣检查：可排除尿路感染。

（3）血常规：Ⅰ型患者白细胞常升高，常以中性粒细胞升高为主。

（4）应进行中段尿的染色镜检、细菌培养与药敏试验，以及血培养与药敏试验、尿生化检查。

4．辅助检查：B超检查可以发现前列腺回声不均，前列腺结石或钙化，前列腺周围静脉丛扩张等。

5．鉴别诊断：需与良性前列腺增生、睾丸附睾和精索疾病、膀胱过度活动症、神经源性膀胱、间质性膀胱炎、腺性膀胱炎、膀胱肿瘤、前列腺癌、肛门直肠疾病、腰椎疾病、中枢和外周神经病变等鉴别。

【治疗】

1．Ⅰ型。

（1）一般治疗：注意休息，补充热量及大量饮水，止痛，必要时口服解热镇痛药，如吲哚美辛口服常释剂型<sup>[乙类]</sup>，口服，每次25mg，每天3次。可物理降温。

（2）抗菌药物：开始时可静脉应用广谱抗菌药物，如：头孢唑肟注射剂<sup>[乙类]</sup>，每次1.0g，静脉注射，每天2次；哌拉西林注射剂<sup>[甲类，国基]</sup>，每次3.0g，静脉注射，每天3次；头孢拉定注射剂<sup>[乙类]</sup>，每次1.0g，静脉注射，每天3~4次；环丙沙星注射剂<sup>[甲类，国基]</sup>，每次0.2g，静脉注射，每天2次。患者发热等症状改善后，改用口服药物（如喹诺酮类），疗程至少4周。症状较轻的患者也应口服抗菌药物2~4周。

（3）外科治疗：伴尿潴留者应避免经尿道导尿引流，可采用耻骨上膀胱穿刺造瘘引流。伴脓肿形成者可采取经直肠超声引导下细针穿刺引流。

2．Ⅱ型和Ⅲ型。

（1）一般治疗：患者应戒酒，忌辛辣刺激性食物；避免憋尿、久坐，注意保暖，加强体育锻炼。热水坐浴有助于缓解疼痛症状。

（2）药物治疗：最常用的3种药物是抗菌药物、α受体阻滞剂和非甾体抗炎药，其他药物对缓解症状也有不同程度的作用。

抗菌药物：红霉素口服常释剂型<sup>[甲类，国基]</sup>，口服，每天1~2g，分2~3次服；复方新诺明（复方磺胺甲噁唑）口服常释剂型<sup>[甲类，国基]</sup>，口服，每次0.96g，每天2次；多西环素口服常释剂型<sup>[甲类，国基]</sup>，口服，每次0.1g，每天2次，一般持续用药4周以上。喹诺酮类药物可用环丙沙星口服常释剂型<sup>[甲类，国基]</sup>，口服，每次0.5g，每天2次，或左氧氟沙星口服常释剂型<sup>[甲类，国基]</sup>，口服，0.5g，每天2次。前列腺炎确诊后，抗菌药物治疗应至少维持4周，其间应对患者进行阶段性的疗效评价。疗效不满意者，可改用其他敏感抗菌药物。Ⅲ型的抗菌药物治疗大多为经验性治疗，先口服喹诺酮类抗菌药物2~4周，然后根据疗效反馈决定是否继续抗菌药物治疗。部分患者可能存在沙眼衣原体、溶脲脲原体或人型支原体等细胞内病原体感染，此时可以口服大环内酯类，如红霉素口服常释剂型<sup>[甲类，国基]</sup>，每次0.5g，每天3次。

α-受体阻滞剂：与抗菌药物合用治疗Ⅲ型前列腺炎，疗程应在6周以上。如特拉唑嗪口服常释剂型<sup>[甲类，国基]</sup>，口服，2mg，每晚1次。

非甾体抗炎药：治疗Ⅲ型前列腺炎相关症状。如吲哚美辛口服常释剂型[乙类]，口服，每次25mg，每天3次。

M受体阻滞剂：对伴有膀胱过度活动症表现如尿急、尿频和夜尿但无尿路梗阻的前列腺炎患者，可以使用M受体阻滞剂，如舍尼亭（托特罗定）口服常释剂型[乙类]，口服，每次1mg，每天2次。

抗抑郁药及抗焦虑药：谷维素口服常释剂型[乙类]，口服，每次10mg，每天3次。还可口服苯二氮䓬类药物。

别嘌呤醇口服常释剂型[甲类，国基]或缓释控释剂型[乙类，国基]：可降低血尿酸，减少因尿液反流引起的化学性前列腺炎，口服常释剂型50~100mg，每天2次，缓释控释剂型250mg，每天1次。

3．Ⅳ型：一般无须治疗。

【注意事项】

1．合理使用足够疗程的抗菌药物。

2．按时复诊，注意调整生活方式，避免进食辛辣食物、久坐和不洁的性生活。

# 第四节　附　睾　炎

【概述】

附睾炎是青壮年男性的常见疾病，常与睾丸炎同时存在。致病菌主要有大肠杆菌、假单胞菌属、产气杆菌、淋球菌和衣原体。致病菌通过输精管管腔进入附睾，有时也通过淋巴系统入侵。根据病程的长短，附睾炎可分为急性附睾炎及慢性附睾炎。急性附睾炎病程少于6周。慢性附睾炎可由急性附睾炎转化而来，但多数无急性发作史而常伴有慢性前列腺炎。

## 一、急性附睾炎

【诊断】

1．症状：可存在易发因素，如过度劳累及尿道器械检查的病史。注意有无其他泌尿生殖系统感染的症状。本病为急性起病，可见患侧阴囊肿痛，可放射至腹股沟区或下腹部。绝大多数伴有发热、倦怠等全身不适。可同时有睾丸肿胀，伴尿液混浊、尿路刺激征。

2．体征：局部皮肤红肿，附睾肿大明显，与睾丸分界清楚，伴触痛、精索增粗。可有全身感染症状，如寒战、发热。

3. 实验室检查：①尿常规：尿白细胞常增加。②血常规：白细胞常升高，常以中性粒细胞升高为主。③尿液细菌培养：若培养阳性则具有诊断价值。

4. 辅助检查：B超可明确附睾呈炎性改变。

5. 鉴别诊断：需与睾丸扭转、睾丸附睾肿瘤、结核性附睾炎相鉴别。

【治疗】

1. 一般治疗：卧床休息，托起阴囊，局部冷敷，炎症控制后改热敷。

2. 抗感染治疗：抗菌药物的选择应根据尿培养药敏试验结果来决定。由于致病菌多为革兰氏阴性菌，因此可在药敏结果出来之前使用针对此类菌的药物或者广谱抗菌药物。如：复方新诺明（复方磺胺甲噁唑）口服常释剂型[甲类, 国基]，口服，每次0.48g，每天2次；喹诺酮类如环丙沙星口服常释剂型[甲类, 国基]，口服，每次0.5g，每天2次；左氧氟沙星口服常释剂型[甲类, 国基]，口服，每次0.5g，每天1次，必要时可静脉滴注用药；头孢唑肟注射剂[乙类]1.0g，静脉注射，每天2次；头孢哌酮钠舒巴坦钠注射剂[乙类]1.5g，静脉注射，每天2次。疗程持续4周左右。

3. 对症治疗：己烯雌酚口服常释剂型[甲类, 国基]，口服，4~10mg，每天1次；吲哚美辛口服常释剂型/缓释控释剂型[乙类]，口服，每次25mg，每天3次。

4. 手术治疗：脓肿形成后应尽快切开引流，实质破坏严重时可行睾丸切除。对于导尿管留置时间较久者，应争取尽早拔除。

## 二、慢性附睾炎

【诊断】

1. 症状和体征：慢性附睾炎一般是由急性附睾炎转化而来，纤维增生使整个附睾硬化，常无特异症状。检查时可触摸到阴囊内有一肿块。附睾轻度增厚，变硬，无压痛。精索明显增粗，其中输精管直径增宽，这种患者常常伴有慢性前列腺炎。

2. 实验室检查：可见组织学上广泛的瘢痕与附睾管闭塞，被淋巴细胞与浆细胞浸润。

【治疗】

应着重于慢性前列腺炎的治疗。如有弥漫性附睾纤维化，并有不适或者附

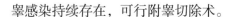

睾感染持续存在，可行附睾切除术。

【注意事项】

1. 合理使用足够疗程的抗菌药物。

2. 急性附睾炎预后良好，部分患者可因治疗不彻底而转为慢性附睾炎，影响生育功能。

3. 18岁以下患者禁用喹诺酮类药物。

4. 消化性溃疡患者禁用吲哚美辛。

# 第五节　睾　丸　炎

【概述】

睾丸炎通常由细菌和病毒引起。常见的睾丸炎有非特异性和腮腺炎性两种，睾丸本身很少发生细菌性感染，多数是由于邻近的附睾发炎引起，所以又称为附睾-睾丸炎。致病菌多为大肠杆菌、链球菌、葡萄球菌及绿脓杆菌。腮腺炎性睾丸炎为病毒感染引起，随着我国要求在儿童时期即注射麻疹、风疹、腮腺炎疫苗，该病发病率近年来有明显减少的趋势。腮腺炎性睾丸炎常于腮腺炎出现4~6天后发生，约70%为单侧，50%受累的睾丸可发生萎缩。

【诊断】

症状和体征：睾丸疼痛，并向阴囊、大腿根部及腹股沟区域放射。伴有下坠感，并有高热、恶心、呕吐、白细胞升高等，同时睾丸肿大、压痛明显，阴囊皮肤红肿，阴囊内积液。如为脓肿则有波动感。儿童发生腮腺炎性睾丸炎时，可见到腮腺肿大与疼痛现象。

【治疗】

1. 一般治疗：卧床休息，托高阴囊，局部热敷、理疗；1%的利多卡因注射剂[甲类,国基]精索封闭注射可减轻疼痛。

2. 抗菌消炎治疗：选用广谱或对革兰氏阴性菌敏感的抗菌药物。①头孢菌素：头孢唑肟注射剂[乙类]1.0g，静脉注射，每天2次，或头孢哌酮钠舒巴坦钠注射剂[乙类]1.5g，静脉注射，每天2次，待患者发热等症状改善后，改用口服药物，疗程至少2周。可加用克林霉素注射剂[甲类,国基]，每次600mg，静脉滴注，每天3次，或甲硝唑注射剂[甲类,国基]，每次500mg，静脉滴注，每天2~3次，或甲硝唑口服常释剂型[甲类,国基]，口服，每次400mg，每天3次。②环丙沙星口服常释剂型[甲类，国基]，每次0.2g，口服，每天2次；或左氧氟沙星注射剂或口服常释剂型[甲类，国基]，静脉滴注或口服，每次0.5g，每天1次，可联合甲硝唑用药。③复方新诺明（复方磺胺甲噁唑）口服常释剂型[甲类，国基]，口服，每次1片，每天2次。

3. 外科治疗：如脓肿形成应切开引流；阴囊皮肤肿胀明显者，用50%的硫酸镁溶液湿热敷。

【注意事项】

1. 应全身早期、足量应用广谱抗菌药物，以减少化脓性睾丸及睾丸脓肿的发生，避免造成不可逆的破坏，导致不育症。

2. 积极预防病毒性感染。

# 第六节　男性性腺功能减退症

【概述】

随着年龄的增加，男性雄激素生成会进行性下降，并出现一系列相应的临床症状，这一现象称为男性迟发性性腺功能减退症，又称为迟发性睾丸功能减退症（late onset hypogonadism in male，LOH）或男子更年期综合征、老年男性雄激素水平低下（partial androgen decline in the aging male，PADAM）。约40%的男性在40~70岁时可能经历某种程度的神经功能紊乱、抑郁、记忆力减退、注意力不集中、容易疲劳、失眠或嗜睡、潮热、出汗、易怒、情绪波动、难以达到及维持阴茎勃起功能。

【诊断】

1. 病史：LOH一般发生于50岁或以上的中老年男性，50~65岁是发病的高峰年龄。近年来发病年龄有提前的趋势，40岁以上具有LOH相关症状的中年男性就应该考虑可能存在PADAM。

2. 症状：临床症状复杂多样，往往不具有特征性，包括如下五个方面：①神经和血管舒缩症状：潮热、多汗、心悸和神经质；②情绪和认知功能障碍：焦虑、自我感觉不佳、缺乏生活动力、脑力下降、近期记忆力减退、抑郁、缺乏自信心和无原因的恐惧等；③生理体能症状：失眠或嗜睡、食欲不振、便秘、皮肤萎缩、骨骼和关节疼痛等；④男性化减退症状：体能和精力下降、肌量和肌力下降、性毛脱落和腹型肥胖等；⑤性功能减退症状：性欲减

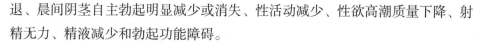
退、晨间阴茎自主勃起明显减少或消失、性活动减少、性欲高潮质量下降、射精无力、精液减少和勃起功能障碍。

3．体征：体征检查应详细记录身高、体重、视力、血压情况，以及体毛分布、胡须生长速度、阴毛分期。检查肝脏大小及心脏功能。仔细检查生殖系统，包括阴茎、睾丸、附睾、输精管、精索和前列腺。

4．实验室检查：血清总睾酮测定和生物有效性睾酮（BT）的检查，往往接近或低于13nmol/L（相当于375ng/dL）。游离睾酮（CFT）是一个间接但比较可靠的指标。临床生化检查还包括尿酸、肌酐、电解质、空腹胆固醇和三酰甘油、肝脏功能、血尿常规等。

5．鉴别诊断：需与勃起功能障碍、抑郁症、老年性痴呆、肺结核、风湿，以及前列腺癌、白血病和其他晚期肿瘤等鉴别。

【治疗】

缓解、治疗和预防PADAM症状的有效途径就是雄激素替代治疗，补充体内的睾酮。此外，还应养成良好的饮食和作息习惯，坚持适度的体育锻炼，保持愉悦的心情，提高心理素质。

对于高促性腺激素性性腺功能减退症患者常需要长期雄激素替代治疗，用药：丙酸睾酮注射剂[甲类，国基]，每次10~50mg，每周肌内注射2~3次；十一酸睾酮口服常释剂型[乙类，国基]，饭后口服，开始每天120~160mg，分2次服用，2周后每天40~120mg维持；十一酸睾酮注射剂[乙类，国基]，肌内注射，一般每次0.25g，每月1次。

【注意事项】

1．超生理水平的大剂量补充睾酮是坚决禁止的，超生理水平的血清睾酮偶尔可以产生胸部触痛或男子女性型乳房和攻击性的性行为。因此，要检测血清睾酮的水平。

2．睾酮对身体的多个系统或器官有影响，在长期的睾酮替代治疗中，可能发生一些不良反应，应常规进行肝功能检查。

3．雄激素替代治疗的禁忌证：①前列腺增生伴有明显排尿障碍；②前列腺癌；③睡眠呼吸障碍或睡眠呼吸暂停综合征；④类固醇激素过敏。

（编写：郑伏甫　校对：杨　敏　侯连兵）

# 第七节　肾病综合征

## 【概述】

肾病综合征（nephrotic syndrome，NS）是肾小球疾病的一种常见临床类型，以大量蛋白尿（≥3.5g/d）、低白蛋白血症（<30g/L）、水肿、高脂血症及蛋白尿引起的其他代谢异常为特征。

## 【诊断】

1. 诊断标准：①尿蛋白≥3.5g/d；②血浆白蛋白<30g/L；③水肿；④高脂血症。其中①②两项为诊断所必需。

2. 难治性肾病综合征诊断标准：①激素抵抗型：足量激素治疗8周（局灶性节段性肾小球硬化症的患者可延长至12~16周）无效者；②激素依赖型：激素减量至一定程度（>10mg/d）即复发；③常复发型：半年内复发2次，或1年内复发3次。

3. 鉴别诊断：原发性肾病综合征的诊断须排除引起肾病综合征的继发性因素和遗传性因素，如系统性红斑狼疮性肾炎、肝炎相关性肾炎、糖尿病肾病、肿瘤相关性肾损害等。

## 【治疗】

1. 一般治疗：注意休息，避免感染。

2. 利尿消肿。

（1）限水限钠。

（2）轻度水肿限水限钠效果欠佳者，可口服利尿剂治疗。

（3）明显水肿患者可静脉使用袢利尿剂。

（4）人血白蛋白或血浆可用于以下情况：①严重低白蛋白血症，单用利尿剂效果不佳者；②血容量不足，低血压者；③应激状态，如手术后等。

注意事项：利尿剂不宜长期使用，宜间歇使用。严重水肿患者用利尿剂效果不佳时，可采用单纯超滤脱水的方法治疗。

3. 血管紧张素转换酶抑制剂（ACEI）和/或血管紧张素Ⅱ受体拮抗剂（ARB）的应用。肾病综合征患者，伴或不伴血压增高，均可应用ACEI（如卡托普利、依那普利、福辛普利、赖诺普利等）和/或ARB（如缬沙坦、替米沙坦、氯沙坦钾、厄贝沙坦等），以减少肾小球高滤过状态，减少蛋白尿，延缓肾功能恶化。使用ACEI/ARB时须注意监测肾功能和血钾。

4. 激素和细胞毒药物的应用。

（1）糖皮质激素应用原则和方案：起始足量，常用泼尼松口服常释剂型[甲类，国基]，每天1mg/kg（最大量不宜超过每天80mg），晨顿服。连用8周，局灶性节段性肾小球硬化症可用至12~16周。

缓慢减量：上述治疗后每1~2周减5mg，当减至每天0.5mg/kg时，可考虑维持4~8周，再缓慢减量。

维持治疗：以最小有效剂量（通常为每天0.2mg/kg）作为维持量，再服用6~12月。肝功能损害患者，宜用等剂量泼尼松龙口服常释剂型/注射剂[乙类]或甲泼尼龙口服常释剂型[甲类，国基]、注射剂[乙类，国基]治疗。

（2）细胞毒药物或免疫抑制剂：激素无效、激素依赖或常复发的难治性肾病综合征患者，根据肾穿刺活检确诊的病理类型，可在糖皮质激素基础上联合应用细胞毒药物或免疫抑制剂治疗，常用的药物有：

环磷酰胺（CTX）注射剂[甲类，国基]：最常用。静脉注射，每次0.2g，加入生理盐水20mL中，隔天1次；或口服常释剂型[甲类，国基]，每天0.1g，分1~2次服。总剂量为6~8g。

环孢素（CsA）口服常释剂型/口服液体剂型[甲类，国基]：每天3~5mg/kg，每12h 1次，服药期间监测血药浓度并维持其谷值为100~200ng/mL，服药3~6个月后缓慢减量，可每月减量25%，至每天2mg/kg维持，疗程为半年至一年。

他克莫司（FK506）口服常释剂型/缓释控释剂型[乙类]：口服，每天0.05~0.1mg/kg，分2次服，服药期间监测血药浓度并维持其谷值为5~10ng/mL。用3~6个月后开始缓慢减量，维持期血药浓度谷值为4~6ng/mL。

5. 并发症的处理：

（1）血栓及栓塞：有血栓及栓塞高危的肾病综合征患者应给予抗凝治疗，特别是血浆白蛋白低于20g/L者及膜性肾病患者，可口服抗血小板药和其他抗凝药物。已出现血栓的患者，应采取积极的溶栓和抗凝治疗，可选用普通肝素或低分子肝素，同时加用尿激酶或其他溶栓药物。使用过程中应严密监测出凝血功能，维持凝血酶原时间为正常的2倍，避免药物过量导致出血。

（2）脂质代谢紊乱：应少进食富含饱和脂肪酸和胆固醇（如动物油脂）的食物，可根据患者情况同时使用调脂药，如HMG-CoA（β-羟基-β-甲戊二酸单酰辅酶A）还原酶抑制剂辛伐他汀、普伐他汀、瑞舒伐他汀、阿托伐他汀等。

（3）感染：在激素治疗的同时无须应用抗菌药物预防感染，一旦发生感染，应及时应用有效的抗菌药物积极治疗，必要时可将免疫抑制剂、激素减量或停用。

（4）急性肾衰竭：尤其要重视有效血容量不足所致的肾前性急性肾衰竭。

6. 根据病理类型选择治疗方案。

（1）微小病变型肾病：成人微小病变型肾病约70%对糖皮质激素敏感，但复发率较高。对于复发的患者，应尽量找寻并去除导致复发的原因，尤其是潜在的感染病灶，如慢性咽喉炎、牙周炎、鼻窦炎等，可再次应用激素，在减量至每天0.5mg/kg时，维持治疗3~6个月再缓慢减量。对于难治性的微小病变型肾病，可首先选择激素+CTX，也可选用激素+CsA/FK506。

（2）膜性肾病（MN）：对膜性肾病的治疗目前有较大的争议。一般认为：①单用激素无效，必须同时加用细胞毒药物/免疫抑制剂治疗。②易发生血栓或栓塞，需加强抗凝治疗。③对于严重慢性肾功能损害（血清肌酐＞354μmol/L或肾活检示慢性化病变为主）的MN患者，限盐和控制血压在130/80mmHg仍是首选的治疗，免疫抑制治疗一般不推荐应用。

（3）局灶性节段性肾小球硬化症（FSGS）：激素起效较慢，足量激素应用需延至12~16周才开始缓慢减量。如激素足量应用12~16周仍无效或常复发者，可选择激素+CsA治疗，或激素+CTX/FK506治疗。

（4）膜增生性肾小球肾炎：本型疗效差，对于成年患者，目前无激素和细胞毒药物治疗有效的证据，可用阿司匹林口服常释剂型[甲类, 国基]、缓释控释剂型/肠溶缓释片[乙类, 国基]，口服，每天325mg，和/或双嘧达莫口服常释剂型[甲类]，口服，每次50~100mg，每天3次，同时加用ACEI如卡托普利、依那普利、福辛普利、赖诺普利等，和/或ARB如缬沙坦、替米沙坦、氯沙坦钾等。使用ACEI/ARB时应注意监测肾功能和血钾。对于肾功能正常者，可试用足量激素加细胞毒药物治疗3个月，有效者按正规激素疗程治疗，无效者快速减量至停用。

【注意事项】

1. CTX使用注意事项：①每1~2周检测1次肝功能和血常规，尤其是用药初期；②用药当日多喝水及尽量在上午用药可减少出血性膀胱炎的发生。

2. CsA用药期间需密切监测肝肾功能。若Scr（血清肌酐）较基础值升高30%，则应考虑减量（每天调整0.5~1mg/kg）。用药超过3个月而无效者须停药。

# 第八节 慢性肾小球肾炎

【概述】

慢性肾小球肾炎（简称"慢性肾炎"）是由不同肾脏病理改变所构成的一组原发性肾小球疾病。

【诊断】

1. 症状和体征：尿检异常，伴不同程度浮肿和/或高血压和/或肾功能异常，除继发性、遗传性和先天性肾炎外，肾活检病理检查可以确定肾小球疾病性质及病理类型。

2. 鉴别诊断：需与继发性肾小球疾病、遗传性肾小球疾病、先天性肾炎相鉴别。

【治疗】

1. 一般治疗：休息，适度运动，增强体质，预防感染。

2. 低蛋白饮食：出现肾功能异常（如氮质血症期）的患者应给予优质低蛋白（每天0.6~0.8g/kg）、低磷和足够热量的饮食，并给予必需氨基酸治疗。

3. 积极控制高血压：蛋白尿>1.0g/d，血压控制在125/75mmHg；蛋白尿<1.0g/d，血压控制在130/80mmHg。可首选ACEI（如卡托普利口服常释剂型[甲类，国基]、依那普利口服常释剂型[甲类，国基]、赖诺普利口服常释剂型[乙类，国基]、贝那普利口服常释剂型[乙类]、福辛普利口服常释剂型[乙类]、雷米普利口服常释剂型[乙类]、咪达普利口服常释剂型[乙类]、培哚普利口服常释剂型[乙类]等）和/或ARB（如缬沙坦口服常释剂型[乙类，国基]、替米沙坦口服常释剂型[乙类]、氯沙坦钾口服常释剂型[乙类]、奥美沙坦酯口服常释剂型[乙类]、厄贝沙坦口服常释剂型[乙类]、坎地沙坦酯口服常释剂型[乙类]等），但肾功能不全患者应注意监测血清钾、尿素氮及肌酐水平。也可选用β受体阻滞剂（如比索洛尔口服常释剂型[甲类，国基]、酒石酸美托洛尔缓释控释剂型[甲类，国基]等）、钙通道阻滞剂（如尼群地平口服常释剂型[甲类，国基]、硝苯地平（Ⅰ、Ⅱ、Ⅲ）缓释控释剂型/口服常释剂型[甲类，国基]、氨氯地平口服常释剂型[甲类，国基]、左旋

氨氯地平口服常释剂型[乙类,国基]、拉西地平口服常释剂型[乙类]、非洛地平口服常释剂型[甲类,国基]/缓释控释剂型[乙类,国基]、西尼地平口服常释剂型[乙类]等)、α受体阻滞剂（如哌唑嗪口服常释剂型[甲类,国基]、特拉唑嗪口服常释剂型[甲类,国基]、多沙唑嗪口服常释剂型/缓释控释剂型[乙类]等）或联合应用不同类药物。

4．减少尿蛋白：可选用ACEI（如卡托普利口服常释剂型[甲类,国基]、依那普利口服常释剂型[甲类,国基]、福辛普利口服常释剂型[乙类]、赖诺普利口服常释剂型[乙类,国基]等）和/或ARB（如缬沙坦口服常释剂型[乙类,国基]、替米沙坦口服常释剂型[乙类]、氯沙坦钾口服常释剂型[乙类]等）。使用ACEI/ARB时应注意监测肾功能和血钾。

5．抗血小板治疗：可选择双嘧达莫口服常释剂型[甲类]和/或抗凝药物治疗。

6．降血脂治疗：脂质代谢异常患者应在饮食治疗基础上进行降脂治疗，可选用辛伐他汀口服常释剂型[甲类,国基]、普伐他汀口服常释剂型[乙类]、瑞舒伐他汀口服常释剂型[乙类,国基]、阿托伐他汀口服常释剂型[乙类,国基]等他汀类降脂药物。

7．降尿酸治疗：高尿酸血症患者在饮食治疗基础上可进行降尿酸治疗。

8．避免加重肾损害的因素，如感染、劳累、妊娠及应用肾毒性药物等。

（编写：姜宗培　黄锋先　校对：杨　敏　侯连兵）

# 第十四章　骨科疾病

## 第一节　肌肉扭伤

【概述】

肌肉扭伤多指在时间过长或运动幅度过大的剧烈运动、搬重物时动作不协调或负重超过承受强度、寒冷刺激导致痉挛等情况下，肌肉过度收缩，造成部分肌纤维、肌纤维膜、韧带或筋膜撕裂，局部发生出血、炎性渗出、瘀血水肿等改变。

【诊断】

1. 症状：好发于青壮年，有运动、搬重物、外伤等病史，伤后立即或数日内出现剧痛，不能活动躯干或邻近关节。主要症状为疼痛、活动受限。

2. 体征：查体可以发现肌肉痉挛、局限性压痛、瘀血肿胀、功能障碍。以腰部肌肉急性扭伤最为常见。

【治疗】

1. 受伤后应以邻近部位制动缓解疼痛和肌肉痉挛为主，辅以冷敷。24~48h后改为热敷或热疗，温度以38~45℃为宜。

2. 镇痛药物可给予非甾体抗炎药（NSAID）塞来昔布口服常释剂型[乙类]，口服，每次100mg，每天2次；双氯芬酸口服常释制剂[甲类]、肠溶片[国基]，口服，每次25mg，每天3次，缓释控释剂型[甲类，国基]，口服，每次75mg，每天1次；对乙酰氨基酚口服常释剂型和颗粒剂[甲类，国基]，口服，每次0.3~0.6g，每天3次；布洛芬口服常释剂型[甲类，国基]，口服，每次0.2g，每天3次，缓释控释剂型[乙类，国基]，口服，每次0.3g，每天2次；吲哚美辛栓剂[甲类，国基]，直肠给药，每次50mg，每天1次。

# 第二节　肩关节周围炎

【概述】

肩关节周围炎简称"肩周炎"，是因肩周肌肉、肌腱、滑囊和关节囊的慢性损伤性炎症，造成肩关节内外粘连，肩关节活动时疼痛并逐渐受限，久之出现关节周围肌肉失用性萎缩。

【诊断】

1. 症状：本病多见于40岁以上的中老年人，女性发病率高于男性。起病缓慢，可无明显的外伤史。初起肩部疼痛轻微，逐渐加重，夜间明显，活动时加重。肩关节各个方向活动均受限，外展、内外旋活动受限明显，上肢上举不能，梳头困难。肩关节周围肌肉萎缩，压痛广泛。

2. 辅助检查：X线胸片检查可发现肩关节骨质疏松，无骨质破坏。

【治疗】

1. 功能锻炼：主要是肩关节各个方向上的活动，尤其是上举功能的训练。上举功能训练多以手指贴墙、轮流用力向上爬行，或双手抓住高处，身躯慢慢往下坠，被动牵拉肩关节，以利于肩关节功能的恢复。坚持患肩的功能锻炼，既可提高疗效，又可巩固疗效，防止复发。但多不能采用用力甩手等锻炼方式。

2. 热疗等物理治疗可以促进局部血液循环，减轻疼痛。

3. 可结合使用非甾体抗炎药（NSAID）塞来昔布口服常释剂型[乙类]，口服，每次100mg，每天2次；双氯芬酸口服常释制剂[甲类]、肠溶片[国基]，口服，每次25mg，每天3次，缓释控释剂型[甲类，国基]，口服，每次75mg，每天1次；对乙酰氨基酚口服常释剂型和颗粒剂[甲类，国基]，口服，每次0.3~0.6g，每天3次；布洛芬口服常释剂型[甲类，国基]，口服，每次0.2g，每天3次，缓释控释剂型[乙类，国基]，口服，每次0.3g，每天2次；吲哚美辛栓剂[甲类，国基]，直肠给药，每次50mg，每天1次。

4. 肩部活动受限时间较长及肩周局部有明显顽固性疼痛者可以封闭治疗，用利多卡因注射剂[甲类，国基]或普鲁卡因注射剂[甲类]，肿胀较重者可加泼尼松龙注射剂[乙类]或口服常释剂型[乙类]。

# 第三节 肱骨外上髁炎

【概述】

肱骨外上髁炎俗称"网球肘"，又称肱桡滑囊炎，其病变是肱骨外上髁伸肌总腱的慢性损伤所引起的局部无菌性炎症及滑囊炎。

【诊断】

1. 症状和体征：起病可缓慢，多无明显外伤史。多见于打网球、羽毛球姿势不正确者，亦可见于经常端提重物和长时间打麻将、用鼠标者。主要表现为肘关节外侧疼痛，急性期可有轻微肿胀。疼痛可向前臂外侧远端放射。肘关节屈伸活动常正常，肱骨外上髁至桡骨头有局限压痛。

2. 辅助检查：伸肌腱牵拉试验（Mills试验）阳性。

【治疗】

1. 减少伸肘时伸腕或过屈腕关节是治疗本病和预防复发的有效方法。

2. 可配合使用非甾体抗炎药（NSAID）塞来昔布口服常释剂型[乙类]，口服，每次100mg，每天2次；双氯芬酸口服常释制剂[甲类]、肠溶片[国基]，口服，每次25mg，每天3次；缓释控释剂型[甲类，国基]，口服，每次75mg，每天1次；对乙酰氨基酚口服常释剂型和颗粒剂[甲类，国基]，口服，每次0.3~0.6g，每天3次；布洛芬口服常释剂型[甲类，国基]，口服，每次0.2g，每天3次；缓释控释剂型[乙类，国基]，口服，每次0.3g，每天2次；吲哚美辛栓剂[甲类，国基]，直肠给药，每次50mg，每天1次。

3. 疼痛顽固者可加用利多卡因注射剂[甲类，国基]或普鲁卡因注射剂[甲类]痛点封闭，肿胀明显时可加泼尼松龙注射剂[乙类]、口服常释剂型[乙类]。

4. 可辅以热疗等物理治疗。

5. 注意使用腕肘关节的姿势和幅度。

# 第四节 骨 折

【概述】

骨的完整性或连续性中断或丧失，称为骨折。

【诊断】

1. 病史：一般有不同程度的外伤史，部分影响骨质结构或强度的疾病患者，如骨肿瘤、严重骨质疏松患者可无明显外伤史。

2. 症状和体征：局部可有疼痛、肿胀、瘀血、功能障碍，可出现畸形、反常活动、骨摩擦音或骨摩擦感等专有体征。

3. 辅助检查：X线片检查可以帮助明确诊断。

4. 注意有无合并神经、血管损伤及其他脏器损伤。注意病理性骨折的原发病变。

【治疗】

1. 治疗原则。

（1）复位：闭合手法复位或切开复位。

（2）固定：可以选择石膏、夹板、牵引等外固定；部分病例需要手术内固定，使用接骨板、髓内钉、螺钉等。

（3）功能锻炼有利于增加局部血液循环，促进骨折愈合，避免肌肉萎缩、关节僵硬。

2. 复位时局部麻醉用药：将注射针于骨折处皮肤浸润后，逐步刺入深处，当进入骨折血肿后，可抽出暗红色血液，然后缓慢将1%的普鲁卡因注射剂[甲类]或0.5%的利多卡因注射剂[甲类, 国基]10mL注入血肿。

3. 药物治疗。

（1）对症止痛：除外骨–筋膜室综合征的情况，可以根据疼痛程度给予哌替啶注射剂[甲类, 国基]50mg，肌内注射；可配合使用非甾体抗炎药塞来昔布口服常释剂型[乙类]，口服，每次100mg，每天2次；双氯芬酸口服常释制剂[甲类]、肠溶片[国基]，口服，每次25mg，每天3次，缓释控释剂型[甲类, 国基]，口服，每次75mg，每天1次；对乙酰氨基酚口服常释剂型和颗粒剂[甲类, 国基]，口服，每次0.3~0.6g，每天3次；布洛芬口服常释剂型[甲类, 国基]，口服，每次0.2g，每天3次，缓释控释剂型[乙类, 国基]，口服，每次0.3g，每天2次；吲哚美辛栓剂[甲类, 国基]，直肠给药，每次50mg，每天1次。

（2）开放性骨折在清创的同时给予抗菌药物及破伤风抗毒素注射剂[甲类, 国基]治疗。

（3）骨盆骨折或多发骨折可以造成失血性休克，需要抗休克治疗（见第一章第四节）。

4. 现场急救：用清洁敷料包扎伤口后，将骨折部位临时固定，迅速转送至上级医疗机构。特别需要注意，发生开放性骨折时，一定不要将暴露在外的骨折断端送回伤口内，以避免进一步污染。

# 第五节　创伤性关节脱位

【概述】

多在暴力作用下，作用力上的关节囊、韧带等破裂，甚至合并关节骨折，导致关节的部分或全部解剖结构出现不对合的状况，称为创伤性关节脱位。

【诊断】

1. 病史：多有明确外伤史、特殊体位下的暴力作用。

2. 症状和体征：局部疼痛、压痛及肿胀，专有体征畸形、弹性固定、关节空虚。

3. 辅助检查：X线片检查可帮助确诊。

4. 注意除外合并其他组织或器官的损伤。

【治疗】

1. 治疗原则：复位、固定、功能锻炼。

2. 复位时局部麻醉用药：将注射针于脱位处皮肤浸润后，逐步刺入深处，当进入关节血肿后，可抽出暗红色血液，然后缓慢将1%的普鲁卡因注射剂[甲类]或0.5%的利多卡因注射剂[甲类, 国基]10mL注入血肿。

3. 药物治疗：可以根据疼痛程度给予哌替啶注射剂[甲类, 国基]50mg，肌内注射；可配合使用非甾体抗炎药（NSAID）塞来昔布口服常释剂型[乙类]，口服，每次100mg，每天2次；双氯芬酸口服常释制剂[甲类]、肠溶片[国基]，口服，每次25mg，每天3次，缓释控释剂型[甲类, 国基]，口服，每次75mg，每天1次；对乙酰氨基酚口服常释剂型和颗粒剂[甲类, 国基]，口服，每次0.3~0.6g，每天3次；布洛芬口服常释剂型[甲类, 国基]，口服，每次0.2g，每天3次，缓释控释剂型[乙类, 国基]，口服，每次0.3g，每天2次；吲哚美辛栓剂[甲类, 国基]，直肠给药，每次50mg，每天1次。

4. 其他药物的使用与骨折相同。

# 第六节　膝关节内、外侧副韧带断裂

【概述】

当外翻或内翻的暴力超过膝关节内侧或外侧副韧带或其附着点骨组织的抗牵拉能力时，可导致膝关节内、外侧副韧带断裂，附着点撕脱骨折。膝关节内、外侧副韧带断裂单独发生的病例不太常见，常合并膝关节关节囊撕裂、前后交叉韧带撕裂、膝关节骨软骨挫伤等。

【诊断】

1. 症状：常有明确的外伤史，局部肿胀、瘀血，有明显压痛。

2. 辅助检查：侧方应力试验阳性。应力位拍X线片或进行MRI检查有助于诊断。检查时应注意有无合并半月板或交叉韧带损伤。

【治疗】

1. 膝关节内侧副韧带部分撕裂、单纯外侧副韧带断裂者，使用膝关节支具或长腿石膏管型屈曲10°固定4~6周，然后在支具保护下练习膝关节伸屈活动。完全性膝关节内侧副韧带断裂需早期手术修补，术后同样外固定。

2. 对症止痛：可配合使用非甾体抗炎药（NSAID）塞来昔布口服常释剂型[乙类]，口服，每次100mg，每天2次；双氯芬酸口服常释制剂[甲类]、肠溶片[国基]，口服，每次25mg，每天3次，缓释控释剂型[甲类,国基]，口服，每次75mg，每天1次；对乙酰氨基酚口服常释剂型和颗粒剂[甲类,国基]，口服，每次0.3~0.6g，每天3次；布洛芬口服常释剂型[甲类,国基]，口服，每次0.2g，每天3次，缓释控释剂型[乙类,国基]，口服，每次0.3g，每天2次；吲哚美辛栓剂[甲类,国基]，直肠给药，每次50mg，每天1次。

# 第七节　踝关节扭伤

【概述】

踝关节扭伤多指踝关节因牵拉、旋转力的作用导致踝关节韧带撕裂损伤。踝关节韧带主要有外侧的前距腓韧带、跟腓韧带、后距腓韧带及内侧的三角韧带，是踝关节稳定的重要结构。

【诊断】

1. 症状和体征：内、外踝或全踝肿胀、瘀血，局部压痛，活动受限。内翻或外翻应力下外踝或内踝下疼痛加重。

2. X线片：内翻或外翻应力下拍踝关节正位片可发现关节间隙不对称，踝关节不稳定。

【治疗】

1. 单侧踝关节扭伤局部制动：可以使用石膏或支具反应力位固定踝关节3~4周，以利于韧带的修复。双侧踝关节扭伤局部制动：使用石膏或支具在踝关节功能位固定踝关节3~4周。制动期间应抬高患肢以利于消肿。使用弹性绷带时在损伤处勿压迫过重，以免韧带撕裂加重。亦勿过度按摩，以免损伤加重。早期可冰敷，一两天后改热敷。

2. 对症止痛：可配合使用非甾体抗炎药（NSAID）塞来昔布口服常释剂型[乙类]，口服，每次100mg，每天2次；双氯芬酸口服常释制剂[甲类]、肠溶片[国基]，口服，每次25mg，每天3次，缓释控释剂型[甲类, 国基]，口服，每次75mg，每天1次；对乙酰氨基酚口服常释剂型和颗粒剂[甲类, 国基]，口服，每次0.3~0.6g，每天3次；布洛芬口服常释剂型[甲类, 国基]，口服，每次0.2g，每天3次，缓释控释剂型[乙类, 国基]，口服，每次0.3g，每天2次；吲哚美辛栓剂[甲类, 国基]，直肠给药，每次50mg，每天1次。

3. 康复治疗：功能康复训练从足趾开始，拆除外固定工具后，可逐渐屈伸足踝。

# 第八节　股骨头缺血性坏死

【概述】

股骨头缺血性坏死是指由于各种原因导致股骨头血供破坏，在压应力作用下，逐渐造成股骨头骨质坏死。常见原因包括髋部外伤、大剂量使用激素、酗酒等。

【诊断】

1. 症状和体征：患者可有髋部骨折或脱位等外伤史，有酗酒、使用激素等既往史。髋部疼痛、腹股沟疼痛，可向膝关节放射。髋关节活动受限，以内外旋、内收外展受限出现早，屈伸受限出现较迟。

2．辅助检查：在疾病的不同阶段，X线片可发现股骨头密度不均、新月征、股骨头塌陷或变扁等。CT、MRI检查可以帮助诊断。

【治疗】

1．去除与股骨头坏死相关的危险因素，如酗酒、使用激素等。

2．减少患髋负重活动，绝对禁止跑跳动作。

3．对症止痛：可配合使用非甾体抗炎药（NSAID）塞来昔布口服常释剂型[乙类]，口服，每次100mg，每天2次；双氯芬酸口服常释制剂[甲类]、肠溶片[国基]，口服，每次25mg，每天3次，缓释控释剂型[甲类，国基]，口服，每次75mg，每天1次；对乙酰氨基酚口服常释剂型和颗粒剂[甲类，国基]，口服，每次0.3~0.6g，每天3次；布洛芬口服常释剂型[甲类，国基]，口服，每次0.2g，每天3次，缓释控释剂型[乙类，国基]，口服，每次0.3g，每天2次；吲哚美辛栓剂[甲类，国基]，直肠给药，每次50mg，每天1次。

4．手术治疗：早期行髓芯减压后植骨，后期行人工髋关节置换术。

# 第九节　急性化脓性骨髓炎

【概述】

急性化脓性骨髓炎是由细菌引起的骨髓腔、骨和骨膜的急性化脓性炎症性疾病。

【诊断】

1．症状：本病好发于儿童，以胫骨上段和股骨下段最多见。血源性骨髓炎常突然发病，表现为寒战、高热，有明显的脓毒血症症状，重者出现昏迷和感染性休克。早期骨端有疼痛、发热及压痛，数日后骨膜下脓肿形成，肿胀及疼痛加剧。脓肿破入软组织后疼痛减轻，但局部红、肿、热、压痛都更为明显，有波动感。脓肿破溃后可形成窦道。

2．实验室检查：白细胞总数及中性粒细胞增高，血沉增快，CRP增高；早期血培养常为阳性。分层穿刺对早期诊断及明确病原菌有益。

3．辅助检查：X线片在发病14天后可出现干骺端模糊、骨膜反应等，以后逐渐出现骨质破坏、死骨及新生骨。MRI、CT扫描及同位素骨扫描有助于早期诊断。

【治疗】

　　早期使用有效抗菌药物是本病治疗的关键。首选对金黄色葡萄球菌有效的抗菌药物，如第一代头孢菌素头孢唑林注射剂[甲类, 国基]，静脉滴注，成人每次1~2g，每天2~4次，儿童每天50~100mg/kg，每天2~4次。常需要联合用药，一种针对革兰氏阳性球菌，另一种则为广谱抗菌药物，如喹诺酮类抗菌药物（左氧氟沙星口服常释剂型和注射剂[甲类, 国基]、左氧氟沙星葡萄糖注射剂和左氧氟沙星氯化钠注射剂[乙类, 国基]，每次0.5g，每天1次，儿童不宜使用）。根据实际效果或细菌培养结果及时调整用药。病情稳定后（一般在用药后2周），抗菌药物应连续使用3~6周。

【注意事项】

　　随着耐药菌的日益增多，基本药物可能已无法满足治疗需求，而且患者多为儿童，所以建议转送专科治疗；选择合适的时机进行手术很有必要。

# 第十节　急性化脓性关节炎

【概述】

　　急性化脓性关节炎为关节内化脓性感染，多见于儿童，好发于髋、膝关节。

【诊断】

　　1. 症状：可有外伤诱发病史和身体其他部位感染的病史。本病发病急，常表现为寒战、高热，体温可达39℃以上。受累关节疼痛、肿胀、红、热，肌肉痉挛，甚至有脱位。

　　2. 实验室检查：白细胞总数与中性粒细胞计数增高；穿刺可抽出混浊关节液，细菌培养阳性。

　　3. 辅助检查：X线检查早期可见周围软组织肿胀，关节间隙增宽，骨质疏松，晚期可见关节软骨破坏，关节间隙变窄，关节强直。

【治疗】

　　1. 早期足量全身使用抗菌药物，用药原则与急性化脓性骨髓炎相同。

　　2. 早期可以每天做一次关节腔穿刺，抽出关节液后，注入抗菌药物。如果关节液逐渐变清，且局部症状和体征缓解，说明治疗有效，可以继续使用该治疗方案，直至关节积液消失，体温正常；若关节液没有变清，局部症状和体征无缓解，则说明治疗无效，应立即转送上级医疗机构，行关节灌洗或切开引流。

# 第十一节　骨性关节炎

【概述】

骨性关节炎的主要病变是关节软骨的退行性变和继发性骨质增生。

【诊断】

1. 症状：关节疼痛、发僵，活动后症状加重，休息后缓解；晚期可有关节活动受限、关节积液、关节畸形和关节内游离体。

2. 辅助检查：X线检查早期无明显变化。随着病变的进展，可见关节间隙变窄、软骨下骨硬化和囊性变，关节周缘呈唇样增生，有时可见关节内游离体。

【治疗】

1. 减轻局部负重活动。

2. 药物治疗：可配合使用非甾体抗炎药（NSAID）塞来昔布口服常释剂型[乙类]，口服，每次100mg，每天2次；双氯芬酸口服常释制剂[甲类]、肠溶片[国基]，口服，每次25mg，每天3次，缓释控释剂型[甲类，国基]，口服，每次75mg，每天1次；对乙酰氨基酚口服常释剂型和颗粒剂[甲类，国基]，口服，每次0.3~0.6g，每天3次；布洛芬口服常释剂型[甲类，国基]，口服，每次0.2g，每天3次，缓释控释剂型[乙类，国基]，口服，每次0.3g，每天2次；吲哚美辛栓剂[甲类，国基]，直肠给药，每次50mg，每天1次。

3. 关节积液较多者，关节穿刺抽出积液后，可向关节内注射皮质激素，但这不能作为常规方法使用。

4. 关节内渗出不明显者，可以局部关节腔内注射透明质酸[非]。

5. 物理治疗可改善局部血液循环，缓解疼痛。

6. 保守治疗无效时，可以选择手术治疗。

# 第十二节　髌骨软骨软化症

## 【概述】

髌骨软骨软化症是髌骨软骨面慢性损伤后，软骨肿胀、龟裂、破碎、脱落，最后与之相对的股骨髁软骨也发生相同病理改变，形成髌股关节炎的骨关节病。

## 【诊断】

1．症状和体征：早期为髌骨下疼痛，半蹲位站起和上下楼梯时症状加重。查体有局部压痛。

2．辅助检查：髌骨摩擦试验阳性，关节活动多不受限。X线检查发病早期多正常，晚期髌骨软骨下骨质致密、不光滑、囊变，进一步发展可致髌股关节间隙变窄。髌骨屈膝30°轴位像可明确是否存在髌股关节排列异常。

## 【治疗】

1．减轻体重，减少剧烈运动，以减轻髌骨软骨的压应力。

2．对症止痛：可使用塞来昔布口服常释剂型[乙类]，口服，每次100mg，每天2次；双氯芬酸口服常释制剂[甲类]、肠溶片[国基]，口服，每次25mg，每天3次，缓释控释剂型[甲类，国基]，口服，每次75mg，每天1次；对乙酰氨基酚口服常释剂型和颗粒剂[甲类，国基]，口服，每次0.3~0.6g，每天3次；布洛芬口服常释剂型[甲类，国基]，口服，每次0.2g，每天3次，缓释控释剂型[乙类，国基]，口服，每次0.3g，每天2次。

3．膝关节腔内注射透明质酸[非]。

4．一般不主张向关节腔内注射激素。

5．物理治疗。

# 第十三节　颈　椎　病

## 【概述】

颈椎病是常见的中老年人慢性疾病，由颈椎间盘退行性改变继发椎间关节退行性变，导致邻近组织受累而引起临床症状，分为神经根型、脊髓型、交感神经型、椎动脉型及混合型，其中以神经根型多见。

【诊断】

（一）神经根型颈椎病

1．颈肩疼痛，上肢有放射痛，手指麻木或过敏，活动不灵。

2．颈僵硬，活动受限，颈后压痛，患肢前臂、手与手指感觉障碍。神经根牵拉试验、压头试验可呈阳性。

3．X线检查显示颈椎曲度变直或成角，椎间隙变窄，椎体前后缘及钩椎关节骨质增生，椎间孔变窄等。

（二）脊髓型颈椎病

1．下肢麻木，发紧，动作不灵活，步态不稳；上肢可有麻木乏力，手持物不稳。

2．严重者可出现四肢瘫痪、小便潴留、便秘等。

3．体检可见腱反射亢进。

4．CT、MRI检查可见脊髓受压现象。

【治疗】

1．神经根型颈椎病患者多可通过保守治疗来缓解症状，尤其是早期患者，可用头部牵引、理疗、佩戴颈托和围领、体疗等方法，但脊髓型患者不适宜用牵引治疗。

2．对症止痛：双氯芬酸口服常释制剂[甲类]、肠溶片[国基]，口服，每次25mg，每天3次，缓释控释剂型[甲类，国基]，口服，每次75mg，每天1次；布洛芬口服常释剂型[甲类，国基]，口服，每次0.2g，每天3次，缓释控释剂型[乙类，国基]，口服，每次0.3g，每天2次。

3．营养神经：维生素$B_1$口服常释剂型[乙类]，口服，每次10mg，每天3次，或使用注射剂[甲类，国基]，肌内注射，每次50~100mg，每天3次；维生素$B_{12}$注射剂[甲类，国基]，肌内注射，每次500μg，每天1次。

4．手术治疗：保守治疗无效者或脊髓型颈椎病患者可行手术治疗。

# 第十四节　腰椎间盘突出症

【概述】

腰椎间盘突出症是指腰椎间盘的纤维环破裂、髓核突出，由此压迫、刺激坐骨神经根所引起的一系列症状和体征。

【诊断】

1. 症状和体征：多有急慢性腰部损伤、疼痛史。腰痛伴下肢放射痛、麻木，咳嗽、打喷嚏、弯腰时加重，卧床休息可减轻。腰部活动受限，可伴腰椎侧弯。棘突旁压痛，向下肢放射，受累神经根支配区域有感觉、肌力、腱反射改变。马尾神经受压时，出现括约肌功能障碍及鞍区痛觉减退。

2. 辅助检查：直腿抬高及其加强试验阳性。X线检查示腰椎侧弯，椎间隙变窄，椎体边缘骨质增生。CT及MRI检查可用于确诊和定位。

【治疗】

1. 保守治疗：急性期病例及症状不严重的病例通过卧床休息、骨盆牵引、理疗、热敷等方法治疗，多数可疼痛缓解。

2. 对症止痛：可配合使用非甾体抗炎药（NSAID）塞来昔布口服常释剂型[乙类]，口服，每次100mg，每天2次；双氯芬酸口服常释制剂[甲类]、肠溶片[国基]，口服，每次25mg，每天3次，缓释控释剂型[甲类，国基]，口服，每次75mg，每天1次；对乙酰氨基酚口服常释剂型和颗粒剂[甲类，国基]，口服，每次0.3~0.6g，每天3次；布洛芬口服常释剂型[甲类，国基]，口服，每次0.2g，每天3次，缓释控释剂型[乙类，国基]，口服，每次0.3g，每天2次；吲哚美辛栓剂[甲类，国基]，直肠给药，每次50mg，每天1次。

3. 营养神经：维生素$B_1$口服常释剂型[乙类]，口服，每次10mg，每天3次，或使用注射剂[甲类，国基]，肌内注射，每次50~100mg，每天3次；维生素$B_{12}$注射剂[甲类，国基]，肌内注射，每次500μg，每天1次。

4. 手术治疗：保守治疗无效或合并椎管狭窄者可行手术治疗。

（编写：徐栋梁　校对：杨　敏　侯连兵）

# 第十五章  妇产科疾病与计划生育

## 第一节  非特异性外阴炎

【概述】

非特异性外阴炎主要是外阴受到经血、阴道分泌物、尿液、粪便刺激引起的外阴炎症。此外，穿紧身化纤内裤、经期使用卫生巾导致局部通透性差，局部潮湿，均可引起非特异性外阴炎。

【诊断】

1. 症状：外阴皮肤黏膜瘙痒、疼痛、烧灼感，于活动、性交、排尿及排便时加重。

2. 体征：可见外阴充血、肿胀、糜烂，常有抓痕，严重者形成溃疡或湿疹。慢性患者可见皮肤增厚、粗糙、皲裂，甚至苔藓样变。可能引起腹股沟淋巴结肿大、压痛，体温升高，白细胞增多等。

【治疗】

1. 一般治疗：保持局部清洁、干燥，重视病因的消除，局部应用抗菌药物。

2. 药物应用：0.1%的聚维酮碘液[非]或1：5 000的高锰酸钾溶液[乙类]坐浴，每天2次，每次15~30min；每次坐浴后用红霉素软膏剂[甲类，国基]涂于患处。也可用中药水熏洗外阴，每天1~2次。

3. 病因治疗：若发现糖尿病应及时治疗糖尿病。若有尿瘘、粪瘘应及时行修补术。

## 第二节  细菌性阴道病

【概述】

细菌性阴道病实际上是阴道内正常菌群失调所致的一种混合感染。正常情况下，阴道内有多种厌氧菌及需氧菌，其中以产生过氧化氢的乳杆菌占优势。细菌性阴道病时，阴道内能产生过氧化氢的乳杆菌减少，而其他细菌如消化链球菌、类杆菌等厌氧菌及加德纳菌、人型支原体等大量繁殖而致病。

【诊断】

1．症状：主要有白带增多，呈灰白色，伴鱼腥味，阴道有烧灼感、刺痛、坠胀感，可伴下腹不适或全身乏力，可有性交痛。

2．体征：窥检可发现阴道壁上均匀一致地黏附着灰白色糊状白带，易被擦掉，而无阴道黏膜潮红、充血水肿。

3．辅助检查：①pH试纸测定阴道分泌物酸碱度。②胺臭味试验（whiff test），将少许阴道分泌物涂布在玻璃片上加入10%的氢氧化钾1~2滴，若产生一种烂鱼肉样腥臭气味，即为胺臭味试验阳性，这是由于胺遇碱释放氨所致。③线索细胞（clue cell）检查，取阴道分泌物少许放在玻璃片上，加一滴生理盐水混合，在高倍镜下寻找线索细胞。线索细胞即边缘黏附颗粒状物的阴道脱落表层细胞，这些颗粒状物即各种厌氧菌，尤其是加德纳菌，细胞边缘不清。严重病例，线索细胞可达20%以上，但几乎无白细胞。

4．鉴别诊断：需与外阴阴道假丝酵母菌病、滴虫性阴道炎、子宫颈淋病或沙眼衣原体感染等疾病鉴别。

以下4项中有3项阳性即可临床诊断为细菌性阴道病，其中④为必备：①均质、稀薄、白色的阴道分泌物，常黏附于阴道壁上。②阴道分泌物pH值＞4.5。③胺臭味试验阳性。④线索细胞阳性。

【治疗】

1．口服药物：选用抗厌氧菌药物，主要有甲硝唑、替硝唑、克林霉素。首选甲硝唑口服常释剂型[甲类，国基]，口服，每次400mg，每天3次，共用7天；或替硝唑口服常释剂型[甲类，国基]，口服，每次2g，每天1次，连服3天，或每次1g，每天1次，连服5天；或克林霉素口服常释剂型/棕榈酸酯口服常释剂型[甲类，国基]，口服，每次300mg，每天2次，连服7天。为避免胃肠道反应，可加用维生素$B_6$口服常释剂型[乙类，国基]。

2．局部药物治疗：甲硝唑栓剂[甲类，国基]，500mg，每晚1次，连用7天；或2%的克林霉素软膏剂[甲类，国基]阴道涂布，5g，每晚1次，连用7天。口服药物与局部用药疗效相仿，治愈率约80%。

3．妊娠期细菌性阴道病的治疗：由于本病与不良妊娠结局如羊膜绒毛膜炎、胎膜早破、早产有关，因此任何有症状的细菌性阴道病孕妇均需接受治疗。由于本病在妊娠期有合并生殖道感染的可能，因此怀孕患者多选择口服用药：甲硝唑口服常释剂型[甲类，国基]，口服，每次400mg，每天2次，连服7天；或克林霉素口服常释剂型/棕榈酸酯口服常释剂型[甲类，国基]，口服，每次300mg，每天2次，连服7天。

4．性伴侣治疗：虽然本病与拥有多个性伴侣有关，但性伴侣治疗并不能改善疗效及降低其复发。因此，性伴侣不需常规治疗。

5．无症状细菌性阴道病：无须常规对无症状细菌性阴道病患者进行治疗，但拟进行手术（包括人工流产、宫腔镜检查术、诊断性刮宫及全子宫切除术等）的患者需对无症状细菌性阴道病进行治疗。

【注意事项】

1．有其他病原体检出者，须针对其他病原体用药，避免滥用抗菌药物。

2．有生殖道或其他系统合并用药时，须注意根据全身情况用药，同时应用提高免疫力疗法，并注意药物不良反应。

3．对孕妇使用甲硝唑时，需取得患者及家属的知情同意。

# 第三节　萎缩性阴道炎

【概述】

萎缩性阴道炎见于自然绝经及卵巢去势后妇女，由于卵巢功能衰退，雌激素水平降低，阴道壁萎缩，黏膜变薄，上皮细胞内糖原减少，阴道内pH值增高近中性，局部抵抗力降低，致病菌容易入侵繁殖引起炎症。

【诊断】

1．症状：主要为阴道分泌物增多及外阴瘙痒、灼热感。阴道分泌物稀薄，呈淡黄色，感染严重者呈脓血性白带。由于阴道黏膜萎缩，可伴有性交痛。

2．体征：妇科检查见阴道呈老年性改变，上皮皱襞消失、萎缩、菲薄。阴道黏膜充血，有散在小出血点或点状出血斑，有时见浅表溃疡。溃疡面可与对侧粘连，严重时可造成狭窄甚至闭锁，炎症分泌物引流不畅可形成阴道积脓或宫腔积脓。

3．辅助检查：阴道分泌物检查，显微镜下可见大量基底层细胞及白细胞而无滴虫及假丝酵母菌。

4. 鉴别诊断：应与滴虫性阴道炎、外阴阴道假丝酵母菌病、细菌性阴道病、宫颈恶性肿瘤、阴道癌等疾病鉴别。

【治疗】

治疗原则为补充雌激素增加阴道抵抗力，应用抗菌药物抑制细菌生长。

1. 增加阴道抵抗力：雌三醇软膏[非]局部涂抹，每天1~2次，连用14天。

2. 抑制细菌生长：局部应用抗菌药物如甲硝唑栓剂[甲类，国基]500mg或诺氟沙星栓剂[非]100mg，放入阴道深部，每天1次，7~10天为1个疗程。对于合并有子宫内膜炎的患者，可口服抗菌药物，如克林霉素口服常释剂型/棕榈酸酯口服常释剂型[甲类，国基]，每次300mg，每天2次，共用5~7天。

【注意事项】

在应用雌激素类药物前需检查乳腺及子宫内膜，患乳腺增生或乳腺癌、子宫内膜增生或子宫内膜癌者禁用。

# 第四节　滴虫性阴道炎

【概述】

滴虫性阴道炎是常见的阴道炎，由阴道毛滴虫引起。阴道毛滴虫多寄生于阴道、尿道、前庭大腺及膀胱，可经性交直接传播，亦可经公共浴池、浴盆、游泳池、厕所、衣物、器械及敷料等途径间接传播。常在月经期前后、妊娠期或产后等阴道pH改变时引起炎症发作。

【诊断】

1. 症状：白带增多，外阴、阴道口瘙痒、灼热、疼痛，性交痛，不孕。若尿道口有感染，可有尿频、尿痛，有时可见血尿。分泌物典型特点为灰黄色、黄白色或黄绿色，稀薄，脓性，常呈泡沫状，可有臭味。

2. 体征：阴道黏膜充血，严重者阴道黏膜及宫颈可见散在的出血斑点，形成草莓样宫颈。带虫者阴道黏膜无异常改变。

3. 实验室检查：若能在阴道分泌物中找到滴虫即可确诊。悬滴法是最简单的检查方法，阳性率可达80%~90%。其他方法有滴虫病涂片染色法、培养法、免疫学方法等。取分泌物前24~48h应避免性交、阴道上药，窥器不涂润滑剂。

【治疗】

首选全身用药，治愈率为90%~95%。用药：甲硝唑口服常释剂型[甲类, 国基]，口服，每次400mg，每天3次，7天为1个疗程，初患者可顿服2g，亦可收到同样效果；或替硝唑口服常释剂型[甲类, 国基]，口服，每次2g，每天1次。

【注意事项】

1. 治疗期间禁止性生活。

2. 为了避免重复感染，内裤及洗涤用的毛巾，应煮沸5~10min以消灭病原体。

3. 已婚者还应检查男方是否有生殖器滴虫病，前列腺液有无滴虫，若为阳性，需同时治疗。

4. 对孕妇使用甲硝唑时，需取得患者及家属的知情同意。

# 第五节　外阴阴道假丝酵母菌病

【概述】

外阴阴道假丝酵母菌病（vulvovaginal candidiasis，VVC）是由假丝酵母菌引起的常见外阴阴道炎症，因全身及阴道局部细胞免疫能力下降、寄生于阴道的各种假丝酵母菌大量繁殖并转变为菌丝相而导致的。常见的发病因素有广谱抗菌药物的应用、妊娠、糖尿病、大量应用免疫抑制剂等。根据其流行情况、临床表现、微生物学情况、宿主情况可分为单纯性外阴阴道假丝酵母菌病和复杂性外阴阴道假丝酵母菌病。

【诊断】

1. 临床表现：外阴瘙痒、灼痛、性交痛、尿痛，可伴有阴道分泌物增多，为白色，稠厚状，呈凝乳或豆腐渣样。

2. 体征：可见外阴红斑、水肿，常伴有抓痕，严重者可见皮肤皲裂、表皮脱落。阴道黏膜红肿，小阴唇内侧及阴道黏膜附有白色块状物，擦除后露出红肿黏膜面，急性期可见糜烂及浅表溃疡。

3. 实验室检查：在阴道分泌物中找到假丝酵母菌的芽生孢子或假菌丝即可确诊。若有症状而多次湿片检查为阴性，可采用培养法确诊。pH<4.5可能为单纯假丝酵母菌感染，若pH>4.5且涂片有多量白细胞，则可能存在混合感染。

**【治疗】**

1. 消除诱因：若有糖尿病应积极治疗，及时停用广谱抗菌药物、雌激素及类固醇皮质激素。勤换内裤，用过的内裤、盆及毛巾均应用开水烫洗。

2. 药物应用：

（1）单纯性外阴阴道假丝酵母菌病的治疗主要以局部短疗程抗真菌药物为主。唑类药物的疗效高于制霉菌素栓剂或阴道泡腾片[甲类]。

局部用药：可选用下列药物放于阴道内。①咪康唑栓剂[甲类, 国基]：每晚200mg，连用7天；或每晚400mg，连用3天；或1 200mg，单次用药。②克霉唑栓剂[甲类, 国基]：每晚150mg，连用7天；或每天早、晚各150mg，连用3天；或500mg，单次用药。③制霉菌素栓剂[甲类]：每晚10万U，连用10~14天。

全身用药：适用于不能耐受局部用药者、未婚妇女及不愿采用局部用药者。常用药物：氟康唑口服常释剂型[甲类, 国基]150mg，顿服；也可选用伊曲康唑分散片[乙类, 国基]，口服，每次200mg，每天1次，连用3~5天，或采用一日疗法，每次200mg，每天2次，口服。

（2）复杂性外阴阴道假丝酵母菌病的治疗。

严重外阴阴道假丝酵母菌病：局部用药及全身用药均应延长治疗时间。局部用药应延长为7~14天；口服氟康唑口服常释剂型[甲类, 国基]150mg者，72h后加服1次。

复发性外阴阴道假丝酵母病（recurrent vulvovaginal candidiasis，RVVC）：1年内有症状并经真菌学证实的VVC发作4次或以上者称为RVVC，抗真菌治疗分为初始治疗及维持治疗。治疗前应做真菌培养确诊。初始治疗为局部治疗者，延长治疗时间为7~14天；口服氟康唑口服常释剂型[甲类, 国基]治疗者，第4天、第7天各加服1次。常用维持治疗方法：氟康唑口服常释剂型[甲类, 国基]150mg，每周1次，共用6个月；或克霉唑栓剂[甲类, 国基]500mg，每周1次，连用6个月。

**【注意事项】**

1. 妊娠合并外阴阴道假丝酵母病的治疗：以局部治疗为主，7天疗法效果较佳，禁用口服唑类药物。

2. 性伴侣治疗：对有龟头炎症状的男性应进行假丝酵母菌检查及治疗，以预防女性重复感染。

3. RVVC治疗期间应定期复查，监测疗效及药物副作用，一旦发现副作用应立即停药。

# 第六节　前庭大腺脓肿

【概述】

前庭大腺脓肿是由于前庭大腺导管开口因肿胀或渗出物凝聚而阻塞，脓液不能外流，积存而形成脓肿，又称巴氏腺脓肿。

【诊断】

1. 症状：多有性交、分娩史，20~40岁育龄妇女较为多见，幼女及绝经后期妇女则少见。病起初时感局部肿胀、疼痛、灼热感，行走不便，部分妇女会伴有大小便障碍。

2. 体征：常于妇检时发现，可触及囊性包块，位于大阴唇后部下方，向大阴唇外侧方向突出。可见局部皮肤红肿、发热、压痛明显，局部波动感明显，包块直径可达3~6cm，部分患者可出现发热等全身症状，可触及增大的腹股沟淋巴结。

3. 实验室检查：有全身症状者白细胞计数可稍升高或正常。引流液涂片有大量白细胞、脓细胞；可见大量细菌，常见致病菌为葡萄球菌、大肠埃希菌、链球菌等，淋病奈瑟菌及沙眼衣原体亦为常见病原体；引流液培养可有病原体生长。

4. 鉴别诊断：需与前庭大腺囊肿鉴别。

【治疗】

1. 一般治疗：急性炎症发作时，应注意卧床休息，局部保持清洁，可局部冷敷或热浴。

2. 抗菌药物的应用：可取部分引流液进行培养，根据病原体类型选择适合的抗菌药物。首选青霉素G注射剂[甲类,国基]，肌内注射，160万U，每天2次，或头孢氨苄口服常释剂型[甲类,国基]，口服，每次500mg，每天3次；次选环丙沙星口服常释剂型[甲类,国基]，口服，每次500mg，每天1~2次，或诺氟沙星口服常释剂型[甲类,国基]，口服，每次200mg，每天3次。

3. 切开引流：脓肿增大可自行破溃，破孔大时可自行引流，炎症可自行消退；破孔小时会导致引流不畅，为避免炎症不消退并反复发作，可行脓肿切开引流及造口术，并适当放置引流条。

# 第七节　宫　颈　炎

## 一、急性宫颈炎

### 【概述】

急性宫颈炎主要见于感染性流产、产褥期感染、宫颈损伤和阴道异物并发感染，病原体为葡萄球菌、链球菌、肠球菌等一般化脓性细菌。目前临床最常见的急性宫颈炎为黏液脓性宫颈炎，其特点是于宫颈棉拭子上肉眼可见脓性或黏液脓性分泌物，用棉拭子擦拭宫颈管时，容易诱发宫颈管内出血。

### 【诊断】

1. 症状：部分患者无症状。有症状者主要表现为阴道分泌物增多，呈黏液脓性，阴道分泌物的刺激可引起外阴瘙痒及灼热感，也可出现经间期出血、性交后出血等症状。此外，常有下泌尿道症状，如尿急、尿痛、尿频。

2. 体征：妇科检查见宫颈充血、水肿、黏膜外翻，有脓性分泌物从宫颈管流出，宫颈触痛，质脆，触之易出血。若为淋球菌感染，因尿道旁腺、前庭大腺受累，可见尿道口、阴道口黏膜充血、水肿，有大量脓性分泌物。

3. 实验室检查：擦去宫颈外口表面分泌物后，用小棉拭子插入宫颈管内然后取出，肉眼可看到白色棉拭子上有黄色或黄绿色黏液脓性分泌物，将分泌物涂片做革兰氏染色，若光镜下平均每个高倍视野有30个以上或每个油镜视野有10个以上中性粒细胞可确诊。

### 【治疗】

治疗主要针对病原体。

1. 对于单纯急性淋球菌性宫颈炎，主张大剂量、单次给药，常用的药物是第三代头孢菌素，如：头孢曲松钠注射剂[甲类, 国基]250mg，单次肌内注射；或头孢克肟口服常释剂型[乙类]400mg，单次口服；或头孢唑肟注射剂[乙类]500mg，肌内注射；或头孢西丁注射剂[乙类]2g，肌内注射；或头孢噻肟钠注射剂[甲类]500mg，肌内注射；或大观霉素注射剂[乙类]4g，单次肌内注射。

2. 治疗衣原体的药物：四环素类如多西环素口服常释剂型[甲类, 国基]，口服，每次100mg，每天2次，连服7天；大环内酯类如阿奇霉素口服常释剂型[甲类, 国基]，口服，每次1g，每天1次，或红霉素口服常释剂型[甲类, 国基]，口服，每次500mg，每天4次，连服7天；喹诺酮类如左氧氟沙星口服常释剂型[甲类，国基]，口服，每次500mg，每天1次，连服7天，或莫西沙星口服常释剂型[乙类，国基]，口服，每次400mg，每天1次，连服7天。

3. 合并细菌性阴道病者应同时治疗细菌性阴道病，否则将导致宫颈炎持续存在。

**【注意事项】**

由于淋球菌感染常伴有衣原体感染，因此，若为淋球菌性宫颈炎，治疗时除选用抗淋球菌的药物外，应同时用抗衣原体感染药物。

## 二、慢性宫颈炎

**【概述】**

慢性宫颈炎多由急性宫颈炎未治疗或治疗不彻底转变而来，也可为病原体持续感染所致，主要病原体为葡萄球菌、链球菌、大肠埃希菌及厌氧菌，其次为性传播疾病的病原体，如淋病奈瑟菌、沙眼衣原体。卫生不良或雌激素缺乏，局部抗感染能力差，也易引起慢性宫颈炎。

**【诊断】**

1. 症状：主要症状是阴道分泌物增多，呈乳白色黏液状，有时呈淡黄色脓性，可有血性白带，或性交后出血。当炎症涉及膀胱下结缔组织时，可出现尿急、尿频、尿痛，若炎症沿宫骶韧带扩散到盆腔，可有腰骶部疼痛、下腹坠痛等。宫颈黏稠脓性分泌物不利于精子穿过，因此可造成不孕。

2. 体征：妇科检查时可见宫颈有不同程度的糜烂、充血、水肿，有时质较硬，有时可见息肉及肥大。

3. 鉴别诊断：须与子宫颈柱状上皮异位和子宫颈上皮内瘤变、子宫颈腺囊肿、子宫恶性肿瘤等疾病鉴别。

**【治疗】**

以局部治疗为主，不同病变采用不同的治疗方法。

1. 以糜烂改变为主要表现者，若为无症状的生理性柱状上皮异位则无须处理。若糜烂伴有分泌物增多、乳头状增生或接触性出血，可予局部物理治疗，如激光治疗、冷冻、红外线凝结、微波治疗及电熨等；也可给予中药保妇康栓治疗，或将其作为物理治疗前后的辅助治疗。治疗前必须筛查除外子宫颈上皮内瘤变和子宫颈癌。

2. 宫颈息肉：行息肉摘除术，术后将切除的息肉组织送病理组织学检查。

3. 宫颈管黏膜炎：一般行全身治疗，根据宫颈管分泌物培养药敏试验结果，采用相应抗感染药物。

4. 子宫颈肥大：一般无须治疗。

# 第八节　附　件　炎

【概述】

女性内生殖器官中，输卵管、卵巢被称为子宫附件。附件炎是致病微生物侵入生殖器官后引起输卵管、卵巢感染的常见炎性疾病。按发病缓急，分为急性附件炎和慢性附件炎两种。

【诊断】

1. 急性附件炎症状和体征：症状以急性下腹痛为主，伴有发热，白带呈脓性或均质性黏液状；妇科检查时附件区有明显压痛和反跳痛，有时可扪及输卵管、卵巢粘连的炎性包块，边界欠清，活动受限。血常规可见白细胞升高，中性粒细胞比例明显升高。

2. 慢性附件炎症状和体征：患者有不同程度的腹痛，慢性炎症反复发作，迁延日久，使盆腔充血，结缔组织纤维化，盆腔器官相互粘连。患者出现下腹部坠胀、疼痛及腰骶酸痛等症状，时轻时重，并伴有白带增多、腰疼、月经失调等，且往往在经期或劳累后加重。妇科检查时双侧或单侧附件区压痛，触之有增厚感，或出现压痛性的包块。白细胞数目升高或正常。

3. 辅助检查：B超检查一般无异常发现，有输卵管积水或形成输卵管卵巢囊肿时可发现包块。

4. 鉴别诊断：需与宫外孕、阑尾炎、输卵管妊娠流产或破裂、卵巢囊肿蒂扭转或破裂等疾病相鉴别。

【治疗】

1. 支持疗法：患者应注意卧床休息（半卧位），增加营养，补充足量液体，维持水电解质平衡，高热时给予降温对症治疗。

2. 抗菌药物治疗：对于症状明显的患者首先应选用抗菌药物来治疗。抗菌药物可将残留的致病菌杀死，并可预防急性发作。常用的药物为头孢菌素、左氧氟沙星口服常释剂型[甲类,国基]、庆大霉素注射剂[甲类,国基]或口服常释剂型[乙类]、克林霉素注射剂/口服常释剂型[甲类,国基]、克林霉素磷酸酯/棕榈酸酯注射剂及其口服常释剂型[甲类,国基]、甲硝唑口服常释剂型[甲类,国基]或注射剂[甲类]等。病情轻者，可门诊给予口服抗菌药物治疗：左氧氟沙星口服常释剂型[甲类,国基]，每次500mg，口服，每天1次，加甲硝唑口服常释剂型[甲类,国基]，每次400mg，口服，每天3次，疗程14天。病情重者，可住院给予静脉抗菌药物治疗：头孢曲松钠注射剂[甲类,国基]，每次1g，静脉滴注，每天2次，加用多西环素注射剂[乙类]，每次100mg，静脉滴注，每天2次，临床症状改善至少24h后转为口服药物治疗，如多西环素口服常释剂型[甲类,国基]，每次100mg，口服，每天2次，疗程14天。

3．物理疗法：有的物理疗法可以产生温热的良性刺激，从而促进盆腔的血液循环，改善局部组织的营养状态，利于炎症的吸收和消退。常用的物理疗法有短波、超短波、红外线、离子透入治疗等。但体温超过37.5℃或患生殖器结核时则不要采用物理疗法。

4．手术治疗：因炎症引起较大的输卵管积水或输卵管卵巢囊肿时，可行手术治疗。对于输卵管阻塞造成的不孕者，可行输卵管整复手术。

# 第九节　盆　腔　炎

## 【概述】

盆腔炎（pelvic inflammatory disease，PID）是指女性上生殖道及其周围组织的炎症，主要包括子宫内膜炎、输卵管炎、输卵管卵巢脓肿、盆腔腹膜炎。炎症可局限于一个部位，也可同时累及几个部位，最常见的是输卵管炎。盆腔炎多发生在性活跃期、有月经的妇女，初潮前、绝经后或未婚者很少发生盆腔炎，若发生盆腔炎也往往是邻近器官炎症的扩散。根据发病过程、临床表现，可将盆腔炎分为急性与慢性两种。

## 【诊断】

### （一）急性盆腔炎

急性盆腔炎是指女性内生殖器及其周围结缔组织、盆腔腹膜发生的急性炎症，可局限于一个部位，也可几个部位同时发病。常见致病菌为葡萄球菌、链球菌、大肠杆菌、厌氧菌及性传播病原体，如淋球菌、支原体、衣原体等，经淋巴、血行转移或直接蔓延至盆腔而致病。常见急性子宫内膜炎、子宫肌炎、输卵管炎、输卵管积脓、输卵管卵巢脓肿、盆腔结缔组织炎、盆腔腹膜炎，严重者可引起败血症及脓毒血症。如不及时控制，可出现感染性休克甚至死亡。

1. 症状：可因炎症轻重及范围大小的不同而有不同的临床表现，轻者无症状或症状轻微，常见下腹痛、阴道分泌物增多，严重者可有高热、寒战、头痛、食欲不振与下腹疼痛；出现腹膜炎时有恶心、呕吐、腹胀与腹泻。

2. 体征：差异较大，轻者无明显异常发现，或仅发现宫颈举痛或宫体压痛或附件区压痛。严重者呈急性病容，体温升高，心率加快，下腹部压痛、反跳痛及肌紧张，甚至出现腹胀、肠鸣音减弱或消失。

3. 妇科检查：阴道、宫颈充血，有大量脓性分泌物，宫颈举痛明显。子宫压痛，活动受限，输卵管炎时可触及子宫一侧或两侧条索状增粗，压痛明显。结缔组织炎时，子宫一侧或两侧片状增厚，宫骶韧带增粗，触痛明显。盆腔脓肿形成时，可触及边界不清的囊性肿物，压痛。

4. 实验室检查：血常规见白细胞$>10 \times 10^9$/L，以中性粒细胞升高为主；血C反应蛋白升高；红细胞沉降率升高。

5. 辅助检查：B超或磁共振检查可见盆腔内有渗出或炎性包块。

### （二）慢性盆腔炎

慢性盆腔炎是指女性内生殖器及其周围结缔组织、盆腔腹膜的慢性炎症。其主要临床表现为月经紊乱、白带增多、腰腹疼痛及不孕等，如已形成慢性附件炎，则可触及肿块。

1. 症状：全身症状多不明显，有时可有低热，易感疲劳。病程较长，部分患者可有神经衰弱症状。

2. 体征：慢性炎症形成的瘢痕粘连及盆腔充血，可引起下腹部坠胀、疼痛及腰骶部酸痛，常在劳累、性交、月经前后加剧。

3. 妇科检查：子宫后位，活动受限制；附件炎时附件增厚，有轻压痛或小包块。盆腔结缔组织炎时可有宫旁组织、宫骶韧带增厚与压痛。

### 【治疗】

#### （一）急性盆腔炎

1. 一般治疗：患者应注意卧床休息（半卧位），增加营养，补充足量液体，维持水电解质平衡。发热时给予降温等对症治疗。

2. 抗菌药物的应用。

（1）头霉素类或头孢菌素类药物：头孢西丁钠注射剂[乙类]，每次2g，静脉滴注，每6h 1次；或头孢替坦二钠注射剂[非]，每次2g，静脉滴注，每12h 1次，加多西环素注射剂[乙类]或口服常释剂型[甲类，国基]，每次100mg，每12h 1次，静脉滴注或口服。也可用头孢呋辛钠注射剂[甲类，国基]、头孢唑肟钠注射剂[乙类]、头孢曲松钠注射剂[甲类，国基]、头孢噻肟钠注射剂[甲类]。临床症状改善至少24h后转为口服药物治疗，如多西环素口服常释剂型[甲类，国基]，每次100mg，每12h 1次，连用14天。不能耐受多西环素者，可用阿奇霉素口服常释剂型[甲类，国基]，每次500mg，每天1次，连用3天。

（2）克林霉素与氨基糖苷类药物联合方案：克林霉素注射剂[甲类，国基]、克林霉素磷酸酯/棕榈酸酯注射剂[甲类，国基]，静脉滴注，每次900mg，每8h 1次；庆大霉素注射剂[甲类，国基]，静脉滴注，先给予负荷量（2mg/kg），然后给予维持量（1.5mg/kg），每8h 1次；临床症状、体征改善后继续静脉应用24~48h，克林霉素改用口服常释剂型[甲类，国基]，每次450mg，每天4次，连用14天，或多西环素口服常释剂型[甲类，国基]，每次100mg，每12h 1次，连用14天。

（3）青霉素类与四环素类药物联合方案：氨苄西林/舒巴坦注射剂[乙类]，每次3g，静脉滴注，每6h 1次，加多西环素注射剂[乙类]或口服常释剂型[甲类，国基]，每次100mg，每12h 1次，连用14天，静脉滴注或口服。

（4）喹诺酮类药物与甲硝唑联合方案：左氧氟沙星注射剂[甲类，国基]，每次500mg，静脉滴注，每天1次，加甲硝唑注射剂[甲类，国基]或甲硝唑氯化钠注射剂[乙类]，每次500mg，静脉滴注，每8h 1次。可选方案：莫西沙星注射剂或莫西沙星氯化钠注射剂[乙类]，每次400mg，静脉滴注，每天1次。

3．手术治疗：主要用于抗菌药物控制不满意的输卵管卵巢脓肿或盆腔脓肿。

4．中药治疗：主要应用活血化瘀、清热解毒药物。

**（二）慢性盆腔炎**

1．本病以综合治疗为主，包括解除顾虑、增强体质、物理治疗。

2．中药治疗：桂枝茯苓胶囊[甲类，国基]，口服，每次3粒，每天3次，4周为1个疗程。

3．疑难病例做腹腔镜检查以排除其他疾病。

**【注意事项】**

1. 出院时继续口服抗菌药物（如上述）序贯治疗。

2. 青霉素类药物使用前必须皮试。18岁以下青少年禁用环丙沙星和左氧氟沙星。

# 第十节　不　孕　症

**【概述】**

不孕症是指患者性生活正常且无两地分居，未避孕而1年不受孕的情况。按妊娠史分为两类：既往从未妊娠者称为原发不孕，既往曾有过妊娠而后未避孕连续1年不孕者称为继发不孕。

**【诊断】**

不孕症病因诊断最为重要，男女双方均需排查，男方因素通过详细病史、性生活史询问及生殖器官体检、精液常规检查可于男科明确诊断，此节不予赘述。女性不孕因素诊断步骤如下。

1. 问病史：包括年龄，月经及婚育史，异常妊娠结局，性生活及避孕情况，既往健康情况（内外科疾病、手术外伤史，有无厌食、抑郁精神病史），传染病史（尤其是盆腔生殖系统感染和性病史），家族遗传史，以及不孕的检查治疗经历。

2. 查体征：包括身高、体重等基本发育营养状况，第二性征判断，注意体重指数及有无体毛分布异常、溢乳。妇科检查：注意内外生殖器发育情况，有无炎症、盆腔包块、畸形和生殖器损伤等。

3. 辅助检查：

（1）内分泌检查：性腺内分泌检查，甲状腺、肾上腺功能检查（包括促甲状腺激素、皮质醇、血糖、胰岛素）。

（2）排卵功能检查：①基础体温测定；②宫颈黏液评分及阴道细胞学涂片；③超声监测卵泡发育、黄体生成；④黄体期子宫内膜活检。

（3）输卵管通畅性检查：输卵管通液术、子宫输卵管碘油造影。

（4）生殖器官结构检查、肿瘤排查：阴道B超检查，排查子宫肌瘤、子宫腺肌症、子宫内膜增生、卵巢巧克力囊肿、卵巢肿瘤、子宫输卵管畸形等。

（5）传染病检查：结核PPD试验（结核菌素试验）、血沉及胸片检查，性病病原体检测（包括梅毒、淋病、艾滋病病原体检测，以及支原体、衣原体、人乳头瘤病毒检测），生殖道分泌物检查（查念珠菌、滴虫，排查细菌性阴道病）。

（6）性生活评定：性交后试验。

（7）内窥镜检查：腹腔镜为输卵管通畅性检查的金标准，可明确诊断盆腔器质性病变、畸形、盆腔粘连、盆腔子宫内膜异位症，同时可进行治疗性手术；宫腔镜可检查子宫容受性及着床环境，可诊断宫腔息肉、组织残留、宫腔粘连、子宫内膜增生、黏膜下肌瘤，检查输卵管开口通畅性等，并可行子宫内膜活检。

（8）免疫性检查：检查抗核抗体、抗心磷脂抗体、抗精子抗体等。

【治疗】

1. 一般治疗：患者应增强体质、纠正不良嗜好，医生应给予性知识和生育指导（监测排卵期性交、生理知识宣教），提供精神及心理支持。

2. 促排卵治疗。

（1）氯米芬口服常释剂型[乙类]：从月经周期第3~5天起，口服，每次50mg，每天1次（最大剂量每天150mg），连用5天。在用药周期里可用B超监测卵泡生长，卵泡成熟后用绒促性素注射剂[甲类, 国基]5 000U肌内注射1次。排卵后可用黄体酮注射剂[甲类, 国基]20~40mg肌内注射1次，或微粒化黄体酮[非]每次200mg，每天2次口服，或地屈孕酮口服常释剂型[乙类]每次20mg，每天2次口服，或绒促性素注射剂[甲类, 国基]，每次2 000U，每隔3天肌内注射1次，共12~14天，用于支持黄体功能。

（2）绒促性素注射剂[甲类, 国基]：常在促排卵周期卵泡成熟后，一次性注射5 000U，以诱导排卵。

（3）尿促性素注射剂[乙类]：一般于月经周期第2~3天起，每天或隔天肌内注射75~150U，直至卵泡成熟。

（4）溴隐亭口服常释剂型[乙类, 国基, 广基]：适用于高泌乳素血症所致的无排卵不孕症。根据血催乳素水平决定所需剂量。进餐时口服，初次1.25mg/d，如无反应，每1~3天增加1.25mg，直到足量，一般为5~7.5mg/d。

（5）来曲唑口服常释剂型[乙类]：适用于子宫内膜异位症及多囊卵巢综合征的促排卵治疗。在月经结束3~5天后开始使用，口服，每次2.5~5mg，每天1次，连用5天。

3. 输卵管病变的治疗：对于慢性输卵管炎、输卵管通而不畅者可在输卵管内注药。于月经干净后3~7天，将地塞米松注射剂[甲类，国基]5mg、庆大霉素注射剂[甲类，国基]4万U，溶于0.9%的氯化钠注射剂[甲类，国基]20mL中，操作同输卵管通液术，将药液缓慢注入宫腔，上药毕20min后拔管。可连用2~3个月经周期。

对于盆腔粘连，输卵管阻塞、粘连、积水等，建议腹腔镜下行输卵管成形术，可松解粘连、造口、整形、直视下通液。

4. 手术治疗。

（1）宫腔病变治疗：诊刮术祛除息肉、残留组织等，宫腔镜下行黏膜下肌瘤电切、宫腔纵隔切除、宫腔粘连分离等。

（2）其他手术治疗方法包括生殖道畸形矫正及子宫肌瘤切除术、卵巢肿瘤剔除术、子宫内膜异位症电灼术、多囊卵巢打孔或楔形切除等。

5. 子宫内膜异位症所致不孕者首诊建议腹腔镜诊治。

6. 盆腔炎的治疗见本章第九节。

7. 人类辅助生殖技术：对于不明原因，或上述治疗无效的排卵障碍、输卵管因素不孕者，建议辅助生殖技术治疗，包括人工授精、体外授精-胚胎移植等。

8. 免疫性不孕的治疗：使用免疫抑制剂，如泼尼松口服常释剂型[甲类，国基]，口服，每天5mg，连续用药3~12个月，直至妊娠前期，注意药物不良反应。

9. 内分泌并发症的治疗：甲状腺、肾上腺、糖代谢异常者行内分泌专科治疗。

【注意事项】

1. 不孕症病因复杂，常涉及男女双方因素及两性隐私，诊治须耐心仔细，综合判断，针对病因个体化规范诊疗。

2. 选择方案要充分考虑女性年龄、卵巢储备功能，尽量采取自然、有效的方式妊娠。如选择辅助生殖技术，需慎重考虑伦理、法律因素。

3. 输卵管注药过程要严格无菌操作，避免继发感染。

4. 长期使用激素类药物者需定期检查肝肾功能，注意药物的不良反应。

# 第十一节　异常子宫出血

【概述】

异常子宫出血，是指排除了器质性疾病，由于神经内分泌系统功能失调引起的子宫出血。功血分为两大类，即无排卵性与有排卵性，以无排卵性多见，占功血的80%~90%，主要发生于青春期与绝经过渡期。

【诊断】

异常子宫出血的诊断应采用排除法，需要排除的疾病包括妊娠相关性出血、生殖器肿瘤、各种内科疾病、生殖系统发育畸形、外源性激素及异物引起的阴道不规则出血。排除妊娠和各种器质性疾病后再根据病史、体格检查及辅助检查等进行诊断。

1. 症状：月经周期紊乱，经期长短不一，经量多少不一，甚至有大量出血。出血量多或时间长者常继发贫血，大量出血可导致休克。

2. 体格检查：①全身检查：除贫血体征外，无全身器质性疾病。②妇科检查：子宫大小正常，宫体软而饱满，双附件未扪及异常。

3. 辅助检查与实验室检查。

（1）血常规：可了解贫血情况并排除血液系统疾病。

（2）诊断性刮宫：兼有诊断和止血作用。适用于年龄>35岁，药物治疗无效或存在子宫内膜癌高危因素的异常子宫出血。大量出血时可随时刮宫。

（3）超声检查：可了解子宫肌层、内膜厚度，宫腔内病变及卵巢情况。

（4）宫腔镜检查：直视下可诊断各种宫腔内病变，必要时可取活检。

（5）激素测定。黄体中期（月经周期第21天）测定血孕酮可了解有无排卵并评价黄体功能。必要时可测定血人绒毛促性腺激素（HCG）、黄体生成素（LH）、卵泡刺激素（FSH）、催乳素（PRL）及甲状腺功能。

（6）基础体温测定：单相型体温提示无排卵。双相型体温：高温相小于11天，可诊断为黄体功能不全；高温相下降缓慢，可考虑为子宫内膜不规则脱落。

（7）宫颈黏液结晶检查：呈羊齿状结晶提示无排卵。

【治疗】

1. 一般治疗：纠正贫血，必要时输血、补液。可给予缩宫素10~20U肌内注射。

2．止血药。

（1）抗纤溶药物：氨甲苯酸注射剂[甲类，国基]，静脉滴注或静脉注射，每次0.1~0.3g，每天1次，每天不超过0.6g。氨甲苯酸口服常释剂型[甲类]，口服，每次0.25~0.5g，每天3次，每天最大剂量为2g。

（2）酚磺乙胺注射剂[乙类]，肌内注射，每次0.5g，每天1~2次，或与5%的葡萄糖注射剂[甲类，国基]配成1%的溶液静脉滴注，每次0.25~0.75g，每天1次。

（3）维生素C注射剂[甲类，国基]，静脉滴注，每天250~500mg。

（4）蛇毒血凝酶注射剂[乙类]，肌内注射或静脉注射，每次1U，每天1次，连续使用3天。

（5）丙酸睾酮注射剂[甲类，国基]可减轻盆腔充血从而减少出血量，可配合孕激素应用，或用于辅助止血。

3．内分泌治疗及调整周期。

（1）无排卵性异常子宫出血的治疗：原则上青春期功血以止血、调整周期及促排卵为主，绝经过渡期功血以止血、调整周期及防止子宫内膜病变为主。

孕激素治疗（子宫内膜脱落法）：用于长期无排卵、子宫内膜增厚、血红蛋白>80g/L的患者。天然黄体酮注射剂[甲类，国基]，20~40mg，肌内注射，1次；甲羟孕酮口服常释剂型[甲类，国基]，口服，每次6~8mg，每天1次，连续使用7~10天。为减少撤退出血量，可配伍丙酸睾酮注射剂[甲类，国基]，25mg/d（青春期患者）或50mg/d（绝经过渡期患者），总量应低于200mg。

雌激素治疗：大剂量雌激素可促使子宫内膜迅速生长，短期内修复创面止血，适用于急性大量出血时。苯甲酸雌二醇注射剂[乙类]，初始量为每次1~2mg，每天2~3次，肌内注射。若出血量明显减少，则维持此量；若出血量未见减少，则加量。也可从每天6~8mg开始，出血停止3天后开始减量，每3天递减1/3。每天最大量一般不超过12mg。结合雌激素（针剂）[非]，每次25mg，静脉滴注，每天2~3次，次日给予结合雌激素口服常释剂型[乙类]，每天3.75~7.5mg，并按每3天递减1/3逐渐减量。也可在24~48h内开始口服避孕药。结合雌激素口服常释剂型[乙类]，每次1.25mg，或戊酸雌二醇口服常释剂型[乙类]，每次2mg，每4~6h 1次，血止3天后按每3天递减1/3减量。

所有雌激素疗法在血红蛋白增加至90g/L以上后均必须加用孕激素撤退。有血液高凝或血栓性疾病史的患者，应禁用大剂量雌激素止血。

口服避孕药及高效孕激素治疗（子宫内膜萎缩法）：炔诺酮口服常释剂型和丸剂[乙类]，每次5~10mg，每8h 1次，口服，一般3天血止。出血停止后每3天递减1/3，直至维持量2.5mg，每天2次，自血止算起共服20天。炔诺酮副作用较大，青春期患者不宜使用。也可使用短效口服避孕药，如复方去氧孕烯片[非]、复方孕二烯酮片[非]、屈螺酮炔雌醇片[非]和炔雌醇环丙孕酮口服常释剂型[乙类]，口服，每次1~2片，每8~12h 1次，血止3天后逐渐减量至每天1片，维持至21天周期结束。孕激素和雌激素的复方制剂：地诺孕素口服常释剂型[乙类]，于月经周期第2~5天开始服用，每天口服1次。雌二醇/雌二醇地屈孕酮口服常释剂型[乙类]，每次口服2~4mg，每4~6h 1次，血止3天后递减1/3用量。戊酸雌二醇/雌二醇环丙孕酮口服常释剂型[乙类]按照11天白片、10天浅橙红色片的顺序服用，每天1片，无间断服用21天。

刮宫术：出血量大且未排除子宫内膜病变时可考虑采用刮宫术。出血超过14天或不规则流血的已婚患者，超声示子宫内膜＞12mm者，首选诊断性刮宫止血。

（2）有排卵性异常子宫出血的治疗。

黄体功能不全者采用黄体功能替代疗法，排卵后给予天然黄体酮注射剂[甲类，国基]，每次10mg，肌内注射，每天1次，共用10~14天。或每天口服甲羟孕酮口服常释剂型[甲类，国基]，每次10mg，每天1次，连服10天。

子宫内膜不规则脱落者应用孕激素，排卵后第1~2天口服甲羟孕酮口服常释剂型[甲类，国基]，每次10mg，每天1次，连服10天。有生育要求者可肌内注射黄体酮注射剂[甲类，国基]。

【注意事项】

1. 异常子宫出血的诊断和治疗必须首先排除其他器质性疾病后才可进行。

2. 所有雌激素治疗必须序贯用孕激素治疗，停药后可出现撤退性出血。

3. 重度贫血、极重度贫血、难以控制的大出血应及时转往上级医院治疗。

# 第十二节　经前期综合征

## 【概述】

经前期综合征（premenstrual syndrome，PMS）是指妇女在月经前周期性发生的影响妇女日常生活和工作、涉及躯体精神及行为的症候群，月经来潮后可自然消失。

## 【诊断】

1. 症状和体征：①精神症状：包括情绪、认知和行为等方面的改变。②躯体症状：水钠潴留，手足、眼睑水肿，经前头痛，乳房胀痛。③其他症状：食欲改变，自主神经系统功能症状，痤疮，性欲改变。

上述症状多在经前1~2周出现，且逐渐加重，经后消失。这些症状通过月经前症状日记（PMSD）测定并已经连续出现两个周期则有诊断价值。

2. 鉴别诊断。

需与下列疾病鉴别：①精神焦虑和抑郁症。两者无周期性及经前期出现的特点，且症状缺乏规律性改变。②特发性、周期性水肿。该病虽具有周期性肿胀及情绪发作的特点，但在整个月经周期均可出现症状，并在月经前加剧。

## 【治疗】

1. 加强宣教：消除患者对本病的顾虑，减轻精神负担，放松心情，在症状出现之前做好心理准备和预防措施。

2. 饮食治疗：①高碳水化合物低蛋白饮食；②补充维生素及矿物质，每天摄入钙1 000mg、镁360mg；③减少盐的摄入量；④减少咖啡因的摄入。

3. 药物对症治疗。

（1）抗抑郁：抗抑郁药是治疗经前期综合征的一线药物，如：氟西汀口服常释剂型[乙类，国基]，口服，每次20mg，每天1次，整个周期服用；帕罗西汀口服常释剂型[甲类，国基]，口服，每次10~30mg，每天1次；氯丙嗪口服常释剂型[甲类，国基]，口服，每次25~75mg，每天1次。

（2）抗焦虑：阿普唑仑口服常释剂型[甲类，国基]，口服，每次0.4mg，每天3次，有嗜睡、恶心、头痛、焦虑等副反应。

（3）乳房胀痛：口服避孕药或溴隐亭口服常释剂型[乙类，国基]，起始每次1.25mg，每天1次，逐渐增量，最大剂量为每天5mg，月经前14天开始服用，月经来潮时停药。

（4）纠正水钠潴留：减少盐的摄入，不需立即给予利尿剂。补充钙、镁后，若症状无明显改善，可给予螺内酯口服常释剂型[乙类, 国基]，口服，每次20~40mg，每天2~3次，在周期第18~26天服用。

（5）抑制排卵：可用口服避孕药。通过抑制排卵可缓解症状，并可减轻水钠潴留症状。GnRH-A（促性腺激素释放激素拮抗剂）可通过降调节抑制垂体促性腺激素分泌，造成低雌激素状态，从而缓解症状。

【注意事项】

1. 需与轻度精神病及心、肝、肾等疾病引起的水肿鉴别。

2. 肝肾功能异常者需慎用激素类药物。

# 第十三节　痛　　经

【概述】

痛经是指行经前后或月经期出现下腹部疼痛、坠胀，伴有腰酸或其他不适，症状严重影响生活质量者。痛经分为原发性和继发性两类，原发性痛经是指生殖器官无器质性病变的痛经，占痛经的90%以上，继发性痛经是指盆腔器质性疾病引起的痛经。

【诊断】

1. 症状和体征：原发性痛经多在初潮后1~2年内发病，疼痛多自月经来潮后开始，最早出现在经前12h，以行经第1天疼痛最剧烈，持续2~3天后缓解，疼痛常呈痉挛性，通常位于下腹部耻骨上方，可放射至腰骶部和大腿内侧，可伴有恶心、呕吐、腹泻、头晕、乏力等症状，严重时面色发白、出冷汗。

2. 辅助检查：妇科检查无异常发现。

3. 鉴别诊断：需与子宫内膜异位症、子宫腺肌症、盆腔炎性疾病等相鉴别。

【治疗】

原发性痛经的治疗以对症治疗为主，药物治疗无效者也可采用手术治疗，中医中药也常能显效。

1. 一般治疗：对青春期痛经患者行心理疏导，阐明月经时轻度不适是生

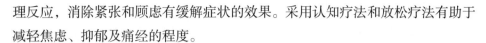

理反应，消除紧张和顾虑有缓解症状的效果。采用认知疗法和放松疗法有助于减轻焦虑、抑郁及痛经的程度。

2．药物治疗。

（1）前列腺素合成酶抑制剂：通过抑制前列腺素合成酶的活性减少前列腺素的产生，防止过强的子宫收缩和痉挛，从而减轻或消除痛经。月经来潮即开始服药，连服2~3天。常用药物：布洛芬口服常释剂型[甲类，国基]，口服，每次100~200mg，每天4次；对乙酰氨基酚口服常释剂型[甲类，国基]，口服，每次0.5g，每天3~4次；阿司匹林口服常释剂型[甲类，国基]，口服，每次0.3~0.6g，每天3~4次。

（2）解痉、镇静和镇痛疗法：芬太尼注射剂[甲类，国基]，肌内注射或静脉注射，0.000 7~0.001 5mg/kg；哌替啶注射剂[甲类，国基]，肌内注射，每次25~75mg，每次极量100mg，每天极量600mg，具有良好的镇痛、镇静作用。

（3）口服避孕药：通过抑制排卵，减少月经血中前列腺素含量，从而缓解痛经症状。有效率可达90%以上。从经前12天开始连服10天，如：复方醋酸环丙孕酮片[非]，口服，每次1片，每天1次；复方左炔诺孕酮[非]，口服，每次1片，每天1次；左炔诺孕酮炔雌醇（三相）片[非]，口服，每晚1片。

（4）中医中药治疗：祖国医学对原发性痛经有独到的疗效。中医辨证施治，气滞血瘀者以桃红四物汤活血化瘀，配合四逆散疏肝理气，寒凝瘀滞者以温经汤温经散寒、理气逐瘀，气血不足者以十全大补汤益气养血、补肝益脾。

【注意事项】

原发性痛经患者采用心理治疗结合中西医联合治疗，多能奏效。严重痛经患者，经上述治疗无效时，可行腹腔镜检查排除器质性疾病。

# 第十四节  宫 缩 乏 力

【概述】

宫缩乏力临床上可分为协调性宫缩乏力和不协调性宫缩乏力。可由多种因素引起，如头盆不称、胎位异常引起的继发性宫缩乏力，多胎或羊水过多等导致肌纤维过度伸展造成的宫缩乏力，产妇精神过度紧张或消耗过多引起大脑皮质功能紊乱从而导致的宫缩乏力，临产后应用大量镇静剂或镇痛剂使宫缩受到抑制造成的宫缩乏力。

【诊断】

1. 协调性宫缩乏力：表现为子宫收缩具有正常的对称性、节律性和极性，但宫腔内压力较低（一般低于15mmHg），持续时间较短且不规则。宫缩高峰时子宫体隆起不显著，手指按压子宫底仍可出现凹陷。临产早期宫缩多正常，第一产程活跃后期或第二产程宫缩减弱，多见于中骨盆及骨盆出口平面狭窄，胎儿先露部下降受阻。协调性宫缩乏力对母儿影响一般不大。

2. 不协调性宫缩乏力：常见于初产妇，特点为子宫收缩极性倒置，宫缩兴奋点起自子宫下段的一处或多处冲动，子宫收缩波小且不规律，节律不协调，宫缩时子宫下段强而子宫底不强，宫缩间歇子宫壁不能完全松弛。需与假临产相鉴别：予哌替啶100mg肌内注射，宫缩停止即为假临产，反之则为原发性宫缩乏力。临产表现常为产妇自觉下腹持续疼痛，烦躁不安，甚至出现电解质紊乱、肠胀气等，胎儿胎盘循环障碍会导致胎儿宫内窘迫。

【治疗】

1. 协调性宫缩乏力：若检查发现头盆不称，估计不能经阴道分娩则应及时行剖宫产终止妊娠；若无头盆不称及胎位异常因素则予加强宫缩治疗。一般第一产程应消除产妇紧张，注意补液，如宫口扩张≥3cm，无破膜禁忌证则进行人工破膜。如胎心良好，胎位正常且宫口扩张3cm，经判断属协调性宫缩乏力者，可予5%的葡萄糖注射液500mL加缩宫素注射剂[甲类,国基]2.5U，从每分钟4~5滴开始根据宫缩强弱进行调整，通常不超过每分钟30~45滴，维持宫缩时宫腔压力50~60mmHg，间隔2~3min，持续40~60s。第二产程期间如无头盆不称而出现宫缩乏力，应予缩宫素静脉滴注，促进产程进展。第三产程为预防产后出血，胎儿前肩娩出后，可肌内注射麦角新碱注射剂[甲类,国基]0.2mg或静脉注射缩宫素注射剂[甲类,国基]10U，同时静脉滴注缩宫素注射剂[甲类,国基]10~20U。

2. 不协调性宫缩乏力：应调节子宫收缩使之恢复正常极性及节律性。可予哌替啶注射剂[甲类,国基]100mg肌内注射或地西泮注射剂[甲类,国基]10mg缓慢静脉注射，使产妇充分休息。若不协调性宫缩乏力未得到纠正，或头盆不称，或胎儿窘迫，均应立即行剖宫产术。

【注意事项】

1. 应用缩宫素时须有专人监测产程进展，密切注意宫缩及胎心情况，如有异常应立即停用。

2．不协调性宫缩乏力恢复为协调性宫缩乏力之前禁用缩宫素。

# 第十五节　产 后 出 血

【概述】

产后出血是指胎儿娩出后24h内出血量＞500mL，超过这一时间的出血称为晚期产后出血。产妇中产后出血的发生率为5%~10%。产后出血的治疗关键在于早期诊断和正确处理，减少产后并发症，避免产妇死亡。

【诊断】

1．症状：临床表现为产道出血急而量多，或持续小量出血，重者可发生休克。同时可伴有头晕、乏力、嗜睡、食欲不振、腹泻、浮肿、乳汁不通、脱发、畏寒等，以及随出血量增加可预计的临床变化结果。当出血量在500~1 000mL（占循环血量的10%~15%）时，大多数患者仅出现轻度症状，而血压维持于正常范围；当出血量在2 000~3 000mL（占循环血量的35%~45%）时，将会出现明显的低血压、心血管功能障碍及严重休克等。产后出血的四大原因是宫缩乏力（70%~90%）、产道损伤（约20%）、胎盘因素（约10%）和凝血功能障碍（约1%）。

2．体征：贫血貌，四肢毛细血管充盈不良，血压可下降，心率增快，子宫大而软，宫缩欠佳，宫口松，血液来自宫腔，或有组织物嵌顿宫口。

3．实验室检查：包括血常规、出凝血功能、D-二聚体、生化功能检查，可了解凝血与贫血情况。出血多时血红蛋白及红细胞总数下降，呈失血性贫血表现；合并感染时白细胞总数及中性粒细胞增高。

4．辅助检查：①B超检查，可见子宫腔内有残留组织及积血，子宫复旧不佳，或子宫肌壁裂开。②宫腔分泌物培养或涂片检查。③检查了解宫腔内有无残留物、子宫切口愈合状况等。④若有宫腔刮出物或切除子宫标本送病理检查。

5．鉴别诊断：①软产道损伤：主要依赖于分娩病史及仔细妇科检查鉴别，如有血肿形成，可行B超检查鉴别。②绒毛膜癌：血、尿妊娠免疫实验测定阳性，X线胸片及CT检查可见胸、脑转移病灶，剖出物病理检查可鉴别。

【治疗】

药物治疗主要针对宫缩乏力和凝血功能障碍。

1. 子宫按摩或压迫法：可采用经腹部按摩或经腹经阴道联合按压，按压至子宫恢复正常收缩并能保持收缩状态为止，要配合应用宫缩剂。

2. 应用宫缩剂。

（1）缩宫素注射剂<sup>[甲类，国基]</sup>：缩宫素10U肌内注射、子宫肌层或宫颈注射，再将10~20U加入500mL晶体液中静脉滴注，给药速度应根据患者的反应调整，常规速度为每小时250mL，约每分钟80mU。静脉滴注能立即起效，但半衰期短（1~6min），故需持续静脉滴注。缩宫素应用相对安全，但缩宫素有受体饱和现象，无限制加大用量效果不佳，反而会出现副作用，故24h总量应控制在60U内。

（2）麦角新碱注射剂<sup>[甲类，国基]</sup>：0.2mg肌内注射，可引起外周血管痉挛、高血压、恶心、呕吐。高血压患者和对此药物过敏者禁用。

（3）垂体后叶素<sup>[非]</sup>：用氯化钠注射液稀释至每1mL含垂体后叶素0.01U，静脉滴注，每次2.5~5U。可引起急性高血压、支气管痉挛、恶心、呕吐、腹部绞痛、头痛、眩晕，应避免血管直接注射，冠心病患者和对此药过敏者禁用。

（4）卡前列素氨丁三醇注射剂<sup>[乙类]</sup>：起始剂量250μg（1mL），深部肌内注射或宫体、宫颈给药，可间隔15~90min多次注射，注射次数和间隔时间由专职医师根据病情决定，总剂量不得超过2mg（8支）。哮喘、青光眼患者禁用。

（5）米索前列醇口服常释剂型<sup>[甲类，国基]</sup>：每次200~600μg，每天1次，口服、舌下含服、阴道或直肠给药均可。副作用大，恶心、呕吐、腹泻、寒战和体温升高等常见。哮喘、青光眼患者禁用。

【注意事项】

1. 密切注意生命体征变化，及时转送上级医院诊治。

2. 大剂量应用缩宫素时可引起高血压、水钠潴留和心血管副反应；快速静脉注射未稀释的缩宫素，可导致低血压、心动过速和/或心律失常。

3. 垂体后叶素会导致血压升高，需注意避免子痫抽搐的发生。

# 第十六节　早　　产

**【概述】**

早产是指在满28孕周至37孕周之间（196~258天）的分娩。此时娩出的新生儿称早产儿。各器官未成熟的新生儿，亦可称为早产儿。在我国，早产占分娩总数的5%~15%，约15%的早产儿于新生儿期死亡，近年来由于早产儿治疗学及监护手段的进步，早产儿生存率明显提高，伤残率下降。

**【诊断】**

1. 症状和体征：临床表现为子宫收缩，最初为不规律宫缩，其后可发展为规律宫缩，宫颈管逐渐消退，后扩张，与足月临产相似，分两个阶段。

2. 先兆早产：规律宫缩，至少10min 1次，伴宫颈管缩短。

3. 早产临产：规律宫缩，20min超过4次，每次持续30s，伴宫颈缩短超过75%，宫颈扩张2cm以上。

**【治疗】**

治疗原则：胎儿存活、胎膜未破、无严重影响母胎安全的妊娠并发症及并发症、无胎儿窘迫者，应尽量延长孕周，以减少早产儿并发症。胎膜已破、难免早产时，予促胎肺成熟等治疗，以提高早产儿存活率。

1. 一般治疗：左侧卧位以提高子宫胎盘血流量，降低子宫活性，使子宫肌松弛从而减少自发性宫缩，增加子宫血流量，以利于胎盘更好地进行氧、营养和代谢物质的交换。行肛查或阴道检查以明确是否进展至难免早产并给予相应处理。

2. 药物治疗。

（1）抑制宫缩药物：凡符合以下条件者可应用抑制宫缩药物以延长妊娠，为肾上腺皮质激素促胎肺成熟争取时间，使胎儿能继续在宫内发育生长，以降低新生儿死亡率及生病率：①早产诊断明确；②妊娠28周以上，小于34周；③无继续妊娠的禁忌证；④子宫颈扩张≤4cm，产程尚处于潜伏期。

$\beta_2$肾上腺素能受体兴奋剂：利托君是FDA批准的用于早产抑制宫缩的药物，可与子宫平滑肌细胞膜上$\beta_2$肾上腺素能受体结合，抑制宫缩，减少48h和7天内的早产。主要副作用有恶心、头痛、低钾、心动过速、高血糖、肺水肿等。明显心脏病、心律不齐、糖尿病控制不满意、甲状腺功能亢进、绒毛羊膜炎患者禁止使用。用法：将利托君注射剂[乙类]100mg溶于5%的葡萄糖剂[甲类, 国基]500mL中，起始按50~100μg/min静脉滴注，每10min可增加剂量50μg/min，最大量不超过350μg/min，至宫缩停止后至少再持续滴注12h，再改为口服10mg，每天4~6次。注意记录出入量。

硫酸镁注射剂[甲类, 国基]：首次剂量为4g（25%的硫酸镁16mL）加入5%的葡萄糖注射剂[甲类, 国基]100mL中，静脉滴注，在30~60min内滴完后，将5~10g硫酸镁注射剂[甲类, 国基]加入5%的葡萄糖注射剂[甲类, 国基]500mL中，以1~2g/h的速度静脉滴注，直至宫缩停止或在产程已明显进展治疗无效时停用。

前列腺素合成酶抑制剂：吲哚美辛口服常释剂型[乙类]常用剂量为初始50mg口服，每8h 1次，24h后改为25mg，每6h 1次，直至宫缩停止。

钙拮抗药：常用硝苯地平口服常释剂型[甲类, 国基]，剂量为10mg，口服，每6~8h 1次。

（2）控制感染：特别适用于阴道分泌物培养B族链球菌阳性或羊水细菌培养阳性、泌尿道感染患者。

（3）药物促胎肺成熟：常用地塞米松注射剂[甲类, 国基]6mg，肌内注射，每12h 1次，共4次，或倍他米松注射剂[乙类]12mg，静脉滴注，每12h 1次，共2次。或经羊膜腔注入地塞米松注射剂[甲类, 国基]10mg，一般用于紧急时，或需通过检测羊水来检查胎肺成熟度时。

【注意事项】

1. 硫酸镁注射剂[甲类, 国基]滴注过程中，必须注意滴注速度，需密切注意镁中毒症状监护，包括呼吸、膝反射及尿量。如呼吸＜16次/min、尿量＜25mL/h、膝反射消失，应立即停药，并给予钙剂拮抗。如出现呕吐、潮热等不良反应，则适当调节滴速。若宫缩一度消失后再现，则可重复应用。有严重心肌损害、传导阻滞、肾功能损害者禁用。此外，应避免与其他呼吸抑制药物同用。

2. 吲哚美辛口服常释剂型/缓释控释剂型[乙类]用药过程中要注意监测羊水量及胎儿动脉导管血流。

# 第十七节　妊娠期高血压疾病

【概述】

妊娠期高血压疾病是妊娠期特有的疾病，主要表现为高血压、蛋白尿等症状，该病严重影响母婴健康，是孕产妇和新生儿生病率及死亡率升高的主要原因。临床分类如下。

1. 妊娠期高血压：BP≥140/90mmHg，且在妊娠期首次出现，产后12周恢复正常，尿蛋白阴性，可有上腹部不适或血小板减少，产后方可确诊。

2. 子痫前期：分轻度和重度。

（1）轻度：妊娠20周时出现，BP≥140/90mmHg，尿蛋白≥300mg/24h或（+），可伴有上腹部不适、头痛等。

（2）重度：BP≥160/110mmHg，尿蛋白≥2g/24h或（++），血肌酐＞106μmol/L，血小板＜100×10⁹/L，微血管性溶血（血LDH升高），血清ALT或AST升高，持续头痛或其他脑神经症状或视觉障碍，持续上腹部不适。

3. 子痫：子痫前期孕妇出现不能用其他原因解释的抽搐。

4. 慢性高血压并发子痫前期：表现为妊娠20周以前无尿蛋白的高血压孕妇出现尿蛋白≥300mg/24h，或高血压孕妇20周后突然尿蛋白增加，血压进一步升高或血小板＜100×10⁹/L。

5. 妊娠合并慢性高血压：表现为BP≥140/90mmHg，孕前或孕20周前或孕20周后首次诊断为高血压并持续到产后12周后。

【诊断】

1. 病史：有高危因素，如初产妇小于18岁或大于35岁、营养不良、多胎，有慢性高血压、慢性肾炎、糖尿病、红斑狼疮、磷脂综合征、水肿胎、妊娠期高血压疾病病史，有家族史等，则妊娠期高血压疾病发病风险增加。

2. 体征。

（1）高血压：是指持续血压升高，收缩压≥140mmHg或舒张压≥90mmHg，血压的升高是指至少相隔6h测量两次均达上述标准。

（2）蛋白尿：是指尿蛋白≥300mg/24h或相隔6h随机两次尿检测中尿蛋白定性（+）。

（3）水肿突然增加或孕妇体重增加幅度每周≥0.9kg或每月≥2.7kg是子痫

前期的先兆。

3．实验室检查和辅助检查：包括尿液常规、血细胞计数、肝肾功能检查、眼底检查、凝血功能检查，以及胎儿的监测，如胎儿电子监护、彩超等。

根据病史、体格检查、实验室检查和辅助检查可做出诊断，注意询问有无自觉症状，如头痛、视物模糊及上腹部不适。

【治疗】

1．原则：解痉、镇静、适当降压、利尿及适时终止妊娠。

2．治疗方案。

（1）休息：保证充足的睡眠，左侧卧位。

（2）解痉：首选药物是硫酸镁，硫酸镁可以控制子痫抽搐及预防抽搐。首次负荷剂量为25%的硫酸镁注射剂[甲类，国基]20mL加入10%的葡萄糖注射剂[甲类，国基]20mL中缓慢静脉注射，其后将25%的硫酸镁注射剂[甲类，国基]60mL加入5%的葡萄糖注射剂[甲类，国基]500mL中静脉滴注，速度为每小时1~2g，夜晚可根据血压情况以25%的硫酸镁注射剂[甲类，国基]20mL加2%的利多卡因注射剂[甲类，国基]2mL，臀部深部肌内注射，24h总量为30g左右。

（3）镇静：地西泮口服常释剂型[甲类，国基]，口服，每次2.5~5mg，每天3次，或地西泮注射剂[甲类，国基]肌内注射或缓慢静脉注射10mg；苯巴比妥口服常释剂型[甲类，国基]口服，每次0.03~0.06g，每天3次，或者苯巴比妥注射剂[甲类，国基]肌内注射0.3g。

（4）降压：用药指征是血压≥160/100mmHg或舒张压≥105mmHg或平均动脉压≥140mmHg，原发性高血压妊娠前已用降压药者。常用降压药如下。

硝苯地平口服常释剂型[甲类，国基]：解除外周血管痉挛，口服，每次10mg，每天3次，每天总量不超过60mg；或使用缓释控释剂型[甲类，国基]，每次30mg，口服，每天1~2次，由于其起效快，因此目前主张口服而不主张舌下含服。

硝酸甘油注射剂[甲类，国基]：起效快，静脉滴注，25~50mg加入500mL 5%的葡萄糖注射剂[甲类，国基]中。

拉贝洛尔口服常释剂型[乙类]：为α、β肾上腺素受体拮抗药，口服，每次100mg，每天2次。

尼莫地平口服常释剂型[甲类，国基，广基]：扩张脑血管效果好，口服，每次20~60mg，每天3次。子痫时可以每小时0.5mg的速度静脉滴注，1h后以每小时

1~2mg的速度静脉滴注，注意监测血压，血压不宜过低，以防组织灌注不足。

酚妥拉明注射剂[甲类、国基、广基]：为肾上腺素受体拮抗药，将10~20mg溶入5%的葡萄糖注射剂[甲类、国基]100~200mL中，以每分钟10μg的速度静脉滴注，逐渐加量至血压满意。

硝普钠：仅可用于少数重度妊娠期高血压疾病患者经其他治疗效果不满意时，且须在严密观察下使用。用法：硝普钠注射剂[甲类、国基]50mg加入500mL 5%的葡萄糖注射剂[甲类、国基]中静脉滴注。该药能通过胎盘进入胎儿体内，其代谢物氰化物对胎儿有毒，故妊娠期不宜使用。

（5）利尿：仅用于全身水肿、心力衰竭、肺水肿、血容量过多者，常用呋塞米口服常释剂型[甲类、国基]，口服，或使用注射剂[甲类、国基]，肌内注射，每次20~40mg，每天1~2次。

3. 终止妊娠。

【注意事项】

1. 使用硫酸镁期间要定时监测膝反射、呼吸、尿量，监测血镁浓度，准备钙剂解毒，一旦出现膝反射减弱或消失、呼吸频率≤16次/min、尿量≤25mL/h或≤600mL/24h等中毒反应时需停用硫酸镁，并用10%的葡萄糖酸钙注射剂[甲类、国基]10mL静脉注射，产后24h可停药。

2. 抽搐过程中应用地西泮要注意呼吸抑制的副作用，以免引起心搏骤停。

3. 硝普钠仅可短期应用于分娩期其他降压药效果不好且放弃胎儿者，或产后应用。

# 第十八节　药物避孕

【概述】

药物避孕是指用人工合成的雌激素、孕激素复合制剂避孕。

【机理】

1. 抑制排卵。避孕药物中的雌激素、孕激素对下丘脑有负反馈作用，可抑制GnRH（促性腺激素释放激素）的释放，从而抑制FSH（卵泡刺激素）和LH（黄体生成素）的分泌，同时也抑制了LH峰的出现，使排卵受到抑制。

2. 改变宫颈黏液性状。孕激素可使宫颈黏液减少、性状改变，不利于精子穿透。

3．改变子宫内膜形态与功能。避孕药物可抑制子宫内膜增殖，并且使子宫内膜与胚胎发育不同步，造成胚胎难以着床。

4．改变输卵管功能。在药物作用下，输卵管的节律性运动及分泌受到影响，可改变受精卵在输卵管内的正常运送。

【适应证】

凡身体健康、愿意避孕且月经基本正常的育龄妇女均可使用药物避孕。

【禁忌证】

包括严重高血压、糖尿病、肝肾疾病、甲状腺功能亢进、血栓性疾病、充血性心力衰竭、血液病、子宫肌瘤、恶性肿瘤、乳房肿块、精神病及反复发作的严重偏头痛。此外，年龄>35岁的吸烟妇女不宜长期使用药物避孕，哺乳期妇女不宜使用药物避孕。

【药物种类】

1．短效避孕药：适用于长期同居的夫妇，有效率达99%以上。常用的有复方炔诺孕酮片[非]、甲地孕酮口服常释剂型[甲类]、复方左炔诺孕酮片[非]、复方醋酸环丙孕酮片[非]，从月经周期的第1天起每晚服1片，连服21天，停药7天后服用第二周期药物。一般停药后1~3天月经来潮，服药当月能避孕。如漏服，应在24h内补服。如漏服2片，补服后要同时加用其他避孕措施。漏服3片应停药，待出血后开始服用下一周期药物。

2．探亲避孕药：适于两地分居的夫妇探亲时服用，且不受经期限制。常用醋酸甲地孕酮，每片含甲地孕酮口服常释剂型[甲类]2mg，于探亲当日中午服1片，当晚开始，每晚1片，探亲结束之次晨加服1片；左炔诺孕酮片[非]，每片含左炔诺孕酮1.5mg，于探亲当晚开始服用，每晚1片，探亲1个月者，连服14片后接服短效避孕药至探亲结束。探亲避孕药的避孕效果可靠，但由于目前激素避孕药种类不断增多，探亲避孕药的剂量又大，因此现已很少使用。

3．长效口服避孕药：此类避孕药激素含量大，副作用较多，如类早孕反应、月经失调等，市场上已经少见。

4．长效注射避孕药。

（1）复方庚炔诺酮避孕针[非]：每支含庚酸炔诺酮50mg和戊酸雌二醇5mg。月经来潮第5天肌内注射2支，或第5天和第12天各肌内注射1支，以后每次月经第10~12天肌内注射1支。多数人在注射后第10~16天月经来潮，如未来

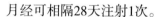

月经可相隔28天注射1次。

（2）复方甲地孕酮避孕针[非]：每支含甲地孕酮25mg和雌二醇3.5mg。月经来潮第5天和第12天各肌内注射1支，以后每个月经周期的第10~12天注射1支。

（3）避孕针1号[非]：每支含己酸孕酮250mg和戊酸雌二醇5mg。月经来潮第5天肌内注射2支，或第5天和第12天各肌内注射1支，以后每次月经第10~12天肌内注射1支。多数人在注射后第10~16天月经来潮，如未来月经可相隔28天注射1次。

5. 紧急避孕药：用于没有防护的性生活后的紧急补救，以防非意愿妊娠的发生。

（1）复方炔诺孕酮（雌激素、孕激素复方配伍）[非]：在无防护的性交后72h内服用。剂量为炔雌醇0.1mg加炔诺酮10mg，1次口服，12h后同样剂量再服1次。

（2）单纯孕激素左旋炔诺孕酮[非]：在无防护的性交后72h内服用。剂量为左旋炔诺孕酮0.75mg，1次口服，12h后再服1片（0.75mg）。

【注意事项】

应注意药物的副反应。

1. 类早孕反应：少数人服药后可出现类早孕反应，如恶心、头晕、乏力、食欲不振、呕吐等。

2. 闭经：连续闭经3个周期以上应停药，采用其他方法避孕。

3. 过敏反应：个别妇女注射避孕针后可出现过敏反应。

4. 月经不调：常见周期缩短、经期延长、经量增多或减少。

5. 突破性出血：是短效口服避孕药的常见症状，指按正常规定服药而没有漏服或错服情况下发生的阴道出血。

# 第十九节　妊娠剧吐

【概述】

妊娠剧吐是一种严重的、难治性的恶心和呕吐，在妊娠妇女中的发生率为0.3%~2.0%；严重的呕吐可导致脱水、水电解质失衡、营养摄入和代谢障碍，造成身体和心理的衰弱，通常需要住院治疗。

【诊断】

1．症状：恶心、呕吐、流涎，嗅觉过敏，对进食和/或饮水不耐受，嗜睡。妊娠剧吐是在妊娠22周前开始的持续性过度呕吐，可进一步分为轻度和重度，重度妊娠剧吐还表现为代谢紊乱，包括碳水化合物消耗、脱水和电解质失衡。

2．体征：体重减轻、脱水体征、贫血貌和心动过速。

3．实验室检查：①血常规：血红蛋白下降，血比容升高；②尿常规：尿比重升高、尿酮体阳性；③血清电解质紊乱：可出现低钠血症、低钾血症、代谢性低氯性碱中毒；④肝功能检查：部分患者可出现肝酶升高。

4．鉴别诊断：妊娠剧吐是排除性诊断，尤其是中孕期起病的病例，必须除外其他可能引起过度呕吐的疾病情况，包括消化系统疾病、甲状腺功能亢进、高钙血症、双胎妊娠、葡萄胎、药物反应、神经前庭疾病等；妊娠剧吐还需与糖尿病酮症酸中毒鉴别。

5．妊娠剧吐的并发症：包括营养不良和维生素缺乏、韦尼克脑病、低钠血症和脑桥中央髓鞘溶解症、抑郁状态和心理问题、血栓形成、食管-贲门黏膜撕裂综合征、不良妊娠结局及胎儿并发症。

【治疗】

妊娠剧吐是多因素起病的综合征，因此没有单一的治疗措施能够起到显著的改善作用，而是需要多种治疗来纠正脱水和电解质失衡、预防已知并发症的发生并且缓解症状。

1．饮食和生活方式调整：少吃多餐，少吃油腻的食物；多次少量地饮水对防止脱水尤其重要；注意避免比较敏感的气味，这对于预防恶心有一定的作用。这些调整可能有助于减轻轻度病例的症状，但是对于重度患者通常不足以防止脱水的发生。

2．静脉补液和电解质：防止和纠正脱水对于妊娠剧吐的治疗是非常关键的。可首选口服补液盐口服散剂[甲类，国基]，开始时50mg/kg，6h内饮完；不能耐受口服补液或有酮症的孕妇应该接受静脉输液和电解质补充。低钠血症可以通过生理盐水或者复方氯化钠纠正。根据血清钠和钾的水平必要时补充氯化钾。

3．补充维生素。

（1）维生素B$_1$口服常释剂型[乙类]/注射剂[甲类，国基]：长期呕吐的孕妇补充维生素B$_1$能够预防韦尼克脑病。能够耐受口服的孕妇可以通过口服补充；不能耐受口服的孕妇应该通过其他途径补充，如维生素B$_1$注射剂$^{[甲类，国基]}$，每次100mg，肌内注射，每天1次。

（2）维生素B$_6$注射剂$^{[甲类]}$：每次200mg，静脉滴注，每天1次。

4. 营养支持。

（1）肠内营养：重度妊娠剧吐患者可以通过鼻肠管进行有效的肠内营养支持。

（2）全肠外营养：在危及生命的严重妊娠剧吐病例中，全肠外营养能够安全快速地提供维持孕妇营养和胎儿生长所需的营养物质。

5. 尽可能不用止吐药。

6. 心理支持：所有妊娠剧吐患者都应该定期得到鼓励、正面消息和情绪支持，认为恶心呕吐是孕期的"正常现象"的孕妇也能得到较好的疾病转归。某些病例在必要情况下需要心理治疗。

7. 终止妊娠：在极罕见的情况下，所有治疗措施都无效，而孕妇的情况进展危及生命时，终止妊娠是唯一的根本疗法。

【注意事项】

1. 妊娠剧吐没有特异性治疗措施，防止和纠正脱水及电解质失衡是关键。

2. 由于全肠外营养可有严重的不良反应，如血栓形成、代谢紊乱和感染性并发症，因此使用前须谨慎评价必要性，仅当所有其他治疗措施都无效时才采用。

# 第二十节　早期先兆流产

【概述】

早期先兆流产是指妊娠12周前，出现少量阴道流血，常伴有阵发性下腹痛，妇科检查宫颈口未开，妊娠产物未排出，子宫与妊娠周数相符，妊娠有希望继续者。

【诊断】

1. 症状和体征：有停经史，且妊娠12周以内出现阴道流血或血性分泌物，或无停经史但出现不规则阴道流血。出血常为暗红色或为血性分泌物，阴道流血量常少于月经量，无妊娠产物排出。流血后数小时至数日可出现轻微下腹痛或腰骶部胀痛，有时仅有腰酸或小腹坠胀感。

2. 辅助检查：妇科检查示血液来自宫腔，宫口未开，未见妊娠产物堵塞于宫颈口。子宫大小与停经时间相符。尿妊娠试验或血HCG阳性。B超提示宫内妊娠，胚胎胎心搏动正常；若停经时间短，B超显示孕囊未见胎心搏动者，于1~2周后复查B超可见胎芽及心管搏动。

3. 鉴别诊断：需与来自宫颈或阴道的出血、异位妊娠、难免流产、稽留流产、滋养细胞疾病等鉴别。

【治疗】

1. 一般治疗：①卧床休息，减少活动，禁止性生活，予以足够的营养支持；②给予叶酸、各种微量元素及矿物质；③注意心理护理，保持愉悦的心情和稳定的情绪。

2. 黄体酮注射剂[甲类, 国基]，每次20~40mg，肌内注射，每天1次，直至症状消失；或黄体酮胶囊[非]，口服，每次100mg，每天2~3次。

3. 绒促性素注射剂[甲类, 国基]：常规用法，每次2 000IU皮下注射，每1~3天1次。

4. 其他药物治疗：可选择使用保胎中药，对精神紧张者可给予少量对胎儿无害的镇静剂，出血时间长者可给予抗菌药物预防感染，可按需适当给予止血药等。

5. 治疗其他与流产相关的并发症，如全身内分泌疾病、自身免疫性疾病等。

【注意事项】

1. 注意选择对胎儿无害的药物。

2. 用药期间应注意阴道流血及腹痛情况，定期复查B超。若B超检查提示胚胎发育不良，则应给予相应处理，包括终止妊娠。

# 第二十一节　绝经综合征

【概述】

绝经综合征是指妇女绝经前后由于性激素波动或减少而出现的一系列躯体及精神心理症状。绝经可分为两种：①自然绝经，是指卵巢内卵泡生理性耗竭

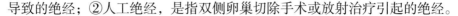

导致的绝经；②人工绝经，是指双侧卵巢切除手术或放射治疗引起的绝经。

【诊断】

1. 症状和体征：①月经紊乱；②血管舒缩症状：主要表现为潮热；③自主神经失调症状，如心悸、眩晕、头痛、失眠、耳鸣等；④精神神经症状，如注意力不集中，记忆力减退，以及激动易怒、焦虑不安或情绪低落、抑郁、不能自我控制等情绪症状；⑤泌尿生殖系统症状，如阴道干燥、性交困难、反复尿道感染；⑥骨质疏松。症状出现在绝经期前后。

2. 实验室检查：血清FSH＞10U/L，提示卵巢储备功能下降；血清FSH＞40U/L并且$E_2$＜10~20pg/mL，提示卵巢功能衰竭。

3. 鉴别诊断：排除与上述症状相关的其他器质性病变、甲状腺疾病及精神疾病。

【治疗】

1. 一般治疗：鼓励患者锻炼身体，增加日晒时间，摄入足量蛋白质及含钙丰富的食物；对出现精神神经症状的患者进行心理治疗，必要时予适量镇静药帮助睡眠。

2. 激素补充治疗（HRT）。

（1）有适应证且无禁忌证时选用。适应证：绝经相关症状，可预防骨质疏松。禁忌证：绝对禁忌证包括已有或可疑乳腺癌、子宫内膜癌、生殖道异常出血、6个月内活动性血栓疾病、重症肝脏疾病等，孕激素禁用于脑膜瘤；相对禁忌证包括心脏病、偏头痛，以及有肝胆病史、子宫内膜癌史、血栓性疾病史、乳腺良性疾病和乳腺癌家族史等。

（2）制剂及剂量：剂量和用药方案应个体化，使用最小有效剂量。

雌激素制剂：应用雌激素原则上应选择天然制剂。①戊酸雌二醇口服常释剂型[乙类]：口服，每次0.5~2mg，每天1次；②结合雌激素口服常释剂型[乙类]：口服，每次0.3~0.625mg，每天1次；③17β-雌二醇经皮贴膜[非]：经皮剂型，包括雌二醇贴片[非]（推荐使用1/2贴，每周更换1次）和雌二醇凝胶[乙类]（每天经皮涂抹1.5g）；经阴道剂型包括结合雌激素软膏[非]、普罗雌烯阴道胶囊[乙类]、普罗雌烯软膏剂[乙类]、普罗雌烯阴道片[乙类]、雌三醇[非]乳膏等；④尼尔雌醇口服常释剂型[乙类，国基]：为合成长效雌三醇衍生物，口服，每次1~2mg，每2周1次。

组织选择性雌激素活性调节剂：替勃龙口服常释剂型[乙类]，口服，每次

1.25~2.5mg，每天1次。

孕激素制剂：天然孕激素包括微粒化黄体酮[非]，口服，每次100~300mg，每天1次；合成孕激素包括地屈孕酮口服常释剂型[乙类]，口服，每次10~20mg，每天1次，醋酸甲羟孕酮口服常释剂型[甲类，国基]，口服，每天2~6mg。建议使用天然孕激素或最接近天然孕激素的合成孕激素。

（3）用药方案及途径。①雌孕激素序贯治疗：适用于绝经早期仍有月经来潮的妇女，雌激素每周期应用21~25天，后10~14天加用孕激素。②雌孕激素连续治疗：适用于绝经多年的妇女，每天同时口服雌激素及孕激素。③单用雌激素治疗：适用于子宫已切除的妇女。④单用孕激素治疗：适用于绝经过渡期功能失调性子宫出血。

（4）用药时间：使用最小有效剂量短时间给药，明确收益大于风险后才可以继续应用，治疗以3~5年为宜；应缓慢逐步停药，以防止症状复发。

3. 非激素类药物治疗。

（1）选择性5-羟色胺再摄取抑制剂：帕罗西汀口服常释剂型[甲类，国基]，早晨口服，每次20mg，每天1次，可有效改善血管舒缩症状及精神神经症状。

（2）钙剂：可缓解骨质丢失。

（3）维生素D：与钙剂合用有利于钙的吸收。可口服碳酸钙$D_3$口服常释剂型[乙类]，每次1片（含碳酸钙1.5g、维生素$D_3$ 125U），每天1次。

【注意事项】

1. 性激素副作用：雌激素可引起乳房涨、白带多、头痛、水肿，孕激素可引起抑郁、易怒、乳房胀痛、浮肿。

2. 子宫出血：必须重视，必要时行诊断性刮宫排除子宫内膜病变。

3. 子宫内膜癌：长期单独使用雌激素可增加子宫内膜异常增殖和子宫内膜癌的风险。

4. 乳腺癌：雌孕激素联合应用超过5年可增加乳腺癌的发病风险。

（编写：王子莲　牛　刚　校对：肖大立　严鹏科　何艳玲）

# 第十六章　耳鼻咽喉科疾病

## 第一节　咽　　炎

### 一、急性咽炎

【概述】

急性咽炎是咽部黏膜及黏膜下组织的急性非特异性炎症，常累及咽部淋巴组织。多继发于急性鼻炎、急性扁桃体炎之后，或为上呼吸道感染之一部分。亦可为全身疾病的局部表现或为急性传染病的前驱症状。病原体为细菌或病毒，约各占一半，严重者可为混合感染。秋、冬、春三季多发。

【诊断】

1. 病史：一般有受凉、过劳等致全身抵抗力下降史。

2. 症状：起病较急，以咽部局部症状为主，初始咽干、咽喉灼热，继而咽痛，吞咽时加重，疼痛可放射至耳部。有时有全身不适、关节酸痛、头痛、食欲不振等，但全身症状较轻，可有不同程度的发热。一般病程为4~7天。

3. 体征：咽部急性充血、水肿，可有点状或片状渗出物。

4. 实验室检查：白细胞计数因病原体的不同可升高或正常，咽拭子培养出致病菌可作为诊断依据。

5. 鉴别诊断：急性咽炎根据病史、症状、体征诊断并不困难，但应与麻疹、流行性感冒、猩红热、传染性单核细胞增多症、白血病性咽峡炎相鉴别。

【治疗】

1. 一般治疗：去除病因，隔离患者，以防传染他人。患者应卧床休息，进流食，多饮水，保持大便通畅。头痛发热明显者可服用阿司匹林口服常释剂型[甲类,国基]等解热镇痛药，口服，成人每次0.3~0.6g，每天3次，儿童每次按体重5~10mg/kg，必要时用。

2. 局部治疗：咽部可用复方硼砂外用液体剂[甲类]含漱或含服喉片，以助咽喉部炎症消退。颈淋巴结肿大疼痛可局部热敷。

3. 抗菌药物和抗病毒治疗：一般无须使用抗菌药物。如病情需要，考虑因细菌引起，可选用青霉素类抗菌药物，用量依病情而定。如静脉滴注，成人用青霉素G注射剂[甲类,国基]240万~480万U，每天给药2~4次，用2~3天，或口服青霉素类抗菌药物（如阿莫西林口服常释剂型[甲类,国基]，0.5~1g，每天3次，服用3~5天）或头孢类抗菌药物（如头孢呋辛酯口服常释剂型[甲类,国基]，0.25~0.5g，每天2次，服用3~5天），如为病毒所致，可选用利巴韦林（每次400mg，每天2次）等。

4. 中医中药治疗：清热解毒颗粒[甲类,国基]，口服，每次18g，每天3次；克感利咽合剂[非]，口服，每次20mL，每天3次；清热消炎宁[国基]，口服，每次2~4粒，每天3次。

【注意事项】

1. 考虑为病毒所致者，一般无须使用抗菌药物。如因细菌引起或合并细菌感染，可用青霉素类、头孢类等抗菌药物。

2. 青霉素类抗菌药物应用前应按规定进行皮试，过敏者禁用青霉素类抗菌药物。

## 二、慢性咽炎

【概述】

慢性咽炎是咽部黏膜、黏膜下及淋巴组织的弥漫性慢性炎症。常为上呼吸道慢性炎症的一部分。多见于成年人，病程长，症状迁延，病情顽固。

【诊断】

1. 病史：急性咽炎反复发作史。致病因素主要包括生活及工作环境的影响，如长期接触刺激性粉尘、有毒有害气体等，或某些职业的影响，如教师、话务员等讲话过多的职业。进食辛辣食物过多、烟酒过量亦可致病。

2. 症状：一般无明显全身症状，但咽部有异物感、痒感、烧灼感、干燥感等不适症状。

3. 体征：咽部黏膜充血，咽后壁、扁桃体表面、软腭缘尤其明显，多呈暗红色。咽后壁淋巴滤泡增生，充血扩张的血管变成网状，或相互融合成团块状突起，咽侧索淋巴组织增生时，腭咽弓之后常有条索状红肿皱襞，使咽腔显得相对缩窄，有时可见淋巴顶部覆有黄白色小点，咽后壁表面可有黏脓性分泌物。

【治疗】

1．一般治疗：去除病因，改善工作和生活环境。少进食辛辣食物，戒烟酒，以减少对咽部黏膜的刺激。及时处理原发疾病，如慢性鼻炎、鼻窦炎等疾病。增强体质，提高抵御疾病的能力。

2．局部对症治疗：使用含漱液漱口，如复方硼砂外用液体剂[甲类]、西吡氯铵外用液体剂[乙类]等，能起到收敛消炎、清洁爽口等作用。或含服喉片、药物雾化吸入等。

3．全身治疗：口服维生素A口服常释剂型[乙类]、维生素$B_2$口服常释剂型[甲类，国基]、维生素C口服常释剂型[乙类]、维生素E[非]以维持黏膜上皮的正常功能，减轻咽部干燥不适。

4．中医中药治疗：口炎清颗粒[甲类]，口服，每次2袋，每天1~2次；喉疾灵胶囊[非]，口服，每次3~4粒，每天3次；穿心莲胶囊[甲类]，口服，每次2~3粒，每天3~4次。

【注意事项】

一般无须使用抗菌药物，治疗时注意去除病因。

# 第二节 喉 炎

## 一、急性喉炎

【概述】

急性喉炎是指喉黏膜的急性卡他性炎症。

【诊断】

1．病史：起病前患者常有上呼吸道感染、用声不当或有害气体吸入等病史。

2．症状：起病较急，主诉声嘶，声带休息后缓解不明显。可同时有喉痛、发音时加重，咳嗽咳痰。

3．辅助检查：间接喉镜检查见喉黏膜弥漫充血，尤其以声带充血明显，且双侧对称，有时可见声带黏膜下出血等，一般可明确诊断。

4．鉴别诊断：需与喉结核、喉白喉等鉴别。

【治疗】

1. 声带休息：非常重要。避免耳语，因耳语仍达不到使声带休息的目的。

2. 中成药局部治疗可用开喉剑喷雾剂[乙类]，雾化吸入，每天2~3次，每次1~2喷。

3. 抗炎：有细菌感染时使用敏感抗菌药物，多选用青霉素类（如阿莫西林口服常释剂型[甲类,国基]，口服，每次0.5~1g，每天3次，服用3~5天）或头孢类抗菌药物（如头孢呋辛口服常释剂型[甲类,国基]，口服，每次0.25~0.5g，每天2次，服用3~5天），严重者，成人用青霉素G注射剂[甲类,国基]，静脉滴注，每次240万~960万U，每天2~4次，酌情用2~3天。声带肿胀明显时可给予泼尼松等类固醇皮质激素类药物（如泼尼松口服常释剂型[甲类,国基]，口服，每次15~30mg，每天早上1次，服用3~5天），严重者可用地塞米松注射剂[甲类,国基]，静脉滴注，每次10mg，每天1次，酌情用2~3天。

【注意事项】

1. 青霉素类抗菌药物应用前应按规定进行皮试，过敏者禁用青霉素类抗菌药物。

2. 须注意患者的呼吸情况，小儿急性喉炎常伴"空空"样咳嗽和吸入性呼吸困难，若不及时诊治，可致患儿缺氧甚至窒息，危及生命，应及时诊断，合理处理，必要时转上级医院处理。

3. 激素类药物的应用，须注意避免并发症的发生。以下情况忌用糖皮质激素：抗菌药物不能控制的病毒、真菌等感染，以及活动性结核病、胃或十二指肠溃疡、严重高血压、动脉硬化、糖尿病、角膜溃疡、骨质疏松、妊娠、创伤或手术修复期、骨折、肾上腺皮质功能亢进症、严重的精神病和癫痫、心或肾功能不全等。

## 二、慢性喉炎

【概述】

慢性喉炎是指由非特异性细菌感染或用声不当等引起的喉部慢性炎症。炎症可波及黏膜、黏膜下层及喉内肌，根据病变程度的不同，可分为慢性单纯性喉炎、慢性肥厚性喉炎、慢性萎缩性喉炎。

**【诊断】**

1. 症状：患者有长期声嘶病史，大多数患者在声休一段时间后可以得到改善，但讲话多了声嘶又加重。患者多有用声不当的情况存在。患者还可有喉部异物感、干燥感及喉部分泌物增加等症状。

（1）慢性单纯性喉炎：喉黏膜弥漫充血，轻度肿胀，声带由正常的珠白色变为淡红色，声带表面有时可见黏痰。

（2）慢性肥厚性喉炎：以室带肥厚多见，肥厚的室带可遮盖声带。声带也会变得肥厚，边缘变钝，向中线靠拢时有缝隙，呈声门闭合不全状，严重者双侧声带前端靠在一起，声门无法全部打开。

（3）慢性萎缩性喉炎：喉黏膜变薄、干燥，声带变薄，张力减弱，声门闭合时有梭形裂隙，杓间区、声门下区可见痂皮。

2. 辅助检查：若患者有长期声嘶，结合间接喉镜检查所见可做出诊断。

3. 鉴别诊断：引起声嘶的疾病较多，临床上需与以下疾病鉴别：声带结节、声带息肉、声带麻痹、喉结核、喉梅毒、喉白喉、喉癌、喉外伤、癔病性失声及喉异物等。

**【治疗】**

1. 去除病因为本病治疗之关键：避免过度用声，指导患者采用正确的发声方法，戒除烟酒，改善工作环境，积极治疗慢性鼻炎、鼻窦炎及慢性气管支气管炎等邻近器官病变。

2. 中医中药治疗：穿心莲胶囊[甲类]，口服，每次2~3粒，每天3~4次；喉疾灵胶囊[非]，口服，每次3~4粒，每天3次。中成药局部治疗可用开喉剑喷雾剂[乙类]，每天2~3次，每次1~2喷。

**【注意事项】**

1. 一般无须服用抗菌药物，治疗上去除病因及声休是关键。

2. 激素类药物的应用，须注意避免并发症的发生（参见"急性喉炎"部分）。

3. 注意庆大霉素的不良反应（如耳毒性反应、肝肾功能减退、神经系统症状、过敏反应、白细胞低下等）及药物相互作用（庆大霉素与强利尿药如呋塞米、依他尼酸等联用可加强耳毒性，与其他有耳毒性的药物如红霉素等联合应用可能加强耳毒性，与右旋糖酐联用可增加肾毒性等）。

# 第三节 鼻　　炎

## 一、急性鼻炎

**【概述】**

急性鼻炎是病毒引起的鼻黏膜的急性感染性炎症，常波及咽喉部黏膜，俗称"伤风"或"感冒"。其有别于流行性感冒，故又称"普通感冒"。

**【诊断】**

1. 症状：常有1~4天的潜伏期，早期有鼻腔瘙痒、干燥，频发喷嚏，全身疼痛、畏寒，食欲减退等症状。1~2天后可渐加重，出现鼻塞、流清鼻分泌物、咽喉疼痛、头痛、全身轻度或中度发热、四肢酸软无力。严重时可有严重鼻塞、张口呼吸、鼻分泌物转为黏性等。症状多于1~2周内得到缓解。若10~15天后症状无减轻或明显加重，出现大量黏脓性鼻分泌物，此时多伴发急性鼻窦炎。

2. 体征：体温一般为37~38℃。可有颈部淋巴结肿大、压痛。鼻腔黏膜急性充血肿胀、下鼻甲尤显，下鼻道或总鼻道可见多量水样或黏性分泌物。

**【治疗】**

1. 全身治疗。

（1）适当休息，注意保暖，多饮水，进食易消化食物，疏通大小便。

（2）缓解发热、头痛等全身症状：阿司匹林口服常释剂型[甲类, 国基]，口服，每次0.3~0.5g，每天3次，可缩短病程。

（3）中药制剂：板蓝根颗粒[甲类, 国基]，口服，每次5~10g，每天3~4次；银翘片[乙类]，口服，每次4~8片，每天2次；鼻渊舒口服液[乙类]，口服，每次10mL，每天2~3次，7天为1个疗程，或鼻渊舒胶囊[乙类]，口服，每次3粒，每天3次。

（4）抗病毒药：可用利巴韦林口服常释剂型[甲类, 国基]，口服，每次400mg，每天2次。

（5）出现黏脓性鼻分泌物时，可考虑口服青霉素类抗菌药物（如阿莫西林口服常释剂型[甲类, 国基]，口服，每次0.5~1g，每天3次，服用3~5天）或头孢类抗菌药物（如头孢呋辛酯口服常释剂型[甲类, 国基]，口服，每次0.25~0.5g，每天2次，服用3~5天）。

2．局部治疗。

（1）使用鼻喷激素，如丙酸氟替卡松鼻喷雾剂[国基]：鼻腔喷入，每个鼻孔各2喷，每天早晨1次（总量200μg）；或糠酸莫米松鼻喷雾剂[国基]，鼻腔喷入，每侧鼻孔2揿（每揿为50μg），每天1次（总量为200μg），可减轻局部炎症反应。

（2）使用鼻腔减充血剂：羟甲唑啉吸入剂[乙类，国基]，鼻腔吸入，每次1喷，每天1次，或使用滴鼻剂[乙类，国基]，滴鼻，每次一侧1~3滴，早、晚各1次，可消除黏膜肿胀，有利于鼻腔、鼻窦通气和引流；呋麻滴鼻剂[乙类]或滴通鼻炎水[非]，每次1~3滴，每天3~4次，使用应少于7天。

【注意事项】

1．本病多由病毒所致，早期一般无须使用抗菌药物。如合并细菌感染，可用青霉素类、头孢类等抗菌药物。

2．鼻腔减充血剂如呋麻滴鼻液使用时间不宜超过1周，以免引起"反跳"。

## 二、慢性鼻炎

【概述】

慢性鼻炎是鼻黏膜和黏膜下层的慢性炎症。临床上多将其分为单纯性鼻炎、肥厚性鼻炎和萎缩性鼻炎等。常无明确的致病菌感染。病程常超过4周。

【诊断】

1．慢性单纯性鼻炎症状和体征：间歇性、交替性的鼻塞和鼻分泌物增多，可伴嗅觉下降、闭塞性鼻音、头闷，甚至发作性头痛。局部检查可提示双侧下鼻甲黏膜肿胀，表面光滑，用探针触之柔软，压之立即出现凹陷，去除压迫后迅速恢复原状，对血管收缩剂反应良好。中鼻甲和鼻中隔黏膜亦可出现肿胀。鼻腔可见黏性分泌物。

2．慢性肥厚性鼻炎症状和体征：持续性鼻塞和鼻分泌物增多、黏稠，嗅觉下降、闭塞性鼻音和头闷等症状更加严重。局部检查提示双侧下鼻甲黏膜肿胀、充血呈暗红色，表面凸凹不平，可呈桑椹样改变。探针触之坚实，可出现水肿性凹陷，对血管收缩剂反应差。鼻分泌物呈黏性。

3．萎缩性鼻炎症状和体征：鼻干、鼻塞、鼻出血、嗅觉减退和头痛都是常见的临床表现。鼻腔变宽大，鼻道存积黄绿色脓性分泌物结痂，散发出特殊的臭味。萎缩性鼻炎应与鼻腔特殊性感染如结核、梅毒、麻风和鼻硬结病等相鉴别。

【治疗】

1. 对于慢性单纯性鼻炎和慢性肥厚性鼻炎，应首先积极消除全身和局部可能的致病因素。局部应用鼻喷激素是目前临床上常用的治疗方法。短期应用减充血剂可减轻鼻塞症状。如1%的呋麻滴鼻剂[乙类]，滴鼻，每次2~4滴，每天3~4次，使用不宜超过7天。慢性肥厚性鼻炎较慢性单纯性鼻炎对药物治疗的反应差。慢性肥厚性鼻炎还可考虑手术和低温等离子消融等方法治疗。

2. 萎缩性鼻炎以对症治疗为主。多采取鼻腔盥洗（每天1次）、雾化吸入和营养支持治疗（口服维生素A、维生素B、维生素C、维生素D、维生素E、维生素K，尤其是维生素A、维生素B$_2$、维生素E）。此外，复方薄荷脑[非]（滴鼻，每次2~3滴，每天3~4次）也有一定疗效。如病变严重，还可采用手术治疗。

【注意事项】

1. 应积极发现并解除全身和局部的致病因素。

2. 避免长期使用鼻腔减充血剂滴鼻如呋麻滴鼻液，慎用羟甲唑啉滴鼻液[非]，防止药物性鼻炎的发生。

## 三、变应性鼻炎

【概述】

变应性鼻炎是特应性个体接触过敏原后，由IgE介导的以组胺为主的多种炎症介质得到释放，从而导致免疫活性细胞和促炎细胞及细胞因子参与的鼻黏膜的慢性炎症反应性疾病。常见的过敏原包括吸入性的尘螨、真菌、宠物毛发，食物中的蛋白质，大气污染物和阿司匹林等。变应性鼻炎与哮喘关系密切，是哮喘的一个危险因素。

【诊断】

1. 症状：本病以鼻痒、阵发性喷嚏连续发作、大量水样鼻涕、鼻塞和嗅觉减退为主要临床症状，同时亦可伴有眼痒、咽喉不适、听力障碍等临床症状。按病程分为间歇性变应性鼻炎和持续性变应性鼻炎，按发作时间分为常年性变应性鼻炎与季节性变应性鼻炎。

2．体征：常年性变应性鼻炎患者鼻黏膜苍白、充血或呈浅蓝色。季节性变应性鼻炎患者在花粉播散期鼻黏膜常明显水肿，尤以下鼻甲最为明显。用1%~3%的麻黄碱可使肿胀充血的下鼻甲缩小，但严重水肿的鼻黏膜则反应较差。

3．辅助检查和实验室检查：

（1）皮肤点刺试验：对诊断特异性的变态反应价值很高。

（2）血清过敏原特异性IgE测定：其诊断价值与皮肤点刺试验相似，但体外检测更为安全、可靠。

（3）鼻黏膜激发试验：变应性鼻炎患者通常为阳性。

（4）鼻分泌物嗜酸性粒细胞检测：变应性鼻炎患者通常为阳性。

【治疗】

1．鼻喷糖皮质激素可有效减轻局部炎症反应。

2．抗组胺药物：①氯雷他定口服常释剂型[甲类，国基]：成人和12岁以上儿童，每次10mg，每天1次；2~12岁儿童，体重＞30kg者，每天1次，每次10mg，体重≤30kg者，每天1次，每次5mg。②氯苯那敏口服常释剂型[甲类，国基]：口服，成人每次4mg，每天3次，小儿每天0.35mg/kg，分3~4次服。

3．鼻塞严重者可短期使用减充血剂：1%的呋麻滴鼻剂[乙类]，滴鼻，每次2~4滴，每天3~4次，使用不宜超过7天。

【注意事项】

1．氯苯那敏用药注意：癫痫患者、婴儿及哺乳期妇女禁用，高空作业、机器操作者禁用。幽门梗阻、前列腺肥大、膀胱梗阻、青光眼、甲亢及高血压患者慎用。老年患者使用本品易致头晕、头痛、低血压等，故亦应慎用。

2．同时服用酮康唑、大环内酯类抗菌药物、西咪替丁、茶碱等药物会提高氯雷他定在血浆中的浓度，应谨慎合用。其他已知能抑制肝脏代谢的药物，在未明确与氯雷他定相互作用前应谨慎合用。

3．避免长期使用减充血剂滴鼻，以免引起药物性鼻炎。

# 第四节 鼻 窦 炎

## 一、急性鼻窦炎

【概述】

急性鼻窦炎多继发于急性鼻炎，病程在12周以内，是鼻窦黏膜的急性炎症，严重者可累及骨质。由于鼻窦与眼眶及颅底相邻，故当病情严重而出现并发症时常累及眼部及颅内。常见的致病菌包括肺炎链球菌、流感嗜血杆菌等。急性鼻窦炎的治疗原则是积极抗感染，促进通气引流，预防并发症。

【诊断】

1. 症状：急性起病，继发于上呼吸道感染或急性鼻炎之后，有鼻塞、流脓涕、嗅觉下降，伴有发热、畏寒及全身不适等症状。头痛和局部疼痛也是常见的症状。

2. 体征：鼻黏膜充血，中鼻道或嗅裂见脓性分泌物。鼻窦区压痛。

3. 辅助检查：鼻窦CT可辅助诊断。

【治疗】

1. 一般治疗：注意休息，多饮水或进高营养流质饮食；对症处理，如发热、头痛或局部疼痛较重时，可使用解热镇痛药。

2. 抗菌药物：口服青霉素类抗菌药物，如阿莫西林口服常释剂型[甲类, 国基]，口服，每次0.5~1g，每天3次，或头孢类抗菌药物，如头孢呋辛酯口服常释剂型[甲类, 国基]，口服，每次0.25~0.5g，每天2次，疗程不少于2周，在脓性分泌物消退后再用药1周。病情较重时可静脉滴注青霉素类或头孢类抗菌药物。成人用青霉素G注射剂[甲类, 国基]，静脉滴注，每次240万~480万U，每天分2~4次给药，或头孢曲松注射剂[甲类, 国基]，静脉滴注，成人每次1~2g，每天1次，溶于生理盐水、5%或10%的葡萄糖注射剂[甲类, 国基]40mL中，至少30min内滴入；儿童用头孢曲松，一般每24h给药20~80mg/kg，分2次用，3天后可酌情改口服抗菌药物。

3. 局部用药：鼻喷激素可有效减轻炎症反应。局部应用减充血剂可缓解鼻塞。1%的麻黄素溶液[非]滴鼻，每次2~4滴，每天3~4次，使用不宜超过7天。盐酸羟甲唑啉滴鼻液[乙类, 国基]，滴鼻，每次一侧1~3滴，早、晚各1次。

4．上颌窦穿刺：急性鼻源性上颌窦炎无并发症者，在全身症状消退、局部炎症基本控制、化脓已趋局限化时，可行上颌窦穿刺冲洗法，亦可于冲洗后向窦内注射抗菌药物或类固醇激素。

5．物理治疗：超声雾化或蒸汽吸入、红外线照射、超短波电疗、电透热法和局部热敷等物理疗法，对改善局部血液循环、促进炎症消退或减轻症状均有帮助。

【注意事项】

1．青霉素类抗菌药物应用前应按规定进行皮试，过敏者禁用青霉素类抗菌药物，慎用头孢类抗菌药物。

2．抗菌药物疗程不少于2周，可在脓性分泌物消退后再用药1周。

3．鼻腔减充血剂如呋麻滴鼻液使用不宜超过7天，以免引起"反跳"。

## 二、慢性鼻窦炎

【概述】

慢性鼻窦炎是由多种因素单独或交叉长期作用下所引起的鼻窦和/或鼻腔黏膜的慢性炎症性疾病，病程持续12周以上。按照发生的位置可分为单鼻窦炎、多鼻窦炎、全鼻窦炎。按照是否伴有鼻息肉，可将慢性鼻窦炎分成伴鼻息肉的慢性鼻窦炎和不伴鼻息肉的慢性鼻窦炎。

【诊断】

1．症状：鼻塞、流脓涕、嗅觉障碍、头痛、视觉障碍等。

2．体征：前鼻镜检查示鼻黏膜充血、肿胀，可有鼻腔解剖异常，中鼻道或者嗅裂有黏膜息肉样变性或者有鼻息肉；中鼻道或者嗅裂可见分泌物积聚，若中鼻道见脓性分泌物，多提示为前组鼻窦炎，后组鼻窦炎脓液多位于嗅裂，或积蓄于鼻腔后段、流入鼻咽部。若怀疑鼻窦炎但检查未见鼻道有分泌物者，可用1%的麻黄素收缩鼻黏膜并做体位引流，以协助诊断。

3．鼻内镜检查：除可清楚、准确判断上述各种病变及其部位外，还可发现经前鼻镜不能窥视的其他病变，如窦口及其附近区域的微小病变和上鼻道、蝶窦口的病变。

4．口腔和咽部检查：牙源性上颌窦炎者同侧上列前磨牙或第1、第2磨牙可能存在病变，后组鼻窦炎者咽后壁可见脓液或干痂附着。

5．鼻窦CT可协助诊断。

【治疗】

1. 全身用药：

（1）抗菌药物：对于明确感染性病因，或合并有感染因素的慢性鼻窦炎，应使用足量、足疗程的抗菌药物，用法同急性鼻窦炎。疗程3~4周，脓涕消失后再用药1周较为稳妥。

（2）黏液促排剂：可稀释脓性分泌物，改善纤毛活性。

2. 局部用药：

（1）局部应用糖皮质激素（鼻喷激素）。

（2）应用减充血剂。

（3）鼻腔冲洗：用35~40℃的无菌温生理盐水或高渗盐水经特制的器皿，直接进行鼻腔冲洗，可以达到清洗鼻腔、改善黏膜环境的目的。

3. 局部治疗。

（1）上颌窦穿刺冲洗：一般每周1~2次，冲洗至再无脓液冲出。

（2）鼻窦置换治疗：可用于慢性鼻窦炎急性发作时。

（3）鼻内镜下吸引。

4. 鼻内镜手术以解除鼻腔鼻窦解剖学异常造成的机械性阻塞，切除不可逆的病变，恢复鼻腔、鼻窦的通气和引流，尽可能地保留可以恢复正常的黏膜和鼻腔、鼻窦的正常结构为原则。

【注意事项】

长期使用鼻腔减充血剂会对黏膜纤毛系统的形态与功能造成破坏，且慢性鼻窦炎的鼻腔鼻窦黏膜及黏膜下组织以组织间质水肿、增生为主，而非单纯血管扩张，故减充血剂作用不大，除伴有急性感染发作、鼻塞症状非常明显时，一般很少使用。具体使用方法同急性鼻窦炎。

【附】

局部糖皮质激素是目前治疗慢性鼻窦炎的最重要的一线药物，有强大的抗炎、抗水肿效应，无论病因是感染还是变态反应、病变程度如何、病变范围大小、是否伴有鼻息肉、术前还是术后，都可作为主要用药。使用时间在3个月以上，若功能性鼻内镜术后鼻窦黏膜上皮化或者患者症状消失，则继续使用1~2个月。对于局部激素的选择，要注意药物的受体亲和力、生物利用度、局部副作用等。目前国内使用的糠酸莫米松吸入剂[乙类，国基]、布地奈德吸入剂[乙类，国基]、丙酸氟替卡松鼻喷雾剂[国基]等，就目前的文献资料显示，长期使用均比较安全、有效，局部和全身副作用较小。

# 第五节　外耳道炎

## 一、急性外耳道炎

### 【概述】

急性外耳道炎在潮湿的热带地区发病率很高，多因游泳、冲洗外耳道、中耳炎症分泌物浸渍或挖耳损伤皮肤并发细菌感染所致。外耳道湿疹、糖尿病亦可为诱因。致病菌多为金黄色葡萄球菌、溶血性链球菌、铜绿假单胞菌等。

### 【诊断】

1. 症状：①疼痛：发病初期耳内有灼热感，随着病情的发展，耳内出现胀痛，疼痛逐渐加剧，甚至坐卧不宁，咀嚼或说话时加重。②分泌物：随着病情的发展，外耳道有分泌物流出，并逐渐增多，初期是稀薄的分泌物，后逐渐变稠成脓性。

2. 体征：耳屏压痛和耳廓牵引痛。外耳道弥漫性充血、肿胀、潮湿，有时可见小脓疱。外耳道内可见分泌物，早期是稀薄的浆液性分泌物，后期变稠或为脓性。鼓膜可大致正常。如病情严重，耳廓周围可水肿，耳周淋巴结肿胀或压痛。

### 【治疗】

1. 清洁外耳道，保证局部清洁、干燥和引流通畅。

2. 氧氟沙星滴耳剂[甲类，国基]：滴耳，成人每次6~10滴，每天2~3次。滴耳后进行约10min耳浴，根据症状适当增减滴耳次数。

3. 严重的外耳道炎需全身应用抗菌药物，首选青霉素类或头孢类抗菌药物，用法同急性鼻窦炎，耳痛剧烈者可予止痛药和镇静剂。

### 【注意事项】

1. 氧氟沙星滴耳剂[甲类，国基]：儿童、孕妇、哺乳期妇女慎用，过敏者禁用。

2. 改正挖耳、在脏水里游泳等不良习惯。

## 二、慢性外耳道炎

【概述】

慢性外耳道炎是外耳道皮肤和皮下肤组织的慢性或复发性炎症。多因局部感染、湿疹、皮炎等因素长期得不到控制发展而来。

【诊断】

1. 症状：耳痒不适，不时有少量分泌物流出。如游泳、洗澡时脏水进入外耳道，或挖耳损伤外耳道可转为急性感染，具有急性外耳道炎的临床表现。

2. 体征：外耳道皮肤多增厚，有痂皮附着，撕脱后外耳道皮肤呈渗血状。外耳道内可有少量稠厚的分泌物，或外耳道潮湿，有白色豆渣状分泌物堆积在外耳道深部。

【治疗】

1. 改善耳部卫生状况，清洁外耳道，保证局部清洁、干燥和引流通畅。

2. 保持局部酸性环境。

3. 抗菌药物的使用同急性外耳道炎。

4. 0.3%的氧氟沙星滴耳剂[甲类，国基]：滴耳，成人每次6~10滴，每天2~3次。

# 第六节　外耳道耵聍栓塞

【概述】

外耳道耵聍栓塞是指在外耳道内耵聍聚积过多，形成较硬的团块，阻塞于外耳道内，可影响听力或诱发炎症。

【诊断】

1. 症状：外耳道未完全阻塞者多无症状，可有局部瘙痒感。耵聍完全堵塞外耳道时，耳闷胀不适，伴听力下降，有时可有与脉搏一致的搏动性耳鸣。可伴眩晕，下颌关节活动时可有耳痛。进水后耵聍膨胀可有胀痛，伴感染时疼痛较为剧烈。

2. 体征：耳镜检查外耳道内有棕黑色团块，触之较硬，与外耳道壁可无间隙。听力检查有传导性听力损失。

【治疗】

1．耵聍钩取出法：将耵聍钩沿外耳道后上壁与耵聍之间轻轻插入到外耳道深部，注意不要过深，以防损伤鼓膜，然后轻轻转动耵聍钩钩住耵聍，一边松动，一边缓慢向外拉，将耵聍取出。

2．外耳道冲洗法：所谓外耳道冲洗是指先用滴耳剂完全软化耵聍后用水将耵聍冲出。常用的滴耳剂是3%~5%的碳酸氢钠溶液[甲类，国基]，滴耳每2h滴1次，3天后用温水（水温与体温相近）将耵聍冲出。

3．吸引法：如遇不能用冲洗法取出的耵聍，可在滴耳液软化耵聍后用吸引器慢慢将耵聍吸出。

【注意事项】

1．操作要轻柔，防止损伤外耳道皮肤和鼓膜，如不慎损伤了外耳道皮肤，一定要预防感染。

2．如有外耳道狭窄或急慢性化脓性中耳炎，则不能采用冲洗法。

# 第七节　中　耳　炎

## 一、急性中耳炎

【概述】

急性中耳炎是中耳黏膜的急性普通炎性疾病。多数由细菌急性感染引起，小儿多发。急性中耳炎可分为急性非化脓性中耳炎和急性化脓性中耳炎两大类。儿童的急性中耳炎，无论是化脓性还是非化脓性，绝大多数（约80%以上）与细菌的急性感染有关，在疾病的早期，两者的临床表现极其相似。由于抗菌药物的早期和广泛应用，少数以化脓性开始的中耳炎，以后可发展为非化脓性中耳炎，故目前不少学者将两者不加区分地统称为急性中耳炎。

【诊断】

1．病史：急性上呼吸道感染、鼓膜外伤及婴幼儿喂养不当是急性化脓性中耳炎发生的主要原因，同时某些急性传染病也可以伴发此病。因此，详细询问病史，有助于本病的诊断。

2．症状：急性化脓性中耳炎在发病的不同阶段症状有所不同，鼓膜穿孔前症状较重，穿孔后症状减轻。常见的全身症状有畏寒、发热、怠倦、食欲减退，婴幼儿常伴有呕吐、腹泻等。局部症状包括耳深部痛（搏动性痛或刺痛）、耳闷、听力下降，可伴有耳鸣。穿孔后还会出现耳溢液，初为血水样或脓血性，渐为黏脓性。

3．体征：典型的局部体征可明确诊断。

4．辅助检查和实验室检查：听力检查及血常规分析，可为诊断提供辅助依据。颞骨薄层CT有助于了解疾病的累及范围及程度。

【治疗】

1．一般治疗：减充血剂喷鼻，如1%的麻黄素等，可促进咽鼓管功能恢复。注意休息，饮食宜清淡且容易消化。全身症状较重者应给予支持疗法。婴幼儿呕吐、腹泻时，应注意补液，纠正电解质紊乱。

2．全身足量应用敏感的抗菌药物：常用青霉素类、头孢类、大环内酯类抗菌药物（用法同急性鼻窦炎）。

3．局部治疗。

（1）鼓膜穿孔前的治疗：0.3%的氧氟沙星滴耳剂[甲类，国基]，滴耳，成人每次3~5滴，每天2~3次，可消炎止痛。

（2）鼓膜切开术。

（3）鼓膜穿孔后的治疗：首先用3%的过氧化氢或硼酸水彻底清洗外耳道并拭干。再滴入无耳毒性的抗菌药物滴耳剂，如0.3%的氧氟沙星滴耳剂[甲类，国基]，滴耳，成人每次3~5滴，每天2~3次。

【注意事项】

1．石炭酸甘油滴耳液遇脓液或血水后可释放石炭酸，对鼓膜及鼓室黏膜有腐蚀作用，所以鼓膜穿孔后，应立即停用该药。

2．青霉素过敏者忌用青霉素，慎用头孢类抗菌药物。


## 二、慢性化脓性中耳炎

【概述】

常由急性中耳炎迁延而成，病变累及中耳黏膜、骨膜或深达骨质，可造成不可逆的损伤，常合并慢性乳突炎。致病菌多为变形杆菌、铜绿假单胞菌、大肠杆菌和金黄色葡萄球菌等，以革兰氏染色阴性杆菌或多种细菌混合感染比较多见；以反复耳流脓、鼓膜穿孔和听力下降为主要临床特点，严重者可引起颅内外并发症。

**【诊断】**

1. 病史：长期反复耳流脓、有鼓膜穿孔和听力下降病史是诊断的"三联征"。

2. 症状：耳溢液、听力下降，部分患者可出现耳鸣。根据病理和临床表现，传统上将本病分为3型，即单纯型、骨疡型和胆脂瘤型，各型间一般无阶段性联系，后两型可合并存在。

3. 体征：鼓膜穿孔，从穿孔处可见鼓室内壁黏膜充血、肿胀，或增厚、高低不平，或有肉芽、息肉，大的肉芽或息肉可循穿孔伸展于外耳道，穿孔被遮盖而不可见。鼓室内或肉芽周围及外耳道内有脓性分泌物。

4. 辅助检查：纯音听力测试示传导性或混合性听力损失，程度轻重不一。少数可为重度感音性听力损失。高分辨率CT可提供相关诊断证据。

**【治疗】**

慢性化脓性中耳炎的治疗原则为消除病因、控制感染、清除病灶、通畅引流、预防并发症及尽力重建听力。

1. 非手术治疗。

（1）对流脓已停止，耳内完全干燥，鼓膜小穿孔，听力损失轻微者，可仅禁水入耳，预防感染，穿孔的鼓膜或可自动修复。

（2）对于单纯型者，局部药物治疗类似于急性中耳炎。

（3）急性发作期用药同急性中耳炎。

2. 手术是治疗慢性化脓性中耳炎的有效方法。单纯型如遗留久不自愈的鼓膜穿孔，或其他类型的病例，均主张尽早施行手术。

# 第八节　梅 尼 埃 病

**【概述】**

梅尼埃病是以膜迷路积水为基本病理改变，以发作性眩晕、听力下降、耳鸣和耳内胀闷感等症状为临床特征的病因不明的内耳疾病，发病率为（8~157）/10万，男女发病率无明显差别。

**【诊断】**

1. 症状：反复发作的旋转性眩晕，持续20min至数小时，至少发作2次以上，常伴恶心、呕吐、平衡障碍。无意识丧失。可伴水平或水平旋转型眼震。

至少一次纯音测听为感音神经性听力损失。早期低频听力下降，听力波动，随着病情进展听力损失逐渐加重。可出现重振现象。耳鸣为间歇性或持续性，眩晕发作前后多有变化。可有耳胀满感。

2. 鉴别诊断：需排除其他疾病引起的眩晕，如位置性眩晕、药物中毒性眩晕、突发性聋伴眩晕，以及前庭神经炎、椎基底动脉供血不足和颅内占位性病变等引起的眩晕。

【治疗】

由于病因不清和有自然缓解趋势，因此本病在治疗上以对症治疗为主。急性期处理。

1. 低盐饮食，静卧，尽量减少声音、强光等外界因素刺激，以免加重自主神经反应。

2. 药物治疗：目的在于减轻眩晕所引起的不适反应。

（1）镇静药：地西泮口服常释剂型[甲类，国基]，口服，每次2.5~5mg，每天3次。

（2）止吐药：甲氧氯普胺口服常释剂型[甲类，国基]，口服，成人每次5~10mg，每天3次，或肌内注射，每次10~20mg。每天剂量不宜超过0.5mg/kg，否则易引起锥体外系反应。

（3）调节前庭功能药物：包括地芬尼多（眩晕停）、苯海拉明等。地芬尼多口服常释剂型[甲类，国基]，口服，每次25~30mg，每天3次。苯海拉明口服常释剂型[甲类，国基]，口服，每次25~50mg，每天2~3次，或使用注射剂[甲类，国基]，肌内注射，每次20mg，每天1~2次。眩晕严重时可用利多卡因注射剂[甲类，国基]按1~2mg/kg静脉滴注，每小时不超过100mg。也可用倍他司汀口服常释剂型[甲类，国基]，口服，每次12mg，每天3次。

（4）神经营养药：维生素$B_1$注射剂[甲类，国基]等。

（5）改善内耳血循环：山莨菪碱口服常释剂型[甲类，国基]，口服，每次5~10mg，每天1次，或使用注射剂[甲类，国基]，肌内注射，每次5~10mg，每天1~2次。

3. 如果眩晕发作频繁，严重影响日常工作与生活，或听力已下降至重度损失以上的患者可选择手术治疗。

【注意事项】

1. 新生儿、哺乳期妇女、孕妇（尤其妊娠开始3个月及分娩前3个月者）

禁用地西泮，青光眼、重症肌无力、肝肾功能不良者慎用。老年人应调整剂量。

2．青光眼、前列腺肥大患者禁用山莨菪碱。

3．发作期要防止跌倒外伤。

（编写：雷文斌　文卫平　邢伟利　校对：杨　敏　侯连兵）

# 第十七章 眼科疾病

## 第一节 睑腺炎

【概述】

睑腺炎又称麦粒肿，俗称"挑针眼"，是睑缘腺或睑板腺的急性化脓性结节性病变。根据发病部位可分为外睑腺炎和内睑腺炎。

【诊断】

症状和体征。

1. 眼睑或睑缘部出现红、肿、热、痛。

2. 睑结膜面或睫毛根部出现黄脓点，可自行穿破。

3. 炎症严重者，伴同侧耳前淋巴结肿大压痛或伴畏寒、发热等全身症状。

4. 内睑腺炎眼睑红肿一般较外睑腺炎轻，但疼痛严重，相应睑结膜面充血明显。

【治疗】

1. 红霉素眼膏剂[甲类，国基]涂于结膜囊内，每天为1~2次，每次长度1~2mm，疗程7~10天。

2. 症状重者或发展为眼睑蜂窝织炎者使用红霉素口服常释剂型[甲类，国基]，口服，每次250mg，每天3~4次，疗程7~10天。

3. 局部热敷。

4. 脓肿成熟时需要切开排脓。

【注意事项】

口服大剂量红霉素类药物时易产生恶心、呕吐、腹痛或腹泻等胃肠道反应。

# 第二节　眶蜂窝织炎

## 【概述】

眶蜂窝织炎是眶内软组织的急性炎症，多由于眶周结构感染灶向眶内蔓延所致，属于眼眶内特异性炎症的范畴，发病急剧，严重者可波及海绵窦而危及生命，临床上分为眶隔前蜂窝织炎和眶隔后蜂窝织炎。

## 【诊断】

1. 眶隔前蜂窝织炎疼痛感不甚严重，主要表现为眼睑充血水肿，瞳孔及视力正常，眼球转动正常。

2. 眶隔后蜂窝织炎有明显的疼痛，表现为眶内组织高度水肿，眼球突出，眼球运动障碍甚至固定，眼睑红肿，球结膜充血并高度水肿。严重者表现为球结膜突出于睑裂之外，眼睑闭合不全，瞳孔对光反应减弱，视力下降，眼底视网膜水肿、渗出及静脉扩张等；可伴有发热、恶心、呕吐、头痛、淋巴结肿大等全身中毒症状。

3. 如感染经眼上静脉蔓延引起海绵窦血栓，可出现昏迷、谵妄、烦躁不安、惊厥和脉搏减慢，可危及生命。病变后期炎症局限，可出现眶内化脓灶。

4. 辅助检查：双眶X线可发现眶密度增高。

5. 实验室检查：病原体不同则检查结果不同，如细菌性感染者外周血白细胞数升高，以中性粒细胞升高为主。

## 【治疗】

一经诊断即应全身足量抗菌药治疗。

1. 轻症者给予口服红霉素口服常释剂型[甲类，国基]，口服，每次250mg，每天4次，疗程7~10天。

2. 重症者可选用口服阿莫西林口服常释剂型、口服液体剂、颗粒剂[甲类，国基]，口服，成人每次0.5g，每6~8h 1次；或者选用青霉素G注射剂[甲类，国基]静脉滴注，成人每次480万~640万U，每天1~2次，疗程10~14天。有青霉素过敏史的患者，可口服左氧氟沙星口服常释剂型[甲类，国基]或静脉滴注左氧氟沙星注射剂[甲类，国基]，每次500mg，每天1次，疗程10~14天。

3. 可选用0.3%的妥布霉素滴眼剂[乙类]或氧氟沙星滴眼剂[乙类]滴患眼，每天4次，每次1~2滴；或选用红霉素眼膏剂[甲类，国基]涂于结膜囊，每天6~8

次，每次长度2mm左右。

**【注意事项】**

1. 仔细询问患者使用青霉素的过敏史，使用前必须做青霉素皮试，出现阳性反应者禁止使用，避免在过度饥饿的情况下注射青霉素，用药后观察患者30min。

2. 左氧氟沙星等喹诺酮类药物的用药注意：口服有胃肠道不良反应；与铝、镁、钙等制酸剂及铁锌剂合用时可在胃肠道发生螯合，形成难溶物质，影响药物吸收，故应避免合用；与非甾体类的镇痛药合用会加剧中枢神经系统毒性反应，可诱发惊厥；应避免在18岁以下的未成年人中使用。

3. 红霉素类的用药注意见本章第一节。

# 第三节  沙  眼

**【概述】**

沙眼是一种常见的感染性眼病，是由沙眼衣原体感染导致的慢性传染性结膜角膜炎，因在睑结膜面形成粗糙不平的外观，呈沙粒样，故称为沙眼。沙眼多为双眼发病，通过直接接触或污染物间接传播，节肢昆虫也是传播媒介。其易感危险因素包括不良的卫生条件、营养不良、酷热或沙尘气候，在热带、亚热带地区或干旱季节容易传播。

**【诊断】**

1. 根据WHO要求，诊断沙眼时至少要符合下述标准中的2条。

（1）上睑结膜有5个以上滤泡。

（2）有典型的睑结膜瘢痕。

（3）有角膜缘滤泡或角膜缘滤泡发生瘢痕化改变。

（4）有角膜血管翳。

2. 症状：可有或无自觉症状，急性期可出现明显症状，包括畏光、流泪、异物感，有较多的黏液或黏脓性分泌物，眼睑红肿，结膜明显充血，乳头增生，上下穹窿结膜布满滤泡，可有弥漫性角膜上皮炎等。慢性期无明显不适，仅有眼痒、异物感、干燥和烧灼感。

**【治疗】**

1. 药物治疗。

（1）可选用0.3%的氧氟沙星滴眼剂[乙类]或0.3%的左氧氟沙星滴眼剂[甲类，国基]，滴眼，每天滴4~6次，每次1~2滴。红霉素眼膏剂[甲类，国基]涂结膜囊内，每天2~4次，每次长度1~2mm，疗程至少10周。

（2）急性期或重症沙眼可口服红霉素。红霉素口服常释剂型[甲类，国基]，口服，每天1g，分3~4次服用。

2. 可行滤泡压榨术或刮除术。

3. 进行沙眼健康知识宣传教育，认真治疗急性沙眼，切断传播途径，防止重复感染。

**【注意事项】**

1. 使用氧氟沙星滴眼液、左氧氟沙星滴眼液滴眼时，可有轻度针刺样刺激症状，对喹诺酮过敏的患者禁用，且不宜长期使用，长期使用会导致耐药或真菌感染。

2. 红霉素类的用药注意见本章第一节。

# 第四节　结　膜　炎

**【概述】**

结膜是一层覆盖于眼睑后部和眼球前部巩膜表面的质地透明的黏膜组织，由于结膜与外界环境及各种微生物相接触，眼表的特异性和非特异性防护机制使其具有一定的预防感染和使感染局限的能力，当其防御能力减弱或外界致病因素增强时，可引起结膜组织的炎症发生，表现为血管扩张、渗出和细胞浸润，这种炎症称为结膜炎。结膜炎是最常见的眼科疾病，其中以微生物感染性结膜炎最常见。一般病程少于3周者为急性结膜炎，超过3周者为慢性结膜炎。

**【诊断】**

1. 症状：眼异物感、灼热感、痒、畏光、流泪等。

2. 体征：表现为结膜充血、水肿、滤泡形成、乳头增生、真伪膜形成、分泌物增多及耳前淋巴结肿大等。

3. 病史、病程、结膜病变的形态学改变（乳头性、滤泡性、膜性、瘢痕性、肉芽肿性）及渗出物的类型（脓性、黏脓性、浆液性）等可帮助诊断。

4. 确诊病因需进行实验室检查，包括细胞学检查、病原体的培养和鉴定及免疫学和血清学检查等。

【治疗】

1. 针对病因选用敏感的滴眼液。

（1）细菌性结膜炎可选用0.3%的妥布霉素滴眼剂[乙类]、0.3%的氧氟沙星滴眼剂[乙类]或0.3%的左氧氟沙星滴眼剂[甲类，国基]，滴眼，急性期每1~2h 1次，每次1~2滴，病情好转后减少滴眼次数。

（2）病毒性结膜炎可选用0.1%的羟苄唑滴眼剂[甲类]或0.1%阿昔洛韦滴眼剂[甲类，国基]，滴眼，急性期每1~2h 1次，每次1~2滴，病情好转后减少滴眼次数。

（3）变态反应性结膜炎可选用2%~4%的色甘酸钠滴眼剂[乙类]，滴眼，每天3~4次，每次1~2滴。

2. 用红霉素眼膏剂[甲类，国基]或金霉素眼膏剂[甲类]睡前涂眼。

3. 结膜囊冲洗：当结膜分泌物较多时，可用生理盐水或3%的硼酸外用液体剂[乙类，广基]冲洗，每天1次，注意冲洗液勿流入健眼，以避免交叉感染。

4. 急性期忌包扎患眼。

【注意事项】

1. 阿昔洛韦滴眼液局部用药可引起点状角膜病变、烧灼刺激感、结膜充血、滤泡性结膜炎、眼睑过敏等。

2. 色甘酸钠滴眼液滴眼有轻度刺激。

3. 妥布霉素滴眼液偶见局部刺激症状，对妥布霉素及其他氨基糖苷类抗菌药物过敏者禁用，且不宜长期使用，长期使用会引起耐药或真菌感染。

4. 氧氟沙星、左氧氟沙星的用药注意见本章第三节。

5. 避免长期使用抗菌药物、抗病毒滴眼液，以免引起菌群失调，产生耐药菌。

# 第五节　角　膜　炎

【概述】

角膜炎是指外源或内源性致病因素在角膜防御能力减弱时引起的角膜组织的炎症反应。角膜炎的病因多为感染源性、内源性及局部蔓延。感染性角膜炎是最常见、视力损害最严重的角膜炎，根据致病微生物的不同分为细菌性、病毒性、真菌性、衣原体性及棘阿米巴性角膜炎等。

**【诊断】**

1. 症状：典型眼部刺激症状为眼红痛、畏光、流泪、睑痉挛。

2. 体征：角膜缘睫状充血，角膜局限性灰白色混浊灶。如致病微生物侵袭力较强，炎症继续加重，坏死的角膜上皮和基质可脱落形成角膜溃疡。

3. 详细询问病史便于角膜炎早期的病因诊断，包括有无角膜异物、角膜擦伤，有无接触镜佩戴史，有无污染水源接触史，有无感冒发烧病史，有无眼部或全身应用皮质类固醇及免疫抑制剂史，有无自身免疫性疾病、过敏性疾病、营养不良、糖尿病等全身性疾病史等。新生儿要注意询问有无淋病接触史。注意：角膜异物剔除史与绿脓杆菌性角膜炎有关，植物性眼外伤与真菌性角膜炎有关，接触镜佩戴史或污染水源接触史与棘阿米巴性角膜炎有关，感冒发烧史与病毒性角膜炎有关。

4. 裂隙灯下角膜形态学特征性改变是角膜炎诊断的重要依据。革兰氏阳性菌感染者多表现为角膜病变局限的脓肿性病灶。革兰氏阴性菌感染多表现为迅速、广泛的角膜基质溶解坏死。病毒性角膜炎上皮型多有典型的树枝状上皮溃疡，基质型和内皮型患者多因角膜炎反复发作同时存在深浅不等的角膜斑翳，合并角膜感觉减退。真菌性角膜炎多表现为白色或灰白色致密粗糙的牙膏状或苔垢样的角膜浸润，伴有卫星病灶或伪足。棘阿米巴性角膜炎多表现为角膜中央或旁中央的环状浸润伴有上皮缺损及剧烈眼痛。

5. 病因确诊需进行实验室检查。

**【治疗】**

1. 细菌性角膜炎可选用0.3%的妥布霉素滴眼剂[乙类]、0.3%的左氧氟沙星滴眼剂[甲类，国基]频繁滴眼，每1~2h 1次，每次1~2滴，并及时转送上级医院进一步实验室检查，根据实验室检查结果确定病原体后调整治疗方案。

2. 病毒性角膜炎可选用0.1%的阿昔洛韦滴眼剂[甲类，国基]，滴眼，每天4~6次，每次1~2滴。因阿昔洛韦滴眼液的角膜穿透能力弱，对基质型和内皮型角膜炎治疗效果欠佳，所以如出现角膜水肿，应转送上级医院进一步治疗。

3. 考虑有可能为真菌及棘阿米巴感染的角膜炎，应及时转送上级医院进一步检查治疗。

4. 考虑为非感染性角膜炎者，如神经麻痹性角膜炎、蚕食性角膜炎、暴露性角膜炎、丝状角膜炎等特殊类型角膜炎，应及时转送上级医院进一步检查治疗。

5. 类固醇皮质激素的应用要严格掌握适应证，如使用不当可引起病情恶化、角膜溶解穿孔致盲。免疫性角膜炎、变态反应性角膜炎可选用皮质激素治疗；单纯疱疹病毒角膜炎原则上只有非溃疡型角膜基质炎可用皮质激素；细菌性角膜炎急性期不宜使用皮质激素滴眼，慢性期病灶愈合后可酌情使用；真菌性角膜炎禁用皮质激素滴眼。

6. 并发虹膜睫状体炎时应散瞳，轻者可用短效散瞳剂托吡卡胺滴眼剂<sup>[甲类]</sup>滴眼，每天3~4次，每次1~2滴，炎症严重者可用1%的阿托品眼膏剂、滴眼剂<sup>[甲类，国基]</sup>散瞳。

7. 发现角膜基质变薄接近穿孔的患者，应避免按压眼球，直接转送上级医院。

【注意事项】

1. 阿托品应妥善保存，阿托品滴眼后应立即压迫泪囊区2~3min，擦去过剩的眼液和眼膏，以减少因全身吸收所致的毒性反应。

2. 托吡卡胺滴眼后应压迫泪囊区2~3min，以减少全身吸收。

3. 青光眼、前列腺增生、痉挛性瘫痪及儿童脑外伤者等禁用阿托品滴眼。

4. 闭角型青光眼等禁用托吡卡胺滴眼液及阿托品滴眼液或眼膏。

# 第六节　青　光　眼

青光眼是一组威胁和损害视神经视觉功能、主要与病理性眼压升高有关的临床症候群或眼病。当眼压超过了眼球内组织尤其是视网膜、视神经所能承受的限度时，就会对眼球内各组织，尤其是视神经视功能带来损害，临床上最典型和最突出的表现是视神经乳头的凹陷性萎缩和视野的特征性缺损缩小，如不及时采取有效的治疗，视野可以全部丧失，终至失明，目前的治疗手段无法使其逆转和恢复。青光眼是仅次于白内障的导致视力丧失的主要眼病，必须早预防、早发现、早治疗。青光眼分为原发性青光眼、发育性青光眼及继发性青光眼。

## 一、原发性青光眼

原发性青光眼是主要的青光眼类型，一般双眼发病，双眼的发病可有先后，严重程度也常不相同。根据不同的解剖结构和发病机制可分为急性闭角型青光眼、慢性闭角型青光眼和原发性开角型青光眼。

## （一）急性闭角型青光眼

### 【概述】

因房角突然关闭，房水排出完全受阻，引起眼压突然升高，导致眼部疼痛、视力骤降、眼充血等症状急性发作，称为急性闭角型青光眼。多见于40岁以上者，女性多见。临床上多见于虹膜膨隆型的明显窄房角眼，相对瞳孔阻滞较重，房角关闭呈全或无的方式，其程度上可有不同。根据临床发展规律可分为临床前期、发作期、间歇缓解期和慢性进展期。

### 【诊断】

根据病史、典型症状及眼部体征可诊断。

1．临床前期症状和体征。

（1）前房浅、房角窄。

（2）具有另一眼明确的急性闭角型青光眼发作史或急性闭角型青光眼家族史。

（3）尚未发生青光眼。

2．发作期症状和体征。

（1）典型大发作：①明显眼痛、头痛、视力下降。②眼压显著升高，多在50mmHg以上，眼球触之坚硬如石。③结膜混合充血，角膜雾状水肿，瞳孔扩大，对光反应消失。④浅前房。⑤晶体前囊下可见灰白色斑点状或粥斑样混浊，虹膜呈节段性萎缩及色素脱失。

（2）不典型发作：①自觉症状轻微，有轻度的眼胀、头痛，伴雾视、虹视发作。②眼压升高，一般为30~50mmHg。③前房较浅，虹膜膨隆。④发作时间短暂，经休息后可自行缓解。

3．间歇缓解期症状和体征。

（1）有明确的小发作史。

（2）仅有小范围的房角粘连。

（3）眼压基本正常，房水流畅系数（C值）正常。

4．慢性进展期症状和体征。

（1）眼压持续升高。

（2）房角大部分粘连，房水流畅系数（C值）低于正常值。

（3）后期可出现视神经乳头凹陷扩大，视野受损并逐渐缩小，最后完全失明。

【治疗】

急性闭角型青光眼一旦确诊，就应根据不同阶段及时给予相应治疗。

1. 临床前期：治疗的目的是预防发作。

（1）可行周边虹膜切除术或周边虹膜激光切开术以解除瞳孔阻滞。

（2）暂不愿或不能手术者应给予预防性滴用缩瞳剂，如1%的毛果芸香碱滴眼剂[甲类, 国基]，每天2~3次。

（3）定期随访。

2. 急性发作期：治疗的主要目的是抢救视功能和保护房角功能。首先应做急诊全力抢救，以期在最短时间内控制高眼压。

（1）1%的毛果芸香碱滴眼剂[甲类, 国基]滴眼，每15min 1次，眼压下降后或瞳孔恢复正常大小时逐渐减少用药次数，最后维持在每天3次。

（2）0.5%的噻吗洛尔滴眼剂[甲类, 国基]滴眼，每次1滴，每天2次。

（3）乙酰唑胺口服常释剂型[甲类, 国基]，口服，每次125~250mg，每天2次，每天总剂量不超过1g，眼压控制后可停用。

（4）20%的甘露醇注射剂[甲类, 国基]按每天1.0~1.5g/kg，分2~3次，给予快速静脉滴注。

（5）如按照上述治疗措施治疗2h后眼压仍持续在50~60mmHg或以上，应立即考虑转送上级医院进一步治疗。

（6）对于不典型发作，可选用（1）~（3）项治疗，眼压下降后逐步减少为（1）~（2）项治疗，如眼压得到控制，可转上级医院进一步手术治疗。

3. 间歇缓解期：

（1）1%的毛果芸香碱滴眼剂[甲类, 国基]滴眼，每天2~3次，每次1滴。

（2）加强随访。

（3）可转上级医院进一步手术治疗。

4. 慢性进展期：治疗的目的是控制眼压。

（1）可选用毛果芸香碱滴眼剂[甲类, 国基]、噻吗洛尔滴眼剂[甲类, 国基]和高渗剂三种药物联合使用控制眼压。

（2）可转送上级医院做进一步眼外引流手术治疗。

【注意事项】

1. 毛果芸香碱的用药注意事项。

（1）毛果芸香碱为直接作用于拟副交感神经的药物，与β受体阻滞剂、碳酸酐酶抑制剂等青光眼药物具有协同作用。毛果芸香碱滴眼液是使用最广泛的缩瞳剂，局部滴眼1h后开始出现降眼压作用，可持续4~8h。可用于闭角型青光眼、开角型青光眼。对于急性闭角型青光眼患者，当眼压超过50mmHg时，瞳孔括约肌缺血，对毛果芸香碱反应不明显，可选用噻吗洛尔滴眼和口服乙酰唑胺，以及甘露醇快速静脉滴注使眼压明显下降至瞳孔括约肌能对毛果芸香碱产生反应，再局部频繁滴用毛果芸香碱滴眼液达到缩瞳目的。

（2）长期使用毛果芸香碱出现的眼局部副作用：①眼睑痉挛、溢泪、结膜出血和睑缘刺激症状及轻度眼痛。②调节痉挛。③促发近视。④埃迪瞳孔缩小。⑤导致白内障。⑥瞳孔后粘连。⑦血管扩张，血-房水屏障通透性增加。⑧眼局部过敏。⑨偶见可导致视网膜脱离。

（3）毛果芸香碱的全身副作用：①引起流涎、流泪、出汗。②引起疲劳和不适。③引起恶心、呕吐等胃肠不适。④导致支气管痉挛。⑤导致心动过缓等。

（4）毛果芸香碱的使用禁忌证：活动性葡萄膜炎患者禁用毛果芸香碱，慢性阻塞性肺疾病、心动过缓、消化性溃疡、高度近视、周边视网膜格子样变性、视网膜脱离史明确的患者慎用。

2．噻吗洛尔的用药注意事项。

（1）噻吗洛尔是非选择性$\beta_1$和$\beta_2$受体阻滞剂，与碳酸酐酶抑制剂具有协同作用。对正常眼压眼和高眼压眼都有降眼压的作用。噻吗洛尔滴眼后30~60min眼压开始下降，在2h左右降压作用最大，可持续12~24h，不影响瞳孔大小，不干扰视力，不影响调节。对睡眠期间的生理性房水分泌减少无作用。适用于开角型青光眼、高眼压症及一些继发性青光眼等。

（2）噻吗洛尔滴眼的眼部副作用：眼眶痛、眼干、过敏性睑结膜炎、浅点状角膜炎、角膜知觉减退及蓝视等。

（3）噻吗洛尔滴眼出现的全身副作用：①导致脉搏减慢和轻度低血压。②诱发支气管痉挛、哮喘。③导致高密度脂蛋白、胆固醇降低，三酰甘油升高。

（4）噻吗洛尔的使用禁忌证：心动过缓、急性心力衰竭、房室传导阻滞、哮喘患者禁用噻吗洛尔，有哮喘病史和严重干眼症的患者慎用。

3．乙酰唑胺的用药注意事项。

（1）乙酰唑胺是碳酸酐酶抑制剂，其通过抑制睫状体中的碳酸酐酶，减少房水生成而降低眼压。其与拟副交感药物和β受体阻滞剂药物具有协同降低眼压的作用。乙酰唑胺是口服治疗青光眼的药物。口服乙酰唑胺1~2h后眼压开始下降，降压作用可持续4~12h。血浆半衰期为4h。

（2）口服乙酰唑胺会出现的全身副作用：①钾耗竭。②胃肠道不良反应，包括食欲减退、恶心、腹泻。③味觉改变，手足口周感觉异常。④剥脱性皮炎。⑤肾结石。⑥酸中毒。⑦个别病例服药后出现再生障碍性贫血。

（3）乙酰唑胺的禁忌证：①肾上腺功能不全。②肾结石。③严重肝肾功能损害。④糖尿病酮症。⑤磺胺类药物过敏。⑥应避免与阿司匹林合用。

（4）口服乙酰唑胺时，可口服碳酸氢钠口服常释剂型<sup>［甲类，国基］</sup>，每次0.5g，每天2次，或口服补钾剂。

4．甘露醇的用药注意事项。

（1）甘露醇是高渗剂，可通过增加血浆渗透压，使玻璃体容积减少而降低眼压。甘露醇静脉滴注后30~45min时降眼压作用最大，可持续4~6h。

（2）甘露醇的副作用：尿潴留、头痛、背痛、恶心、腹泻、精神错乱、肺水肿、低血钾、低血钠、心血管负担过重等。

（3）甘露醇的禁忌证：患有肾衰竭及充血性心力衰竭者慎用甘露醇。对于老年患者，伴有高血压、肾功能不全、电解质紊乱时应严密监测血压及电解质情况。

## （二）慢性闭角型青光眼

### 【概述】

慢性闭角型青光眼是由于前房浅、房角窄，周边虹膜与小梁网发生由点到面的逐步粘连而导致眼压升高，在高眼压的持续作用下，逐渐形成视神经乳头凹陷性萎缩，随之发生视野进行性损害。临床上没有眼压急剧升高的相应症状。

### 【诊断】

1．症状：自觉症状不明显。

2．体征：周边前房浅，中央前房接近正常，有房角中等狭窄的解剖特征。

3．眼压中等升高。

4．眼底有典型的青光眼性视神经乳头凹陷性萎缩。

5．中晚期出现视野损害。

【治疗】

1．早期病例处理原则同急性闭角型青光眼的间歇缓解期和临床前期。

2．中晚期病例，可给予噻吗洛尔和碳酸酐酶抑制剂治疗。

3．需转送上级医院进一步检查治疗。

## （三）原发性开角型青光眼

【概述】

原发性开角型青光眼又称慢性开角型青光眼或慢性单纯性青光眼，这类青光眼病程进展较为缓慢，多数没有明显症状，不易早期发现，具有更大的危险性。

【诊断】

1．症状：早期多无自觉症状，视功能在不知不觉中受到损害。多数患者在眼压高时可有眼胀、雾视及视疲劳。

2．眼压：两眼中至少有一只眼眼压持续≥21mmHg。

3．房角是开放的。

4．眼底：杯/盘（C/D）超过0.6，两眼的C/D差值超过0.2，视神经乳头出现盘沿选择性丢失或切迹，发现视网膜神经纤维层缺损，视神经乳头或其周围的小线状、片状出血灶具有早期诊断意义。

5．视功能损害主要表现为视野缺损。最早期表现为局限性或弥漫性光阈值增高，早期可见旁中心暗点、鼻侧阶梯、颞侧周边扇形压陷或缺损，继续发展可见弓形暗点、环形暗点，进一步发展为周边视野向心缩窄、鼻侧偏盲，晚期仅存中心管状视野、颞侧视岛。

6．如果要排除青光眼的诊断，应转送上级医院进一步检查。

【治疗】

1．选用0.5%的噻吗洛尔滴眼剂[甲类，国基]滴眼，每次1滴，每天2次。

2．如果噻吗洛尔控制眼压不充分，须联合用药，选用1%的毛果芸香碱滴眼剂[乙类，国基]滴眼，每次1滴，每天3次。

3．局部用药不能充分控制眼压时可短期使用乙酰唑胺口服常释剂型[乙类，国基]，口服，每次125~250mg，每天2~4次，日总剂量不超过1g，且不宜长时间大剂量使用，以免引起全身更多不良反应。

4．若局部滴用1~2种药物可控制眼压保持在安全水平，视野和眼底改变不再进展，且患者能耐受，并配合定期复查，则可长期选用药物治疗。

5．如果眼压不能控制或视野损害进一步发展，则应转送上级医院更换药物治疗或手术治疗。

## 三、发育性青光眼

【概述】

发育性青光眼是胚胎期和发育期内眼球房角组织发育异常所引起的一类青光眼。多在出生时异常已存在，一般到儿童期甚至青少年期才出现症状和体征。临床上分为原发性婴幼儿型青光眼、少儿型青光眼及伴有其他异常的先天性青光眼。

【诊断】

1．眼压升高。

2．角膜水平径≥12mm并有后弹力层破裂时有诊断意义。

3．房角结构、功能异常。

4．C/D值增大有助于诊断。

5．可伴有其他眼部的先天异常。

发育性青光眼的诊断除进行常规眼科检查外还要进行特殊检查，因此应尽早转上级医院进一步检查确诊。

【治疗】

1．发育性青光眼的治疗原则是一旦明确诊断应尽早手术治疗。

2．所有降眼压药物在儿童均没有明确的临床应用有效性和安全性研究资料。抗青光眼药物仅可作为短期的过渡性治疗，或用于不能手术的患儿及作为术后眼压控制不理想的患儿的补充治疗。

3．尽快转送上级医院做进一步治疗。

## 四、继发性青光眼

【概述】

继发性青光眼是以眼压升高为特征的眼部综合征，其病理生理是某些眼部或全身疾病，或某些药物的不合理应用，干扰了正常的房水循环，或阻碍了房水外流，或增加了房水生成。其常见的原发病变有炎症、外伤、出血、血管疾病、相关综合征、相关药物损害、眼部手术及眼部占位性病变等。其病情复杂而严重，预后往往较差。

【诊断】

1．眼压升高。

2．常见原发病变。注意少数继发性青光眼的原发病变不典型，容易和原发性青光眼相混淆，或因原发病变的表现掩盖了继发性青光眼而延误诊断。

【治疗】

1．治疗原发病变。

2．积极控制眼压。

3．建议转上级医院进一步检查和治疗。

（编写：甘世斌　校对：杨　敏　侯连兵）

# 第十八章 口腔疾病

## 第一节 疱疹性龈口炎

【概述】

疱疹性龈口炎是最常见的由Ⅰ型单纯疱疹病毒引起的口腔黏膜急性病毒感染。可分为原发性疱疹性龈口炎和复发性唇疱疹两类。

【诊断】

1. 原发性疱疹性龈口炎。

（1）婴幼儿多发，成人也可发病，但少见。患者多为初次发病。

（2）发病前常有接触史，潜伏期4~7天，然后出现前驱症状，如发热、头痛、疲乏不适、全身肌肉疼痛等，患儿出现流涎、拒食、烦躁不安的表现。

（3）经过1~2天的前驱期，口腔黏膜出现广泛充血水肿，附着龈及龈缘也有明显的急性炎症损害。口腔黏膜的任何部位均可见成簇小水疱，壁薄、透明，不久溃破，形成浅表溃疡，溃破后可引起大面积的糜烂，并造成继发性感染。常有剧烈自发痛，但口臭不明显。

（4）将疱疹的基底物直接涂片，可发现病毒损伤的细胞，如汽球状变性、水肿的细胞，以及多核巨细胞、核内包涵体等。

（5）在患者的血清内，抗单纯性疱疹病毒的抗体效价可明显增高。

（6）病程一般为7~10天。

2. 复发性唇疱疹。

（1）成人多见，多为复发。其特点是以成簇起疱开始，且病损常在原先发作处或其附近复发。

（2）复发性唇疱疹的前驱期可感轻微的疲乏与不适，很快局部区域内有刺痛、灼痛、痒、张力增加等症状。

（3）疱疹好发于唇部、口周皮肤，或口唇与皮肤交界处。出现或多或少成簇状针尖大小或米粒大小的水疱，不久水疱变混浊，然后破裂结痂，几天或

1~2周内痂皮脱落，脱痂后不留瘢痕。

（4）病理和实验室检查同原发性疱疹性龈口炎。

（5）病程一般为7~10天。

【治疗】

1. 全身抗病毒治疗。

（1）阿昔洛韦成人用量及用法：阿昔洛韦口服常释剂型[甲类,国基]、阿昔洛韦颗粒剂[乙类]，口服，每次200mg，每天5次，5~7天为1个疗程；或使用注射剂[乙类]，静脉缓注，每次250mg，每5~12h 1次，5天为1个疗程。在发病3~4天内使用效果较好。不良反应有头晕、头痛、呕吐、腹泻和白细胞下降等。

（2）利巴韦林用量及用法：利巴韦林口服常释剂型[甲类,国基]，口服，成人每次200mg，每天3~4次，7天为1个疗程；儿童每天10mg/kg，分4次服用，7天为1个疗程。不良反应为贫血、乏力，停药后消失，偶有呕吐、腹泻和白细胞下降等。孕妇及过敏者禁用。

2. 局部用药。

（1）含漱剂：2%的硼酸外用液体剂[乙类]、0.1%的西吡氯铵外用液体剂[乙类]均可使用。若溃疡疼痛，则可用利多卡因胶浆剂[乙类,国基]或0.5%的盐酸达克罗宁胶浆剂[乙类]口含数分钟，能减轻疼痛。

（2）锡类散[乙类]、冰硼散[甲类,国基]是常用的外用药，外敷对促进溃疡愈合有良好作用。

3. 全身支持治疗。

（1）卧床休息，加强营养，多饮水。

（2）可酌情选用聚乙二醇干扰素[乙类]、重组人干扰素[乙类,国基]，但适应证不包含疱疹性龈口炎。

【注意事项】

1. 阿昔洛韦多次使用后易引起单纯疱疹病毒的耐药。

2. 孕妇及过敏者禁用利巴韦林，哺乳期妇女用利巴韦林时应暂停哺乳。

3. 皮质类固醇药物可减轻疼痛、消肿，但可抑制免疫功能，导致疱疹扩散，故应慎用。

（编写：郭 冰 廖 鑫 校对：杨 敏 侯连兵）

# 第二节 药物过敏性口炎

## 【概述】

药物过敏性口炎是指过敏体质的机体通过接触、口服或注射等不同途径接触药物后所产生的口腔黏膜变态反应性炎症。主要由 I 型（速发型）和 IV 型（迟发型）变态反应所致。抗菌药物制剂、解热镇痛类药、安眠镇静剂、磺胺药制品等四大类药物是引发药物过敏性口炎最为常见的药物。

## 【诊断】

1. 病史：近期有用药史，发病与用药有明显的联系，故应了解有无既往过敏史。

2. 症状：发病急，药物过敏性反应患者可有一定的潜伏期，初次发作的潜伏期稍长，可在24h内发病，复发者则可缩短至数小时或数分钟。

3. 体征：口腔损害主要是充血、水肿、糜烂、渗出；此外应注意，皮肤上有固定药疹有助于确诊。同时也可有眼或会阴部损害。停用可疑药物后病损可愈合。

## 【治疗】

1. 全身治疗。

（1）寻找可疑的致敏药物，并立即停止使用；追溯近几日的食谱，看有无进食含有药物成分的药膳饮食。

（2）全身支持疗法：补液，补充维生素C口服常释剂型[乙类]（成人每天50~60mg，孕妇70mg，乳母90~95mg，吸烟者100mg）和维生素$B_6$口服常释剂型[乙类，国基]（成人男性每天1.7~2mg，女性1.4~1.6mg，孕妇2.2mg，乳母2.1mg），以加速致敏原的排出，并维持水电解质平衡。

（3）抗组胺药物。

氯雷他定口服常释剂型[甲类，国基]、口服液体剂[乙类]：口服，成人及12岁以上儿童每次10mg，每天1次。体重<30kg者，每次5mg，每天1次。不良反应为乏力、头痛、嗜睡、口干等。

苯海拉明口服常释剂型[甲类，国基]：口服，成人每次25mg，每天2~3次，儿童按体重每次0.5~1mg/kg。不良反应为嗜睡、头晕、恶心；对乙醇胺类药物过敏者及重症肌无力、闭角型青光眼、前列腺增生患者禁用。

氯苯那敏：注射剂[乙类]，肌内注射或静脉注射，每次5~20mg；口服常释剂型[甲类，国基]，口服，成人每次4mg，每天3次，儿童按体重算，每次0.1mg/kg，每天3次。6岁以上儿童可参照成人剂量。应用氯苯那敏的不良反应是嗜睡、疲劳、乏力，故用药期间不得驾驶车辆及操作危险机器。新生儿、婴幼儿、早产儿、哺乳期妇女、癫痫患者、下呼吸道感染和哮喘患者、接受单胺氧化酶抑制药治疗者禁用。膀胱颈部梗阻、幽门梗阻、青光眼、甲亢、高血压、前列腺增生患者在体征不明显时慎用。

西替利嗪口服常释剂型[乙类]：口服，成人每次10mg，每天1次。偶见轻微的镇静作用或口腔黏膜干燥。2岁以下幼儿禁用。

赛庚啶口服常释剂型[甲类，国基]：口服，每次4mg，每天3次。不良反应为乏力、头痛、嗜睡、口干等，高空作业者和驾驶员慎用。

（4）肾上腺皮质激素：具有抗炎、抑制免疫反应作用，重症可用氢化可的松注射剂[甲类]200~400mg静脉滴注；或泼尼松口服常释剂型[乙类，国基]，口服，每天30~60mg，或地塞米松口服常释剂型[甲类，国基]，口服，每天4.5~9mg。

2. 局部治疗。

可局部应用消炎、止痛、抗感染的药物，如局部贴敷各种抗菌药物药膜，或涂布莫匹罗星软膏剂[乙类，国基]（每天2~3次，5天为1个疗程），敷中药散剂如口腔溃疡散[甲类，国基]等，疼痛严重者可涂布0.5%的达克罗宁胶浆剂[乙类]以止痛。

【注意事项】

（1）治疗前应询问患者有无药物或药膳过敏史，避免出现过敏反应。

（2）严格掌握用药适应证和禁忌证，以防滥用药物；用药宜简单，以减少变态反应性疾病的发生，并注意药物交叉过敏反应；慎用或禁用与原致敏药物化学结构式近似的药物。

（3）对于确诊者，应向患者交代清楚，避免今后再用此次致敏的药物。

（编写：郭 冰 廖 鑫 校对：杨 敏 侯连兵）

# 第三节　口腔念珠菌病

口腔念珠菌病是真菌-念珠菌属感染所引起的口腔黏膜疾病。念珠菌口炎是最常见的口腔真菌感染，白色念珠菌是最主要的病原菌。口腔念珠菌病的分型一般采用Lehner于1966年提出的分型标准，即将口腔念珠菌病分为假膜型、萎缩型、增殖型，以及和白色念珠菌感染有关的口腔疾病如正中菱形舌炎、念珠菌唇炎等。

## 一、急性假膜型念珠菌口炎

**【概述】**

急性假膜型念珠菌口炎又称为鹅口疮或雪口病，是最常见的口腔念珠菌病。可发生于任何年龄，但以新生儿最多见。

**【诊断】**

1. 病史：好发于新生儿、小婴儿和长期使用激素或抗菌药物的患者。

2. 症状：患儿烦躁不安、啼哭、哺乳困难，有时有轻度发热，全身反应一般较轻；少数病例可蔓延到食管和支气管，引起念珠菌性食管炎或肺念珠菌病。

3. 体征：早期黏膜充血较明显，可见散在的、色白如雪的柔软小斑点，如帽针头大小，故呈鲜红色与雪白色的对比。而陈旧的病损，黏膜充血减退，白色斑片带淡黄色。斑片附着不十分紧密，稍用力可擦掉，暴露出红色的黏膜糜烂面，并有轻度出血。

4. 实验室检查：白色念珠菌感染最简单的实验室检查方法是标本直接镜检，即取口腔黏膜的假膜、脱落上皮、痂壳等标本，置于载玻片上，滴加10%的氢氧化钾液数滴，覆以盖玻片，用微火加热以溶解角质，然后立即进行镜检，如发现假菌丝或芽孢，就可确认为真菌感染。但还必须通过培养才能确诊为白色念珠菌感染。

**【治疗】**

1. 局部治疗。

（1）2%~4%的碳酸氢钠注射剂[甲类，国基]、0.1%的西吡氯铵外用液体剂[乙类]：系治疗婴幼儿鹅口疮的常用药物。用于哺乳前后洗涤口腔，病变在

2~3天内即可消失，但仍需继续用药数日，以预防复发。也可用上述药物在哺乳前后洗净乳头，以免交叉感染或重复感染。

（2）可选用制霉素口服常释剂型<sup>[甲类]</sup>，局部含化150万U，每次1片，每天3次。

2. 全身抗真菌治疗。

氟康唑口服常释剂型<sup>[甲类，国基]</sup>：口服，首次200mg，每天1次，以后每天100mg，连服7~14天。

【注意事项】

（1）白色念珠菌感染的实验室诊断方法，目前认为最可靠的是看在玉米培养基上能不能形成厚壁孢子。

（2）避免产房交叉感染，分娩时应注意会阴、产道、接生人员双手及所有接生用具的消毒。经常用温开水拭洗婴儿口腔，哺乳用具煮沸消毒，并应保持干燥。成人患者应尽量去除病因，停止使用抗菌药物。

（3）一般连续用药两周即可，但应连续3次真菌检测阴性方可认为治愈。

## 二、急性萎缩型念珠菌口炎

【概述】

急性萎缩型念珠菌性口炎多见于成年人，常由于广谱抗菌药物长期应用所致，且大多数患者原患有消耗性疾病，如白血病、营养不良、肿瘤化疗后等。在大量应用青霉素、链霉素的过程中，也可发生念珠菌性口炎，因此本型又被称为抗菌药物口炎。

【诊断】

1. 病史：患者多有服用大量抗菌药物和激素史。

2. 症状：主要表现为黏膜充血糜烂及舌背乳头呈团块萎缩，周围舌苔增厚。常首先表现为味觉异常或味觉丧失，口腔干燥，黏膜灼痛。

【治疗】

1. 全身抗真菌治疗：氟康唑口服常释剂型<sup>[甲类，国基]</sup>、颗粒剂<sup>[乙类]</sup>，口服，首次200mg，每天1次，以后每天100mg，连服7~14天，应连续3次真菌检测阴性方可认为治愈。

2. 局部治疗：可将5%的碳酸氢钠注射剂<sup>[甲类，国基]</sup>稀释成2%~4%的碳酸氢钠溶液、西吡氯铵含漱外用液体剂<sup>[乙类]</sup>局部含漱，每天3次。

**【注意事项】**

1. 停止使用诱发本病的药物。

2. 对身体衰弱、有免疫缺陷病或与之有关的全身疾病及慢性念珠菌感染的患者，常辅以增强机体免疫力的综合治疗措施，如应用聚乙二醇干扰素[乙类]、重组人干扰素[乙类，国基]。补充铁剂、维生素A口服常释剂型[乙类]。

## 三、慢性萎缩型念珠菌口炎

**【概述】**

慢性萎缩型念珠菌口炎又称义齿性口炎，损害部位常在上颌义齿腭侧面接触之腭、龈黏膜，常伴有口角炎。

**【诊断】**

1. 症状：好发于戴上颌义齿的患者；慢性病程，可持续数月或数年；有轻度的口干和烧灼感。

2. 体征：黏膜呈亮红色水肿，或黄白色的条索状或斑点状假膜。

3. 实验室检查：义齿组织涂片检查可见念珠菌菌丝。90%的患者的斑块或假膜中可查见白色念珠菌。

**【治疗】**

1. 以局部治疗为主，将5%的碳酸氢钠注射剂[甲类，国基]稀释成2%~4%的碳酸氢钠溶液、西吡氯铵外用液体剂[乙类]局部含漱，每天3次。

2. 睡前将义齿取下浸泡在2%~4%的碳酸氢钠溶液中。

**【注意事项】**

1. 义齿上附着的真菌是主要的致病原因，如常用碳酸氢钠或制霉菌素制剂浸泡清洗，可抑制真菌。

2. 去除义齿局部的创伤因素。

## 四、慢性增殖型念珠菌口炎

**【概述】**

慢性增殖型念珠菌口炎常见于吸烟或口腔卫生差的患者，亦可为慢性黏膜皮肤念珠菌疾病症状的一个组成部分，见于免疫不全症候群和内分泌功能低下的患者，如血清铁低下、内分泌失调等。

【诊断】

1. 症状和体征：病损常对称地位于口角内侧三角区，呈结节状或颗粒状增生，或为固着紧密的白色角质斑块，类似一般黏膜白斑。腭部病损可由义齿性口炎发展而来，黏膜呈乳头状增生；舌背病损可表现为丝状乳头增殖，色灰黑，称为毛舌。由于菌丝深入到黏膜或皮肤的内部，而表层的假膜与上皮层附着紧密，因此不易剥脱。

2. 实验室检查：组织学检查可见到轻度到中度的上皮不典型增生，特别是高龄患者，应提高警惕，争取早期活检，以明确诊断。

【治疗】

1. 以局部治疗为主，可将5%的碳酸氢钠注射剂[甲类，国基]稀释成2%~4%的碳酸氢钠溶液、西吡氯铵外用液体剂[乙类]局部含漱，每天3次。

2. 一般在抗真菌治疗后，病损部位的充血及溃疡可消失，黏膜恢复正常或留下白色斑块。

【注意事项】

1. 吸烟者应戒烟，改善口腔卫生状况。

2. 改善全身状况，如缺铁者应积极补铁，内科配合治疗全身疾病，增强机体免疫力。

3. 在考虑手术切除前，应先进行抗真菌治疗，可以明显地减轻增生的程度，缩小需要手术的范围。

4. 本病需要组织病理学检查以明确诊断。

（编写：郭　冰　廖　鑫　校对：杨　敏　侯连兵）

# 第四节　急性坏死性溃疡性龈炎

【概述】

急性坏死性溃疡性龈炎是发生于龈缘、龈乳头的急性坏死和炎症。病因为梭形杆菌和螺旋体感染。一般呈急性发作，表现为龈缘和龈乳头的坏死、出血，有腐败性口臭，下前牙最多见。牙龈的急性坏死是本病的特点。

【诊断】

1. 病史特点：多见于男性青壮年和患麻疹等传染病的儿童。

2. 症状：牙龈疼痛明显，有腐败性口臭，极易自发性出血，坏死表现为龈乳头顶端中央坏死，龈缘虫蚀状坏死，上覆灰褐色污秽的坏死物，易于擦去，擦去后可暴露下方鲜红触痛的溃疡面，在坏死区和病变相对未累及的牙龈区之间常有一窄的红边为界。

3. 体征：重度患者可有颌下淋巴结肿大和触痛、唾液增多、低热等。

【治疗】

1. 局部用药为主：可用3%的过氧化氢溶液剂[乙类]擦洗病损部位，然后轻轻去除大块牙结石，并给予氯己定外用液体剂[乙类]、0.1%的西吡氯铵外用液体剂[乙类]含漱。

2. 重症者可口服硝基咪唑类药物，如甲硝唑口服常释剂型[甲类, 国基]200~400mg，每天3次，连续服用3~5天。不良反应有恶心、呕吐、食欲不振等消化道症状，也可有头痛、眩晕等。硝基咪唑类药物过敏者、有活动性神经系统疾病及血液病者禁用。

孕妇、哺乳期妇女可应用青霉素G注射剂[甲类, 国基]（肌内注射，80万~200万U，分3~4次给药；或静脉注射，200万~1000万U，分2~4次给药）替代治疗。青霉素过敏的孕妇、哺乳期妇女可应用阿奇霉素口服常释剂型[甲类, 国基]（口服，第1天500mg顿服，第2~5天每天250mg顿服）。

（编写：刘向臻　郭　冰　校对：杨　敏　侯连兵）

# 第五节　牙　周　炎

【概述】

牙周炎是牙齿的支持组织（牙龈、牙周膜、牙骨质和牙槽骨）发生原发性损害的慢性炎症。主要由牙菌斑中的微生物引起。

【诊断】

1. 患者口腔卫生往往很差，有明显的牙菌斑、牙石及局部刺激因素。

2. 症状：有牙龈退缩所导致的牙根面暴露、冷热敏感、食物嵌塞、口臭、咬合不适或咬合疼痛。

3. 体征：包括牙龈红肿、自发性出血或刷牙时出血、牙周探诊检查时出血、牙龈松软、牙周袋形成、牙周袋溢脓，探诊深度大于3mm，牙龈退缩，牙齿松动、移位，甚至脱落，导致咀嚼无力。

4. 牙槽骨吸收：X线片上可显示牙槽骨高度降低，呈水平或垂直吸收。

【治疗】

1. 以局部治疗为主：去除牙结石，用3%的过氧化氢溶液剂<sup>[乙类]</sup>或氯己定外用液体剂<sup>[乙类]</sup>局部冲洗，用0.1%的西吡氯铵外用液体剂<sup>[乙类]</sup>含漱，每天3次。

2. 重度牙周炎患者或伴有全身疾病的牙周炎患者可选用全身药物治疗。

（1）甲硝唑口服常释剂型<sup>[甲类，国基]</sup>：200~400mg，每天3~4次，连续服用5~7天。不良反应有恶心、呕吐、食欲不振等消化道症状，也可有头痛、眩晕等，硝基咪唑类药物过敏者、有活动性神经系统疾病及血液病者禁用。

（2）阿莫西林口服常释剂型、颗粒剂<sup>[甲类，国基]</sup>：500mg，每天3次，连续服用7天。不良反应有恶心、呕吐、腹泻等消化道症状，青霉素过敏者禁用，与头孢菌素类药物之间存在部分交叉过敏。

（3）甲硝唑与阿莫西林联合用药可缩短疗程。

【注意事项】

1. 牙周炎的治疗应当以局部治疗为主，采用洁治术、龈下刮治和根面平整术清除局部致病因素，治疗后可以局部用药冲洗。

2. 要指导患者采用正确的方法刷牙，正确使用牙线或牙签或牙间隙刷，以长期控制牙菌斑，保持口腔卫生。

3. 重度慢性牙周炎、侵袭性牙周炎及伴糖尿病等全身疾病的牙周炎患者需联合全身用药和局部药物治疗。

4. 青霉素与头孢菌素类药物过敏者可应用红霉素等大环内酯类药物替代治疗。

5. 经洁治术、龈下刮治及药物治疗仍无明显好转的患者要注意排除牙龈癌或艾滋病。

（编写：刘向臻　郭　冰　校对：杨　敏　侯连兵）

# 第六节　牙　周　脓　肿

【概述】

牙周脓肿是牙周组织的局限性化脓性炎症，一般为急性过程，也可为慢性牙周脓肿。

【诊断】

1. 症状和体征：急性牙周脓肿发病突然，在患牙的唇颊侧或舌腭侧牙龈形成椭圆形或半球状的肿胀突起。牙龈发红、水肿，表面光亮，松软。患者自觉患区有剧烈放射状跳痛，患牙有"浮起感"，叩痛，松动明显。

2. 脓肿后期的症状和体征：脓肿表面扪诊可有波动感，疼痛稍减轻，轻压牙龈可有脓液从牙周袋内流出，或脓肿自行从表面破溃。

3. 脓肿可发生于单个牙齿，磨牙的根分叉处较为多见，也可同时发生于多个牙齿，或此起彼伏。

4. 多发性牙周脓肿常伴有较明显的全身不适，如发烧等。

5. 慢性牙周脓肿常无特殊症状，在牙龈黏膜上可有通入脓腔的瘘管，能用探针探入。

【治疗】

口服用药为辅助治疗手段。

1. 用3%的过氧化氢溶液剂[乙类]或氯己定外用液体剂[乙类]、0.1%的西吡氯铵外用液体剂[乙类]含漱，每天3次。

2. 甲硝唑口服常释剂型[甲类，国基]：200~400mg，每天3~4次，连续服用3~5天。不良反应有恶心、呕吐、食欲不振等消化道症状，也可有头痛、眩晕等，硝基咪唑类药物过敏者、有活动性神经系统疾病及血液病者禁用。

3. 阿莫西林口服液体剂、颗粒剂[甲类，国基]：500mg，每天3次。不良反应有恶心、呕吐、腹泻等消化道症状，青霉素过敏者禁用，与头孢菌素类药物之间存在部分交叉过敏。

4. 甲硝唑与阿莫西林联合用药可缩短疗程。适用于重度牙周脓肿、多发性牙周脓肿患者。

【注意事项】

1. 牙周脓肿以局部治疗为主，脓肿宜切开引流。

2. 青霉素与头孢菌素类药物过敏者可应用红霉素等大环内酯类药物替代治疗。

（编写：刘向臻　郭　冰　校对：杨　敏　侯连兵）

# 第七节　急性根尖周炎

**【概述】**

急性根尖周炎是因龋病、牙髓病等引起的急性根尖周炎症。急性根尖周炎的初期表现为浆液性炎症变化，炎症继续发展，则发生化脓性变化。

**【诊断】**

1．症状和体征：患牙多有牙髓炎病史，叩诊患牙时疼痛较剧烈，温度试验或电活力试验患牙无反应或反应迟钝。若为急性化脓性根尖周炎，则其诊断主要根据疼痛的程度，患牙多有松动而不存在牙周袋，有触痛、浮起感，根尖部黏膜潮红或有黏膜下脓肿，触及根尖肿胀处疼痛，并有深部波动感，轻叩即引起疼痛，一般牙髓已失去活力。

2．辅助检查：X线检查可见根尖部暗影或不同程度的牙槽骨破坏。

**【治疗】**

1．局部治疗：开髓引流减压，脓肿切开排脓。用3%的过氧化氢溶液剂[乙类]或氯己定外用液体剂[乙类]、0.1%的西吡氯铵外用液体剂[乙类]含漱，每天3次。急性炎症缓解后行根管治疗。

2．药物治疗：

（1）口服抗菌药物：

甲硝唑口服常释剂型[甲类,国基]：为硝基咪唑衍生物，对厌氧菌有杀灭作用。成人每天0.6~1.2g，分3次服用，小儿按体重每天20~50mg/kg，分3次服用。肝病患者减量。

阿莫西林口服常释剂型、口服液体剂、颗粒剂[甲类,国基]：成人每次0.5~1g，每6~8h 1次；小儿按体重每天40~80mg/kg，分3~4次服用。青霉素过敏者忌用。

头孢拉定口服常释剂型[甲类,国基]、口服液体剂和颗粒剂[乙类,国基]：成人每次0.25~0.5g，每6h 1次，每天最高剂量为4g。小儿按体重每次6.25~12.5mg/kg，每6h 1次。头孢类抗菌药物过敏者禁用。

红霉素口服常释剂型[甲类,国基]：成人每天1~2g，分3~4次服用。小儿按体重每天30~50mg/kg，分3~4次服用。

（2）口服镇痛剂：

布洛芬口服常释剂型[甲类，国基]，口服液体剂、缓释控释剂型、颗粒剂[乙类，国基]：为非甾体抗炎药，具有镇痛、退热和消炎作用。成人每次0.2~0.4g，每4~6h 1次。小儿按体重每次5~10mg/kg，每天3次。

双氯芬酸口服常释剂型[甲类]：成人首剂每天100~150mg，以后每天75~100mg，分2~3次服用。1岁或1岁以上儿童按体重每天0.5~2mg/kg，分2~3次服用。

（3）可给予维生素C口服常释剂型[乙类]，0.2g，每天3次。

【注意事项】

1. 应详细询问过敏史，避免药物过敏。

2. 以局部治疗为主。

（编写：舒大龙　冉　炜　校对：杨　敏　侯连兵）

# 第八节　冠　周　炎

【概述】

冠周炎多指发生在阻生智齿牙冠周围软组织的化脓性炎症。多发生于18~25岁、智齿萌出期的年轻人。下颌比上颌的多见。

【诊断】

发现有阻生智齿及其周围软组织的红肿疼痛，不难诊断为冠周炎。冠周炎的面颊部水肿充血，要和嚼肌间隙、颊部感染等鉴别。

【治疗】

1. 口服抗菌药物。

（1）阿莫西林口服常释剂型、口服液体剂、颗粒剂[甲类，国基]：成人每次0.5~1g，每6~8h 1次；小儿按体重每天40~80mg/kg，分3~4次服用。青霉素过敏者忌用。

（2）头孢拉定口服常释剂型[甲类，国基]、口服液体剂和颗粒剂[乙类，国基]：成人每次0.25~0.5g，每6h 1次，每天最高剂量为4g。小儿按体重每次6.25~12.5mg/kg，每6h 1次。头孢类抗菌药物过敏者禁用。

（3）甲硝唑口服常释剂型[甲类，国基]：为硝基咪唑衍生物，对厌氧菌有杀灭作用。成人每天0.6~1.2g，分3次服用，小儿按体重每天20~50mg/kg，分3次服用。肝病患者减量。

（4）替硝唑口服常释剂型[甲类,国基]：首剂2g，以后每天1g，或每次0.5g，每天2次，疗程5~6天。早期妊娠及哺乳期妇女最好不用。用药期间忌酒。血液病患者禁用。12岁以下患者不宜使用。

3．肌内注射及静脉用药。

（1）青霉素G注射剂[甲类,国基]：成人肌内注射每天80万~200万U，分 3~4次给药，或静脉滴注，每天200万~1000万U，分2~4次给药。小儿肌内注射每天按体重2.5万~5万U/kg，分3~4次给药，或静脉滴注，每天按体重5万~20万U/kg，分2~4次给药。

（2）甲硝唑注射剂[甲类,国基]：静脉给药首次按体重15mg/kg（70kg以上成人为1g），维持量按体重 7.5mg/kg，每6~8h静脉滴注1次。

（3）头孢唑林注射剂[甲类,国基]：肌内注射，每天2~4g，分3~4次给药；静脉滴注，每次0.5g，每天2~3次。极重感染者，每次1~1.5g，每天4次。儿童日用量40mg/kg，分2~4次给药，重症者可用到100mg/kg。新生儿一次不超过20mg/kg，每天2次。

（4）用3%的过氧化氢溶液剂[乙类]或氯己定外用液体剂[乙类]、0.1%的西吡氯铵外用液体剂[乙类]含漱，每天3次。

【注意事项】

急性炎症缓解后，可拔除炎症反复发作的患牙。

（编写：舒大龙　冉　炜　校对：杨　敏　侯连兵）

谨向在本书编审过程中给予大力支持的专家、学者们表示诚挚的谢意！他们是（排名不分先后）：

| | | | | | |
|---|---|---|---|---|---|
| 刘　晨 | 陈　琮 | 曾俊弋 | 吴凌凌 | 赵静静 | 张立力 |
| 李　娟 | 刘烈华 | 何筱莹 | 李　海 | 何婷婷 | 许丽娟 |
| 刘建彬 | 卫国红 | 方冬虹 | 钟　兴 | 刘　娟 | 李易娟 |
| 曾进胜 | 陈冬莹 | 邱　茜 | 郭　冰 | 廖　鑫 | 刘向臻 |
| 舒大龙 | 刘隽华 | 吴良才 | 文卫平 | 邢伟利 | 陈燕清 |
| 陈劲峰 | 关玉娟 | 李粤平 | 邓西龙 | 洪文昕 | 王　建 |
| 陈谐捷 | 石裕明 | 沐　楠 | 侯连兵 | 张永明 | 严鹏科 |
| 肖大立 | 何艳玲 | 杨　敏 | 曾红科 | 陈小苹 | 高　兴 |
| 林　沙 | 卫　红 | 杜　欣 | 邝　健 | 王丽娟 | 张　晓 |
| 董秀芹 | 史　伟 | 郑秋坚 | 陈少华 | 张晓娟 | 刘晓琦 |
| 陈文颖 | 陈　杰 | 何秋毅 | 许晨舒 | 曹　媛 | 夏延哲 |
| 孙萍萍 | 邓蓉蓉 | 陈文瑛 | 白　雪 | 梁　培 | 梁碧怡 |
| 刘君波 | 李　祥 | 黄　靓 | 刘石带 | 罗美娟 | 孟海阳 |
| 周　雪 | 朱　婷 | 马中富 | | | |